Carl-Auer

Hansjörg Ebell | Hellmuth Schuckall (Hrsg.)

Therapeutische Hypnose

Fallgeschichten aus Medizin und Psychotherapie

Mit einem Vorwort von Walter Bongartz

2024

Themenreihe »Hypnose und Hypnotherapie«
hrsg. von Bernhard Trenkle
Reihengestaltung: Uwe Göbel
Umschlaggestaltung: B. Charlotte Ulrich
Umschlagmotiv: © Brother's Art – stock.adobe.com
Satz: Melanie Szeifert
Printed in Germany
Druck und Bindung: Franz X. Stückle Druck und Verlag e. K., Ettenheim

Eine frühere Ausgabe dieses Buches ist 2004 unter dem Titel »Warum therapeutische Hypnose?« im Richard Pflaum Verlag erschienen.

Erste Auflage, 2024
ISBN 978-3-8497-0532-9 (Printausgabe)
ISBN 978-3-8497-8472-0 (ePUB)

Bibliografische Information der Deutschen Nationalbibliothek:
Die Deutsche Nationalbibliothek verzeichnet diese Publikation in der Deutschen Nationalbibliografie; detaillierte bibliografische Daten sind im Internet über http://dnb.d-nb.de abrufbar.

Informationen zu unserem gesamten Programm, unseren Autoren und zum Verlag finden Sie unter: **https://www.carl-auer.de/**.
Dort können Sie auch unseren Newsletter abonnieren.

Carl-Auer Verlag GmbH
Vangerowstraße 14 · 69115 Heidelberg
Tel. +49 6221 6438-0 · Fax +49 6221 6438-22
info@carl-auer.de

Inhalt

Geleitwort

Hansjörg Ebell und Hellmuth Schuckall haben nicht einfach ein weiteres Lehrbuch der Hypnose herausgegeben, in dem die Darstellung der Methode im Mittelpunkt steht, die hin und wieder mit »Fallvignetten« illustriert wird, sondern sie haben »den Fall« in den Mittelpunkt gerückt. Dabei ist ein Buch mit 46 Falldarstellungen entstanden, das – gleichsam als Nebenprodukt – auch unterschiedliche hypnotherapeutische Stile darstellt. Mit dieser besonderen Konzeption gelingt es den Herausgebern, wie in einem Spiegel mit 46 Facetten die vielfältigen therapeutischen Möglichkeiten des Phänomens *Hypnose* lebendig sichtbar zu machen.

Ein solcher Spiegel mit 46 Facetten kann natürlich nicht ein einheitliches Bild der Hypnose zeigen, sondern toleriert auch unterschiedliche Darstellungen der konkreten Arbeit mit Hypnotherapie. Doch genau darüber wird ein präziseres Abbild der Bandbreite der heutigen Hypnosepraxis möglich. So finden sich Beschreibungen von Fällen, bei denen nur mit Hypnose gearbeitet wurde (sei es in der klassischen Form mit direkten Suggestionen oder nach dem Ericksonschen, ressourcenorientierten Ansatz) bis hin zur Kombination von Hypnose mit anderen Verfahren (z. B. verhaltenstherapeutisch oder tiefenpsychologisch fundiert).

Bei der Lektüre der Falldarstellungen werden nicht nur unterschiedliche Behandlungsstile erkennbar. Gefördert durch die Abschnitte »Evaluation« und »Warum Hypnose« in den Falldarstellungen werden hinter den Fällen auch unterschiedliche Therapeutinnenpersönlichkeiten sichtbar, die die Behandlung mitbestimmen. Beim Lesen habe ich diesen Aspekt, der in üblichen Lehrbüchern fehlt, als einen besonderen Vorzug des Buches erlebt.

Wie eingangs erwähnt, dieses Buch will kein Lehrbuch sein, das Techniken lehrt. Aber was ist es dann? Mir scheint, es erfüllt insbesondere zwei Funktionen: Die »hypnotischen« Fachleute, Anfänger wie ausgebildete Hypnotherapeuten, werden von den vielfältigen konkreten Anregungen, die die einzelnen Falldarstellungen bieten, profitieren können. Den »nicht-hypnotischen« Lesern wird es auf eine leicht verständliche Weise vermitteln, was Hypnose sein kann, und damit vielleicht auch eine Einladung sein, sich mit dieser Form von Psychotherapie näher zu befassen.

Diesem Buch ist eine weite Verbreitung zu wünschen.

Prof. Dr. Walter Bongartz
Im Dezember 2023

Vorwort der Herausgeber

In Medizin und Psychotherapie wird eine Vielzahl von Aspekten einer hypnosystemisch fundierten Kommunikation mit dem historischen Etikett »Hypnose« versehen – in der praktischen Umsetzung meist verbunden mit einer ritualisierten Anwendung im Sitzen oder Liegen mit geschlossenen Augen. Das gesprochene Wort wird dann zu wirkmächtigen *Suggestionen*, wenn es sich im eigentlichen französischen oder englischen Wortsinn um *Vorschläge* handelt, die optimal geeignet sind für die Probleme der behandelten Person. Oft ist die Linderung von Leiden möglich, und bei vielen komplexen seelischen und körperlichen Problemen ergeben sich bedeutende Veränderungen und Lösungen.

Dieses Buch versammelt Fallgeschichten aus Medizin, Zahnmedizin und Psychotherapie, die positive Veränderungen durch therapeutische Hypnose beschreiben. Im Jahr 2004 wurden sie unter dem Titel *Warum therapeutische Hypnose?* im Pflaum Verlag veröffentlicht. Wir danken dem Carl-Auer Verlag, dass er das inzwischen vergriffene Buch in seiner Reihe »Hypnose/Hypnotherapie« neu auflegt. Ihren Ausgangspunkt hatte die Publikation im Wunsch der Herausgeber, durch authentische Schilderungen Einblicke in die professionelle »Hypnose-Werkstatt« zu geben und das Vorgehen zur Diskussion zu stellen. Die Auswahl der veröffentlichten Geschichten ergab sich aus persönlichen Kontakten und hatte nicht den Anspruch, die deutschsprachige Hypnose-Community zu repräsentieren. Aufgenommen wurden die Beiträge der kontaktierten Autorinnen und Autoren, die damals bereit und in der Lage waren, kostbare Arbeitszeit in einen Fallbericht zu investieren und diesen zum festgesetzten Termin einzureichen.

Die 40 beteiligten Therapeutinnen und Therapeuten unterschiedlicher Profession und Fachrichtung beschreiben anschaulich typische Herausforderungen in ihrem Berufsfeld und begründen, warum sie die therapeutische Hypnose für hilfreich und wertvoll erachten. Wir hoffen, dass viele Ärztinnen und Ärzte sowie Psychologinnen und Psychologen durch die Lektüre angeregt werden, sich eingehender mit Hypnose und ihren wissenschaftlichen Grundlagen zu befassen. (Weitere Informationen zu Tagungen, Ausbildungscurricula, Fortbildungsseminaren etc. aller deutschsprachigen Fachgesellschaften finden Sie unter www.hypnose.de.)

Das Buch soll auch dazu beitragen, nach wie vor gängige Vor-Urteile zu überwinden, die vor allem mit effekthascherisch vorgeführten Phänomenen in der Bühnenhypnose verbunden sind. Es präsentiert ein breites Spektrum an Interventionen und Anwendungsmöglichkeiten, verbunden mit jeweils detaillierten Darstellungen in Form von Transkripten sowie Begründungen des Vorgehens.

Viele Berichte muten spektakulär an, insbesondere wenn sich die Wirkung in nur einer oder wenigen Sitzungen einstellte. Hypnose als Wunderkur? Um diesem Eindruck entgegenzuwirken, wollten wir ursprünglich alle Autorinnen und Autoren bitten, einen vergleichbaren Fall hinzuzufügen, bei dem eine ähnliche Intervention nicht zum gewünschten Ergebnis geführt hat, und die dafür möglichen Gründe zu diskutieren. Diese Idee konsequent weiter zu verfolgen, hätte das Erscheinen des Buches jedoch nicht nur erschwert, sondern womöglich sogar verhindert. Die beschriebenen quantitativen und qualitativen Veränderungen sind sicherlich nicht die Folge einfacher Ursache-Wirkungs-Gesetze, sondern erwachsen aus einem äußerst komplexen Bedingungsgefüge im System (Stichwort: Emergenz). Sie sind auch nicht magisch-geheimnisvollen Hypnosekräften zu verdanken. Eine sichernde therapeutische Beziehung und ein Halt gebender, professioneller Rahmen eröffnen in der Hypnose Möglichkeiten zur Bewältigung individuell anstehender Aufgaben und Herausforderungen. Hinzu kommt sicherlich die Fähigkeit der Therapeutinnen und Therapeuten, die Gunst des Augenblicks (Kairos) zu erkennen und aktiv zu nutzen.

Die Fallberichte sind einheitlich gestaltet. Beschreibende Untertitel und Zusammenfassungen erlauben eine schnelle Orientierung, wofür Hypnose therapeutisch eingesetzt wurde. Nach einer Schilderung der Ausgangssituation kommen die eigentlichen »Hypnose«-Passagen, d. h., was konkret gesagt und getan wurde. Es folgt eine kritische Evaluation der Ergebnisse, meist verbunden mit konzeptionellen Überlegungen über den konkreten Fall hinaus. Die Verantwortung für die Authentizität der Schilderung und die gebotene Anonymisierung der Patientinnen und Patienten liegt ausschließlich bei den Autorinnen und Autoren der einzelnen Beiträge.

In einem ersten Teil werden 13 Fallgeschichten im klinischen Setting als *Medizinische Hypnose* zusammengefasst. Auf diesem Gebiet hat das traditionelle Suggestionsmodell nach wie vor einen hohen Stellenwert. Die Aktivität liegt vordergründig aufseiten der Therapeutinnen und Therapeuten – zur Entfaltung ihrer Wirkung bedarf es der oft erstaunlichen Fähigkeiten der Patientinnen und Patienten. Es folgen 5 Berichte aus der *Zahnmedizinischen Hypnose.* 19 Beiträge zur *Hypnose in Psychosomatik und Psychotherapie* zeigen, wie Hypnose bzw. Trance-Phänomene auf der Basis eines psychotherapeutischen Arbeitsbündnisses und einer kooperativ gestalteten Beziehung utilisiert werden. In einem vierten Teil werden 9 Fallgeschichten zur *Hypnose mit Kindern und Jugendlichen* vorgestellt.

Das *Nachwort* verdeutlicht wesentliche Elemente der therapeutischen Verwendung von Hypnose. Zu guter Letzt bedanken wir uns auch in dieser Neuauflage bei Ursula Ebell, die für die Erstausgabe die immense Arbeit des Lektorats aller Beiträge übernommen hatte.

Hansjörg Ebell und Hellmuth Schuckall
München, im Dezember 2023

I.

Medizinische Hypnose

1 Das Essen war ziemlich fantasielos[1]

Christel Bejenke (USA)

Eine schwierige Knieoperation – Vorbereitung in Hypnose

Eine 56-jährige Patientin soll sich erneut einem größeren orthopädischen Eingriff (Kniegelenksersatz) unterziehen, nachdem bei zwei vorausgegangenen Operationen Komplikationen aufgetreten waren. Sie äußert eine Reihe berechtigter Bedenken. Diese betreffen vor allem die Folgen eines neuerlichen operativen Eingriffs für ihr Gehvermögen – bei fraglichem Erfolg bzw. ungewissem Ausgang. Sie mache sich Sorgen, dass (wie bei den Voroperationen geschehen) notwendige medizinische Behandlungsmaßnahmen nicht rechtzeitig erfolgen könnten, dass sie die Schmerzmittel nicht vertragen werde bzw. dass diese wieder Migräneanfälle auslösen könnten; dass sie bei der anschließenden Physiotherapie, die für den Erfolg des Eingriffs ausschlaggebend ist, nicht ausreichend mitarbeiten könnte und dass sie eventuell nicht in der Lage sein würde, effektiv für sich selbst einzutreten. Jahre zuvor hatte ich bei ihr bereits Hypnose vor, während und nach der Operation eingesetzt, als ich 1986 zur Gebärmutterentfernung ihre Narkose gemacht hatte, sowie 2001 zur Vorbereitung auf den ersten Kniegelenksersatz. Jetzt wünscht sie eine Vorbereitung in Hypnose für den Eingriff, der 1000 Meilen entfernt stattfinden soll und bei dem ich vor Ort nicht persönlich zur Verfügung stehen kann. Während des Vorbereitungsgesprächs werden bereits zwischen Aufklärung und Ratschlägen positive Wach-Suggestionen eingeflochten. Die eigentliche hypnotische Intervention bezieht sich auf jeden einzelnen Schritt – vom Hier und Jetzt bis zur vollständigen Genesung – im Wesentlichen »zurückblickend« aus der Perspektive irgendeines unbestimmten Zeitpunktes in der Zukunft, nachdem alles überstanden ist.

Ergebnis: Sie berichtete telefonisch, dass sie seit der Sitzung sehr entspannt geblieben sei und gut geschlafen habe. Am Tag nach ihrer Operation habe sie sich wohl gefühlt und im operierten Knie keine Schmerzen gehabt, auch nicht unter Belastung beim Gehen. Ihre einzige Beschwerde war das »ziemlich fantasielose« Essen.

Der Fall

Eine ehemalige Patientin wendet sich wieder an mich, weil ein erneuter operativer Eingriff ansteht. Die bis zu ihrer Erkrankung sehr sportliche Ärztin ist 56 Jahre alt. Die ursprüngliche Kniegelenksersatz-Operation und eine spätere Revision waren nicht erfolgreich gewesen, und darüber hinaus war eine Instabilität des Gelenks

1 Übersetzung aus dem Englischen von Ernil Hansen und Hansjörg Ebell.

aufgetreten. Darum war sie zu besonderen Spezialisten überwiesen worden und soll nun in einer weiter entfernten Stadt in einer Universitätsklinik erneut operiert werden. Aus guten Gründen steht sie diesem Ereignis im Hinblick auf einen erfolgreichen Ausgang skeptisch gegenüber; nicht nur wegen der Problematik eines erneuten Eingriffes am mehrfach voroperierten Knie, sondern auch bezüglich der übrigen Behandlung. Bisher hatten z. B. alle Opiate (außer Dilaudid), die zur postoperativen Schmerzbehandlung gegeben wurden, bei ihr Migräneanfälle ausgelöst und das wirksame Triptan (spezifisch bei Migränekopfschmerz wirksames Mittel) war ihr zu spät gegeben worden, um eine schwere Migräneattacke zu verhindern. Schwestern und Ärzte hätten nicht schnell genug auf diese und andere Bedürfnisse reagiert und sie habe sich äußerst hilflos gefühlt. Wegen ihrer Ängste vor dem, was auf sie zukommt, leidet sie unter Schlafstörungen.

Ich soll sie nun auf die anstehende Operation vorbereiten, bei der ich dann persönlich nicht anwesend sein kann. Meine Ziele sind:

- das Gefühl der Hilflosigkeit durch Aufklärung über die Möglichkeiten der Narkose und der Schmerzkontrolle zu verringern
- die Vorgänge vor, während und nach der Operation anzusprechen und in Trance durchzuspielen bzw. zu proben
- Selbst-Hypnose als Bewältigungsstrategie zu vermitteln
- die Patientin darin zu bestätigen und zu beruhigen, dass die richtige Entscheidung getroffen wurde
- ihr das Gefühl zu nehmen, »schwierig« zu sein, indem man sie und ihre Sorgen ernst nimmt
- ihr Selbstbewusstsein und ihre Bewältigungsfertigkeiten zu stärken (z. B. um restliche Fragen bei Operateur und Narkosearzt anzusprechen oder die Gabe eines Triptans oder anderer Medikamente zu verlangen)
- Angst zu reduzieren und Schmerzkontrolltechniken zu vermitteln
- Medikamenten-Nebenwirkungen zu vermindern
- und eine schnelle Genesung zu fördern.

Hypnose

Die Patientin zweifelt an sich selbst und macht sich Vorwürfe (»Ich weiß nicht, warum ich so schwierig bin.«) Sie reagiert zunächst ungläubig darauf, dass ich sie nicht für »schwierig« halte. Sie ist bedrückt darüber, dass so vieles »schief gelaufen« sei, was verhindert hätte werden können.

PA Aber das hilft alles nichts! Ich hoffe nur, das ist das letzte Mal mit meinem Knie für den Rest des Lebens. Ich muss mich wirklich um alles selber kümmern, und es ist ungeheuer wichtig, dass man als Patient, der nicht mehr weiter weiß, jemand hat, der einem hilft.

TH An was erinnern Sie sich von dem, was wir damals gemacht haben? Wie lange ist das her?

PA Sie haben mir 1986 bei der Gebärmutterentfernung geholfen und dann 2001 bei der Knie-Totalendoprothese. Sie haben damals angeregt, mir ein gutes Operationsergebnis vorzustellen, mit minimalen Schmerzen und dem Fehlen von jeglicher Übelkeit. Ich habe mir dann eine lange Treppe vorgestellt, die ich Stufe für Stufe tiefer und tiefer stieg.

TH Haben Sie das seither wieder gemacht?

PA Ja.

TH Wunderbar! Sagen Sie mir, was Sie machen und was es bei Ihnen bewirkt.

PA Ich stelle mir die Treppe vor; aber es geht nicht mehr so gut wie damals, als es frisch in meinem Kopf war. Und ich mache auch ein paar Yoga-Atemübungen und meditiere ein bisschen. Ich konzentriere mich dabei auf das Atmen: Einatmen, aus atmen, bei jedem Atemzug etwas lächeln, und einfach sich darauf konzentrieren, an das Atmen zu denken. Aber ich kann mich nicht darauf verlassen, es jederzeit zu schaffen. Es fällt schwer, von Gedanken, die im Kopf kreisen, loszukommen. Manchmal ist es schwerer, manchmal fällt es leichter. Bei medizinischen Behandlungen – z. B. bei Infusionen oder bei der Entfernung von Drainagen, oder was sonst unangenehm ist – habe ich damit einen Beruhigungsmechanismus.

TH Das ist ausgezeichnet – dann sind Sie ja sehr erfolgreich!

Wir könnten diesmal anfangen mit einem sehr langen, tiefen Atemzug, und Sie können ihn anhalten, solange Sie wollen. Und wenn Sie den Atem lange genug an gehalten haben, können Sie mit einem Seufzer der Erleichterung ausatmen – und fühlen und spüren, wie Sie eintauchen in dieses angenehme Gefühl, das Sie schon so gut kennen ...

Sie können ausatmen, wann immer Sie wollen, mit einem großen Seufzer der Erleichterung ... Gut!

Und jetzt müssen Sie gar nicht mehr an Ihre Atmung denken, weil Ihr Körper genau weiß, wie und wann er atmet und wieder atmet und wieder ... Sie wissen ja, mit jedem Atemzug atmen Sie die schale, verbrauchte Luft, das Kohlendioxid aus, das Ihr Körper nicht mehr braucht, um Platz zu machen für den nächsten Atemzug, der klare, frische Luft bringt und den Sauerstoff, den Sie für den Stoffwechsel brauchen, damit alles optimal funktioniert.

Merken Sie einfach, wie gut es sich anfühlt, das Ausatmen zu spüren, wie es Platz macht für das nächste Einatmen, diesen Sauerstoff einzuatmen, der in den Lungen aufgenommen und von den Erythrozyten bis in den letzten Winkel des Körpers gebracht wird. Und es mag sich so anfühlen, als ob mit jedem Atemzug nicht nur die schale, verbrauchte Luft ausgeatmet wird, sondern auch was immer sonst nicht mehr gebraucht wird und, dass Platz gemacht wird für dieses nächste Einatmen, um nicht nur Sauerstoff einzuatmen, sondern all das, was sonst noch gut, wichtig, hilfreich, gesundheitsfördernd und heilungsfördernd ist.

Also: Mit jedem AUSatmen, atmen Sie AUS, was Sie nicht brauchen und machen damit Platz für das nächste EINatmen:

AUSatmen, was Sie nicht brauchen	EINatmen Ruhe
AUS, was Sie nicht brauchen	EIN Stille
AUS, was Sie nicht brauchen	EIN Ausgeglichenheit
AUS, was Sie nicht brauchen	EIN Wohlbefinden
AUS, was Sie nicht brauchen	EIN, was immer Sie sonst wirklich brauchen.

Und weiter, und weiter, und immer weiter ... und so fort ...

Und alles, was geschieht, ist nur ein weiterer Anlass für noch mehr Wohlbefinden, wie das Gefühl des Atmens oder der Klang meiner Stimme. Was immer es auch ist: das Telefon, ein Funker, ein Summer, Stimmen, eine Unterhaltung, eine Tür, ein Fernseher, ein Radio, Musik, eine Toilettenspülung, ein Fahrstuhl, Verkehr – was immer es sein mag ...

Während Sie sich dahintreiben lassen und vielleicht fast schwebend hineinsinken in immer tieferes Wohlbefinden, so gibt es nichts, aber auch gar nichts, worüber sie sich in irgendeiner Weise zu sorgen oder zu kümmern brauchen ...

In ein paar Augenblicken werden Sie vielleicht merken, wie sich Ihr Blick etwas verschleiert, als Zeichen des Wohlbehagens, das Sie sich bereits bereitet haben, und Sie werden vielleicht eine gewisse Vorfreude auf die nächste Übung verspüren, in der Sie noch mehr lernen können ...

TH Wie fühlen Sie sich?

PA Ich fühle mich wohl, ein bisschen schwebend.

TH Gut. Wenn Sie möchten, können Sie jetzt noch einmal ganz tief Atem holen, ihn einen Moment anhalten, und wenn Sie dann ausatmen, können Sie wieder eintauchen in dieses wunderbare Wohlbefinden, das Sie vor wenigen Augenblicken schon verspürt haben. Und nochmals: automatisch, wenn Sie ausatmen, können Sie all das ausatmen, was Sie nicht mehr brauchen; und mit jedem Einatmen holen Sie all das herein, was Sie wirklich brauchen.

Und indem Sie fortfahren, immer tiefer in immer köstlicheres Wohlbefinden einzutauchen, mögen Sie schon gespannt darauf sein, wie überrascht Sie sein werden, wenn Sie Wochen, Monate oder Jahre nach Ihrer Operation zurückblicken, verwundert darüber, wie viel einfacher alles ging, als Sie erwartet hatten. Wie das Wohlbefinden, das Sie sich bereitet haben – und das Sie jetzt gerade spüren – angehalten hat und angehalten hat und weiter anhält. Obwohl – nachdem wir diese Übung beendet haben – Sie ganz und gar wach und munter sind und sehr, sehr erfrischt.

Und an jenem Tag nach Ihrer Operation, wenn Sie zurückschauen – und ich weiß nicht, wann das sein wird – als Sie zurückblicken, angenehm überrascht und verwundert und mit großer Freude und Befriedigung darüber,

wie gut Sie alles für sich gerichtet haben,

um wieviel leichter alles ging, als Sie es sich vorgestellt hatten, wie gut Sie den Flug überstanden haben,

wie erholsam der Schlaf, die Nacht vor der Operation war, und wie mit jeder Minute Sie sich noch wohler gefühlt haben, noch ruhiger, noch entspannter, wie leicht es war, an alles zu denken, was Sie noch zu erledigen hatten,

was Sie den Operateur, den Narkosearzt oder andere noch fragen wollten und

wie gut Sie sich gefühlt haben, alles so perfekt auf die Reihe gebracht zu haben.

Und an jenem Tag irgendwann nach Ihrer Operation – und ich weiß immer noch nicht, ob das eine Woche später sein wird oder ein paar Tage, oder Monate, oder Jahre – wenn Sie zurück schauen, so froh darüber, dass es so einfach für Sie gewesen ist, zu diesem Grad der Entspannung und des Wohlbefindens zu gelangen, das Sie sie in diesem Augenblick verspüren, einfach, indem Sie an diesen tiefen Atemzug denken, einatmen und loslassen, wann immer Sie sich entspannen möchten, z. B. am Abend, für einen tiefen, erholsamen Schlaf.

Oder ein andermal, wann immer das auch sein mag, dass Sie einfach beim tiefen Einatmen, diesen reinigenden Atemzug, dieses Wohlbehagen fühlen können, ohne dabei die Augen schließen zu müssen, ohne sich hinsetzen, hinlegen oder irgendwie zurücklehnen zu müssen.

Und an jenem Tag irgendwann nach Ihrer Operation – und ich weiß immer noch nicht, ob Monate, ob Wochen oder wann auch immer danach – wenn Sie zurück schauen, so froh darüber, wie gut Sie sich gefühlt haben, als Sie erwachten an dem Tag Ihrer Operation, in Erwartung der guten Dinge, die vor Ihnen liegen.

Als Sie im Krankenhaus erst einmal diesen reinigenden Atemzug gemacht hatten, wie leicht Sie dann mit den Ärzten und Schwestern alles besprochen hatten, bei so klarem Kopf, und wie schnell die Zeit vergangen zu sein schien, von dem Zeitpunkt an, als Sie in den OP geschoben wurden, sodass Sie dem nicht einmal Ihre Aufmerksamkeit zu schenken brauchten noch dem Legen der Nadel noch wie Sie auf dem OP-Tisch gelagert wurden.

Und wenn eine Epiduralanästhesie angelegt wurde, wie Sie – als Ihre Haut abgewaschen wurde – Sie mit dem gleichen tiefen Atemzug noch tiefer in nur noch größeres Wohlbehagen eintauchen konnten und nichts, aber auch gar nichts, Sie sorgen oder stören konnte, AUSzuatmen was immer unbrauchbar war, und Wohlbehagen

EINzuatmen bis in die letzten Winkel Ihres Körpers, wo auch immer dieses Wohl behagen besonders gebraucht wurde, während Sie dahintreiben und schweben und in immer noch tieferes Wohlbehagen hineinsinken.

Und an jenem Tag, irgendwann nach Ihrer Operation, wenn Sie zurück schauen, so froh darüber, wie einfach und leicht das war im Operationssaal, als Sie die Monitore bemerkten, wie jedes Kneifen der Blutdruckmanschette und jedes Piepsen des Monitors nur ein weiteres Signal war für zusätzliches Wohlbefinden.

Und dass Sie wirklich dem allem keine Aufmerksamkeit schenken mussten, weil Sie ja wussten, dass da Leute waren, deren Job es war, auf alles aufzupassen, Fachleute, die genau wussten, was jedes dieser Signale oder die Zahlen bedeuten, sodass Sie diese Geräusche und Empfindungen als weitere Zeichen für noch mehr Wohlbefinden nehmen konnten.

Und als die Narkose anfing und Sie vollkommen zur Ruhe gekommen waren und ganz ruhig und bequem lagen – Sie mögen sogar eher schläfrig gewesen oder auch eingeschlafen sein – als Ihr Körper merkte, wie das Operationsfeld abgewaschen wurde, war auch das wieder ein Zeichen für weiteres Wohlbehagen. Als wenn das Desinfektionsmittel ein örtliches Betäubungsmittel gewesen wäre, das eingesickert und eingedrungen wäre in alle

Gewebe, in die Knochen, in die Haut und in alle anderen Gewebe, um das Wohlbehagen in dem ganzen Gebiet zu verbreiten, das weiterwirken könnte und weiter und weiter.

Und an jenem Tag nach Ihrer Operation, wenn Sie zurück schauen, so froh darüber, wie Sie es geschafft haben, in sich dieses Wohlbehagen wieder aufleben zu lassen, wieder und immer wieder, ohne überhaupt darüber nachdenken zu müssen.

Und wie Sie es gemerkt haben, genau wann nach zusätzlicher Medizin zu verlangen, um sich noch wohler zu fühlen. Wie gut wirksam die Medikamente waren, ohne jede Nebenwirkungen, und wie lange sie wirkten – während Sie dahintreiben und schweben und in immer noch tieferes Wohlbehagen hineinsinken.

Und an jenem Tag nach Ihrer Operation, wenn Sie zurück schauen auf die Zeit nach der Operation, wie Sie innerlich geschmunzelt haben über die erstaunten und ungläubigen Gesichter der Ärzte, der Schwestern, der Physiotherapeuten und anderer, dass es Ihnen so gut geht und wie gut Sie sich erholt haben.

Wie gut das mit Ihrer Krankengymnastik ging,

wie Sie ganz genau wussten, wonach Sie zu verlangen hatten,

und wann Sie sich wohl genug fühlten, mit der Krankengymnastik zu beginnen. Und wie Sie es gleichzeitig geschafft haben, Wohlbefinden in den Operationsbereich einzuatmen und all das auszuatmen, was Sie nicht brauchten, sodass Sie so besonders schnell Fortschritte machen konnten, und sich dabei so wohl fühlen konnten; und mit großer Zuversicht. Wie Sie immer klar sagen konnten, was Sie von denen brauchten, die sich um Sie kümmerten.

Wie Sie, in dem Moment, als sie von Ihrer Operation aufwachten und den Druck unter dem Verband bemerkten, dies als Zeichen verstanden, dass die Heilung bereits begonnen hatte. Weil Ihr Körper genau weiß, wie er heilen kann – denn er hat ja so viel Erfahrung damit – mitsamt all dem, was die Schwestern, die Ärzte und das andere Personal dazu beigetragen haben.

Und an jenem Tag nach Ihrer Operation, wenn Sie zurück schauen – Wochen, Monate oder Jahre später – und sich an diese gesamte Erfahrung als etwas ganz Besonderes erinnern.

Und wie Sie, nach der Entlassung aus dem Krankenhaus, das Gesundwerden genossen haben, und all die Fürsorge, die Sie erhielten, bis zu Ihrer vollständigen Erholung.

Dieses Wohlbefinden kann andauern und andauern und wiederkommen, wann immer Sie es wieder einmal gebrauchen können.

PA Das war schön. Ich fühle mich um so viel besser und beruhigter, in allem.

TH Gut.

PA Ich weiß, dass ich diese Fähigkeit wieder aufrufen kann.

TH Genau. Und Sie können das in einer Stunde machen. Sie können es ein paar Minuten heute üben und im Flugzeug, wieder und immer wieder.

Und je mehr Sie es üben, umso besser können Sie es.

Ich lege jetzt meine Hand auf Ihre Schulter.

PA Das ist erstaunlich, wie das wirkt.

Ich erinnere mich, wie Sie das schon früher gemacht haben. Jetzt erinnere ich mich!

TH Erinnern Sie sich daran, wenn Sie ausatmen, atmen Sie immer DAS aus, was Sie nicht gebrauchen können und rauchen im gleichen Augenblick ein in dieses wundervolle Wohlbehagen.

PA Das ist ganz erstaunlich!

TH Sehen Sie, was Sie alles können! Sie haben sehr große und sehr nützliche Fähigkeiten.

PA Ja, das kann ich wirklich nützen.

TH Und Sie sind diesbezüglich von niemandem abhängig!

Ich freue mich schon darauf, von Ihnen zu hören, wie gut Sie das alles gemacht haben.

Warum Hypnose

Um die Patientin auf ihre neuerliche Operation vorzubereiten und zu rüsten, ging es in der Sitzung um ein Wiederauffrischen der früheren Hypnose- und Selbsthypnose-Erfahrungen sowie darum, positive Möglichkeiten zu unterbreiten und dadurch die vorausgegangenen negativen Erfahrungen zu neutralisieren. Gleichzeitig ging es darum, das Selbstbewusstsein der Patientin zu bestärken und das Gefühl des Kontrollverlusts aufzuheben (z. B. durch Anbieten einer Vielzahl nützlicher Werkzeuge und Möglichkeiten). Schon in der Aufklärung über die medizinische Behandlung wurden positive Wachsuggestionen eingeflochten (z. B. »Das ist ausgezeichnet – dann sind Sie ja sehr erfolgreich!«). Jede brauchbare Fähigkeit und Erfahrung der Patientin wurde bestärkt (z. B. »Sie machen das sehr gut.«, »Schauen Sie, was Sie alles können!«; »Sie haben große und sehr nützliche Fähigkeiten.«, »Sie sind diesbezüglich von niemandem abhängig«; »das angenehme Gefühl, das Sie bereits selbst für sich erzeugt haben!«). Für die Zukunft wurden Erfolgssuggestionen gesetzt (z. B. »Vorfreude auf die nächste Übung, in der Sie noch mehr lernen können«; »Sie haben große und sehr nützliche Fähigkeiten«, »Ich freue mich schon darauf, von Ihnen zu hören, wie gut Sie das alles gemacht haben«). Trance-Erfahrungen aus der früheren Zusammenarbeit wurden neu belebt, wieder genutzt und auf ihnen aufgebaut (z. B. die Hand auf die Schulter legen als Anker). Die Meditationserfahrung des Atmens wurde zur Einleitung und Vertiefung der Hypnose utilisiert. Als Selbsthypnose-Übung wurde ebenfalls eine Atem- und Entspannungsübung verwendet, die zugleich für die Bewältigung von Problemen (»Ausatmen« als Entsorgung) und das Akquirieren von Hilfe (»Einatmen« als Aufnahme von Nützlichem) ausgebaut wurde. Jeder Schritt der Operation und medizinischen Versorgung wurde angesprochen und mit positiven Suggestionen und Bildern der Problembewältigung versehen – vor allem jene, die mit früheren besonders negativen Erlebnissen verbunden waren. Dabei wurde eine Position in einer unbestimmten Zukunft gewählt, von der besonders auch der Verlauf nach der Operation bis zur vollständigen Genesung mit viel Zuversicht betrachtet werden kann.

Evaluation

Ich rief die Patientin am Morgen des ersten Tages nach ihrer Operation an. Sie hatte kurz nach der Operation ohne jegliche Übelkeit eine große Mahlzeit gegessen, war hellwach, sehr zuversichtlich und fühlte sich hervorragend. Obwohl der operative Eingriff am Knie etwas weniger ausgedehnt war als erwartet (Teilendoprothese), hätte er eigentlich in etwa die gleichen Schmerzen wie bei einer Totalendoprothese zur Folge haben müssen. Sie habe bisher jedoch nur am Operationstag zweimal Dilaudid bekommen. Das Einzige, worüber sie sich beklagte, war das fantasielose Krankenhausessen.

Bei den notwendigen krankengymnastischen Maßnahmen konnte sie ohne Probleme mitmachen. Am dritten Tag nach dem Eingriff wurde sie entlassen und berichtete, dass ihr der Orthopäde einfach nicht habe glauben können, dass sie wirklich keinerlei Schmerzen im operierten Knie habe, selbst nicht als sie das Bein durch Herumgehen belastete. Er habe noch nie einen Patienten gehabt, der nach einem solchen Eingriff nicht Opiate gebraucht hätte.

Nachdem sie an ihren Wohnort zurückgekehrt war, traf ich sie persönlich. Es ging ihr »prächtig« und sie praktizierte regelmäßig die verordneten krankengymnastischen Übungen. Normalerweise benötigen Patienten nach dieser Operation mehrere Wochen lang Schmerzmittel, vor allem auch bei der Krankengymnastik.

2 Aus dem Rhythmus

Hansjörg Ebell

Hypnose und Selbsthypnose bei Herzrhythmusstörungen

Der 57-jährige Patient war 32 Jahre zuvor in München als einer der ersten Patienten am offenen Herzen (mit Unterkühlung, ohne extrakorporale Kreislaufunterstützung) operiert worden. Vermutlich wegen einer über Jahre bestehenden beruflichen Überforderung, die durch aktuelle Erschöpfungszustände verstärkt wurde, ließ die Wirkung der antiarrhythmisch wirksamen Medikamente (Isoptin-Dauermedikation) nach. Es kam seit Monaten immer häufiger zu Herzrhythmusstörungen (»paroxysmale Tachyarrhythmien«) – allerdings mit stabilen Kreislaufverhältnissen bzw. ausreichender Pumpfunktion des Herzens. Ängste und Befürchtungen, die dadurch aktuell ausgelöst wurden, waren zwar objektiv »harmlos«, subjektiv aber mit dramatischen Erfahrungen und starken Gefühlen aus der Vergangenheit assoziiert, da während und nach der Herzoperation Komplikationen aufgetreten waren. Dies wiederum führte zu einem noch höheren Erregungsniveau mit entsprechend erhöhter Häufigkeit der Attacken usw.: ein typischer Teufelskreis aus Symptomen und physiologisch wirksamen Erinnerungen sowie Erwartungsängsten hatte sich etabliert. Durch Selbsthypnose lernte der Patient, sich so nachhaltig zu beruhigen, dass er vegetativ »stabiler« und zuversichtlicher wurde.

Ausgangssituation und Therapiemodell: Der Patient hoffte, dass ich mit Hilfe der Hypnose seine Rhythmusstörung »abstellen« könnte. Mir diente die Hypnose – unter der Voraussetzung von großem Interesse aufseiten des Patienten – primär als ritualisierte Anleitung zur Selbsthypnose. Ich wollte seine Bereitschaft zur Mitarbeit fördern und durch kollegiales »Fachsimpeln« über seine – in Selbsthypnose-Übungen gewonnenen – Erfahrungswerte weiterentwickeln bzw. optimieren. Es liegt in der Natur der Sache, dass die Herausforderung – persönlich für den Patienten und klinisch für mich als Therapeuten – darin bestand, den etablierten Teufelskreis von ängstlicher Erregung und damit erhöhter Wahrscheinlichkeit, eine tachykarde Entgleisung auszulösen, zu überwinden. Ich ging davon aus, dass die Erfahrung von Ruhe und Gelassenheit in Hypnose ein subjektiv deutlich erfahrbares Gegengewicht bzw. die notwendige psychophysiologische Beruhigung vermitteln kann. Durch häufiges Üben, d. h. Selbsthypnose (insbesondere natürlich auch bei drohender oder beginnender Rhythmusstörung), sollten so das Selbstmanagement bzw. die Coping-Fähigkeiten des Patienten gefördert werden. Subjektiv wirksames und objektiv angemessenes Therapieziel war somit, eine gegenläufige Tendenz aus subjektiver Beruhigung und Zuversicht mit entsprechender objektiv spür- und messbarer Normalisierung von Herzfrequenz und Rhythmus zu etablieren.

Der Fall

Der Patient arbeitete als Techniker an einem Münchner Forschungsinstitut und hatte von meiner klinischen und Forschungsarbeit zu Hypnose und Selbsthypnose in der Schmerztherapie mit Krebspatienten (1988-1991) im Universitätsklinikum Großhadern gehört. Er bat schriftlich um einen Termin (1992). Da er in seinem Brief im Wesentlichen die in der Zusammenfassung genannten Informationen mitteilte, verwies ich schon in meinem Antwortschreiben darauf, dass es meines Erachtens ganz pragmatisch darum ginge, in probatorischen Sitzungen zu klären, ob er über Fähigkeiten zur Selbsthypnose verfüge.[2]

Herr F. hatte einen Notizzettel mit einer langen Liste vorbereitet mit vielen weiteren Symptomen wie Zungenbrennen, generelle Nervosität u. v. a. m. Mir fiel es immer schwerer, konzentriert zuzuhören, um herauszufinden, wo und wie ich bei dieser Fülle von Klagen überhaupt ansetzen könnte. Mir wurde deutlich, dass es unsinnig wäre, diese komplexe und mit vielen Kognitionen, Emotionen und Verhaltensweisen des Patienten verwobene Symptomatik »von außen« (durch Fremd-Suggestion) langfristig verändern zu wollen. Ich fühlte mich darin bestätigt, dass nur der schon brieflich vor geschlagene Weg des Erlernens angemessener und wirksamer Auto-Suggestionen (Selbsthypnose) die Chance für nicht nur kurzfristig wirksame Veränderungen bieten könnte.

Nach ca. einer Stunde hatte ich vielfältige Informationen über die komplizierte Vor und Nachgeschichte seiner ersten Herzoperation und der anschließenden Intensivbehandlung mit den dazugehörigen Fehlern, Komplikationen und Kränkungen durch das Verhalten der Ärzte erhalten. In einer nochmaligen Operation, 12 Jahre später, wurde ein Vorhofseptumdefekt endgültig verschlossen, bei normalem postoperativem Verlauf. Es wurde sehr deutlich, dass die Erinnerungen an dieses Geschehen – selbst nach Jahrzehnten noch – durch die Schilderungen innerlich wieder sehr lebhaft aufgerufen werden. Auch Groll und Enttäuschung über manches, was damals geschehen war, wirkten ganz frisch und aktuell, obwohl letztendlich alles gut ausgegangen war. Der einzige Lichtblick war die Schilderung einer wirksamen Hypnosebehandlung bei einem bekannten Hypnosearzt in München, dem »alten Schmitz« der ihm in 10 Sitzungen einen hartnäckigen Tinnitus »beseitigt« habe. Dieses Symptom war nach einem anaphylaktischen Schock auf der Intensivstation zum ersten Mal aufgetreten. In dieser positiven Vorerfahrung lag auch begründet, dass er sich jetzt um Hypnose bemühte, allerdings bei mir und nicht bei dem Sohn des Hypnotiseurs, der ihn so erfolgreich behandelt hatte, da dieser eine horrende Summe im Voraus verlangt habe, ohne ihm ein Heilungsversprechen geben zu wollen. (Ich verstand dies auch als deutlichen Hinweis an meine Adresse). All dies zusammen erhöhte noch den Erwartungsdruck auf unser Gespräch bzw. unsere potenzielle Zusammenarbeit.

2 Die Schilderungen und der Hypnosetext beruhen auf Videoaufzeichnungen bzw. deren Abschriften.

Um eine sinnvolle Zieldefinition seiner Selbsthypnoseübungen zu ermitteln, ringe ich in einer langen und spürbar »zähen« Diskussion darum, herauszubekommen, welche Erfahrungswerte des Patienten überhaupt als »Alternative« in Frage kommen, d. h. zur Vermittlung von Ruhe und Gelassenheit beitragen statt »ängstlicher Sorge« und »angespanntem nach innen Spüren« bezüglich der Schnelligkeit und Unregelmäßigkeit seines Herzschlages. Wir einigen uns letztendlich darauf, das Therapieziel als »sich stabiler fühlen« zu definieren, wobei der Patient dies ausdrücklich sowohl auf die Wahrnehmung seines Herzschlages als auch auf »sein Nervenkostüm allgemein« bezieht. Auch wenn das Gespräch bis dahin anstrengend und ermüdend war (bei Betrachtung der Videoaufzeichnung hatte ich im Nachhinein direkt Mitleid mit mir), komme ich zu dem Schluss, dass wir durch unsere Verhandlungen die wesentlichen Informationen benannt haben, und dass es jetzt gleich an der Zeit ist auszuprobieren, ob es für ihn auch funktioniert. Auch wenn wir kein unmittelbares Messkriterium für den Erfolg der ersten Übung zur Verfügung haben (er hat zu diesem Zeitpunkt eine normale Herzfrequenz mit regelmäßigem Rhythmus), demonstriere ich selbst eine Technik zur Induktion von Selbsthypnose und fordere ihn auf mitzumachen. Ich möchte ihm so eine erste, möglichst intensive, Erfahrung von Ruhe und Gelassenheit vermitteln. Des Weiteren nehme ich mir vor (im Hinblick auf sein eigenständiges Üben), mir über eine ideomotorische Reaktion (Levitation und/oder Fingersignale) bestätigen zu lassen, dass die besprochene Strategie, »stabiler zu werden«, aussichtsreich und erfolgversprechend ist. Ich bin bereit, die Herausforderung anzunehmen, auch wenn ich großen Druck spüre und mich einiges aus seiner Vorgeschichte prognostisch sehr skeptisch gestimmt hat.

In einer solchen Situation sind für mich grundsätzlich sowohl die Hypnose als Anleitung zur Selbsthypnose als auch die Technik der ideomotorischen Reaktionen ideal, da ich mich dann weder von meinem Wunschdenken leiten noch von meiner Skepsis entmutigen lasse, sondern mich ganz auf die Erfahrungen und Fähigkeiten (»Ressourcen«) des Patienten konzentrieren und stützen kann.

Hypnose

Ich sitze dem Patienten direkt gegenüber und fordere ihn auf mitzumachen. »Ich zeige Ihnen eine Selbsthypnoseübung, die ich selber auch mache und die ich bei Schmerzpatienten als sehr hilfreich empfunden habe, da man schnell merkt, ob da irgendwas geschieht.«

Ich nehme beide Hände nach oben, den Arm im Ellbogen gebeugt, und fordere ihn auf, das Gleiche zu tun.

»Ich nenne das scherzhaft die Osterhasenausgangsstellung. Lassen Sie ruhig die Augen auf. Es geht hier nicht um automatische Augen-zu-Hypnose, sondern in Richtung einer Schulung der inneren Wahrnehmung. Achten Sie einfach auf das Gefühl in den Armen. In welcher Hand entsteht ein Schweregefühl und in welcher Hand ein Gefühl der Leichtigkeit. Man kann da so ein bisschen rumprobieren und sich in die Hand und den Arm hineindenken und sich dem überlassen.«

Das Telefon klingelt. Ich führe ein kurzes Gespräch, wende ihm den Rücken zu. Später auf dem Video sehe ich, dass Herr F. in der eingenommenen Haltung verharrt. Ich rolle mit meinem Bürostuhl wieder zurück zu ihm und nehme Übung und Text genau an der Stelle wieder auf – als wenn nichts geschehen wäre.

»Gut ist, wenn man dann das entstandene Gefühl mit einer entsprechenden Vorstellung bzw. einem inneren Bild verstärkt, um die Schwere schwerer zu machen und das Leichte leichter. Sie haben als Techniker viele Möglichkeiten, sich das vorzustellen. Ich nehme z. B. ein schweres Hypnose-Lehrbuch, das ich – in Gedanken natürlich – mir auf die schwerere Hand lege und an die leichtere binde ich mir einen Luftballon ans Handgelenk, der die Hand trägt. Hypnose hat sehr viel damit zu tun, eigene Vorstellungen als sich real umsetzend zu erleben. Das braucht ein bisschen Übung, aber das ist – einfach gesagt – das Prinzip, dass dieses Gefühl so spürbar wird, als ob es so ist. Die Hand wird also wirklich so schwer wie Blei, so dass sie nach unten gehen muss, weil sie wirklich mit aller Kraft nicht mehr zu halten ist, während die leichtere Hand wie ganz selbstverständlich schwebt oder gehalten wird, wie eben, von so richtigen Gasluftballons oder z. B. auch einem hydraulischen Wagenheber – ganz egal welche Vorstellung für Sie persönlich aus Ihrem Erfahrungsschatz am besten passt.«

Ich beobachte währenddessen genau das Spiel seiner beiden Hände, die sich minimal auf und ab bewegen. Ich spreche an, dass ich auf meine Beobachtung und Schlussfolgerungen angewiesen bin und nicht wirklich wissen kann, was er fühlt.

»Es ist ein ganz einfaches Modell: Ich begleite das, was ich sehe. Sie sind ganz bei Ihrer eigenen Wahrnehmung, und wir verständigen uns. Die schwerere Hand, die rechte, meine ich, da ich sie absinken gesehen habe, machen Sie jetzt immer schwerer, so viel schwerer, dass Sie dem nachgeben wollen, können und müssen.«

Herr G. legt die Hand auf dem rechten Oberschenkel ab.

»Genau, man kann dann auch mal einen bewussten Schritt machen, wichtig ist nur, dass man merkt, dass man gewissermaßen auf zwei Ebenen funktioniert.«

Ich wende mich seiner linken »kataleptischen« Hand zu, die sich nach wie vor in Ausgangsstellung befindet. Ich nehme sie am Handgelenk – er beobachtet mich dabei – und prüfe, ob ich die Hand bewegen kann und darf. Ich kommentiere meine Wahrnehmungen.

»Vielleicht sind Sie ganz erstaunt, dass Sie richtig merken, wenn ich so leichte Vorschläge mache, wie Sie mitgehen und meine Ideen übernehmen und eigene aktive (er hält in dem Moment dagegen) Bewegungen machen oder dass Sie sich erlauben können, dass Ihr Arm wie Wachs ist. Sie machen, und zwar auf winzigen Anstoß, nur das, was ich wirklich vorschlage oder Sie können auch was dagegen machen. Sie merken, dass das ganz unterschiedliche Wirkungen und Wahrnehmungen auslöst. Wichtig ist nun nicht das, was ich vorgebe, sondern das, was sich von alleine entwickelt. Eventuell ist das eine Bewegung eher nach oben oder ein Gefühl der Leichtigkeit. Und während Sie diesem Gefühl jetzt nachspüren, mache ich Ihren fünf Fingern, dem Daumen, Zeigefinger, Mittelfinger, Ringfinger und kleinen Finger (die ich dabei jeweils antippe) einen Vorschlag. Einer dieser Finger kann jetzt als Signalgeber funktionieren, denn ich hatte Ihnen ja eine Frage gestellt bzw. zwei Fragen, und Sie hatten auf bewusstem Niveau darüber nachgedacht, und es war sehr schwierig, darüber zu entscheiden, welche von diesen beiden Möglichkeiten für Sie in Frage kommt. Mit dem Kopf müsste man fürchterlich viel darüber nachdenken, »Für und Wider« anführen, um sie zu beantworten, darum die Frage jetzt auf einer anderen Ebene, innerlich, gestellt. Ich werde mich bemühen, die Frage so zu formulieren, dass es eine einfache Ja-Nein-Antwort geben kann, wie beim Computer.

Sie lassen sich überraschen, ob einer dieser Finger (ich tippe alle noch einmal an) quasi außerhalb Ihrer Kontrolle so eine leichte, ruckartige Bewegung macht – als Zeichen dafür, dass an dem was dran ist, was ich gesagt habe. Sie lassen sich überraschen – also nicht vorsagen, ‚Finger nun mach schon endlich', sondern ‚Ich bin überrascht, wenn sich etwas tun sollte'.

Ich stelle nun die Frage, auf die der Finger eine Antwort geben soll – ggf. ein implizites Ja.

Gibt es innere Erfahrungen – bei den bisherigen Malen, die Sie ja alle gut überstanden haben, wenn es auch mehr oder weniger dramatisch war – gibt es ein bewusstes und unbewusstes Wissen über Ihre Physiologie, dass der von uns besprochene Weg gangbar ist für Sie, dass das Erlernen von Hypnose und Selbsthypnose einen eigenen Zugang ermöglicht, um diese Ruhe zu schaffen, die Sie in solchen Momenten brauchen? Oder ein Wissen zu schaffen, wie Sie Situationen herstellen können, wo es Ihnen gut gehen kann – und wenn es nur ein ganz normales und gutes Einschlafen ist oder ein erholsamer Schlaf. Gibt es also ein inneres Wissen, dass Sie diese Physiologie selber herstellen können? Wenn dem so ist, wenn da so ein inneres Wissen vorhanden ist, dann soll bitte einer der fünf Finger an dieser Hand – wobei Sie deutlich merken, dass das nicht vom Kopf vorgesagt ist, sondern wirklich ganz aus sich heraus, für Sie ganz deutlich reagieren, für Sie spürbar und eventuell für mich auch sichtbar. [...] Da kommt jetzt ein bisschen Bewegung rein in den Daumen. Also, wenn das das Signal gewesen sein sollte, dann soll sich der Daumen jetzt noch mal deutlich rühren, ohne dass Sie es beeinflussen bzw. vielleicht sogar – selbst wenn Sie versuchen, ihn still zu halten – sich trotzdem rührt. Er stünde dann als Zeichen für dieses eben beschriebene innere Wissen, dass Sie damit einen Beweis haben, dass Sie über diese Fähigkeit verfügen, und dass es nur darum geht, wie man da ran kommt, aber nicht prinzipiell, ob das so ist. Lassen Sie sich überraschen, ob sich was tut. Es könnte natürlich auch ein anderer Finger sein, das muss nicht der Daumen sein.«

Der Mittelfinger geht deutlich nach oben.

Der Patient wirft ein: »Im Mittelfinger spür ich's.«

»Okay, der geht ein bisschen hoch. Um sich dem jetzt ein bisschen intensiver zu überlassen, können Sie mal für einen Moment die Augen zu machen. (Herr F. schließt prompt die Augen.) Genau, und mal tief durchschnaufen und mal ganz neugierig auf Ihre Hand achten, was sich da tut, dass das Leichtigkeitsgefühl noch weiter zunimmt. Vielleicht sogar, dass die Hand sich in Richtung Gesicht bewegt, wie ein Zahnrad, Stück für Stück, ganz unwillkürlich. (Er lächelt ein wenig.) Sie können gewissermaßen amüsiert beobachten, dass es geschieht. Sie sind sich vollkommen im Klaren darüber, dass Sie das selber sind, dass es Ihre Hand ist, die das macht, aber dass Sie jetzt irgendwie auf einer anderen Ebene funktionieren als auf der bewusst kontrollierenden Ebene.«

Der Mittelfinger spreizt sich weiter ab.

»Sie merken richtig, wie sich eine ganze Menge tut in der Hand.« Die Hand hebt sich.

»Das ist ein Zeichen für eine ganz große Bereitschaft auf dieser Ebene – die bei vollkommen klarem Bewusstsein läuft, denn Sie wissen genau, dass Sie hier und heute im Mai 1992 im Klinikum Großhadern in meinem Sprechzimmer auf einem Stuhl sitzen – dass in ihrer Hand etwas ganz Eigenes geschieht und zwar als Antwort auf die Frage: Gibt es eigene, innere Fähigkeiten, die Ihnen ermöglichen, Ihre eigene Physiologie, Ihr eigenes inneres Funktionieren so zu nutzen, dass Sie lernen können, mit diesem Symptom, mit der Tachykardie und der Angst umzugehen? Das ist eine ganz wichtige Botschaft.«

Die Hand richtet sich auf und geht weiter nach oben Richtung Gesicht. Meine Suggestionen werden in Anbetracht der beobachteten Konzentration des Patienten sowie der langsamen und zahnradartigen Levitation der Hand bzw. des Armes immer »frecher« und direkter.

»Man könnte sogar so weit gehen und sagen: Das reicht vielleicht sogar schon aus. Weil Sie in dem Moment, wo Sie wirklich ganz darauf vertrauen, dass Sie dieses Wissen haben, ganz locker sagen können: »Alles, was ich zu machen habe, ist, mich so hinzusetzen, beide Hände nach vorne, schwer und leicht zu spüren, dann die Linke leichter werden zu lassen und auf diesen seltsamen Zustand zu warten, wo die Hand ganz von alleine funktioniert, und dann sozusagen nur noch zu warten brauche, bis der Herzschlag sich wieder vollkommen normalisiert, oder bis ich ganz ruhig bin oder eingeschlafen bin.«

Die Hand dreht sich und wandert weiter in Richtung Gesicht.

»Sie erlauben sich, das zu genießen, wirklich auch innerlich wirken zu lassen, ins Archiv einzuordnen als Erfahrung, als eine Möglichkeit, die Sie haben – wie Sie es nach der positiven Erfahrung mit der Hypnose nach der ersten Operation schon vermutet haben.«

Die Hand dreht sich weiter nach oben.

»Dass Sie selbst das machen können, was Sie brauchen: eine Physiologie der Ruhe und Entspannung, der Erholung und des wirklichen Wohlbefindens zu erreichen. Vielleicht ist es Ihnen auch möglich, die restlichen fünf Minuten der Übung noch zu nutzen, sich überraschen zu lassen, ob die Hand noch weiterhin den Weg zum Gesicht sucht. Als Ausdruck davon, dass Sie in Ihren inneren Vorstellungen schon wissen können, wie und wo Sie die Übungen zu Hause machen können. Wo und wann sie genügend Zeit und Ruhe haben werden, sie zu machen. Wo Sie wissen, dass dieses Gefühl in der Hand und die Bewegung nur ein äußerliches Zeichen sind für eine ganz vielschichtige innere Beschäftigung mit dem Thema, das für Sie so wichtig ist: Wie können Sie wieder unbedingtes Vertrauen in Ihre eigene innere Physiologie gewinnen? Ein Vertrauen, das in Ihrem Leben sicher schon stärker war, was immer wieder erschüttert wurde durch Momente von Wut, Unsicherheit oder Angst und Stress. Situationen, in denen sich unsere Physiologie sinnvoll verändert, so wie wenn Sie Ruhe suchen und finden. Es ist das gleiche Vegetativum, die gleiche innere Flexibilität und Reaktionsbereitschaft, die das eine und das andere hervorbringt, hervorbringen kann und hervorbringen wird – so wie Sie es brauchen.«

Die Handinnenfläche ist dem Gesicht ganz nahe, der Zeigefinger zeigt auf die Nasenspitze.

»Im Vertrauen darauf, dass es so sein kann, dass die Momente und Situationen, der Ruhe und Zuversicht, wie Sie gesagt haben, des stabiler Seins, wirklich das Vorherrschende werden können. Ich kann natürlich nicht wissen, ob Ihnen das wirklich möglich ist, und Sie werden es wahrscheinlich auch nicht wissen können, aber vielleicht ist die Berührung von Hand und Kinn ein Symbol, ein Unterpfand dafür, dass Sie wirklich den ganzen Weg gehen können. Den ganzen Weg zur Ruhe, zur Sicherheit, zum Wohlbefinden und diesem stabiler Sein, wie Sie es sich bzw. der Therapie als Aufgabe gestellt haben. Sie werden in dieser Übung ein anderes Zeit und Raumgefühl haben und auch nicht wirklich wissen, in welcher Entfernung jetzt Hand und Kinn sind. Sie wissen nur, dass etwas stattfindet, ganz langsam und sicher. Sollte es für Sie richtig sein, dass die Berührung kommt, dann kann Ihnen genau in diesem Moment etwas klar werden oder etwas für Sie ganz greifbar wer den, was für Sie in diesem Zusammenhang sehr wichtig ist.«

Jetzt traue ich mich, die »Lösung« zu suggerieren.

»Vielleicht ist es gewissermaßen der Beweis, dass Ihre Fähigkeiten vollkommen ausreichen, um diese Aufgabe, die Sie sich gestellt haben, zu lösen. Nicht mehr und nicht weniger. Und Sie merken richtig, wie es wirklich nur noch ganz wenig sein kann, was da fehlt, was Sie ergänzen müssen – innerlich und äußerlich – wie viele Zentimeter oder Millimeter noch fehlen, bis der Kontakt stattfindet, und damit dieser innere Prozess zu einem Ergebnis kommt. Nur wenige Millimeter äußerer Entfernung oder innerer Schlussfolgerung (Solch eine Formulierung kann einem wohl nur in Trance einfallen!) auf einer langen Suche, bis diese Suche zu einem Ergebnis kommt, für Sie persönlich, hier und heute, an diesem 14. Mai 1992 in Großhadern, in diesem Zimmer.«

Die Fingerspitze berührt das Kinn.

»Das ist ein sehr intensives Erleben, was das auslöst. Das gibt Ihnen einen Proviant mit an Zuversicht und Erfahrung, an eigenem Wissen, das bewusst sein kann, so dass Sie darüber reden können, und es kann auch ein großer Teil unbewusst sein, der gar nicht hinterfragt werden sollte. Es ist ausreichend, dass es so ist, dass Sie diese Erfahrung machen konnten, dass es Ihnen möglich war, eine Erfahrung zu machen, die Sie nicht vermutet hätten, und dass dies ein Ausdruck davon ist, wie viel doch möglich ist, innerlich, in diesem Sinne, was Sie sich wünschen und brauchen.« [...]

Ich kündige die Reorientierung an, verstärke die Dissoziation und suggeriere indirekte Amnesie für den posthypnotischen Auftrag.

»Nehmen Sie sich jetzt eine Minute äußere Zeit, aber jede innere Zeit, um diese Übung abzuschließen. All das mitzunehmen, was wichtig ist auf der bewussten Ebene und es dort ruhen zu lassen, wo es sinnvoll ist, auf der unbewussten Ebene, und zu wissen, wann was wohin wechseln kann: Sei es, dass Sie es vergessen, oder sei es, dass Sie es erinnern, und zu wissen, dass es eine Instanz gibt, die weiß, wann was richtig ist. Sie können in kurzen Übungen immer wieder in das Vertrauen eintauchen, dass für Sie solche Erfahrungen möglich sind, weil Sie das notwendige Wissen haben, dass Ihnen Ihre eigenen Fähigkeiten zur Verfügung stehen, wenn Sie es brauchen. Das ist ein gutes Gefühl, das Sie für sich mitnehmen können.«

Er sitzt seit ca. einer halben Stunde vollkommen regungslos, bis auf die Levitation des linken Arms bzw. der Hand – zuletzt mit Mittelfinger am Kinn und Zeigefinger an der Nase.

Reorientierung: »Und Sie atmen tief durch und merken, wie das ganz normale Gefühl wieder zurückkommt in beide Hände und wissen, dass Sie wieder ganz da sind.«

Herr G. »wacht auf«, öffnet und schließt mehrfach die rechte Hand und betrachtet sie und kommentiert: »Das war so wahnsinnig schwer da.« (Die linke Hand erwähnt er gar nicht – Dissoziation.)

Ich konstatiere sachlich nüchtern: »Die Frage ›Haben Sie die Fähigkeit?‹ ist eindeutig beantwortet. Die Frage ist eher, ob Sie noch viel brauchen als Anleitung. Ich meine, gar nicht mehr so viel, aber Sie können gerne darauf zurückkommen.«

Es folgt ein kurzes Nachgespräch zur Anwendung der Selbsthypnoseübungen im Alltag und wir verabschieden uns.

Es ist sehr eindrucksvoll (in mancher Hinsicht von mir erst im Nachhinein durch die Videoaufzeichnung erkennbar), wie fokussiert und absorbiert der Patient in dieser Übung wirkt und vielfältige Störungen »von außen« (Telefonate, Geräusche auf dem Gang, Hubschrauberanflug u. Ä.) gar nicht wahrzunehmen scheint. Nach der Sitzung verabschiede ich mich von ihm mit den Worten: »Die Fähigkeiten zur Selbsthypnose haben Sie eindeutig! Jetzt ist nur noch die Frage, wie viel Sie damit erreichen werden!« – sicher eine kräftige Suggestion, in diesem Fall im wahrsten Sinne des Wortes eine »post«hypnotische.

Weiterer Verlauf: Zwei Wochen später treffen wir uns zu einer zweiten Sitzung und diskutieren seine Erfahrungen mit den Selbsthypnose-Übungen, die er regelmäßig zum Einschlafen gemacht hat. Rhythmusstörungen sind keine mehr aufgetreten. Er berichtet, dass das Zungenbrennen, was ihn sehr gestört habe, einfach so weggegangen sei. Wir frischen die Erfahrung der ersten Sitzung mit gleicher Technik auf bzw. die Levitation markiert wieder das Erreichen eines aktuellen Maximums und Optimums an »stabiler Fühlen«.

Wiederum zwei Wochen später treffen wir uns erneut zum »kollegialen Fachsimpeln« über seine Erfahrungswerte mit der Selbsthypnose. (Diese dritte und letzte Sitzung fand insofern unter schwierigen Bedingungen statt, als sie für eine wissenschaftliche Fernsehsendung aufgenommen wurde. In dem relativ kleinen Behandlungszimmer drängten sich zusätzlich die Aufnahmeausrüstung und ein Fernsehteam.) Wiederum scheint der Patient diese kräftigen potenziellen Störungen erstaunlicherweise vollständig ausblenden zu können. (Als ich Herrn F. vorher gefragt hatte, ob er damit einverstanden sei, stimmte er nicht nur gerne zu, sondern fühlte sich sogar geehrt teilzunehmen, da er alle Sendungen dieses Regisseurs kannte und außerordentlich schätzte. Sicher eine weitere positive Verstärkung für seinen Umlernprozess, die Aufmerksamkeit von der problematischen Symptomatik abzulenken und sie ganz auf die gewünschte Alternativerfahrung zu fokussieren.) Auch bis zu diesem Zeitpunkt ist keine weitere tachyarrhythmische Attacke mehr aufgetreten und die Zuversicht des Patienten erheblich angewachsen, dass er mit diesen Übungen eine wirksame Strategie an der Hand hat, um »stabiler« zu werden – genau so, wie wir es im Erstgespräch herausgearbeitet bzw. definiert hatten. In dieser dritten Hypnose/Selbsthypnose fordere ich seine neu gewonnenen Fähigkeiten heraus bzw. schlage einen »Belastungstest« vor. Ich mache den Vorschlag, dass sein ideomotorisches Fingersignal eine geeignete aufregende bzw. »stressige« Situation aus seinem Erfahrungsschatz auftauchen lassen kann, damit er spüren kann, wie seine Erregung (bzw. seine Herzfrequenz) ansteigt. Ich fordere ihn dann auf, es noch weiter zu verstärken, aber nur so weit, wie er spürt, dass er Einfluss nehmen kann – mit der Implikation, dass er seine Herzfrequenz genauso herunter regulieren kann, wie er sie vorher durch seine Vorstellung erhöhen konnte. Ich utilisiere damit auch meine und seine erhöhte Anspannung im Kontext der

»Vorführung« fürs Fernsehen (Begleiten/Pacing) und knüpfe dann wieder an den in den bisherigen Sitzungen (und den selbstständigen Übungen) gewonnenen Erfahrungen von Ruhe und Gelassenheit bzw. »sich stabiler fühlen« an (Führen/Leading). Herr F. scheint es fast als selbstverständlich hinzunehmen, dass er sein Symptom »in beide Richtungen« beeinflussen kann. Die Zuversicht und das Vertrauen darauf, dass er mit Selbsthypnose sein Ziel erreichen kann, werden durch diese spielerische »Stress«-Situation noch weiter verstärkt.

Evaluation

In einem Telefonat ein Jahr später bestätigt mir Herr F., dass es ihm – bis auf alltägliches Auf und Ab – »gut« gehe, bzw. die Rhythmusstörungen unter der gewohnten Isoptinmedikation nicht mehr aufgetreten seien.

Ich sehe einen kausalen Zusammenhang zwischen der erreichten Haltung von Gelassenheit und Zuversicht bzw. der dieser zugrunde liegenden Ruhephysiologie; diese bewirkt eine Verminderung des Sympathikotonus sowie ein Nachlassen der ängstlich angespannten Erwartungshaltung. Es kommt zu einem Verschwinden der Symptomatik und damit der Verwendung von Hypnose und Selbsthypnose. Über Einflüsse bzw. Veränderungen im Hinblick auf persönliche Entwicklungsprozesse (Umgang mit Überforderungssituationen im Beruf und im privaten Beziehungskontext) habe ich durch die ausschließlich kurzzeittherapeutische und symptomorientierte Zusammenarbeit nichts Genaueres erfahren.

Ich denke, dass es mir/uns gelungen ist, in das sich selbst verstärkende Rückkopplungs-»System« zwischen Symptomatik und subjektiver Bewertung eine relevante Änderung einzuführen, die es ermöglicht hat, das gegenseitige Sich-Aufschaukeln zu unterbrechen. Über den erreichten psychophysiologischen Ruhezustand hinaus, halte ich es für sehr wesentlich, dass der kognitiv-zwanghaft strukturierte Patient sich durch seine eigenen ideomotorischen Trance-Phänomene davon überzeugen ließ, dass es eine Ebene gibt, die seiner bewussten Kontrolle nicht nur nicht unterliegt, aber sehr wohl (bzw. gerade deswegen) durch Ruhe und Gelassenheit eine viel »bessere und wirksamere Kontrolle« auszuüben vermag, als er mit seiner kritischen Sorge und seinem angestrengten Bemühen. Diese Grunderfahrung (im Zustand von Hypnose und Selbsthypnose eine psychophysiologisczSelbstverständlichkeit) ist für alle Patienten mit sog. »funktionellen« Störungen wesentlich und hilfreich.

Was davon möchte ich verallgemeinern? Für mich ist dieser Fall »exemplarisch« für die eigentlich absurde Situation, dass – gerade auch im Hinblick auf die Erwartungen an die Hypnose (!) – ein Mensch (in der Rolle des Patienten) zu einem anderen Menschen (in der Rolle des Therapeuten) geht und von ihm als »Spezialisten« erwartet, dass er Symptome beseitigt, von denen er (der Therapeut) nichts weiß, wohingegen er (der Patient) selbst doch über all das über die Jahre angesammelte Erfahrungswissen bezüglich dieser Symptome verfügt. Auf der anderen Seite ist dies im Gesundheitswesen alltägliche Realität, und wir müssen uns dem stellen. Wir sind in der

Therapeutenrolle herausgefordert, eine Haltung bzw. Fähigkeiten zu entwickeln, die uns in die Lage versetzen, diesen Auftrag einerseits »anzunehmen« aber auch so zu modifizieren, dass das Wissen und die Erfahrungen der Leidenden miteinbezogen werden können, natürlich auch ihre Widerstände und Verstrickungen. Für die daraus folgenden Aspekte von Krisenintervention, Edukation und möglichen therapeutischen Interventionen halte ich die Selbsthypnose für einen sehr konstruktiven Ansatz zum Umgang mit Symptomen bzw. für die Überwindung des Leidens an Symptomen. Voraussetzung ist allerdings die motivierte Mitarbeit des Patienten – aber wann ist das eigentlich nicht Voraussetzung!?

Ich denke, dass ganz besondere Bedingungen zusammenkommen müssen, damit die Unterweisung in Selbsthypnose bzw. die regelmäßige Anwendung von Selbsthypnoseübungen sich als symptomatisch alleine ausreichende bzw. effektive Therapie erweist. Der oben geschilderte Fall gehört in diesem Sinne zu meinem »Angler-Latein« – ein Foto mit einem Riesenfisch, um im Bild zu bleiben. Sicher ist aber auch, dass man als Fischer viel öfter die Angel auswirft, ohne etwas zu fangen, mit leerem Netz zurückkommt oder froh ist, die tägliche Ration an kleinen Fischen zu fangen.

3 Nichtrauchende Raucher

Ulrich Freund

Raucherentwöhnung in einer Reha-Klinik

Die Mehrzahl der Patienten der Reha-Klinik, in der ich arbeite, sind kardiologische Patienten nach Bypass-Operationen, nach Infarkten bzw. nach Herztransplantationen. Es sind vorwiegend Patienten, die unter einem starken Leidensdruck stehen und nach einem schwerwiegenden und von ihnen als lebensbedrohlich erlebten Ereignis zu uns gekommen sind. In der Regel bleiben sie drei bis vier Wochen. Der wichtigste Risikofaktor ist für diese Patienten das Rauchen. Es ist Aufgabe der Klinik, Risikofaktoren zu vermindern oder ganz auszuschalten, d. h. das Verhalten der Patienten zu modifizieren.

Meine Erfahrung hat mich dazu geführt, diese Raucher in zwei Gruppen aufzuteilen, in die habituellen Raucher und die Symptomraucher.

Die habituellen Raucher

Sie haben das Rauchen oft in der Adoleszenz angefangen, meist als Ritual des Erwachsenseins. In der Regel ist der Geselligkeits- und Gruppenzugehörigkeitseffekt stark. Ein erheblicher Teil dieser Patienten gibt das Rauchen nach einschneidenden gesundheitlichen Erlebnissen ganz alleine und von selbst auf. Sie bleiben jedoch rückfallgefährdet, denn sie erleben in der Regel den Ausstieg als leicht. Wenn der Ausstieg aber leicht war, also keinen Eigenwert besitzt und nichts war, was man sich erkämpfen musste, dann ist dieser Ausstieg zugleich schlecht geschützt. Der Glaube, man kann jederzeit wieder aufhören, macht bei einer geselligen Feier, in der auch Alkohol eine Rolle spielt, den Griff zur Zigarette zum scheinbar risikolosen Einmalereignis, das in der Regel mit einem Rückfall endet.

Hypnotherapeutisches Konzept: Solche habituellen Raucher benötigen daher in der Regel eine hypnotherapeutische Rückfallprophylaxe, die fast immer mit einer Stunde Hypnotherapie hinreichend gesichert werden kann. Wenn ein Patient zu uns kommt und noch Raucher ist, ist die Voraussetzung für eine hypnotherapeutische Intervention, dass der Patient in der Tat (aus welchen Gründen auch immer) zuvor mindestens drei bis vier Tage nicht geraucht hat. Dadurch wird erreicht, dass der Patienten seinen eigenen Willen, nicht zu rauchen, selbst erlebt und die Beendigung als einen Akt begreift, der in seinem eigenen Entschluss liegt. Der Hypnotherapeut legt nun diesen Willen unter ein Vergrößerungsglas. Die Vergrößerung ist ganz entscheidend davon abhängig, ob der mentale Entschluss, das Rauchen zu beenden, auch vom Körper und seinen Gewohnheiten mitgetragen werden kann.

Die körperliche Verankerung des mentalen Willens ist der Inhalt der Hypnotherapie. Während dieser einen Stunde erlebt der Patient, dass seine Hand nicht mehr in der Lage ist, die Zigarette zwischen Zeigefinger und Mittelfinger festzuhalten.

Die Zigarette fällt in aller Regel. Dies wird als Wille des Körpers gedeutet, auch seinerseits das Rauchen zu beenden. Durch Antizipation erfolgt eine Rückfallprophylaxe, in der der Patient in Trance die Situation erlebt, die er vorher als schwierigste Rückfallgefahr geschildert hat. Entscheidend für die Hypnotherapie ist hierbei, dass die Situation und ihre Bewältigung nicht nur fantasiert, sondern als tatsächlich real erlebt wird – und dies durch die Kraft der Hypnose. Wenn dies gelingt, ist der Patient »geimpft«. Er hat bereits in der Trance die Abwehrkräfte entwickelt, die er nutzen wird, wenn die Situation Lebensrealität wird.

Der zweite Weg, die Akupunktur: In unserer Klinik besteht außerdem die Möglichkeit der Akupunktur, die von einer Ärztin durchgeführt wird. Die Akupunktur bringt nach unserer Erfahrung bei mehr als der Hälfte der Patienten eine Verflachung oder Beendigung der Zwangsvorstellung, rauchen zu müssen. Aber auch hier ist der Effekt nur dann gegeben, wenn der Patient zuvor mindestens drei oder vier Tage aus eigenem Antrieb nicht geraucht hat, denn auf die Eigenleistung des Patienten kann und soll in keinem Falle verzichtet werden. Er würde sonst unweigerlich sein eigenes Nichtrauchen als Leistung der Therapeuten verstehen, und damit käme es zu einer Entfremdung von sich selber.

Regelmäßige, aber nicht systematische Nachfragen legen nahe, von einer Erfolgsquote von ca. 60 bis 70 % unter den oben geschilderten Kriterien auszugehen. Die Untersuchungen, die an der Universität Tübingen mit Probanden gemacht wurden, die keine vorangegangenen kardialen Krisen als Motiv mitbrachten, haben gleiche, vergleichsweise hohe Erfolgszahlen ergeben. Auch in Tübingen wurde das oben beschriebene Vorgehen als Ansatz benutzt, das in unserer Klinik entwickelt wurde.

Die Gruppe der Symptomraucher

Diese Gruppe unterscheidet sich zentral von den habituellen Rauchern. Anders als bei den habituellen Rauchern versucht der Symptomraucher, sein Leiden und das entwickelte Symptom mit dem »Medikament Zigarette« zu kompensieren oder zu heilen. Hier dient also die Zigarette als Heilmittel, und der langjährige Gebrauch dieses Medikamentes zeigt sich in vielen Fällen auch als wirksam. Das Problem dieses »Medikamentes« Zigarette sind aber die hohen Nebenwirkungen.

Wenn also der Patient wegen dieser hohen Nebenwirkungen das Rauchen beendet, so stellt sich bei ihm ein doppelter Leidensdruck ein, durch die Primärstörung und durch das entwickelte Symptom. Wenn der Patient drei oder vier Tage nicht raucht, so beschreibt er in der Regel diese kurze Zeit als eher leidvoll, auch wenn das Leiden sehr unkonkret geschildert wird. Meist sind es Worte wie nervös, unruhig, schlaflos, unleidlich, unkonzentriert bis hin zu arbeitsunfähig.

Zu dieser Gruppe gehören auch solche Patienten, bei denen eine Abhängigkeit im Sinne eines Suchtverhaltens vorliegt. Diese Gruppe ist vergleichsweise klein. Bei ihr kommen zu den oben genannten allgemeinen Befindlichkeitsstörungen im erheblichen Umfang noch Schwitzen und Zittern für einen Zeitraum von drei bis fünf Tagen hinzu. Das Rauchen ist hier, ähnlich wie bei anderen Suchtkrankheiten, als misslungener Versuch einer Selbstheilung zu werten, und infolgedessen das therapeutische Vorgehen weitaus komplexer. Die Therapie muss also bei dieser Patientengruppe über das, was bereits für die habituellen Raucher beschrieben wurde, hinausgehen und sich auch mit der Behandlung der Symptome beschäftigen, die in einem Selbstheilungsprozess durch das Rauchen beseitigt werden sollten. Der therapeutische Prozess ist somit ungleich komplexer und in einer Stunde nicht zu bewältigen.

In solchen Fällen fällt der Zigarette die Rolle des Helfers, also der Bewältigungsressource zu, wenn wir im Ericksonschen Therapieansatz denken. Damit kommt neben dem habituellen und dem symptomatischen Aspekt auch noch der Aspekt der Verabschiedung von einer vordergründig hilfreichen, hintergründig aber schädlichen Ressourcenfigur hinzu. Notwendigerweise muss der Umgang mit Trauer und der Schmerz, der durch den Verlust einer viele Jahre stützenden »Freundschaft« ausgelöst wird, im Ablauf einer solchen Therapie die meiste Beachtung finden. Erst wenn dieser Abschied gelungen ist, kann der Therapeut, gemeinsam mit dem Klienten, den habituellen und den symptomatischen Aspekten Aufmerksamkeit widmen.

Raucher leben in Systemen, in einer partnerschaftlichen Gemeinschaft, in einer Familie, im Kreis der Kollegen oder auch im Verein mit Kegelbrüdern. Das Rauchen als isoliertes Phänomen zu betrachten, würde die Rückfallgefahr enorm erhöhen. Mitunter aber ist das Geschehen innerhalb der Beziehung (nicht nur soweit es das Rauchen betrifft) in bester Absicht so blockierend, dass es dem Raucher unmöglich ist – so sehr er es auch möchte – das Rauchen zu beenden. Wenn beispielsweise die Ehefrau ganz im Sinne des behandelnden Arztes immer wieder sagt: »Du musst eben aufhören zu rauchen, bitte hör jetzt mit dem Rauchen auf«, dann begeht sie innerhalb der Beziehung einen Übergriff auf den Patienten. Nur dieser alleine hat zu entscheiden, ob er aufhört oder nicht. Sie stellt sich mit diesem Übergriff als der gesunde Teil des Paares dar und den Patienten als den beschädigten. Würde nun der Patient das Rauchen ein stellen, würde er damit der Sichtweise der Ehefrau zustimmen. Dann aber hätte er nicht nur den »Schaden«, dass er nicht mehr rauchen kann, sondern er hätte – ganz zugespitzt – die Ehefrau als den Engel und sich selbst als den Teufel definiert. Dieser Schaden ist so groß, dass er ihn kaum hinnehmen wird, und infolgedessen raucht er weiter. Falls er trotzdem irgendwann einmal aufhören sollte (und ich habe diese Fälle tatsächlich erlebt), dann sagt die Ehefrau: »Das hättest Du auch schon vor 10 Jahren machen können«, und sofort greift der Ehemann wieder nach der Zigarette.

Rauchen ist also, aus der Beziehungsdynamik betrachtet, ein systemisches Geschehen. Keiner raucht alleine, auch (oder gerade dann), wenn er auf den Balkon hinausgeschickt wird.

Was hier als Komplikation in der Beziehung geschildert wurde, kann aber ebenso gut Ressource sein: so wie z. B. im Fall des Sohnes eines Polizeibeamten (16

Jahre alt), der nach dem Infarkt seines Vaters auf der Intensivstation an das Bett tritt und zu ihm in Umkehrung der eingeschliffenen Rollen sagt: »Gell Papa, das tust Du uns nicht noch einmal an, jetzt rauchst Du bitte nicht mehr«. Als der Patient mir dies erzählte, war mir klar: Der Sohn hat aus der Beziehung heraus und die Situation des Augenblicks nutzend eine nachhaltige Suggestion wie einen posthypnotischen Auftrag verankert. Ich war mir sicher, dass dies therapeutisch nicht mehr verbessert werden kann.

Basierend auf dem Audio-Transkript eines Lehrseminars für Ärzte und Psychotherapeuten mit Patienten meiner Klinik als Probanden im Folgenden zwei Fallgeschichten:

Fall 1: Ein habitueller Raucher

Die erste Fallbeschreibung gibt eine Ein-Stunden-Intervention bei einem habituellen Raucher wieder, der bereits vor mehreren Jahren eine einstündige Intervention hatte, jedoch nach sechs Monaten rückfällig wurde und nun wieder kommt.

Er wurde – wie alle anderen Patienten auch – vor der hypnotherapeutischen Intervention durch einen 15-minütigen Film, der eine solche Intervention zeigt, informiert. Er füllt einen Bogen aus, in dem eine Reihe von Verhaltensformen beim Rauchen abgefragt werden, so entsteht eine wichtige kurze Grundinformation für den Therapeuten. In diesem besonderen Falle fand die Therapie in einem Lehrseminar statt, so dass der Patient zugleich Proband war. Er hat nicht nur den Informationsfilm gesehen, sondern auch die Ausführungen des Seminarleiters/Therapeuten für die Gruppe (etwa eine Stunde) mitgehört. Diese Information erfolgt üblicherweise in Gruppen, in denen die Patienten auch über ihr eigenes Erleben mit dem »Aufhören« berichten. Die Neugier wie auch die Aufmerksamkeit – im Sinne einer Fokussierung – wird dadurch so zentriert, dass eine kurze Shake-Hands-Induktion genügt, um mit dem Patienten in Trance am Thema zu arbeiten. Die Kommunikation von Therapeut zu Klient ist dabei eine verbale, während die Kommunikation von Klient zu Therapeut in der Regel nonverbal bleibe. Damit kann sichergestellt werden, dass im Wesentlichen solche Informationen zum Therapeuten gelangen, die dem Klienten selbst eher nicht bewusst sind und die er auch nicht beeinflussen kann.

Im Nachfolgenden werden nun Teile aus dem Transkript wiedergegeben. Dieser Teil der Intervention dauerte 30 Minuten. Der Klient ist bis zum Zeitpunkt der Abgabe des Manuskriptes nicht rückfällig geworden.

Hypnose

TH Bitte sagen Sie mir, wie lange rauchen Sie jetzt konkret nicht mehr?

PA Vier Tage.

TH Sagen Sie mir, wie haben Sie denn das hingekriegt, die vier Tage? Sie müssen sich ja schwer angestrengt haben?

PA Nein, ich möchte nicht mehr rauchen. Wenn ich mir ansehe, dass ich auf Essen verzichtet habe, um Rauchen zu können, dann finde ich das einfach widerlich.

TH Dafür ist jemand heilig gesprochen worden.

PA Wir haben drei Kinder, und als meine Frau das letzte Mal schwanger wurde, haben wir gemeinsam aufgehört. Damals, nach der Hypnose, hatte ich absolut kein Problem. Da war ich Nichtraucher.

TH Ein schwerer Fehler von mir, es gibt keine Nichtraucher. Das hätte ich nicht zulassen dürfen. Es gibt nur nichtrauchende Raucher. Wenn sich jemand als Nichtraucher definiert, ist er sehr gefährdet, weil er das Problembewusstsein verloren hat. Stimmt das?

PA Ja.

TH Schön, dass Sie mir Recht geben, das freut mich.

PA Ja, ich habe dann besser gesagt, ich rauche nicht mehr, das ist wirklich besser.

TH Sie haben sich angestrengt, jetzt diese vier Tage?

PA Ja, ich habe mich angestrengt, ich kam in Stress, dann rauche ich immer mehr. Und dann musste ich mich mehr anstrengen.

TH Anstrengen bringt nicht viel. Mit welcher Hand rauchen Sie?

PA Mit der rechten.

TH Dann sind Sie links schon Nichtraucher. Zur Hälfte sind Sie schon Nichtraucher. Das Problem besteht also nur darin, dass jahrelang die rechte Seite dominiert hat, und jetzt plötzlich kommt die linke Seite und sagt, jetzt bin ich mal dran.

PA Hm!

TH Das heißt ja mit anderen Worten, dass die linke Seite jetzt dominant wird, um der rechten Seite Vorschriften zu machen. Also die linke Hand war jahrelang die Hilfskraft, um die Schachtel zu halten oder Ähnliches. Jetzt ist es genau umgekehrt. Jetzt wird die linke die wichtige, und zwar durch Ihren Willen, und deshalb werden die beiden wechseln. Sie werden erleben, dass die linke sich über die rechte setzt, das heißt, dass die linksliegende, wirklich wichtige Körperhälfte, dominant wird. Die linke Seite sagt jetzt zur rechten, also weißt Du, jetzt ist Schluss. – Pause – Wir müssen jetzt noch einen Vertrag machen, dass Sie bitte überhaupt nichts mehr mit Absicht tun, und dass Sie alles, was von selber passiert, auch von selber kommen lassen ...

PA Hm

TH Aber das ist auch klar. Alles, was sich aus dem Körper heraus von selbst entwickelt, können Sie so lassen, auch wenn jetzt gleich Ihr Arm in der Luft stehen wird. Sie kennen das ja schon, Sie haben das ja schon einmal mitgemacht, – dann könnten Sie natürlich den Arm mit Kraft wieder herunternehmen. Wahrscheinlich, es geht nicht immer, aber meistens geht es, aber warum sollten Sie das tun? Sie wollen ja die Unterstützung des Körpers für Ihren Willen, und wie der Körper das macht, das ist allein seine Sache.

Und jetzt kommt die Induktion. Ausnahmsweise dürfen Sie noch einmal richtig Kraft anwenden. Dann bitte aber nichts mehr machen.

(Therapeut legt seine Hand in die Hand des Patienten!)

Th So, jetzt bitte meine Hand so fest drücken, wie Sie können. Die Augen können Sie ruhig auflassen. Suchen Sie sich einen Ruhepunkt und wenn die Augen ... sich schließen wollen ... denn schließen ist angenehm ... dann ... lassen sie das zu, ... dass Sie sich ... schließen. (Patient schließt die Augen)

So, das war die Induktion.

Zu den Seminarteilnehmern: Es funktioniert bei ihm ganz besonders gut, weil er einen hohen Grundtonus hat. Er weiß, dass ich ihn anfasse, er weiß es aus dem Film. Das ist immer sehr wichtig. Wenn man versucht, dem Mentalwillen einen Körperwillen hinzuzufügen, und glaubt, das ginge ohne Berührungen; also ich wüsste nicht, wie das gehen sollte. (Therapeut berührt die rechte Schulter des Patienten). Das ist für mich immer der Punkt, an dem ich mich selbst ankere beim Patienten und sage, das sind Sie und das sind auch wir. Wenn es zu einer, irgendeiner Art von unerwünschter Reaktion kommt, ist das der Sicherheitsanker.

Th Mit diesem Anker übernehme ich jetzt für Sie für die Zeit, in der Sie hier in dem Sessel sitzen, die äußere Verantwortung und das hat den Vorteil, dass Sie ganz, ohne auf das Äußere achten zu müssen, Ihre Aufmerksamkeit auf das Innere lenken können. Auf das, was Sie erleben. Auf das, was Sie wollen. Ihr Ziel, Ihr Wunsch, Ihr Wille. Und was Sie noch wissen müssen, ist: Kein Kind und keine Ehefrau kann das übernehmen, was Sie für sich selbst wollen. Es ist Ihre Entscheidung oder es gibt keine Entscheidung, und diese Entscheidung ist jetzt so, dass sie immer deutlicher wird. So als ob Sie oder als ob wir gemeinsam die Entscheidung unter ein Vergrößerungsglas legen und dieses Vergrößerungsglas geht bis hinunter, dorthin, wo Ihr eigener Standpunkt ist.

(Therapeut drückt mit Hand auf den rechten Fuß des Patienten). Spüren Sie bitte Ihr Bein. Dort, wo Sie fest stehen und wo der Arm ganz von selbst in der Luft steht. Ich weiß nicht, ob Sie Ihren Arm überhaupt noch spüren. Ich weiß, dass ich den Arm ein bisschen berühren kann, und dann spüren Sie ihn mit Sicherheit wieder. Ich weiß nicht, was Sie gerade zu diesem Zeitpunkt dazu bringt, den Wunsch zu haben, dass Sie sich ein Ziel setzen wollen. Und dieses Ziel lautet: Ich will weg von den Gewohnheiten, wieder mein eigener Herr sein und dafür bin ich bereit, etwas zu tun. Qualmstopp ... keine Frage.

Nun, wir haben ja gehört, von Ihnen selber und von Ihrer Frau, es gab ein Motiv, nämlich dass Sie und Ihre Frau, die schwanger war, damals das Kind schützen wollten. Aber wenn Sie sich vorstellen, wie es war, als Sie selbst ein Kind waren, wenn Sie sich vorstellen, wie es genau war, als Sie klein waren. Sicher kennen Sie ein Foto von sich, auf dem Sie in etwa so alt waren, wie heute eines Ihrer Kinder ist ...

Und dieses Kind, das Sie einmal waren, hat es bis zum heutigen Tag verdient, genauso beschützt zu werden ... durch Sie.

Sie selbst waren ein Kind. Wenn Sie sich vorstellen, wie es genau war, als Sie klein waren, was immer Ihnen einfällt. Dann kommt heraus ... das ist mein Standpunkt, den ich habe und auf dem ich fest stehe (Therapeut drückt auf den linken Fuß). Man kann nur auf festen Standpunkten stehen. Wenn man versucht, ein Moor zu überqueren, dann gibt es dort viele Stellen, wo man versacken kann, aber man sucht vorsichtig immer den nächsten Grasbutzen, probiert, ob er trägt. Und erst wenn man vorsichtig probiert hat, langsam das Gewicht hinüberverlagert hat, dann ist das ... der neue Standpunkt. Und erst dann gibt man das ganze Gewicht hinüber auf die andere Seite und dann entsteht, wenn Sie das Gewicht wie auf einer Waage hinübergeben, auch ein echter neuer Standpunkt. Und das eigentlich Interessante und Wichtige ist, dass der alte Standpunkt, also was einmal war, als Sie ein Kind waren, dass dieser Standpunkt damit einverstanden ist und dann ist es wirklich so, dass Sie schon jahrelang zur Hälfte ein Problem gelöst hatten, von dem Sie denken, dass es sehr schwer zu lösen ist, und in Wirklichkeit ist es ganz leicht, es ist nur ein Seitenwechsel, wie nach einer Halbzeit, und dann hat der neue Standpunkt Bestand. Und indem er Bestand hat, kann er dieses Kind, das Sie einmal waren und von dem Sie ein Bild haben mit Hemd und Hose, mit Frisur, mit sauberen oder schmutzigen Fingernägeln, dieses Kind, das kann der neue Standpunkt wirklich schützen. Bis Sie 39 sind und immer weiter und immer weiter und noch weiter (TH steckt eine Zigarette so zwischen Zeige- und Mittelfinger der kataleptischen Hand, dass sie hängen bleibt).

Es ist nicht wirklich möglich, das müssen Sie wissen, sich von so einer ungeheuer interessanten Freundschaft, wie Sie sie zu der Zigarette hatten, so ohne Weiteres zu trennen, und sie in Schimpf und Schande aus dem Haus hinauszujagen, dafür hat sie viel zu viel für Sie getan. Wenn Sie in den Pausen oder nach getaner Arbeit sie gerufen haben, da war sie immer sofort da!

Ob das der richtige Weg ist, sich von einer lieben Gewohnheit, von einer Beziehung, zu verabschieden, indem man die Zigarette einfach auf den Boden fallen lässt?!

Ich glaube nicht, dass das gut ist. Ich würde sie an Ihrer Stelle überhaupt nicht fallen lassen. Das befreit mich auch von dem unangenehmen Zwang, dass sie jetzt unbedingt herunterfallen muss und Sie natürlich auch. Denn manchmal ist es besser, man behält so etwas für sich ... und bei sich. Das ist diese hochempfindliche Stelle (zwischen Zeige- und Mittelfinger), das kennen die nichtrauchenden Raucher ja alle. Dann wissen Sie auch, dass, wenn ich hier ein bisschen die Zigarette bewege, dass es dazugehört, den mentalen Willen zu verkörperlichen. Ich meine, eine Reibungsfläche, eine Reaktionsfläche zu schaffen. Wobei es völlig unerheblich ist, dass sie fällt, es ist nur sehr spektakulär, wenn die Zigarette herunterfällt. Aber inzwischen bin ich dazu übergegangen zu sagen, wenn sie die Zigarette nicht loslassen wollen, dann tun sie das auch nicht. Das habe ich gelernt bei einem Kollegen, mit dem ich gearbeitet habe – der ließ sie um alles in der Welt nicht los und hinterher sagte er: »Ich kann doch die Zigarette nicht einfach auf die Erde schmeißen, was ist denn das für ein Benehmen?« Und das ist wirklich richtig, glaube ich ... und wichtig, glaube ich! Also machen Sie das nicht! Wenn Sie das Gefühl haben, Sie müssen sie – wie Sie das im Film gesehen haben – in eine Dose hineintun und gut aufheben! Dann tun Sie das, dann ist das gut!

Ja, jetzt bewegt sich der Zeigefinger und drückt wieder fester zu. Merken Sie das? (Minimales Kopfnicken). Ja, das merken Sie. Das ist ein Prozess und der kann auch länger dauern. Im Allgemeinen ist es mit einer Stunde erledigt. Dann ist wirklich etwas entstanden, von dem man sagen kann, dass es jetzt wirklich auch ein körperlich erlebter Entschluss ist und nicht nur halt so ein Vorsatz., der ja immer die Gefahr des Rückfalls in sich birgt, denn irgendwann ist der ausgebrannt, dann ist es passiert.

Allein das Motiv kann den Rückfall auch schon beinhalten, wie Sie ja an sich selbst gesehen haben. Es ist nicht wichtig, dass die Zigarette fällt. Es ist wichtig, dass ein Körpergefühl als Impfprozess entsteht. Das bedeutet, dass die Abwehr bereits während der Therapie entsteht, die später einmal für die Situation gebraucht wird, wenn ein Rückfall möglicherweise im Raum schwebt oder wenn er richtig vor der Tür steht. Wie beim Impfen wird die Zukunft also durch die Gegenwart vorweggenommen. Jetzt!

Und genau in diesem Augenblick, da ich das sage (die Zigarette fällt zu Boden), hat Ihre Hand die Zigarette losgelassen! Das ist die Art, wie die Hand, wie der Körper Entscheidungen trifft. Wann immer ein Augenblick kommt, in dem ich ein bisschen zu kämpfen habe, meine Hand ist geimpft, und impfen ist immer ein körperlicher Vorgang, zu dem man einen Auftrag geben muss. Und dann sitzt die Impfung. Besonders dann, wenn die Zigarette fällt. Und sie ist so schnell gefallen, dass ich sie gar nicht auffangen konnte. Jetzt liegt sie unten auf der Erde, und ich finde, da gehört sie wirklich nicht hin! Dafür hat sie Ihnen zu oft geholfen, als dass man so mit ihr umgehen könnte – einfach auf die Erde schmeißen (Therapeut hebt die Zigarette auf)! So jetzt liegt sie auf dem Tisch. Da liegt sie erst mal gut ...

Ich weiß nicht, wie es Ihnen jetzt geht. Ich weiß auch nicht, was Sie fantasieren. Ich weiß nicht, ob das diesmal sechs oder neun Monate oder noch länger anhalten wird oder ob Sie vielleicht ... sogar ... Das weiß ich alles nicht! Ich weiß, dass Sie einen Zeitpunkt hatten, zu dem Sie gesagt haben »Qualm stopp, ich höre auf!« Das war vor vier Tagen. Und ich weiß, dass Sie es dabei belassen wollen, und ich weiß, dass Ihre rechte Hand jetzt wohl ein wenig kribbelt (sichtbar ist ein leichtes Zucken). Und die linke Hand hat gesagt »Ich kann mich zur Ruhe begeben, weil das Ding ist gelaufen«. Und ich weiß, dass die rechte Hand jetzt – wenn sie will – auch auf die Lehne gehen kann, denn das Ding ist wirklich gelaufen. Es kann aber sein, dass sie es noch nicht so ganz glaubt, die rechte. Dann bleibt sie noch ein bisschen oben. Ich weiß es ja auch nicht genau, ich kann nicht in Ihre Hand gucken. Ich kann nur sehen, dass Sie sie jetzt bewegen, als ob sie kribbelt. Und natürlich soll sie ja auch kribbeln! Die linke sagt: »Das ist mir völlig wurscht. Die kann doch da drüben kribbeln und schreien und machen, was sie will«.

Sie machen Ihre Rücknahme selber, sehe ich. Wollen Sie das tatsächlich?

Ich mache Ihnen einen Vorschlag: Ich zähle jetzt von 10 bis 1 und wenn ich dann bei 1 ankomme, nicht bei 0, etwas muss übrig bleiben – immer – dann können Sie wieder sehen, wie viele Augenpaare Sie hier im Raum anschauen.

Nach der Rücknahme äußert der Patient, dass er eine Zeitverzerrung von einer dreiviertel Stunde Realzeit auf 10 Minuten erlebte Zeit gehabt habe. Er sagt weiter, er habe die heile Welt seiner Kindheit gesehen und habe sie auch als rauchfrei erlebt, und es habe sich eine Verknüpfung der Vergangenheit mit der Gegenwart und seinen eigenen Kindern ergeben. Er sagt weiter, er habe sich selber mit Zigarette und ohne Zigarette gesehen. Es war also diese Ressource, die er selber angeboten hatte und die während der Therapie genutzt worden war, die er jetzt bestätigt, also ratifiziert hat.

Fall 2: Eine Symptomraucherin

Die Patientin ist nach einem Herzinfarkt die vierte Woche in der Reha-Klinik. Sie war rauchfrei, wurde dann aber rückfällig. Die Patientin ist multimorbide, und die Ärzte drängen sie sehr, das Rauchen aufzugeben. Rauchen hat als »Symptom« in diesem Fall sehr komplexe persönliche und familiäre Hintergründe. Es folgt ein Audio-Transkript der Sitzung.

TH Guten Morgen, haben Sie heute schon Ihre Zigarette geraucht?

PA Selbstverständlich.

TH Wie viele?

PA Zwei Stück.

TH Zwei?

PA Eine vor dem Frühstück, eine nach dem Frühstück.

TH Sie sind ein sehr ordentlicher Mensch.

Angelika hat kognitiv die volle Einsicht, dass es unbedingt nötig ist, nicht mehr zu rauchen.

PA Ja, wenn ich weiterleben will, muss ich aufhören.

TH Woher wissen Sie, dass Sie, wenn Sie weiterrauchen, nicht auch weiterleben?

PA Weil das jeder sagt.

TH Aaah!! Jeder??!! Gibt es da Wichtige und weniger Wichtige?

PA Ja!

TH Wer ist der Wichtigste? ... Der Mann oder der Doktor?

PA Der Mann sagt das, was der Doktor sagt. (Pause)

TH Schön, dass er das nicht weiß, nicht wahr? Aber ein bisschen unangenehm ist es wohl auch.

PA Ziemlich.

TH Sie können jetzt gar nicht so recht wissen, auf welcher Seite der Waage das Übergewicht ist. Auf der, wo Sie sagen, es ist schön oder auf der, es ist unangenehm. Und Sie wissen auch nicht, wie sich das auspendeln könnte.

Können Sie berichten, was Sie in diesem Pendelprozess bis jetzt schon alles erlebt haben?

PA Ich habe erlebt, dass ich eine nichtrauchende Raucherin wurde. Dann wurde ich wieder eine rückfällige Nichtraucherin.

TH Es ging hin und her ... Und dann sind Sie zu einer Stunde nicht gekommen. Ich glaube, der Grund dafür war, dass Sie weder mit der Gruppe noch mit mir das Problem mit Ihrem Mann besprechen wollten. Das kann ich sehr gut verstehen. Das ist ja auch sehr intim.

Zur Gruppe: Wie jeder Mensch hat Angelika zwei Familien. Die Herkunftsfamilie und die Gegenwartsfamilie. In Ihrer Gegenwartsfamilie spielt Ihr Mann eine übergeordnete Rolle. Die Kinder sind schon in der Unselbstständigkeit sehr selbstständig. Aber die Herkunftsfamilie spielt eine enorme Rolle und diese Herkunftsfamilie hat eine Konstellation.

Angelika hat sehr große Schwierigkeiten gehabt, sich von dem verstorbenen Vater zu verabschieden. Es hat fast einen ganzen Tag nach dem Tod gedauert. Die Weigerung, sich vom Vater zu verabschieden, war riesig. Und das, obwohl das Verhältnis zum Vater eben nicht besonders gut war. Aber die Wünsche gegenüber dem Vater wurden nie erfüllt, und es war so schwer, von diesen Wünschen und Hoffnungen zu lassen, so furchtbar traurig.

PA Da habe ich mich abends zu ihm gesetzt an den Fernseher und habe mit ihm gemeinsam Fußball geguckt, nur damit ich irgendwann mal etwas ganz allein mit ihm gemeinsam hatte, was die anderen nicht hatten, und nur dafür habe ich mir diesen Mist mit dem Fußball angeguckt. Aber auch das hat nichts geholfen.

TH Und was war es noch?

PA Boxen! Boxen war es noch. Mitten in der Nacht bin ich aufgestanden, bloß, um mit dem Vater Boxen zu gucken. Es hat alles nichts geholfen.

TH Und jetzt ist er tot. Und jetzt ist es so, dass Boxen und Fußball, egal wie, nie mehr helfen können.

Der folgende Abschnitt ist für den Leser nur verständlich, wenn er die Zeichnung der Raucher-Hand (Abb. 1.1) mit einbezieht. Der Therapeut hat – wie im ersten Fall – die Zigarette zwischen Zeige- und Mittelfinger gesteckt. Die Patientin hat die Augen (noch) geöffnet und beobachtet ihre Hand aufmerksam.

Die Herkunftsfamilie: Alles in einer Hand

Die drei Antagonisten setzen der Protagonistin so zu, dass nur noch die Zigarette Heilung bringen kann

Die Protagonistin in drei Teilen. Sie führen (auch als Ressourcen) den Kampf gemeinsam

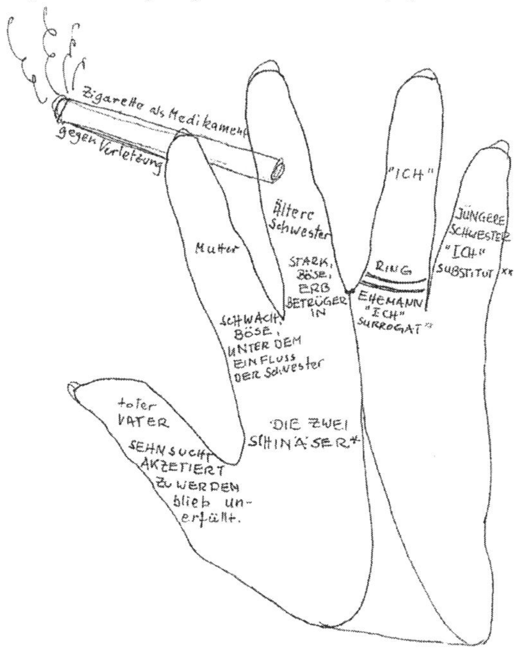

* mundartlich: "Schinaas", Ausdruck für eine widerliche, hinterlistige Frau

xx Ehemann ist Surrogat, weil er wesentliche Teile des "Ich" ersetzt. Die Schwester ist als Unterstützerin Substitution.

Abb. 1.1: Die Raucher-Hand

TH Das ist die Mutter.

PA Mit der Mutter ist es genauso wie mit dem Vater, aber da gucke ich keinen Fußball und kein Boxen. Das hat sowieso keinen Sinn. Irgendwann habe ich es aufgegeben. (Der Therapeut berührt nun den Mittelfinger)

PA Das ist meine älteste Schwester, das alte Miststück ... furchtbar. Für die bin ich, das weiß ich, der letzte Dreck. (Der Therapeut berührt dabei Daumen, Zeigefinger und Mittelfinger um den symptomorientierten Teil der Repräsentation der Hand zusammenfassen.)

(Pause)

(Der Ringfinger der Patientin bewegt sich ein wenig.)

PA Das bin ich selber. Es fällt mir ungeheuer schwer, mich selber ernst zu nehmen und zu sagen, ich bin was wert (deutlich erkennbare Bewegung nun im ganzen Körper). Aber dafür habe ich ja meinen Ehering, nämlich meinen Mann. Er weiß immer, dass ich was wert bin, und er liebt mich.

Und dann habe ich noch die jüngste Schwester, und die hält zu mir.

TH Da unten sitzen also die drei Verbündeten, und da oben sitzt der andere, der böse Teil ... Die ganze Familie in Ihrer Hand. Und ich glaube, es ist für Sie sehr wichtig zu wissen, dass zwischen der noch lebenden Mutter und der ältesten Schwester, diesen beiden Schinäsern (Dialektausdruck für bösartige Frau, wörtlich »Schindaas«), dass dazwischen sich die Zigarette eingenistet hatte. Da sitzt also die Zigarette. Sie hat sich seit vorgestern wieder eingenistet und fühlt sich wohl!

Der Therapeut wendet sich an die Seminarteilnehmer: Hier wird deutlich, was eine Symptomraucherin ist, und wie die Konstellation des Basiskonflikts mit dem Symptom Zigarette im Zusammenhang steht: Die Mutter, die des Vaters Nachfolge übernommen hat und zugleich das willfährige Objekt der ältesten Schwester ist, der Schwester, die die Patientin um ihr Erbe betrogen hat.

(Pause)

TH Man hat es eben nicht leicht. (Patientin nickt mit dem Kopf)

TH Und in diesem rundum feindlichen Bereich ist eine Freundin, und die heißt Zigarette. Und jetzt, nach einer sehr unangenehmen und vielfältigen Krankheitsgeschichte, kommt noch zu allem anderen der Infarkt dazu. Und nun habe ich auf meiner Seite einen Mann, der mich liebt und dessen Ring ich trage und der sagt: »Wenn Du Angelika einen Infarkt gehabt hast, dann darfst Du jetzt nicht mehr rauchen. Und weil ich Dich liebe, und damit es Dir leichter fällt, werde ich mit Dir und für Dich nicht mehr rauchen«. Und das macht er tatsächlich! Gnadenlos!

(Pause)

Als wir vor ein paar Tagen an dieser Stelle angelangt waren, ist mir, liebe Angelika, bewusst geworden, dass diese Dynamik sowohl konstruktive als auch destruktive Folgen haben muss. Dann aber sah es erstmal ganz anders aus. Der erste Rückfall fand statt, der war ausgelöst durch eine Nichtraucherbroschüre, da stand groß auf dem Titelblatt: Ja, ich will nicht mehr rauchen. Und Sie dachten: Ja, ich will wieder rauchen. Aber natürlich hat der Rückfall einen Nährboden, und die Broschüre ist nur der Auslöser gewesen.

(Pause)

Jetzt kommt die tragische Geschichte, dass Angelika nicht mehr weiß: Hör ich auf zu rauchen, weil ich es will? Hör ich auf zu rauchen, weil mein Mann es will?

Das ist der Nährboden des Rückfalls.

Zwingt mein Mann mich mit seiner unglaublichen Liebesfähigkeit dazu, nicht mehr zu rauchen? Was wird passieren, wenn ich ihm sage, dass ich gerade deswegen, weil er nicht mehr raucht, rauche? Er wird zu Tode beleidigt sein, also wirklich zu Tode. Also kann ich es ihm nicht sagen. Was bleibt mir übrig? Ich muss ihn anlügen. Das ist schlimm, ich will ihn gar nicht anlügen.

PA Das ist doch wirklich ganz schlimm.

TH Aber ich sitze ja schon da, wenn er zu Besuch kommt und denke mir, hoffentlich geht er bald, ich muss ja jetzt runter zum Rauchen. Ich will zu meiner Zigarette ... Da sieht man, was ein richtiger Konflikt ist, und dass er mit der Zigarette auszuhalten ist, aber nicht ohne.

(Pause)

TH Und schon im Krankenhaus hatte der Mann etwas gemacht, was man ebenso gut als Fürsorglichkeit wie auch als Übergriff bezeichnen könnte.

PA Da hat er mir im Krankenhaus die Tasche ausgeräumt. Ich konnte mich nicht dagegen wehren. Und als er das gemacht hat, habe ich zu ihm gesagt: »Ich will jetzt eine Zigarette! Das Verlangen nach einer Zigarette ist so groß, ich will nur einmal einen Zug, nur einen Zug«. Er hat mir die Zigarette gebracht, er hat mir Feuer gegeben. Einen Zug – und ich konnte nicht entscheiden, ob ich einen zweiten Zug machen will, da hatte er sie mir schon weggerissen. Das war sehr schlimm für mich. Genau so war es.

TH Man kann also sehen, Sie hatten sich gegen Ihren eigenen Willen Ihrem Mann unterworfen und zugleich die beste Freundin, die Zigarette, verloren. Und das ist auf einmal zu viel!

PA Und dann hat er noch etwas gemacht, er hat mich unter Druck gesetzt und hat seinen Zeitpunkt, das Rauchen aufzuhören, an mir festgemacht (zeigt mit dem Finger auf sich selbst).

TH Dass er sie da benutzt hat.

PA Er will selbst aufhören und benutzt jetzt mich und meine Krankheit, um den Absprung zu finden, an dem er aussteigt. **Er** hat das für sich entschieden, aber **ich** darf es für mich nicht selbst entscheiden.

TH Ja, jetzt sind Sie in einer echten Zwickmühle. Das kann man wohl so nennen. Und jetzt hat das mit der Zigarette und mit der ganzen Raucherei nur noch sehr peripher etwas zu tun. Und das genau nenne ich einen Symptomraucher, da ist die Zigarette als Symptom verhaftet. Da ist sie wie das Fieber bei der Lungenentzündung. Man kann das Fieber senken, aber die Lungenentzündung ist damit nicht beseitigt. Und weil das so ist, geht auch das Fieber irgendwann wieder hoch.

(Pause)

TH Jetzt sitzen wir da, und Sie wissen jetzt nicht mehr, was Sie machen sollen?

PA Ja, ich habe ja jetzt zwei Probleme. Einmal ist es ja so, ich will ja aufhören und das zweite Problem: Wie beichte ich es meinem Mann, dass ich rückfällig wurde?

Th Und auch bleiben will?

Pa Doch, ich habe schon die Absicht, aufzuhören.

Th Wie sieht das konkret aus? Die Absicht?

Pa Da lege ich die Zigarette weg, wie ich das schon öfters gemacht habe, und rauche nicht mehr. Aber **ich** lege sie weg.

Th Es geht nur um den Zeitpunkt. Und das ist die Geschichte mit der Eisenbahn, die ich Ihnen gezeigt habe. Wenn die im Bahnhof angekommen ist, dann ist Schluss. Irgendwann muss eben Schluss sein, irgendwann ist der Zeitpunkt fällig. Und dieser Schluss ist wohl der schwierigste Entschluss. Und der wird umso schwieriger, je mehr sich andere Menschen hineinhängen. Und er wird umso schwieriger, je mehr von den 5 Fingern die Finger der alten Familie eine Rolle spielen. Umso schwieriger, je mehr Sie, Angelika, die Dinge zwischen dem Zeigefinger und dem Mittelfinger als Konfliktweitererleben.

Th (An die Klientin gewandt) Man hat es wirklich nicht leicht.

Pa In einer halben Stunde ist mein Mann da.

Th Und was werden Sie tun?

Pa Ich werde warten, bis er wieder weg ist, bis ich eine rauchen kann.

Th Sie haben einmal zu mir gesagt, er erdrückt mich mit seiner Liebe (Patientin nickt). Ich möchte Ihnen einen Vorschlag machen: Die linke Hand, die genau mit diesen beiden Fingern, dem Mittelfinger und dem Zeigefinger, Ihren Kopf gerade so schön abstützt, die linke Hand, der linke Arm, die ganze linke Körperseite sollen die Aufgabe übernehmen. Nämlich: Qualmstopp. Und die rechte, das ist ja klar, will ohnehin nicht aufgeben. Die hat schon zweimal die Zigarette fallen lassen und es doch nicht wirklich ernst gemeint. Die wird nicht aufgeben, die linke muss sie wohl besiegen. Die rechte hält an der Zigarette fest und zwar zwischen der Mutter und der älteren Schwester, dem alten Luder. Die Zigarette ist wohl die Verhaftete dieser beiden Schinäser.

Pa Ja, *so* ist es. Und ich habe meinen Mann noch nie belogen.

Th Aber wir könnten jetzt einmal die linke Hand fragen, ob sie weiß, wie man das Problem lösen kann, obwohl ja auf der rechten Seite der Ehering ist, das sollten wir nicht vergessen.

Auf ganz eigenartige Weise trägt Ihr Mann auch zum Festhalten der Zigarette bei! Komisch, nicht wahr?

Pa Ja

Th Weil, wenn der das alles nicht machen würde, dann gäbe es ja das Problem mit dem Lügen nicht, und erst dann gehört der Mann wirklich auf die rechte Seite, da wo der Ring sitzt ... Aber was ist auf der linken Seite?

Wissen Sie, was eine Lüge ist? Lügen ist die Kraft des Schwachen, denn wenn jemand schwach ist, hat er immer noch die Kraft zu lügen. So werden die Mächtigen ausgespielt und das genau machen Sie ja gerade. Aber es ist sehr unangenehm, diesen Mann, mit dem Sie ein Leben lang in Harmonie zusammengelebt haben, jetzt belügen zu müssen. Und damit zusammen hängt die Frage, was, wer, wie hat Sie so sehr schwach gemacht?

Pa Die Sucht hat mich schwach gemacht.

TH Was ist die Sucht? Was bedeutet das konkret?

PA Konkret ist das Verlangen!

(Der Therapeut steht auf und wechselt von der rechten zur linken Seite)

TH Ich würde mich gerne auf die andere Seite zu Ihnen hinübersetzen. Und Sie hätten nichts dagegen, dass ich Ihnen widerspreche? Sie wollen ja schließlich wissen, was ich denke, oder? Sie wollen ja nicht von mir auch noch angelogen werden.

PA Nicht unbedingt, das Lügen muss ich ja schon machen.

TH Aber ist das wirklich die einzige Kraft, die die linke Seite hat? Ist das wirklich nur die Kraft der Lüge?

PA Ich weiß es nicht, aber passen tut es mir absolut nicht.

TH Und Sie sind sicher, es gibt keine andere Kraft mehr gegenüber Ihrem Mann als die Lüge? ... Und wie klappt das, wenn Sie jetzt wieder nach Hause kommen?

PA Das ist das einzige Problem, das ich habe. Einerseits ist es so, dass ich sehr gerne weiter rauchen würde, aber eben weiß, dass ich es nicht darf.

TH Wieso? Sie dürfen es doch, Sie machen es doch.

PA Aber es bringt mich um!

TH Aber Sie haben doch Ihren Spaß dabei.

PA Aber ich will doch 100 werden.

TH Als Kompromiss auch 99?

PA Nein 100! Und mein Mann muss 103 werden.

TH Und dann sterben Sie zusammen?

PA Ja! (Pause)

TH Ich möchte jetzt noch 20 Minuten in einer formellen Trance mit Ihnen arbeiten, aber sagen Sie mir bitte, wie viel Kraft ist denn drin in diesem linken Arm?

PA Ich denke viel.

TH Aber Sie trauen dieser Kraft gar nichts zu, sonst würden Sie ja fester drücken.

PA Es geht nicht fester.

TH Wenn Sie es bemerken, dass dieser Arm doch die Kraft hat, ganz von selber in der Luft zu bleiben, ... warum sollte er nicht auch die Kraft haben, Ihnen zu helfen, sich bei Ihrem Mann durchzusetzen, ... das habe ich noch nicht verstanden, oder vielleicht doch?

Jedenfalls, Sie schauen ihn sich ganz genau an, diesen Arm. (Pause)

Und Sie spüren ganz genau, da drüben, auf der rechten Seite zwischen der Mutter der Schwester und den zwei Schinäsern hängt sie und hier auf der linken Seite, da ist die Kraft, um zu sagen: »Hör zu, lieber Mann, wenn Du mich nicht in Ruhe lässt, machst Du genau das, dass das rauskommt, was Du nicht willst und ich nicht will. Bitte lass es jetzt allein meine Sache sein. Du hast es gut gemeint, aber es war nicht richtig, dass Du mir die Zigaretten weggenommen hast. Nur ich kann sie in den Mülleimer werfen! Ich nur kann sie verschenken«. Und ganz viele andere Sachen könnten Sie ihm auch noch sagen, lauter Sachen, die wahr sind! Aber ... er wäre immer zu Tode beleidigt, aber er wird ja sowieso 103, dann kann er doch ruhig zu Tode beleidigt sein, denn es ist ja noch so viel Zeit ... bis dahin.

Machen Sie jetzt ... wenn es die Augen wollen ... ruhig mal die Augen zu ... Das dauert jetzt einen Moment, das ist nicht ... ganz einfach. Und es geht wirklich jetzt im Moment darum, ob Sie, wo Sie doch mit dem Vater immer Boxen geguckt haben – sehr gegen Ihren Willen – in der Lage sind, sich durchzuboxen. Dann hätte ja das Boxen Gucken damals doch einen Sinn gehabt. Es geht ja wieder um einen ganz, ganz wichtigen Mann. Und dem muss man ja irgendwann mal sagen können: Du, hör zu. Ich muss mich selbst durchboxen ...!

Dass er Sie auch noch benutzt hat, das müssen Sie ihm ja nicht gerade jetzt unbedingt sagen, das wird vielleicht auf einmal zu viel für ihn sein. Das ist ja auch nicht so wichtig. Oder vielleicht eben doch, gerade jetzt. Ich weiß es nicht ...

Es ist ja so: Jeder benutzt mal einen anderen. Wer sagt, das habe ich noch nie getan, das ist ein Pharisäer. Aber wenn Sie das wirklich zu ihm sagen könnten, dann wären Sie selbst wohl auch traurig ... oder? Wenn Sie zu ihm sagen könnten: »Hör zu, wir müssen miteinander ehrlich sein. Wir müssen es. Denn sonst packe ich es im ganzen Leben nicht!« Und Sie könnten ihm sagen, warum und wo er irrt. Sie können es ihm sagen, wo genau er sich irrt. Wenn das nicht so wäre, würde dieser Arm nicht oben bleiben. Das erfordert eine innere Kraft, das heißt: Er hat Kraft, Sie haben Kraft!

Vielleicht noch nicht so viel, wie Sie es sich wünschen, aber Sie werden sich durchboxen (bei der Patientin zeigt sich eine Träne). Ich habe Tempotaschentücher mitgebracht. Sie wissen, dass das meine Sache ist, wenn Sie jetzt hier weinen. Und ich passe auf Sie auf. Und alle hier im Raum passen mit auf Sie auf. Und alle wollen, dass Sie die Kraft in Arm und Faust haben und sich durchboxen. Zusammengenommen ist das sehr viel Kraft. Und alle hier wollen, dass Sie die Kraft haben, die größer ist ... größer als die Kraft der Lüge. Und Sie wissen genau, Ihr Mann kommt nachher zu Ihnen. Und ich weiß nicht, ob Sie es JETZT richtig finden, mit ihm zu reden oder ob Sie es erst machen, wenn Sie wieder zu Hause sind. Aber bevor Sie sich wirklich entschließen, geht kein Weg daran vorbei, dass diese Seite so viel Kraft hat, sich durchzuboxen. Und das ist gut so. Und das macht Mut. Und dann bleibt es dabei., dann sind Sie auch frei.

(Pause)

Die Zeit eilt, die Zeit weilt, die Zeit heilt.

Das habe ich gestern an einem Fachwerkhaus in Gelnhausen gelesen. Es gibt also allein schon aus der Zeit heraus immer einen Weg, das sagt dieser Spruch, der zur Heilung führt. Man weiß nicht, wie schnell das geht oder wie lange das dauert, weil keiner weiß, was die Zeit ist. Aber es ist schon bitter, denn warten müssen ist bitter! Warten kostet Nerven. Aber jetzt ... (die Zigarette fällt zu Boden).

Ja, jetzt fällt die Zigarette. Und diesmal ist sie so gefallen, wie Sie es wirklich gebrauchen können. Denn die Schinäser haben keine Macht mehr, und Sie können wirklich zum Vater oder zum Ehemann oder zu wem auch immer, das ist auch völlig egal, ... die Wahrheit sagen. Sie können ... sich durchboxen. Aber noch einmal: Sie nehmen sich die Zeit, und zwar Ihre Zeit! Die Zeit heilt, die Zeit weilt, die Zeit eilt und wie schnell oder wie langsam sie ist, das ist allein Ihre Sache.

(Die Patientin braucht einige Minuten, um sich zu reorientieren, während die Seminarteilnehmer den Raum leise verlassen).

Evaluation

Damit endete die Demonstration im Seminar, die Patientin sagte noch, dass sie sich für das Boxen entschieden habe.

Kurz vor der Entlassung berichtete sie mir im Vorübergehen, dass sie ihrem Mann die Wahrheit gesagt habe, und seine Reaktion sei gewesen, dass er sich sofort eine Zigarette angesteckt hätte. Jetzt würden sie beide wieder rauchen, aber sie sei sicher, es würde nicht so bleiben.

4 Die Schmetterlinge von Kamerun

Wolfgang Gudden

Die Behandlung eines Patienten mit chronischen Brennschmerzen

Der chronische Brennschmerz der rechten Hand und des proximalen linken Armes war die Folge einer Syringomyelie (Höhlenbildung im Rückenmark) von HWK 2 bis BWK 1 bei bekannter Arnold-Chiari-Malformation. Operativ war eine subocipitale Entlastungskraniotomie mit Duraplastik durchgeführt worden. Aufgrund der retrospektiv sich über 12 Jahre entwickelnden dissoziierten Empfindungsstörung wegen nicht wahrgenommener Schnittverletzungen der Finger der rechten Hand verlor der Patient seinen Beruf als Koch. Die persistierende Schmerzsymptomatik löste in Verbindung mit zahlreichen frustran verlaufenen Behandlungsversuchen erhebliche zukunftsbezogene Ängste und Befürchtungen vor einer möglicherweise nicht günstig zu beeinflussenden Krankheitsentwicklung aus. Parallel entwickelte sich zunehmende Hilflosigkeit und Resignation bezüglich der eigenen Kompensations- und Bewältigungsmöglichkeiten.

Unter der Hypnose erlebte der Patient die Fähigkeit, die Schmerzen bezüglich Intensität und Dauer günstig verändern zu können und in der Folge, diese Methode unabhängig von außen selbstbestimmend für sich anwenden und erwartungsgemäß nutzen zu können. Es ergab sich somit eine ideale therapeutische Konstellation mit dem erfolgreichen Angebot der »Hilfe zur Selbsthilfe«. Insbesondere bezüglich der Wiedergewinnung von Autonomie, Überwindung von Hilflosigkeit und Veränderung von depressiogen wirksamen auslösenden und unterhaltenden Bedingungen erwies sich die Hypnotherapie als symptomlindernd und die Autonomie fördernd. Bei der telefonischen Kontaktaufnahme vier Jahre nach der Entlassung aus der stationären Behandlung berichtete der Patient über unverändert subjektiv befriedigende Beeinflussungserfolge unter Selbsthypnose.

Der Fall

Krankheitsentwicklung: Bei der Übernahme aus einer Abteilung für Physikalische Medizin in unsere stationäre Behandlung berichtete der knapp 50-jährige frühere Berufs- und Schiffskoch über »durch nichts zu beeinflussende« brennende Schmerzen in der rechten Hand bei gleichzeitigem Verlust der Schmerzempfindung für z. B. beruflich bedingte Schnitt- und Rissverletzungen bei erhaltener Hautsensibilität.

Im Laufe der letzten drei Jahre hätte sich die Symptomatik deutlich progredient entwickelt bezüglich der Ausdehnung der betroffenen Areale, der Abnahme der

Schmerzwahrnehmung bei bestehender Berührungsempfindlichkeit, insbesondere jedoch der Entwicklung der therapieresistenten Brennschmerzen in der rechten Hand. Daneben seien der linke Oberarm, die linke Schulter und die Nackenregion ebenfalls schmerzhaft, jedoch weniger stark betroffen.

Die schließlich eingeleiteten diagnostischen Maßnahmen führten zum Nachweis einer Höhlenbildung des Rückenmarks (Syringomyelie) in einer Ausdehnung vom zweiten Halswirbelkörper bis zum ersten Brustwirbelkörper bei Bestehen einer Missbildung des knöchernen Überganges vom Schädel zur Halswirbelsäule (Arnold-Chiari-Malformation).

Drei Jahre vor der jetzigen stationären Aufnahme erfolgte die mediane suboccipitale Entlastungskraniotomie zur Erweiterung des Raumes für das durch die Höhlenbildung an dieser Stelle aufgeweitete Rückenmark.

Im Zeitraum zwischen der ärztlichen Aufklärung über den geplanten operativen Eingriff mit Erwähnung möglicher Operations-Risiken bis hin zum Tod und der zwei Tage später erfolgten Operation habe er von seiner Schwester telefonisch vom Tod der Mutter im Krankenhaus erfahren. Unmittelbar postoperativ sei er zunächst einmal »unendlich erleichtert« gewesen und in der Anschlussheilbehandlung mit regelmäßiger physikalischer Therapie sei es zu einer kurzdauernden Besserung der zuvor geklagten Beschwerden gekommen. Nach wenigen Tagen jedoch seien die ursprünglichen Schmerzen wieder aufgetreten und hätten sich langsam zunehmend verstärkt, die daraufhin versuchte medikamentöse Behandlung mit verschiedenen Analgetika, Antikonvulsiva und Antidepressiva in wechselnden Dosierungen und Kombinationen hätten an den Schmerzen nichts verändert. Die Einweisung erfolgte unter der Vorstellung, schmerzdistanzierende Bewältigungsstrategien erlernen zu können.

Biographische Angaben: Der Patient ist jüngstes von insgesamt 10 Geschwistern. Die Mutter heiratete nach dem Tod des ersten Ehemannes den Vater des Patienten in zweiter Ehe, somit sind alle älteren Kinder Halbgeschwister des Patienten, er somit das subjektiv »verhätschelte Küken«. Die Ehe der Eltern habe er als ausgesprochen harmonisch und für ihn »bislang nicht annähernd erreicht« erlebt. Zu den Geschwistern, insbesondere zur nächstälteren Schwester habe er regelmäßigen Kontakt.

Mit dem Eintritt in das Berufsleben nach der Hauptschule im Alter von 15 Jahren begann er eine Ausbildung zum Koch. Nach Lehr- und Wanderjahren in verschiedenen Hotelküchen in Südafrika, Hongkong, Florida, auf den Bahamas und als Schiffskoch während mehrerer Fahrten auf Kreuzfahrtschiffen unternahm er auch weitläufige Urlaubsreisen, zuletzt zwei Jahre vor dem operativen Eingriff nach Bali, Java und Celebes.

Nach mehreren Beziehungsversuchen bewohnt der in »lockerer Bekanntschaft mit einer Frau verbundene« kinderlose Patient jetzt alleine eine Eigentumswohnung, kommt mit der finanziellen Situation gut zurecht. Arbeitsunfähigkeit wurde drei Monate vor der Operation beginnend attestiert, seitens der LVA wurde eine

Umschulungsmaßnahme gefordert, das Arbeitsamt hatte vom letzten Arbeitgeber eine innerbetriebliche Umsetzung verlangt, die fortschreitende Krankheitsentwicklung führte zu einer Berentung.

Körperlicher Untersuchungsbefund: Bei ungestörter Hirnnervenfunktion zeigte sich Unsicherheit beim Strichgang, verstärkt unter Augenschluss, regelrechte Kraftentfaltung der oberen und unteren Extremitäten. Im Vordergrund des ärztlichen Untersuchungsbefundes stand die Beeinträchtigung der Sensibilität mit Angabe von Hypalgesie, bzw. Analgesie des rechten Unterarmes mit Betonung der volaren Handfläche und des zweiten bis fünften Fingers rechts bei erhaltener kutaner Empfindung. Weniger ausgeprägt betraf die Symptomatik die Schulter-Nacken-Region links. Als am meisten beeinträchtigend wurden Kribbelparästhesien und brennende Dysästhesien im Bereich der rechten oberen Extremität ohne sichere segmentale oder periphere Begrenzungen angegeben. Zum Aufnahmezeitpunkt nahm der Patient wegen »völliger Wirkungslosigkeit« keinerlei Medikamente mehr ein.

Psychophysiologisches Schmerzmodell: Lebens- und lerngeschichtlich könnte der Patient in seiner Rolle als Jüngstes von zehn Geschwistern (»Prinz«) – umsorgt (»verwöhnt«) von insbesondere Schwestern und Mutter (einziges Kind mit zweitem Ehemann), von Streit, Unfrieden, Krankheit und Tod ferngehalten (Selbstvorwürfe nicht beim Sterben von Vater und Mutter dabei gewesen zu sein) – kaum Gelegenheit gehabt haben, sich kritisch mit Erkrankung und Siechtum auseinanderzusetzen (Appendektomie mit 13, Tonsillektomie mit 25 ohne Komplikationen).

Mangelnde biologische und medizinische Kenntnisse, bedrohliche Symptomentwicklung mit körperlicher und beruflicher Beeinträchtigung, Einschränkung der bislang ungebundenen Bewegungsfreiheit, unbeeinflussbare Krankheitsentwicklung bei über weite Strecken hilflos erlebten medizinischen Institutionen und Maßnahmen, angstinduzierende präoperative Aufklärungsinhalte (»Lähmung, Blutung, Infektion, Atemstillstand, Tod«) bei zeitgleicher Nachricht vom Tod der Mutter, letztlich subjektiv vollkommen unbefriedigender Operationserfolg könnten in der Konsequenz die Bedrohung der bislang eigenbestimmten Existenz mit Verlust von Autonomie und wirtschaftlichem sowie sozialem Abstieg, in der Weiterentwicklung körperlichen Verfall, Abhängigkeit von Dritten, Angst vor Sterben und Tod bedeutet haben.

Der Verlust des (geschätzten) Arbeitsplatzes, Schwierigkeiten in der Kontaktaufnahme (»brauchte mich früher um nichts zu sorgen«), räumliche und altersbedingte Distanz zu den Geschwistern in Österreich führten im Sinne eines »Teufelskreises« zu weiterer Isolation und zu Einengung der Wahrnehmung auf negativ besetzte Kognitionen und Emotionen.

Vorbereitungen zur Hypnose: Bereits im ambulanten Gespräch vor der stationären Aufnahme war die Veränderung der sonst durchgehend resignativen Grundhaltung hin zu mehr Lebendigkeit zu beobachten, wenn der Patient über seine zahlreichen Eindrücke von Auslandsaufenthalten und Reisen berichtete. Bei der Schilderung dieser Erinnerungen lebte er regelrecht auf, konnte sich mühelos an nachgefragten oder selbst erinnerten Details begeistern. Hypnotherapeutisch betrachtet sah ich darin im Sinne einer »Dissoziation vom Problem Schmerz« eine große Möglichkeit für den Einstieg in die »Assoziation mit gewünschten Empfindungen stattdessen«. Die von dem Patienten gemachten Urlaubserlebnisse und -erfahrungen ließ ich mir, mit häufigem Nachfragen nach Einzelheiten ausführlich und breit im Rahmen einer sich über mehrere Termine hinziehenden Beziehungsentwicklung schildern. Wiederholt deutete ich an, dass die vom Patienten berichteten Erfahrungen sehr wohl in eine Behandlung mit dem gemeinsam definierten Ziel einer Reduktion von Angst und Hilflosigkeit in der Wahrnehmung der Schmerzen einfließen könnten. Da die Schmerzsymptomatik aus der Sicht des Patienten ein bisher vollkommen unbeeinflussbares und ständig vorhandenes Phänomen (»Tag und Nacht«) darstellte, wären eventuelle Wirkungen und Veränderungen der Hypnotherapie, so die Überlegung, unmittelbar zu beobachten. Anfänglich wurden ein bis drei probatorische Sitzungen vereinbart, um die Fähigkeit zur Tiefenentspannung testen zu können. Entsprechend der visuellen Analogskala (VAS 0: kein Schmerz, VAS 10: maximal vorstellbarer Schmerz) ordnete der Patient seine Beschwerden vor der ersten Sitzung bei 8–10 ein.

In einem kurzen einführenden Gespräch wurde der Patient mit der geplanten Durchführung der ersten Hypnose-Sitzung vertraut gemacht, wobei mehrfach Formulierungen verwendet wurden, wie »bei anderen Patienten mit chronischen Schmerzen« oder »es hat sich bewährt« oder »jemand mit solch weitgereisten Erfahrungen wie Sie« oder »wäre ja schade, auf derartig vielfältige Kenntnisse nicht zurückzugreifen« oder »es gibt vermutlich nicht sehr viele Menschen mit vergleichbar bunten exotischen Eindrücken«. Meine Idee war, die beim Patienten beobachtete Begeisterungsfähigkeit über seine Eindrücke möglichst früh und deutlich vor Beginn der Hypnosesitzungen ihm als mächtige und autonome Quellkraft gedeutet anzubieten. Damit, so die Vorstellung, könnte die Bereitschaft, diesen Erinnerungen in der Wahrnehmung einen deutlich größeren Raum zuzugestehen, zunehmen.

Zur Induktion wurden mehrere mögliche Fixationspunkte angeboten und er aufgefordert, sich einen auszusuchen und zu benennen (kleiner, bunter Marienkäfer, an der gegenüberliegenden Wand angeklebt).

Hypnose

Der Patient saß auf einem bequemen Drehstuhl mit fixierter Rückenlehne, beide Arme ruhten auf den Oberschenkeln, die Füße hatten Kontakt zum Boden. Er wurde aufgefordert, den in ca. zweieinhalb Metern an der gegenüberliegenden Wand angebrachten Fixpunkt mit den Augen zu fokussieren. Nach der Bitte, die Sitzposition, Lage von Armen und Beinen, Haltung des Rückens an der Lehne und Kontakt der Füße mit dem Boden nach dem Kriterium der eigenen Bequemlichkeit zu überprüfen und gegebenenfalls zu korrigieren, wurden beobachtbare physiologische Phänomene (Augenblinzeln, Schlucken, atemabhängiges Heben und Senken des Brustkorbes, Nachkorrigieren der Haltung von Armen und Beinen) sofort beschrieben und mit positiven Formulierungen verknüpft.

»Und die Hebung des Brustkorbes und jetzt die Senkung zeigen, dass der Körper genau richtig arbeitet, so wie die erstaunlichen Erinnerungen an wunderschöne Reisen und die Fähigkeit zur eigenen erholsamen Entspannung.«

(Vermutete Veränderungen der Wahrnehmung des Fixationsobjektes, Farbintensität, Diskrimination von Rot und Schwarz, Randschärfe, durch intermittierendes Nachlassen der Konzentration: »Es kann ganz schön anstrengend sein, immer genau scharf zu sehen« wurden als mögliche Selbstbeobachtungen angeboten. Die Möglichkeit des Augenschlusses nach wiederholtem Blinzeln) »könnte Ausdruck von beginnender Ermüdung der Augen sein, die ja bislang sich ganz schön angestrengt haben und nun vielleicht passend zu einer kraftspendenden Entspannung, was einfach gut tun kann und nach der ermüdenden Betrachtung des Punktes ganz in Ordnung wäre und vielleicht zum Schließen der Augen führen könnte, wenn es richtig ist und für Sie stimmt, die Augen einfach zuzumachen« (und schloss weitere vermutete Phänomene nach erfolgtem Augenschluss mit ein):

»Möglicherweise kann jetzt ein Umriss des Marienkäfers bei geschlossenen Augen wahrzunehmen sein, vielleicht orange oder schwarz mit hellem Rand, vielleicht gut abgrenzbar von dem Hintergrund, manchmal kann die Farbe auch zittern oder an- oder abschwellen, wie so Meereswellen, die Sie vielleicht auf den vielen Reisen beobachten konnten«.

(Erneutes Schlucken, Erschlaffung der Gesichtszüge, kurze Bewegungsmuster von Fingern und der Füße führten zu weiteren Suggestionen): »zeigt ganz deutlich, wie Sie sich auf sich selbst besinnen, loslassen können um sich, wenn es passt, auf die wertvollen und kostbaren Reisen und Ausflüge in exotischer Umgebung einzulassen, Erlebnisse, auf die Sie immer, wenn Sie es möchten, zurückkommen, rückbesinnen können, wenn es für Sie so passt, gut so und eine Fülle schenkt, die für sich gut ist, so gut und mächtig, dass es den Alltag füllen wie ein Füllhorn mit Farben und Gerüchen, Blüten, Gerüchen, sanften Geräuschen, milden Düften, Sternen und Himmeln, wie Ebbe und Flut, grün, blau bereichern kann, vielleicht Schmerzen gar keine Chancen haben bei dieser großen, mächtigen Fülle von Bildern, Pflanzen, Farben, Gerüchen und Geräuschen aus einer Ihnen so vertrauten und nahen exotischen Welt, die Sie so fantastisch kennen, so schätzen gelernt haben mir ihrer verschwenderischen Pracht und Vielfalt, was für Sie gut ist, weil Sie immer, wenn Sie es wollen und können darauf zurückgreifen, jederzeit abrufen können.«

Der Patient saß in tiefer Trance, Bulbusbewegungen waren unter den Lidern erkennbar, gelegentliche Seufzer, einmal ein Zucken in den Fingern der linken Hand. (Nun wurde begonnen, Suggestionen einfließen zu lassen, in denen voraus formulierte Wünsche des Patienten in veränderten Formulierungen eingestreut waren) »... Und wie in solchen für Sie selbst positiven Zuständen der Körper sich gesunder Zustände erinnern kann, wie ein träg dahinfließender versorgender Strom Erinnerungen mit sich trägt und in den in Unordnung geratenen Strukturen und Systemen Stau und Stockung lösen kann, Gefäße, Nerven und Gewebe ausgleichen und glätten kann, Durchblutung fördern und Gesundung mit sich führen kann, wie ein viel Wasser führender Fluss es tut und kann, wie es der Körper seit Jahrzehnten richtig tut und kann im Wissen um seine Fähigkeiten und Fertigkeiten ruhig und klar und strömend, unbeirrt im Wissen um seine Stärke, so wie der Saft in Pflanzen steigen kann und bei Stau und Stockung sich Umwege sucht und findet, seit Tausenden von Jahren und immer wieder neu und erfolgreich seit Tausenden von Jahren, so strömend im Körper, fähig im Wissen um sein Können, aus sich heraus

Stau und Stockung zu lösen und Umwege zu suchen, wenn es nötig ist, wie der Strom des Wassers und Lebens es immer gemacht hat und immer machen wird.«

(Nach einer weiteren Pause wechselte die Suggestion in den vorab aus den Beobachtungen des Vorgespräches vermuteten spezifischen Ressourcenbereich des Patienten)

»Ein träge und mächtig fließender Fluss in einer Ihnen gut vertrauten tropischen Umgebung, vertraut wie die Fähigkeit, in der Entspannung Ruhe und Kraft, Sicherheit, Geborgenheit, Zutrauen zu sich und den eigenen erstaunlichen Fähigkeiten zu finden, so ist es gut mit dem Strom in tropischer Umgebung in üppiger, grüner und bunter Umgebung, wo das Klima alles ausufernd wachsen lässt und überdecken kann, wie die eigenen Fähigkeiten in einem Maß, das den Schmerz überdecken, überwuchern und verkümmern lassen kann, im stetig fortschreitenden Lauf des Stromes bislang ungeahnte Kräfte und Wege frei werden können, eine Stärke, die zu Ihnen gehört und zu Mächtigem in der Lage ist, wie es richtig und gut ist.«

Noch während der Suggestion veränderte sich die Mimik von einer schlaffen, tiefen entspannten Ausdrucksweise hin zu einer sich deutlich zunehmenden Aufmerksamkeit. Der Atemrhythmus nahm an Frequenz und Tiefe zu, auf der Stirn zeigten sich Schweißperlen, der Mund öffnete sich, die Zunge begann die Lippen zu benetzen. Gleichzeitig wurde der eine Fuß vor-, der andere etwas zurückgesetzt, die Finger beider Hände zeigten kurze distale Bewegungsmuster. Im Rapport wirkte dies in keiner Weise bedrohlich oder sonst Besorgnis erregend, so dass ich nach einer kleineren Pause fortfuhr: »... in tropischer Umgebung strömend mit dem Wasser wie mit einem Boot getragen entlang der Ufer die prachtvollen Eigenschaften und Eigenheiten betrachtend und aufnehmend, vielleicht gelegentlich innehaltend und staunend über das, was Sie wahrnehmen und erkennen.« (Die zu beobachtenden Phänomene nahmen zu) »Und es wird vielleicht möglich, was bisher so nicht möglich gehalten wurde ganz im Verborgenen, wie im dichten Dschungel verborgen und nun vom Sonnenlicht beleuchtet und damit klar und stark.«

Nun begann der Kopf sich nach rechts und links, nach oben und unten, teils kombiniert mit schraubenartigen Bewegungen zu drehen, zu heben und zu senken, die Lippen wurden immer häufiger von der Zunge befeuchtet, wiederholt traten Schluckbewegungen auf, während der Patient zu lächeln begann, immer wieder in einen erstaunten oder entzückten Gesichtsausdruck wechselnd. In der jetzt bewusst länger gehaltenen Pause hoben sich zunächst sachte, dann deutlich fester beide Arme, begannen der vermuteten Sehachse und den Richtungen der Kopfbewegungen folgend Bewegungen zu vollführen, die am ehesten einem »Dirigieren« entsprachen, dabei die Finger beider Hände gegen die Daumen führend und wieder lösend, mal näher am Körper, mal weiter weg, von wiegenden sanften Bewegungen des Oberkörpers und stets von mimischen Veränderungen begleitet.

Nach einigen Minuten erschien im Rapport die Trance-Situation des Patienten zunehmend anstrengender und Kräfte zehrender, weshalb die Rücknahme begonnen wurde:

»... Schützend wie das Blätterdach eines Dschungels in der Vielfalt seines Könnens und wissend, was gut ist, genau wie Sie es für sich wissen und die Wirkung der Hypnose noch verstärken wird, geschieht es jedes Mal, wenn Sie das sehen oder spüren oder hören oder tasten, dass ganz von alleine ein bekanntes, wichtiges, angenehm wohliges Gefühl der Gelassenheit in den Armen, in der Hand, im Nacken, in der Schulter sich ausbreiten wird wie der Strom eines trägen Urwaldflusses den Schmerz mitführen wird, so wie er immer vieles mitgeführt hat und mitführen wird«. Nach dieser Suggestion wurde der Patient durch Rückwärtszählen von zehn bis null zurückgeführt.

Zunächst stockend, dann immer flüssiger berichtete der Patient über eine für ihn unmittelbare und intensive Vorstellung einer vor mehreren Jahren in seiner Zeit als Koch an Bord eines Kreuzfahrtschiffes durchgeführten Bootsfahrt. Das Schiff besuchte damals Douala in Kamerun in Westafrika, und der Patient bekam die Gelegenheit, mit einem schmalen Flussboot mit Außenbordmotor in Gesellschaft weniger anderer Interessierter eine Fahrt auf einem Dschungelfluss zu unternehmen. Nach einigen Stunden Fahrt unter zunehmender Zurücklassung der Zivilisation und dem rasch zunehmenden Eindruck eines urwüchsigen, alles beherrschenden Urwaldes landete das Boot an einer Sandbank am Ufer. Die Insassen konnten einen kleinen Abstecher in den schon nach wenigen Metern undurchdringlichen Dschungel durchführen, wobei der Patient einen kaum wahrnehmbaren Pfad entdeckte, diesem eine kurze Strecke alleine folgte und unvermutet auf eine Lichtung stieß, auf der er im durch die Blätter der umstehenden dichten und hohen Bäume fallenden teils hellen, teils gedämpften Licht eine große Menge (»tausende«) farbenprächtiger Schmetterlinge »tanzen« sah. Mit den »dirigierenden« Armbewegungen, die er erst rückorientiert als solche interpretieren konnte, versuchte er dem gaukelnden Flug einiger ihm naher Falter zu folgen.

Ebenfalls erstaunt nahm er den Schweiß auf der Stirn und im Gesicht wahr, bestätigte das Gefühl der trockenen Lippen und erzählte erst nach direkter Frage über weite Strecken nicht wahrgenommenen Schmerzes während der Trance, deren Intensität er jetzt mit VAS 1–3 angab. Diese spezielle, in vielfältigen Einzelheiten erinnerte Flussfahrt im Dschungel von Kamerun war dem Patienten über Jahre nicht mehr präsent gewesen, was er selbst mit großer Verblüffung registrierte. Während er berichtete, staunte er und war beeindruckt über sein (Wieder-)Erlebtes an Gerüchen (»nach faulem Obst«), an Geräuschen (»ein Zirpen, Kreischen, Summen, Pfeifen«) und taktilen Empfindungen (»schwitzig auf der Haut und klebende Kleidung«).

Umgestaltung zur Selbsthypnose: In den nachfolgenden Terminen wurden neben der jetzt bewährten Utilisation mit maximalem Einlassen auf Urwalderinnerungen und Reaktionen auf mehreren Sinneskanälen modifizierte Eindrücke von anderen Reisen und individuellen Erlebnissen hinzugefügt, insbesondere solche mit Beteiligung von fließendem Wasser (auch das Bild auflaufender Wellen, von Ebbe und Flut an menschenleeren, feinsandigen und muschelübersäten karibischen Stränden) als schmerzdistanzierende und »-spülende« Kräfte, wobei der Patient in der Protokollierung immer längere schmerzfreie Intervalle posthypnotisch berichtete. Die Vorstellung von fließendem Wasser wurde als »Anker« (sichtbar im flachen, klaren, türkisen Wasser unter den fließenden Wellen der Karibik auf dem Grund liegend) angeboten, um Neu-Assoziationen zu fördern.

Nach vielfachen Überlegungen und mehreren Experimenten zur Entwicklung der Fähigkeit, selbsthypnotisch Schmerzbeeinflussung erreichen zu können, gelang es mit Hilfe eines elektronischen Weckers dem Patienten, auf einen leichten, zuvor eingestellten einmaligen Piepston sich selbst aus der Trance zurückzuholen. Anfänglich wurden die selbsthypnotischen Versuche »stumm begleitet« nur über maximal zehn Minuten erprobt, wobei der Patient schnell Unzufriedenheit und mangelnden positiven Effekt über die Kürze der Sitzungen äußerte. Bei längeren Trance-Phasen berichtete er über zunehmend schnellere Möglichkeiten der Induktion, jedoch war es im Rapport spürbar schwierig für ihn, selbstständig aus der Trance sich zurück zu orientieren. Erst durch die Installation des sanft piependen Funkweckers nach vorher in schrittweiser Steigerung festgelegten Zeitintervallen, konnte der Patient an die Trance Erlebnisse der vorangegangenen hypnotherapeutischen Sitzungen nach seiner Einschätzung anknüpfen.

Durchaus spannend entwickelten sich die vereinbarten Erprobungen im häuslichen Umfeld mit einer Übernachtung, um genügend Zeit für die Eingewöhnung und die Überwindung zur Selbsthypnose entwickeln zu können. So kehrte der Patient beim ersten Mal ziemlich resigniert und enttäuscht zurück und berichtete über ein »völliges Versagen« seines Versuches zuhause bei gleichzeitigem Versagen der Schmerzbeeinflussung. Erst die zeitnah angebotene Sitzung unter ursprünglichen Kontextbedingungen mit den erhofften bekannten Trance-Phänomenen brachten subjektiv Ermutigung für einen erneuten Anlauf zu Hause, der diesmal besser gelang und eine Schmerzlinderung auf VAS 5–7 bewirkte, wobei während der Trance kein Schmerz spürbar war.

Evaluation

In der Retrospektive waren, aus der Sicht des Patienten – wie telefonisch erst kürzlich bestätigt – die über bis zu sieben Stunden andauernden schmerzfreien Intervalle nach den Trancephasen der größte Gewinn aus der Hypnosebehandlung. Aus meiner Sicht schien die Überwindung der resignativen Passivität, der depressiven Hilflosigkeit und des subjektiven Gefühls der verloren gegangenen Eigeninitiative das wesentliche Ergebnis der hypnotherapeutischen Behandlung. Möglicherweise wurde erst dadurch Schmerzdistanzierung erlaubt und der Mut zum Erlernen der Selbsthypnose entwickelt. Auffällig erschien in diesem Zusammenhang die abnehmende Befürchtung des Patienten vor der subjektiv unbeeinflussbaren Progredienz der zugrunde liegenden Erkrankung, die sich bei den halbjährigen Kontrolluntersuchungen beim niedergelassenen Neurologen als unverändert und nicht fortschreitend im Befund zeigte. Damit waren verhaltenstherapeutisch betrachtet, überwiegend unterhaltende Bedingungen verändert worden und hatten in einem modifizierten Kontingenzverhältnis zu neuer Konsequenz geführt.

Als für die Anfangsphase günstig erwies sich im Sinne von Milton Erickson der »Veränderungsoptimismus« des Patienten nach dem Vorschlag, seine Auslands- und Reiseerlebnisse zur Grundlage der hypnotherapeutischen Behandlung zu machen. In der Rückschau handelte es sich um einen spontanen Vorschlag, als ich die Veränderungen von Mimik und Gestik bei dem Patienten im Bericht über die Reisen beobachtete und mit Fragen aus der Kenntnis über Teile dieser selbst positiv erinnerten Reisen reagierte. Kritisch bleibt anzumerken, dass wahrscheinlich ein weniger »bürokratischer« und »dirigierender« Umgang mit der Installation von Rückorientierungssignalen bei der Entwicklung der Hypnose zur Selbsthypnose wesentlich sinnvoller und mindestens genauso zielführend gewesen wäre; andererseits kommt der Patient seit vier Jahren damit gut zurecht.

Bei dem oben geschilderten Fall war für mich die Hypnose die Therapieform schlechthin. Ein (erneuter) medikamentöser Behandlungsansatz bei diesem Patienten kam für mich aufgrund der schon vorangegangenen vielfältigen spezifischen Versuche und der im Kontakt spürbaren hohen Befürchtungs- und Hilflosigkeitsanteile nicht in Frage. Viel eher erschien es mir sinnvoll, zu versuchen, über Aktivierung eigener Ressourcen dem Patienten wieder weitgehend Autonomie über Erleben und Validierung von (Schmerz-)Wahrnehmung zu vermitteln. Allerdings hatte ich zuvor noch nie einen Patienten mit einer solchen Grunderkrankung und Schmerzsymptomatik hypnotherapeutisch zu behandeln versucht.

Die Hypnose kam ohne große Begleitumstände oder -notwendigkeiten aus und war vom Zeitaufwand her mit anderen Therapieverfahren durchaus vergleichbar. Die Schmerzsymptomatik wurde durch die Hypnose klar gebessert, Ängstlichkeit, Hilflosigkeit und zunehmende Resignation traten deutlich in den Hintergrund. Nachfolgende medikamentöse oder anderweitige Therapiemaßnahmen waren über die letzten vier Jahre nicht notwendig.

Aus diesem Beispiel habe ich gelernt, dass gerade für Patienten mit chronischen Schmerzsyndromen im Gefolge teils erheblicher organischer Veränderungen das Angebot von Hypnose und Hypnotherapie ein wertvoller Beitrag für das Erlernen von auf die Individualität des Patienten bezogenen Schmerzbewältigungsverfahren sein kann. Wie im vorliegenden Beispiel erkennbar, scheinen nicht physiologische Veränderungen relevant zu sein; vielmehr bestimmen eine veränderte Wahrnehmung und deren gedankliche Folgeprozesse die Wirkvariablen.

5 Wirklich sehr beruhigt

Ernil Hansen

Hypnotische Kommunikation zur Narkoseeinleitung bei einer ängstlichen Patientin

Bei einer ängstlichen Patientin wurde vor einer Allgemeinanästhesie nicht eine therapeutische Angstbewältigung, sondern die Vermeidung weiterer Angstauslösung, wie sie im medizinischen Umfeld allgegenwärtig ist, angestrebt. Unter der Annahme, dass sich der Patient in dieser Situation ohnehin in einer natürlichen Trance befindet, kann dabei ohne formale Induktion eine »hypnotische Kommunikation« benutzt werden. Im Vordergrund steht die Erkennung und Umgehung von Negativsuggestionen und möglichst die Nutzung positiver Bilder, Metaphern und Suggestionen, verbal und nichtverbal. Mit dem Überwachungsmonitor als Biofeedback und Bestärkung der eigenen Kompetenz, mit einer Reise zu einem Wunschort, unterstützt durch ein Deckenposter und bestimmte Metaphern wurde ein Lächeln beim Einschlafen und eine dankbare Zufriedenheit bei der Patientin erreicht, wie sie für Narkosen (leider) nicht alltäglich sind.

Der Fall

Bei einer 41-jährigen Patientin soll eine Nasenseptum-Operation in Allgemeinanästhesie zur Verbesserung der Nasenatmung durchgeführt werden. Am Vorabend hat sie als Prämedikation zur Anxiolyse ein Benzodiazepin erhalten. Nachdem sie von der Station in die OP-Schleuse gefahren und aus ihrem Bett auf einen Operationstisch gelegt worden ist, wird sie in den Einleitungs-Raum vor dem Operationssaal geschoben. Die Anästhesieschwester schließt die Überwachungsgeräte an und bemerkt bei kaltschweißiger Haut, Tachykardie und Stirnfalten die große Ängstlichkeit der stillen Patientin. »Sie brauchen keine Angst zu haben!« Der Narkosearzt betritt den Einleitungsraum.

Hypnose

»Guten Tag, Frau X., ich bin Dr. Y., Ihr Narkosearzt. Wir sind das Team, das sich jetzt um Ihr Wohlbefinden und Ihre Sicherheit kümmert. Wie geht es Ihnen? Ich sehe, dass Ihr Herz schon schneller schlägt, vielleicht vor Erwartung, was Sie heute noch alles erleben werden. Wir sagen Ihnen immer alles, was wir machen werden, also keine Überraschungen. Und wenn Sie jetzt ein paar tiefe Atemzüge nehmen, ... können Sie sehen, ... wie Ihr Puls ruhiger wird. Dieser Monitor sagt uns immer, dass es Ihnen gut geht. So wohl behütet schlafen Sie selten.« (Bei diesem Gespräch kann die Patientin dem Arzt, der Ihr gegenübersteht und den Mundschutz heruntergezogen hat, in das Gesicht schauen. Eine Infusion wird gelegt und die Gabe des Opioids angekündigt.)

»Jetzt bekommen Sie auch schon das erste Medikament, das alles etwas leichter macht, vielleicht ein bisschen beschwingt sogar. Und dazu gibt es Sauerstoff aus dieser Maske, da können Sie richtig aufatmen.« (Die Maske senkt sich erst nur auf das Kinn, später auch über die Nase.) »Ist es so bequem für Sie? Wenn Sie nach der Operation wieder wach sind, können Sie gut durch den offenen Mund atmen, auch wenn die Nase zu ist. Ist es Ihnen recht, wenn ich Ihre Hand halte? (Mit Blick auf den Monitor): »Sehen Sie, wie mit jedem ruhigen Atemzug Ihre Sauerstoffsättigung ansteigt. Vielleicht können Sie es auch spüren, wie der gute Sauerstoff sich in Ihrem ganzen Körper verteilt. Wir kümmern uns hier um alles, und Sie können sich richtig erholen ... es sich gut gehen lassen. Vielleicht in den Bergen. Oder lieber in der Südsee?« (Die Patientin lächelt bei »Südsee« und fixiert das Plakat mit Südseestrand an der Decke des Einleitungsraumes.) »Während wir hier alles für Ihre Heilung und Sicherheit tun, können Sie sich ausruhen ... Ruhe finden ... ein bisschen Urlaub machen. Wir bringen Sie zu Ihrer Insel und wieder zurück. Hier in Z. mag es noch ein bisschen bewölkt sein, ... aber, haben Sie schon bemerkt?: über den Wolken ... scheint immer die Sonne! Und dann ist sie da, Ihre Insel im blauen Meer.« (Die Patientin schließt die Augen.) (Die Zeit bis zur ausreichenden Wirkung des Analgetikums ist verstrichen und die Injektion des Hypnotikums steht an.) »Und jetzt bekommen Sie auch schon das zweite Medikament, das Ihnen einen erholsamen Schlaf bringt und Sie zu Ihrer Insel. Sonne ... Palmen wiegen sich im Wind ... weißer Strand Und wir sind immer bei Ihnen, passen gut auf Sie auf. Ich weiche nicht von Ihrer Seite. Also können Sie sich ruhig Ihrer Insel in der Südsee widmen. Wie fühlt sich die Sonne auf Ihrer Haut an? Ist das Blau des Himmels blauer oder das Blau des Meeres? Cocktails von rechts, leichte Musik von hinten, ein weicher Wind von vorne, mit ein paar tiefen Atemzügen.«

(Irgendwann ist die Patientin mit einem Lächeln im Gesicht eingeschlafen.) Erst jetzt tritt der Anästhesist an das Kopfende, führt mit den Worten »Ich helfe Ihnen ein bisschen beim Atmen« eine Maskenbeatmung durch und fährt mit der Narkoseeinleitung und Intubation fort.

Oft haben Patienten (ungerechtfertigterweise) mehr Angst vor der Narkose als vor der Operation, was mit dem Ausgeliefertsein, dem Kontrollverlust und der magischen Geschwisterschaft von Schlaf und Tod zusammenhängen mag. Bei einer Narkoseeinleitung hat der Anästhesist oft nur wenige Minuten (z. B. 7–10 Minuten), um den Patienten kennenzulernen, seinen Zustand, z. B. seine Angst, zu erfassen und zu beeinflussen. Deshalb steht nicht eine Therapie der Angst, sondern das Erkennen und Vermeiden von Negativsuggestionen und angstverstärkenden Eindrücken im Vordergrund.

Nach dem »Einschleusen« wird ein Patient gewöhnlich auf dem Operationstisch zu dem Einleitungsraum oder Operationssaal gefahren. Dabei schaut er immer nach oben und sieht im Wesentlichen die Decke, Lampen und Lüftungsschächte, so dass ein Patient nach der Operation auf die Frage, ob er wisse, wo er sei, auch schon einmal antwortete: »In einer Tiefgarage«. Poster an der Decke mit »schönen« Motiven können hilfreich sein und verbale Suggestionen unterstützen.

Die Verneinung in der Aufforderung »keine Angst haben« ist nicht wirksam, wohl aber das Wort »Angst« und deshalb zu vermeiden. Auch funktioniert die Angstbewältigung oder -vermeidung nicht als Willensakt. Dies können eher Schlüsselworte wie »Sicherheit«, »Wohlbefinden«, »wohlbehütet«, usw. vermitteln.

Häufig wird der Patient vom Kopfende her angesprochen, sozusagen mit auf dem Kopf stehenden Blickkontakt, wobei das Erkennen des Gesichts noch zusätzlich durch den Mundschutz beeinträchtigt wird. Dies kann Schwindel auslösen, obwohl man gerade Übelkeit als Narkosenebenwirkung vermeiden will. Die Sauerstoffmaske kann genauso gut von vorne und langsam vom Kinn her gekippt aufgesetzt und gehalten werden. Körperkontakt wie ein Handhalten kann sehr beruhigend wirken.

Typische Ängste von Patienten sind Kontrollverlust, Apparatemedizin und unvorhergesehene Überraschungen. Anhand des Überwachungsgerätes kann der Patient erfahren, dass er selbst z. B. die Herzfrequenz regelt, dass er damit »behütet« schlafen kann, und dass der Monitor anzeigt, nicht »ob«, sondern »dass es ihm gut geht«. Dem Überwachungsmonitor kann so sein beängstigendes Erscheinungsbild genommen werden, er ist als Bio-Feedback nutzbar und zur Bestärkung der Patientenkompetenz. Dabei erscheint es auch vertretbar, den Fähigkeiten des Patienten den Anstieg der Sauerstoffsättigung (Pulsoxymetrie) zuzuschreiben, der eigentlich auf die Sauerstoffgabe zurückgeht. Damit der Patient nicht durch Unvorhersehbares verunsichert wird, werden medizinische Tätigkeiten und Medikamentenwirkungen sinnvollerweise vorher angekündigt. Für die Gabe des Opioids bedeutet das häufig den Hinweis »wie ein Schnaps«, »da wird Ihnen ein bisschen schwindelig«. Das schöne Wort »beschwingt« habe ich von einer ganz jungen, »unerfahrenen« Assistenzärztin.

Die »Südsee« kann natürlich nur ein Angebot an den Patienten sein; dieses Bild wird aber häufig gerne angenommen und lässt sich gut begleiten und nutzen. Die Aussage, dass beim Fliegen »über den Wolken die Sonne immer scheint« ist für den Patienten meist eine neue Erkenntnis, jedoch eine dann akzeptierte Tatsache und damit ein Ja-Set. Vor allem aber ist es eine Metapher für die Sorgen und Ängste, die im Hier vorhanden sind, und die Existenz eines Ortes oder Zustandes, an dem sie zurückgelassen werden können, und wo die gute und wärmende »Sonne« ungetrübt und immer scheint.

Das verwendete Hypnotikum zur Narkoseeinleitung hat als häufige Nebenwirkung einen Venenschmerz bei der Injektion, die oft mit einem »Das brennt jetzt ein bisschen« angekündigt wird. Statt dieses starken Bildes ist ein Offenlassen der Empfindungsqualität sicher günstiger. Der Schmerz kann aber durch ausreichend lange Wartezeit nach Analgetikagabe weitgehend vermieden werden.

Die Versicherung, dass immer jemand bei ihm ist, gut auf ihn aufpasst und nicht von seiner Seite weicht, nimmt dem Patienten Angst und verbreitet ein »sicheres Gefühl«. Offensichtlich haben viele Patienten die Vorstellung und die Ängste, man würde sie in ihrer Bewusstlosigkeit auch noch alleine lassen. Das Einschlafen des Patienten »mit einem Lächeln« und eine dankbare Rückantwort für eine erfolgreiche Angstbewältigung gehört nicht zu den gewöhnlichen Erfahrungen in der Anästhesie. Sie stellt auch für den Narkosearzt und seine Arbeit einen Gewinn dar. Drei Tage nach der Operation schrieb die Patientin: »Vielen Dank, dass Sie mir im OP die absolute Sicherheit gaben, gut aufgehoben zu sein. Ihr Satz »wir weichen nicht von Ihrer Seite« hat mich wirklich sehr beruhigt, ebenso Ihr Händedruck. Für die Zukunft ...«

Warum Hypnose?

Ausgangspunkt einer solchen hypnotischen Kommunikation sind folgende Erkenntnisse oder Annahmen:[3]

- Ein Patient vor einer Operation (wie auch bei einem Notfall oder während einer Intensivtherapie) ist oft bereits in einer Trance.
- Der Patient zeigt entsprechend auch ohne formale Hypnoseinduktion große Aufmerksamkeit und Empfänglichkeit für Bilder und Suggestionen.
- Im medizinischen Umfeld sind sehr wirksame, für den Patienten relevante Suggestionen allgegenwärtig, besonders negative. Er neigt dazu, alles auf sich zu beziehen.
- Vor allem muss es deshalb um eine Vermeidung oder Abschwächung von Negativsuggestionen gehen.
- Positivsuggestionen sollten genutzt werden.
- Viele Methoden aus der Hypnotherapie sind anwendbar und die meisten Hypnosephänomene auslösbar.
- Der Patient sollte aus der Passivität und seinem Ausgeliefertsein herausgeholt und in seiner Eigenverantwortung und Kompetenz gestärkt werden.

Unschätzbar wertvolle Erkenntnisse und Erfahrungen verdanken wir bei dieser psychosomatischen Verwendung von Hypnose ohne Hypnoseinduktion David Cheek[4] und Christel Bejenke.[5]

---

3 Jacobs, D. T. (1991): Patient communication for first responders and EMS personnel. Englewood Cliffs (Prentice Hall).

4 Cheek, D. B. (1994): Hypnosis. The application of ideomotor techniques. Boston (Allyn and Bacon).

5 Bejenke, C. J. (1990): Operating room equipment. Useful hypnotic induction aids in anesthesiology. In: R. van Dyck, P. Spinhoven, A. J. W. Van der Does, Y. R. Van Rood, W. De Moor (eds.): Hypnosis. Current theory, research and practice. Amsterdam (VU University Press); Bejenke, C. J. (2001): Vorbereitung von Patienten bei medizinischen Eingriffen. In: D. Revenstorf u. B. Peter (Hrsg.): Hypnose in Psychotherapie, Psychosomatik und Medizin. Berlin (Springer), S. 596–604.

6 Schmetterlinge im Bauch

Winfried Häuser

Ablations- und Lifehypnose in der Behandlung einer Patientin mit Reizmagen- und Reizdarmsyndrom

Der Stellenwert von Hypnose in Form von Life- bzw. CD-unterstützter Hypnose (Ablationshypnose) als symptom- und konfliktbezogene psychotherapeutische Behandlungsmethode innerhalb eines biopsychosozialen Behandlungskonzeptes wird am Beispiel einer 37-jährigen Patientin mit einer mittelschweren Form des Reizmagens und Reizdarmes dargestellt. Das eigenständige Üben mit einer CD mit darmbezogenen und ichstärkenden Suggestionen diente der Stärkung der Selbstkontrollüberzeugungen. In einer Hypnosesitzung wurde mittels der Technik der ideomotorischen Fingersignale ein traumatisches Erlebnis in der Kindheit bearbeitet, welches bei der Patientin zu einer ihr unerklärlichen panischen Angst vor Erbrechen geführt hatte. Anhand des Behandlungsverlaufes wird dargestellt, dass die Hypnosebehandlung als eine Technik in einem multimodalen Behandlungskonzept eingesetzt wurde, dessen weitere Methoden die Vermittlung eines biopsychosozialen Krankheitsmodells, medizinische Beratung bei komorbiden somatischen Erkrankungen, befristete niedrigdosierte Behandlung mit einem trizyklischen Antidepressivum, Reizkonfrontation und systemische Einzeltherapie waren.

Der Fall

Ausgangssituation: Die 37-jährige Patientin vereinbarte nach einer Internetrecherche zu Bauchschmerzen, bei der sie auf meine Internetseite zu Reizmagen und Reizdarm gestoßen war, einen Termin in meiner internistisch-psychosomatisch-schmerztherapeutischen Privatambulanz im Klinikum Saarbrücken. Sie habe ihrem Hausarzt, der ihre Beschwerden ohne Erfolg mit einem Antipilzmittel und verschiedenen naturheilkundlichen Präparaten behandelt habe, nicht gesagt, dass sie sich wegen ihrer Bauchbeschwerden und Durchfälle an einen anderen Arzt wenden wolle. Durch die Internetseite habe sie den Verdacht, dass sie unter einem Reizmagen und Reizdarm leide. Diese Diagnose sei bisher bei ihr nicht gestellt worden. Ihre Beschwerden seien bisher auf eine Pilzbesiedelung des Darmes zurückgeführt worden. Sie wünsche, von mir weiterbehandelt zu werden, weil sie den Eindruck gewonnen habe, dass ich ein Experte bei diesem Beschwerdebild sei. Sie bevorzuge eher nicht-medikamentöse Behandlungsmethoden, sei jedoch auch bereit, Medikamente einzunehmen, wenn diese ihre Beschwerden lindern würden. Bei einer Kur vor vier Jahren habe sie positive Erfahrungen mit dem Autogenen Training gemacht. Außer einigen Gesprächen mit einer Psychologin in der Kur, die ihr geraten habe, sich mehr gegenüber ihren Eltern abzugrenzen und gegenüber ihrem Mann durchzusetzen, habe sie noch keine psychotherapeutische Behandlung erhalten.

Seit der Kindheit seien in Prüfungssituationen Bauchschmerzen und Durchfälle aufgetreten, welche sie jedoch nicht als behandlungsbedürftig angesehen habe. Außerhalb dieser Belastungssituationen habe sie keine Bauchschmerzen oder Stuhlunregelmäßigkeiten gehabt. Seit einer Gastroenteritis in einem Italienurlaub vor eineinhalb Jahren würden die Bauchschmerzen und Durchfälle täglich auftreten. Nach einer operativen Entfernung von Krampfadern und einer Antibiotikatherapie vor einem Jahr hätten die Bauchschmerzen an Intensität und die Durchfälle an Häufigkeit zugenommen. Wenn sie etwas esse, habe sie nach einigen Minuten im Oberbauch ein Druck- und Völlegefühl und häufig Stuhldrang. Sie habe tagsüber bis zu sechs teils breiige, teils wässrige Stühle (nicht nachts). Sie esse weniger aus Angst vor den Beschwerden und habe seit eineinhalb Jahren vier Kilogramm an Gewicht abgenommen. Sie sei schon immer etwas untergewichtig gewesen und fühle sich durch die Gewichtsabnahme geschwächt. Sie leide unter rascher körperlicher Erschöpfbarkeit, vermehrter innerer Unruhe, Nervosität, Schweißausbrüchen, Herzrasen und Durchschlafstörungen. Sie traue sich kaum mehr etwas zu und vermeide Urlaube und Theater- und Kinobesuche aus Angst vor den Durchfällen. Sie habe den Eindruck, dass ihr Körper sie »im Stich gelassen« habe. Ihr Mann und ihre Eltern hätten anfangs verständnisvoll reagiert, seien jedoch mit dem Andauern der Symptomatik und der Erfolglosigkeit der hausärztlichen Behandlung immer ratloser geworden. Sie würden versuchen, sie aufzuheitern bzw. sie auffordern »sich zusammenzureißen«. Ihr Mann sei während der bisherigen Ehe immer verständnisvoll und unterstützend gewesen. Sie befürchte, dass er denke, sie übertreibe und bilde sich ihre Beschwerden ein. Die Atmosphäre sei zuhause manchmal angespannt, weil sie nicht mehr in Urlaub fahren wolle und kaum noch Interesse an Sexualität habe. Ihre Eltern würden sie drängen, ihre ganztägige Berufstätigkeit als mittlere Beamtin in einem Ministerium zu reduzieren bzw. ganz aufzugeben, weil sie die Doppelbelastung von Beruf und Haushalt als Mitursache ihrer Erschöpfung ansehen würden.

Sie ist in einem dörflichen Milieu als Einzelkind aufgewachsen. Auffälligkeiten der Geburt und der frühkindlichen Entwicklung werden verneint. Der Vater ist Beamter gewesen. Er sei streng und dominant, aber auch liebevoll gewesen. Die Mutter sei immer »penibel und reinlich« gewesen, auch zu ihr habe sie immer ein gutes Verhältnis gehabt. Als Kind sei sie lebhaft und kontaktfreudig gewesen und habe viele Freundinnen gehabt. Die Bauchschmerzen seien zum ersten Mal im Deutschunterricht in der fünften Klasse aufgetreten. Sie habe damals eine Lehrerin gehabt, die sie nicht habe leiden können. Diese habe sie vor der Klasse mehrfach »vorgeführt«. Damals habe der Kinderarzt gesagt, sie habe einen »nervösen Magen«. In der weiteren Schullaufbahn habe sie vor wichtigen Klassenarbeiten oft Bauchschmerzen gehabt und sei »auf's Klo gerannt«. Als Kind habe sie sich vor fremden Toiletten geekelt und habe lieber »alles angehalten«, bis sie wieder zuhause gewesen wäre. Seit der Kindheit leide sie ebenfalls an einer ihr unerklärlichen Angst vor Erbrechen. Wenn sie nur einen Betrunkenen auf der Straße sehe, mache sie einen großen Bogen um ihn, aus Angst, er könne erbrechen. Sie vermeide aus demselben Grund Krankenhausbesuche.

Entgegen dem Willen ihrer Eltern habe sie nicht studiert, sondern nach dem Abitur eine Beamtenlaufbahn eingeschlagen. Sie habe vor dem Abitur wenig Selbstvertrauen gehabt und habe sich die psychischen Belastungen des Studiums nicht zugetraut. Die finanzielle Unabhängigkeit von ihren Eltern durch die Berufstätigkeit hätte ihr Selbstbewusstsein gestärkt. Mit 23 Jahren habe sie ihren heutigen Mann kennengelernt und geheiratet. Die Ehe sei immer gut gewesen, auch die Kinderlosigkeit aufgrund einer früheren Hodenerkrankung des Mannes sei nie eine Belastung gewesen. Beide würden ihre Erfüllung in ihrem Beruf, Kontakten zu Freunden und Urlaubsreisen finden. Ihr Ehemann und ihre Eltern würden sich gut verstehen. Da sie im selben Dorf wohnen würden, helfe der Vater oft bei Arbeiten um das Haus. Er versuche dann immer wieder, seine Vorstellungen durchzusetzen. Ihr Mann sage dann, sie solle das weitere Vorgehen mit ihrem Vater klären. Es sei für sie dann nicht einfach, zwischen ihrem Mann und ihrem Vater zu vermitteln.

Sie verstehe sich mit ihren Arbeitskollegen und Vorgesetzten gut. Die Arbeit mache ihr Spaß, Arbeitsplatzprobleme bestünden nicht. Da eine Personaltoilette in der Nähe ihres Arbeitsplatzes sei, habe sie keine Angst zu arbeiten. Wegen ihrer allgemeinen Abgeschlagenheit sei sie seit drei Wochen krankgeschrieben.

Aufgrund der bereits ambulant durchgeführten unauffälligen Labor- und Stuhluntersuchungen, eines unauffälligen endoskopischen Befundes von Ösophagogastroduodenoskopie und einer Ileokoloskopie einschließlich histologischer Befunde von Biopsien sowie der typischen Symptomatik waren die Kriterien einer Funktionellen Dyspepsie, sprich Reizmagen (ICD K 30) und eines Reizdarmes RDS mit Diarrhoe (ICD 10 K 58.0) erfüllt. Eine Hyperthyreose war ambulant ausgeschlossen worden. Aufgrund weiterer Symptome der vegetativen Stimulation waren die Kriterien einer somatoformen autonomen Funktionsstörung des oberen und unteren Gastrointestinaltraktes (ICD 10 F 45.32 und 45.33) erfüllt.

Medizinisch lag eine postinfektiöse Form des RDS mittelschwerer Ausprägung vor, begleitet von partiellen beruflichen, sozialen und partnerschaftlichen Einschränkungen. Psychodynamisch ging ich von einer gut differenzierten psychischen Struktur aus.

An intrapsychischen Konflikten erachtete ich Abhängigkeits-/Autonomiekonflikte sowie beschwerdebedingte Selbstwertkonflikte (»Mein Körper hat mich im Stich gelassen«) als relevant. Unter verhaltensmedizinischer Perspektive zeigte die Patientin eine erhöhte psychophysiologische Reagibilität und Anspannung, verbunden mit einem negativ verstärkten Vermeidungsverhalten sowie einer partiellen autonomen Konditionierung (Erwartungsangst – Bauchschmerzen/Durchfälle). Das zunehmende Unverständnis und die Unzufriedenheit des Ehemannes führten zu einer weiteren Erhöhung der inneren Anspannung. Eine beziehungsregulierende Funktion der gastrointestinalen Symptomatik (systemische Perspektive) sah ich nicht.

Ich führte mit der Patientin eine integrierte medizinisch-psychotherapeutische Behandlung durch. Im Verlauf von eineinhalb Jahren wurden 20 Einzelgespräche (17 Gespräche zu 25 Minuten und drei zu 50 Minuten) durchgeführt. Neben einer multimodalen Psychotherapie erfolgten eingehende medizinische Beratungen bei zwischenzeitlich aufgetretenen körperlichen Krisen (u. a. Hörsturz mit verstärktem Auftreten der gastrointestinalen Symptomatik bei einer HNO-ärztlich durchgeführten Infusionstherapie sowie eine akute gynäkologische Erkrankung) und befristete (4–12 Wochen) medikamentöse Therapien: vier Wochen medikamentöse Therapie bei ausgeprägter Refluxsymptomatik sowie 12-wöchige antidepressive Therapie bei ausgeprägter innerer Unruhe, Schlafstörungen, Appetitlosigkeit bei Zunahme der gastrointestinalen Symptomatik im Rahmen der körperlichen Erkrankungen sowie eines Arbeitsplatzkonflikts.

Aufbauend auf den Internetrecherchen der Patientin wurde nach Vorliegen der Ergebnisse der medizinischen Diagnostik die Selbstdiagnose eines Reizmagen und -darms explizit bestätigt und die Einsicht in die kognitiven, emotionalen (Angst), physiologischen (beschleunigte Magen-Darmpassage) und Verhaltensmechanismen (Vermeidungsverhalten) der Symptomatik vertieft. Anhand der psychotherapeutischen Basisdokumentation wurden mit der Patientin folgende Therapieziele erarbeitet:

- Reduktion der gastrointestinalen Beschwerdesymptomatik/Vertrauen in den eigenen Körper wiedergewinnen;
- Wiederaufnahme von Urlauben, Theater- und Kinobesuchen sowie sexuellen Aktivitäten;
- mehr Selbstbewusstsein/bessere Abgrenzung von Eltern.

Die Patientin hatte mit Autogenem Training positive Erfahrungen gemacht. Im Einklang mit meinen kurzzeittherapeutischen Therapieprinzipien (»So wenige Sitzungen wie möglich, so viele Sitzungen wie notwendig«) sowie den Empfehlungen von gastroenterologischen Gesellschaften, die bei Patienten mit RDS bei geringer Psychopathologie eine symptombezogene Hypnotherapie vorschlagen,[6] erhielt die Patientin eine Anleitung zu eigenständig durchzuführenden, auf den Darm gerichteten Entspannungs- und Visualisierungsübungen. Mit Hilfe einer von mir entwickelten Audiokassette bzw. CD sollte damit ein erstes erreichbares Therapieziel erfahrbar werden.[7] Bezüglich des zweiten und dritten Therapieziels bot ich Gespräche zur Entwicklung von Strategien vor, wieder »Vertrauen in den eigenen Körper zu entwickeln und das Leben wieder in den Griff zu bekommen«. Nach

6 Hotz, J., P. Enck, H. Goebell, I. Heymann-Mönickes, G. Holtmann, P. Layer (1999): Konsensusbericht: Reizdarmsyndrom – Definition, Diagnosesicherung, Pathophysiologie und Therapiemöglichkeiten. Konsensus der Deutschen Gesellschaft für Verdauungs- und Stoffwechselerkrankungen. *Zeitschrift für Gastroenterol* 37: 685–700.; Jones, J. et al. (2000): British Society of Gastroenterology guidelines for the management of the irritable bowel syndrome. *Gut* 47 (Suppl. 2): II1–II19.

7 Häuser, W. (2003): Schmetterlinge im Bauch. Hypnose zur ergänzenden Behandlung von Reizmagen und Reizdarm. Stuttgart (Hypnos).

der körperlichen Stabilisierung mit Hilfe der audiokassettenunterstützten Selbsthypnose (Ablationshypnose) empfahl ich der Patientin eine Wiederaufnahme des vor Einsetzen der RDS-Symptomatik regelmäßig durchgeführten Fitnesstrainings (Joggen). Zum Abbau des Vermeidungsverhaltens wurde eine eigenständig durchzuführende stufenweise Expositionstherapie vorgeschlagen mit dem Ziel, den in einem Monat geplanten Skiurlaub mit dem Ehemann durchführen zu können. Eine Paar- oder Familientherapie wurde von mir nicht als notwendig erachtet. Ich drückte meine Überzeugung aus (Wachsuggestion), dass mit der Normalisierung der Magen-Darmfunktion und der Wiedergewinnung des Vertrauens in den eigenen Körper sich das frühere Selbstbewusstsein im Umgang mit dem Ehemann und den Eltern wieder einstellen würde. Dadurch würde sich auch die zuvor bestehende faire häusliche Aufgabenteilung und das wertschätzende partnerschaftliche Miteinander wiederherstellen. Durch die Wiederaufnahme der gemeinsamen Freizeitaktivitäten mit dem Ehemann würde sich auch die partnerschaftliche Situation beruhigen.

Die Patientin wurde angehalten, die Diagnose, die Erklärungen des Entstehens und der Chronifizierung der gastrointestinalen Beschwerden sowie das gemeinsam entwickelte Therapiekonzept mit ihrem Ehemann und ihren Eltern zu besprechen. Obwohl alle Sitzungen im einzeltherapeutischen Setting durchgeführt wurden, wurden alle neuen Einstellungen und Verhaltensmuster der Patientin in Bezug auf die systemischen Auswirkungen auf die Beziehung zu Ehemann und Eltern mit der Patientin reflektiert. Im Sinne der lösungsorientierten Therapie wurden alle Handlungen und inneren Dialoge, welche selbstbewusstes Handeln gegenüber Eltern und Vorgesetzten zeigten, verstärkt.

Hypnose

In den ersten vier Monaten der Therapie führte die Patientin mithilfe der Audiokassette täglich Selbsthypnose durch, im weiteren Verlauf ein- bis zweimal pro Woche. In der Audiokassette bzw. CD wird das in den RDS-Hypnotherapiestudien verwendete Hypnoseprotokoll verwendet.

Die Suggestionen gelten (überwiegend) dem Gastrointestinaltrakt und nicht psychologischen Aspekten wie Stress oder Angst. Die Induktion wird mit einer klassischen Augenfixationstechnik durchgeführt. Die Vertiefung erfolgt über die Zunahme der muskulären Entspannung. Die Ratifizierung der Trance wird über eine Armlevitation durchgeführt. In der Utilisationsphase werden Ich-stärkende Suggestionen angeboten: Es wird dem Patienten suggeriert, sich selbst als eine Weide vorzustellen. Diese ist einerseits tief und fest im Boden verwurzelt, andererseits können ihre flexibel wiegenden Äste selbst durch den stärksten Sturm nicht gebrochen werden. Die eigene innere Stärke des Patienten wird mit dem Bild der Weide verknüpft. Weiterhin werden unspezifische Suggestionen, eigene Fähigkeiten zu erkennen und zu entdecken sowie unspezifische Suggestionen bezüglich der Verbesserung des allgemeinen Wohlbefindens und der Gesundheit gegeben.

Zusätzlich wird mit unspezifischen posthypnotischen Suggestionen, sich positiv wahrzunehmen, gearbeitet. Die in der Utilisationsphase angebotenen Suggestionen (Ich-Stärke, Verbesserung des Wohlbefindens) werden ohne Verknüpfung spezifischer Situationen für die Zeit nach der Trance im Sinne einer posthypnotischen Suggestion gegeben. Weiterhin wird in der Utilisationsphase eine sogenannte »Gut-directed«-Imagination (englisch = auf den Darm gerichtet) durchgeführt: Dem Patienten wird vorgeschlagen, sich einen sanft fließenden Bach mit Wasserfällen vorzustellen und das harmonische Fließen eines ruhigen Flusses mit der sanften rhythmischen Aktivität seines Gastrointestinaltraktes zu verbinden. Dieses Vorgehen wird bei der diarrhoe-dominanten Form des Reizdarmsyndromes dahingehend modifiziert, dass dem Patienten vorgeschlagen wird, sich seinen Darm als schnell fließenden Fluss vorzustellen, ihn zur Quelle zurückzuverfolgen, bis er langsamer, ohne exzessive Turbulenzen oder Strömungen wird; des Weiteren seinen Darm »zurückzustellen« (to reset) zu dem Bild eines ruhigen, sich schlängelnden Flusses. Bei der verstopfungsdominanten Form des RDS wird eine Flussbeschleunigung suggeriert. Kinästhetisch orientierte Patienten bzw. Patienten, die nicht visualisieren können, werden gebeten, ihre Hand auf den Teil des Bauches zu legen, der am meisten schmerzt. Es wird dann eine Suggestion von Wärme in der betreffenden Hand gegeben, die sich auf den Bauch ausdehnt. Einhergehend mit der zunehmenden Wärmeempfindung in der Hand und im Bauch wird ein Nachlassen der Schmerzen und der muskulären Verspannung suggeriert. Visuell/kinästhetisch orientierte Patienten können die Ausbreitung der Wärme in der Hand und im Bauch zusätzlich visualisieren. Die schmerzlindernde Wirkung des Bildes eines ruhig fließenden Flusses bzw. der Hand auf dem Bauch wird als posthypnotische Suggestion gegeben (»Immer wenn Sie Ihre Hand auf den Bauch legen, wird sich das angenehme Wärmegefühl einstellen. Sie werden eine angenehme Entspannung in Ihrem Bauch empfinden und der Schmerz wird nachlassen«).[8]

Auszüge aus der CD »Schmetterlinge im Bauch« (3):[9]

»Sie spüren in Ihrem Körper ... die Kraft der Wurzeln ... und des Stammes ... des Baumes. Mit jedem Atemzug ... spüren Sie in Ihrem Körper ... die Kraft der Wurzeln ... und des Stammes. Der Baum wächst ... und gedeiht ... durch seine Fähigkeit, ... Wasser und Licht aufzunehmen ... und zu verwerten. Ihr Körper gewinnt Kraft ...durch die Fähigkeit ... Ihres Magens und Darms, ... Nahrung gut zu verdauen. Ihr Körper gewinnt Kraft ... durch die Fähigkeit ... Ihres Magens und Dünndarmes, ... die wichtigen und gesunden Bestandteile ... der Nahrung aufzunehmen ... und Überflüssiges ... über den Dickdarm ... in einer angemessenen Zeit ... auszuscheiden. Das Betrachten des Baumes ... erfüllt Sie ... mit Ruhe ... und Kraft. Ihr Magen und Darm ... arbeiten im Einklang ... mit den Bedürfnissen ... Ihres gesamten Organismus. Wie die Wurzeln und die Blätter des Baumes ... wissen Sie, das

8 Häuser, W. (2000): Reizdarmsyndrom. In: D. Revenstorf u. B. Peter (Hrsg.): Hypnose in Psychotherapie, Psychosomatik und Medizin. Manual für die Praxis. Berlin (Springer), S. 582–593.

9 Häuser, W. (2003): Schmetterlinge im Bauch. Hypnose zur ergänzenden Behandlung von Reizmagen und Reizdarm. Stuttgart (Hypnos).

aufzunehmen, ... was Sie brauchen ... Das ist gut so. Die Blätter des Baumes ... hängen an kräftigen Ästen. Trotz Ihrer Festigkeit ... sind sie flexibel und geschmeidig, ... um sich den Richtungen ... des Windes ... anzupassen. Sie können sich ... auf wechselnde Verhältnisse ... und Anforderungen ... der Umgebung einstellen. Wenn Sie die Äste und Blätter ... des Baumes, ... die sich im Wind wiegen, ... betrachten, spüren Sie Ihre Fähigkeit, ... auf Anforderungen angemessen ... und sicher ... zu reagieren. Der Baum steht ... mit seinem Stamm fest ... in der Erde ... und ist mit seinen Ästen und Blättern ... den Anforderungen ... von Wind und Wetter ... gut angepasst. Das ... was Sie bisher in Ihrem Leben gelernt haben, ... ist wie der Stamm des Baumes, ... der Ihnen Kraft ... und Stabilität verleiht. Das, ... was Sie in Ihrem bisherigen Leben ... von Ihrem Wissen ... angewendet haben, ist wie die Äste ... des Baumes und seine Blätter, ... die Ihnen die Fähigkeit geben, ... Anforderungen angemessen ... und sicher ... zu meistern. Sie fühlen sich positiv ... in Bezug ... auf sich selbst. Ihr Körper, Ihr Geist und Ihre Seele ... sind miteinander im Einklang. Ihre inneren Organe ... arbeiten ruhig und regelmäßig. Das Gefühl der inneren Harmonie ... und des Einklangs mit sich selbst ... wird auch nach Beendigung ... dieser Übung anhalten. Jedes Mal, ... wenn Sie die CD hören ... oder sich diesen Baum ... vor Ihrem geistigen Auge ... vorstellen, wird sich das Gefühl ... von innerer Kraft ... und Gelassenheit einstellen ... und Sie im Alltag begleiten. Sie vertrauen ... auf die Fähigkeiten Ihres Körpers, ... Ihrer Seele ... und Ihres Geistes, Sie zu nähren ... und durchs Leben zu geleiten. Sie spüren diese innere Kraft ... und Harmonie ... an jeder Stelle Ihres Körpers ... Das tut so gut.«

Weiterhin enthält die CD ein Stück, welches Techniken der sogenannten Ericksonianischen oder modernen Hypnotherapie enthält. Bei der Vorbereitung auf das Abhören der Audiokassette werden eingestreute Suggestionen bezüglich Sicherheit gegeben. Trance wird als Ort und Zeit der Sicherheit, Erholung und Aktivierung unbewusster Heilungsprozesse definiert. Bei der Induktion werden neben der Fixierung der Aufmerksamkeit auf das rhythmische Heben und Senken der Hände auf dem Bauch im Rhythmus des Atmens weitere unspezifische Angebote zum InTrance-Gehen gemacht (Abdecken aller Möglichkeiten). In der Utilisationsphase wird das Einatmen mit dem Bild eines fließenden, goldenen Lichtes verbunden, das positive Energie und Sicherheit durch den ganzen Körper (inklusive Magen-Darmtrakt) fließen lässt und das mit dem Ausatmen innere Anspannung fortspült. Die Weisheit des Unbewussten, körperliche Vorgänge wie das An- und Entspannen der Bauch- und Magendarmmuskeln in optimaler (angenehmer, rhythmischer) Weise zu koordinieren, wird mehrfach angesprochen. Es werden mehrere Geschichten erzählt (u. a. vom Schaukeln und Radfahren in der Kindheit), in die Suggestionen vom Lernen muskulärer Koordination, Vertrauen in den eigenen Körper (Freundschaft mit dem eigenen Körper schließen) und angenehmer bzw. lustvoller Empfindungen im Verdauungstrakt (einschließlich Mund) eingestreut werden. Es wird die posthypnotische Suggestion gegeben, dass in Alltagssituationen, wann immer es benötigt wird, sich das positive Gefühl der Trance (optimale muskuläre Koordination, Wohl befinden, Vertrauen in sich selbst) beim Legen der Hände auf den Bauch unmittelbar einstellen wird.

»Auch die Austern und Muscheln des Strandes öffnen und schließen sich im Rhythmus ... von Ebbe und Flut. Immer, ... wenn die Flut kommt, öffnen sie sich, immer wenn die Ebbe kommt, schließen sie sich. So wird immer frisches Wasser ... mit Nährstoffen herangeführt, um die Nahrung zu reinigen, zu filtern, Energie aufnehmen. Sich öffnen, sich schließen, aufnehmen, sich säubern, sich entleeren, genau im richtigen Rhythmus, genau zur richtigen Zeit. Sogar wenn man Austern in ein anderes Wasser setzt, dann öffnen und schließen sie sich im bekannten Rhythmus. Behutsam ... gewöhnen sie sich um und passen sich der neuen Umgebung ... sacht an, an den neuen Rhythmus ... von Ebbe und Flut, von Kommen und Gehen, öffnen und schließen ... sie sich. Sie finden ... ihren inneren Rhythmus, ... sich zu nähren, auszuscheiden und zu gedeihen. Und ähnlich ist es mit den Sieltoren in den Deichen der Nordsee. Sieltore sind Tore, die in die richtige Richtung das Wasser ... durchlassen und in die andere Richtung ... alles abschließen. So fließt das Wasser ... aus den Flüssen ... in das Meer, aber das Meer ... nicht in das Süßwasser der Flüsse ... und auf diese Weise ... erhält jedes Wasser ... seine richtige Richtung und die Kühe können auf den saftigen Weiden, die von den Flüssen genährt werden, essen ... und gedeihen. Das Wasser der Flüsse nährt auch die Pflanzen ... an seinen Ufern, die auf nehmen, was sie brauchen, und das Wasser trägt weg, was die Pflanzen nicht brauchen. Ebenso wichtig ist das Erleben von Rhythmus und Koordination für das Wohlergehen von Kindern. Kinder lernen früher oder später das Schaukeln. Und Sie wissen nicht, dass Sie dabei ... eine Menge über das Gleichgewicht Ihres Körpers lernen, über den Rhythmus, die Fähigkeit, Muskeln anzuspannen und zu entspannen. Sie werden geschickt und wendig, wenn Sie sich auf der Schaukel hin- und herbewegen. Sie lernen etwas ... über die eigene Fähigkeit, die Schaukel ... in Bewegung zu halten, die Beine, das Gesäß, den Bauch in einer besonderen Art anzuspannen und zu entspannen und den Kopf dabei zu koordinieren. Kopf und Bauch aufeinander abstimmen. Und Sie lernen dabei auch, einem anderen Menschen zu vertrauen, der sie sanft anstößt, auf der Schaukel. Das Schaukeln gibt Ihnen Gelegenheit zu verstehen, dass Sie Ihrem eigenen Körper und anderen Menschen vertrauen können. Und auf diese Weise lernen sie auch Fahrradfahren, wenn einer der Eltern ... sie hinten stützt und sie ohne Stützräder das Gleichgewicht halten lässt, die Straße hinter ihnen herunter rennt und das Fahrrad aufrecht hält. Und sie wissen, dass wenn sie sich umdrehen, die Eltern zur Stelle sind, das Rad aufrecht halten, bis sie lernen, eigenständig das Gleichgewicht zu halten und sich irgendwann zu sagen ›Ich habe es geschafft‹, alleine losfahren, auf eigenen Beinen stehen und immer noch das gleiche gute Gefühl zu haben, es ist jemand da, der mich hält. Das Koordinationsvermögen gibt Ihnen als erwachsenem Menschen den notwendigen Halt, den Sie brauchen, um Vertrauen zu sich selbst und ihren Mitmenschen zu haben. Und Kinder überhören manchmal die Mahnungen der Erwachsenen, wenn sie in Ihrem Schaukeln vertieft sind. Sie halten die Stangen, mit festem Griff, lächeln einander zu und verbringen Stunden mit rhythmischer Aktivität, völlig diesem Vergnügen hingegeben. Und nachdem Sie ins Schwitzen gekommen sind und einen tüchtigen Appetit haben, kommen Sie in das Haus, um sich Essen zu holen, einen Gaumenkitzel, den Sie zur Anregung des Appetits und der Schleimhäute Ihres Mundes und Ihres Magens brauchen. Mit Appetit essen und trinken ist dann das Natürlichste der Welt. Und das alles macht so viel Freude, dass Kinder gar nicht daran denken, dass sie diese Lernerfahrungen speichern, gemeinsam mit den besonderen Freuden rhythmischer körperlicher Aktivitäten und die Anregung der Schleimhäute zu erleben und eine angenehme Grundlage für späteres Lernen und Freundschaft zu entwickeln. ›Finde ich meinen Körper, so finde ich mich selbst. Bewege ich mich, so lebe ich und bewege die Welt‹, sagt ein Sprichwort.«

In dem Begleitheft der CD als auch beim Einsatz im Rahmen einer psychosomatischen Grundversorgung/Psychotherapie werden die Patienten ermutigt, mit dem Stück der CD (klassische bzw. ericksonsche Hypnose) längerfristig zu arbeiten, das ihnen am meisten zusagt.

10 Monate nach Therapiebeginn (14. Sitzung) führte ich mit der Patientin eine persönliche Hypnosesitzung durch. Nach einer deutlichen Besserung des körperlichen und seelischen Befindens und der Wiederaufnahme der Freizeit- und sexuellen Aktivitäten äußerte die Patientin den Wunsch, die weiterbestehende, bis in die Kindheit zurückreichende panische Angst vor dem Anblick und Geruch von Erbrochenem zu bearbeiten. Als Anlass für diesen Wunsch wurde der mögliche Besuch einer an Krebs erkrankten Freundin genannt. Diese habe letztes Jahr bei einem Besuch während einer Autofahrt in Anwesenheit der Patientin erbrochen. Das Miterleben des Erbrechens der Freundin sei ihr damals äußerst unangenehm gewesen. Sie vermeide seit dieser Zeit jeglichen Kontakt mit der Freundin. Sie schäme sich deswegen, schließlich sei es eine ihrer besten Freundinnen. Die Patientin schätzte ihre/n Angst/Ekel vor dem Erbrechen unbekannter Menschen auf einer 10-Punkte Skala (0 = keine Angst/Ekel, 10 = maximaler Angst/Ekel) auf 9/10 und vor dem Erbrechen der Freundin auf 10/10 ein. Sie habe keine Erklärung für ihre/n Angst/Ekel.

Ich erläuterte der Patientin anhand von Fallbeispielen die Möglichkeit, mithilfe der Technik der ideomotorischen Signale von David Cheek nach möglichen vergessenen bzw. verdrängten Ursachen der Symptomatik zu suchen und mögliche »seelische Wunden« zu heilen. Die Patientin zeigte sich sehr interessiert, diese Technik kennenzulernen. Da das Anliegen der Patientin auch ein bewusstes Verstehen der Symptomatik war, verzichtete ich auf eine formale Tranceinduktion. Gegenüber sitzend demonstrierte ich der Patientin meinen Ja-, Nein- und Will-noch-nicht-antworten-Finger. Dann identifizierten wir durch Fragen die entsprechenden Finger der Patientin. Es wurden danach folgende Fragen gestellt: »Ist das Unbewusste bereit, über mögliche vergessene/verdrängte Erlebnisse, welche in Zusammenhang mit der Symptomatik stehen, Auskunft zu geben? Ist das Unbewusste heute bereit, mit dem Therapeuten und dem bewussten Denken der Patientin an der Heilung dieser Angst mitzuarbeiten? Hält es das Unbewusste für sinnvoll, wenn das bewusste Denken und der Therapeut mögliche vergessene/verdrängte Erlebnisse, welche in Zusammenhang mit der Symptomatik stehen, erfahren? Gibt es ein Erlebnis, welche mit der Symptomatik in Zusammenhang steht? War das Erlebnis vor dem sechsten Lebensjahr? ... War das Erlebnis im vierten. Lebensjahr? Ist das Unbewusste jetzt bereit, mitzuteilen, was dieses Erlebnis war?« Alle Fragen wurden mit dem Ja-Finger positiv beantwortet. Nach dem Einverständnis des Unbewussten, das Vergessene/Verdrängte bewusst werden zu lassen, wurde das allmähliche Bewusstwerden (»in dem Tempo, in dem das bewusste Denken verstehen und Heilung geschehen kann«) des Erlebnisses mit einer Handlevitation und der Suggestion, das Erlebnis, wie in einem Film auf einer Leinwand zu sehen, verknüpft. Die Patientin berichtete über einen Krankenhausaufenthalt im vierten Lebensjahr. Nach einer Blinddarmentfernung habe sie nachts in einem großen Saal mit anderen Kindern gelegen. Sie habe sich sehr allein gefühlt, weil die Eltern die Kinder nicht besuchen durften. Viele Kinder, auch sie, hätten geweint. In der Nacht hätten mehrere Kinder erbrochen, sie habe sich vor dem Geruch geekelt. Ich gab der Patientin dann folgende Suggestionen:

»Schauen Sie sich das damalige Erlebnis aus der sicheren Distanz – Sie sitzen hier auf einem Stuhl und meine Stimme begleitet Sie – und mit dem Wissen der erwachsenen Frau, die Sie heute sind, an. Je mehr Sie verstehen, was damals passiert ist, umso freier werden Sie sich heute und in der Zukunft fühlen. Je deutlicher Sie das damalige Erlebnis, das bei dem Kind, das Sie waren, Angst und Ekel hervorgerufen hat, in sicherer Distanz auf der Leinwand sehen, umso mehr lässt der Einfluss des damaligen Erlebnisses auf Ihr heutiges Verhalten nach. Sie als erwachsene Frau können die frühere Angst und den Ekel des Kindes verstehen. Die Eltern konnten nicht helfen, da sie die Kinder nicht besuchen durften. Sie können sich sicher auch erinnern und das jetzt ganz deutlich vor sich sehen, ob es damals im Krankenhaus auch Erlebnisse des Trostes und der Geborgenheit gab.«

Die Patientin gab dann an, einen Arzt zu sehen, der immer guter Laune gewesen sei und bei der Visite immer Späße gemacht habe. Ich suggerierte der Patientin, dass dieses Bild und die Erinnerung an diesen Arzt das Bild/die Erinnerung der Nacht ausgleichen könne. Weiterhin ließ ich die Patientin imaginieren, wie ihre Eltern sie aus der Klinik abgeholt hatten, wie froh sie war, in den Armen ihrer Eltern zu liegen, wieder zuhause in ihrem Kinderzimmer bei ihrer Lieblingspuppe zu sein und wie schnell die Wunden durch diese Gefühle der Geborgenheit heilten.

Evaluation

Die Vermittlung des Wissens, dass auch biologische Faktoren wie die einer Gastroenteritis und einer Antibiotikatherapie zu der Symptomatik beigetragen hatten, dass die Symptome »echt« (und nicht eingebildet) sind und die Vermittlung der Zuversicht, dass sich die Symptome mit psychologischen Methoden durch die Patientin eigenständig lindern ließen, führten bereits nach den ersten beiden Sitzungen zu einer deutlichen psychischen Entlastung der Patientin und zu einer Verbesserung der häuslichen Atmosphäre. Eine für die Patientin beruhigende Reduktion der Bauchschmerzen und Durchfälle wurde bereits in der zweiten Sitzung nach achttägigem eigenständigem Üben mit Hilfe der Audiokassette angegeben. In der dritten Sitzung wurde mit der Patientin ein Theaterbesuch geplant: Vorheriges Anhören des Audios, positive Selbstsuggestionen wie »Ich schaffe das«, »Ich bin ruhig und gelassen« bei der Fahrt ins Theater bzw. in möglichen Krisensituationen, Ablenkungsstrategien bei aufkommen den Angstkognitionen bzw. Stuhldrang. In der vierten Sitzung wurde der Skiurlaub mit dem Ehemann vorbereitet. Beide Aktivitäten wurden von der Patientin durch Anwendung von Selbstsuggestionen erfolgreich abgeschlossen. Die fünfte bis siebte Sitzung thematisierte das Verhältnis zu den Eltern unter Verwendung von Fragetechniken der systemisch-lösungsorientierten Therapie, Beratung der Patientin bezüglich Fitnesstraining sowie Verstärkung des zunehmenden Kohärenzgefühles durch direkte und eingestreute Wachsuggestionen. Die achte und neunte Sitzung diente der Erarbeitung von kognitiven Strategien inklusive positiver Selbstsuggestionen anlässlich des Wiederauftretens der gastrointestinalen Symptomatik mit Veränderung des Symptombildes von überwiegend dyspeptischen Beschwerden (Übelkeit, Sodbrennen) im Rahmen von Umstrukturierungen am Arbeitsplatz mit einer drohenden Versetzung in ein anderes Bundesland (unterstützt durch medikamentöse Therapie der gastrointestinalen Symptome). Sieben Monate nach Therapiebeginn kam es zu einem akuten Hörsturz, welcher ohne Folgeschäden abheilte. Im Rahmen der Infusionstherapie kam es zu einer erneuten Exazerbation der gastrointestinalen und anderer psychovegetativer Symptome. Neben einer dreiwöchigen Krankschreibung erfolgte eine Intensivierung der Selbsthypnose, niedrigdosierte Therapie mit einem trizyklischen Antidepressivum sowie vier lösungsorientierte Sitzungen (achte bis elfte Sitzung) mit den Themen Arbeitsplatz sowie Auslandsurlaub. Nach der Stabilisierung der psychophysischen Verfassung, Klärung der Arbeitsplatzsituation (Finden einer neuen Position in der Abteilung, Abwenden einer Versetzung auf eine andere Dienststelle/anderes Bundesland) sowie einem Auslandsurlaub mit dem Ehemann dienten die 12.–20. Sitzung der Vorbereitung, Durchführung und Nachbereitung der Lifehypnosesitzung sowie der medizinischen Beratung/psychologischen Begleitung bei einer akuten gynäkologischen Erkrankung mit initialem Karzinomverdacht. Anlässlich dieser Belastungssituation kam es nicht mehr zu einer Exazerbation der gastrointestinalen Beschwerden. Nach der Lifehypnosesitzung gab die Patientin bezüglich der Angst vor dem Erbrechen fremder Menschen eine deutliche Verminderung an. Sie lud ihre krebskranke Freundin sogar zu einem Besuch ein. Sie gab an, dass der Besuch anstrengend für sie gewesen sei, sie habe mehrfach gegen aufkommende Angst ankämpfen müssen. Trotzdem sei sie froh, ihre Freundin wieder gesehen zu haben. Weiterhin gab sie an: »Ich habe in mir ein ruhiges Gefühl, als wäre irgendwas passiert. Was mich belastet hat, ist weit weg, weit hinten, wie hinter einer Wand gut aufgehoben.« Im weiteren Verlauf nahm die Patientin ihre früheren sportlichen und Urlaubsaktivitäten wieder auf. Bauchschmerzen und Durchfälle ohne Beeinträchtigungen der Ausübung von sozialen Rollenfunktionen traten nur im Rahmen von außergewöhnlichen Belastungen (z. B. erneut drohende dienstliche Versetzung in anderes Bundesland auf).

Stellenwert der Hypnose in einem Gesamt-Therapie-Konzept: Die Patientin weist im Vergleich zu den meisten Patienten, welche ich mit demselben Beschwerdebild im Rahmen meiner stationären Tätigkeit sehe (internistisch-oberärztliche Tätigkeit, psychosomatischer Konsiliardienst), mehr positive prognostische Faktoren für das Gelingen einer Psychotherapie auf: Sie ist nicht nur eine YAVIS-Patientin (young, attractive, intelligent, verbal, sucessful), sondern hat sich auch eigenständig um eine Therapie bemüht, ist offen für psychotherapeutische Verfahren und bereit, einen regelmäßigen eigenständigen Beitrag zu ihrer Gesundung zu leisten. Das Ausmaß individueller und familiendynamischer Auffälligkeiten ist gering, soziale Konfliktsituationen (Auffangnetz Beamtenstatus) sind umschrieben. Im Gegensatz dazu weisen stationär behandelte Patienten häufig eine fixierte somatische Krankheitstheorie, passive Behandlungserwartungen und ein höheres Maß von psychischer Symptombelastung bzw. psychosozialen Konfliktsituationen auf.

Warum Hypnose?

Hypnose ist in meinem Behandlungskonzept eine wichtige Technik in Form von Wachsuggestionen (direkt und indirekt), symptomorientierter und ichstützender Hypnose sowie Konflikt bearbeitender Hypnotherapie. Hypnose ist für mich kein eigenständiges Therapieverfahren, weil der Hypnose eine eigenständige Krankheitstheorie fehlt. Bei der Konzeption einer Störung und ihrer Behandlung beziehe ich mich auf systemisch-konstruktivistische und verhaltensmedizinische Konzepte wie die der Selbstmanagementtherapie. Ich erachte sogenannte unspezifische Wirkfaktoren der Therapie wie die Vermittlung eines Störungsmodells und Erwartung einer Besserung, Sympathie zwischen Patient und Therapeut/Arzt sowie wechselseitige Kompetenzzuschreibungen als bedeutsamer für den Therapieerfolg als spezifische Therapietechniken wie reflexive Fragen oder ideomotorische Signale.

Es gibt jedoch kein Therapieverfahren, welches so direkt an den körperlichen Symptomen des Patienten ansetzt und unmittelbare Wirkungen zeigt wie die (darmgerichtete) Hypnose. Sowohl die ichstärkenden Suggestionen der audiokassettenunterstützten Hypnose als auch das ressourcenorientierte Vorgehen der systemischen bzw. Selbstmanagementtherapie der Patientin haben meines Erachtens wesentlich zu einer Selbstwertstabilisierung der Patientin und weiteren eigenständigen Persönlichkeitsentwicklung beigetragen.

Stellenwert der Hypnose in der Therapie von Reizmagen und Reizdarm

Aufgrund der Häufigkeit von funktionellen gastrointestinalen Störungen und ihrer unterschiedlichen Ausprägung wird von gastroenterologischen Fachgesellschaften ein abgestuftes Vorgehen in der Therapie empfohlen:[10]

- Leichtgradige Formen (keine Aktivitätsstörungen) bedürfen außer einer Aufklärung über die »Gutartigkeit« des Leidens und einer Lebensstilberatung (Stressreduktion, Weglassen eventuell symptomauslösender Nahrungsmittel oder Genussstoffe) keiner weitergehenden medizinischen oder psychotherapeutischen Behandlung.
- Bei mittelgradigen Formen (vorübergehende Aktivitätsstörungen) sollte eine symptomorientierte medikamentöse Therapie erfolgen. Ergänzend oder alternativ können symptomorientierte psychotherapeutische Verfahren (kognitive Verhaltenstherapie bzw. symptomorientierte Hypnose) zum Einsatz kommen. Symptomorientierte Hypnose lässt sich gut in kognitiv-verhaltenstherapeutische Gruppentherapie (Information und Schulung, progressive Muskelentspannung nach Jacobson, kognitive Umstrukturierung, Stressbewältigung)

10 Hotz, J., P. Enck, H. Goebell, I. Heymann-Mönickes, G. Holtmann, P. Layer (1999): Konsensusbericht: Reizdarmsyndrom – Definition, Diagnosesicherung, Pathophysiologie und Therapiemöglichkeiten. Konsensus der Deutschen Gesellschaft für Verdauungs- und Stoffwechselerkrankungen. *Zeitschrift für Gastroenterol* 37: 685–700.; Jones, J. et al. (2000): British Society of Gastroenterology guidelines for the management of the irritable bowel syndrome. *Gut* 47 (Suppl. 2): II1–II19.

integrieren. Symptomorientierte Selbsthypnose kann im Sinne einer Selbstmanagement-Therapie in ein kognitivverhaltenstherapeutisches Programm integriert werden.

- Bei schwergradigen Formen (anhaltende Aktivitätsstörungen) ist eine psychopharmakologische und fachpsychotherapeutische Behandlung der fast regelhaft vorliegenden psychischen Ko-Morbidität notwendig. Zur fachpsychotherapeutischen Behandlung begleitender psychischer Störungen (z. B. Panikstörung, posttraumatische Belastungsstörung) können auch hypnotherapeutische Verfahren eingesetzt werden.[11] Sowohl bei internistisch-pharmakotherapeutischer als auch psychotherapeutischer Behandlung sollten die Betroffenen darauf hingewiesen werden, dass keine Heilung der Störung, sondern eine Symptomreduktion bzw. eine Verbesserung der Lebensqualität möglich ist. Gemäß einem Expertenkonsens der Einschätzung der Belege (Evidenz) der wissenschaftlichen Literatur durch die Deutsche Gesellschaft für Verdauungs- und Stoffwechselerkrankungen ist eine Indikation zur psychotherapeutischen Behandlung für Patienten mit RDS gegeben, wenn eine klinisch relevante psychische Störung vorliegt bzw. psychosoziale Faktoren eine Rolle für Entstehung, Aufrechterhaltung und Verlauf des RDS spielen oder wenn internistisch-pharmakotherapeutische Maßnahmen bisher keinen oder nur einen unzureichenden Erfolg hatten.[12]

Die Britische Gesellschaft für Gastroenterologie empfiehlt aufgrund der Analyse klinisch kontrollierter Studien sowie interdisziplinären Expertenkonsenses Hypnose bei Patienten, welche auf medikamentöse Behandlung nicht ausreichend ansprechen und eine geringe Psychopathologie aufweisen.[13] Hypnose ist die am intensivsten untersuchte psychotherapeutische Behandlungsmethode beim RDS. Ihre Wirksamkeit ist nicht nur bezüglich der Reduktion von gastrointestinalen Symptomen, sondern auch von anderen psychovegetativen Symptomen und bezüglich einer Reduktion von Krankheitstagen und Inanspruchnahme medizinischer Behandlungen nachgewiesen.[14] Ein Vergleich von sechs Sitzungen individueller Einzelhypnose versus standardisierte Audiokassetten ergab keine signifikanten Unterschiede in der Wirksamkeit bei RDS-Patienten.[15]

11 Häuser, W. (2000): Reizdarmsyndrom. In: D. Revenstorf u. B. Peter (Hrsg.): Hypnose in Psychotherapie, Psychosomatik und Medizin. Manual für die Praxis. Berlin (Springer), S. 582–593.

12 Hotz, J., P. Enck, H. Goebell, I. Heymann-Mönickes, G. Holtmann, P. Layer (1999): Konsensusbericht: Reizdarmsyndrom – Definition, Diagnosesicherung, Pathophysiologie und Therapiemöglichkeiten. Konsensus der Deutschen Gesellschaft für Verdauungs- und Stoffwechselerkrankungen. *Zeitschrift für Gastroenterol* 37: 685–700.

13 Jones, J. et al. (2000): British Society of Gastroenterology guidelines for the management of the irritable bowel syndrome. *Gut* 47 (Suppl. 2): II1–II19.

14 Houghton, L. A., D. J. Heyman a. P. J. Whorwell (1996): Symptomatology, quality of life and economic features of irritable bowel syndrome – the effect of hypnotherapy. *Alimentary Pharmacology and Therapeutics* 10: 91–95.

15 Forbes, A., S. McAuley a. E. Chiotakakou-Faliakou (2000): Hypnotherapy and therapeutic audiotape: effective in previously unsuccessfully treated irritable bowel syndrome? International *Journal of Colorectal Disease* 15: 328–334.

In hochrangigen gastroenterologischen Zeitschriften wird inzwischen über die Möglichkeit der standardmäßigen Implementierung von Hypnose in die hausärztliche und gastroenterologische Behandlung von Patienten mit funktionellen gastrointestinalen Erkrankungen nachgedacht. Insbesondere eine audiokassetten- bzw. CD-unterstützte Selbstbehandlung bei minimaler therapeutischer Begleitung (Vermittlung des Krankheits- und Behandlungsmodells, Überprüfen des Ansprechens) könnte Behandlungskosten und Versorgungsengpässe reduzieren.[16] Eine Tonband- oder Telefongestützte Hypnose wurde bereits 1952 unter dem Begriff »Ablationshypnose« von Klumbies beschrieben, um die Ablösung von chronisch Schmerzkranken vom (Hypnose-)Arzt zu fördern.[17] In Analogie zum abgestuften psychotherapeutischen Vorgehen bei Angststörungen (manualgeleitete Selbsttherapie, therapeutenbegleitete manualgeleitete Selbsttherapie, Einzel- bzw. Gruppenpsychotherapie) lässt sich in Abhängigkeit vom Schweregrad der funktionellen gastrointestinalen Störung der Stellenwert der Hypnose als Ergänzung (Adjunct) der Behandlung wie folgt festlegen:[18]

- leichtgradig: Ablationshypnose ohne psychotherapeutische Unterstützung als Bestandteil gesunder Lebensführung
- mittelgradig: Ärztlich begleitete Ablationshypnose in Ergänzung bzw. als Alternative zur medikamentösen Therapie
- schwergradig: Symptombezogene und konfliktorientierte Hypnotherapie als Bestandteil einer psychiatrisch-psychotherapeutischen und internistischen Behandlung.

Aufgrund der positiven Ergebnisse von Hypnose bei RDS-Patienten, welche auf eine medikamentöse Therapie nicht ausreichend ansprechen, wurde inzwischen in Großbritannien durch den National Health Service an einer medizinischen Klinik eines Universitätskrankenhauses eine Hypnotherapie-Einheit eingerichtet, welche die Wirksamkeit der Hypnose unter den Bedingungen der klinischen Routineversorgung nach gewiesen hat.[19] Aufgrund der vorliegenden Daten und der Entwicklungen in gastroenterologischen Fachgesellschaften besteht die Möglichkeit, dass auf dem Hintergrund einer evidenzbasierten Medizin und ökonomischen Überlegungen Hypnose einen etablierten Platz als Bestandteil der Therapie (adjunctive therapy) funktioneller gastrointestinaler Störungen erlangt.

---

16 Palsson, O. S., W. E. Whithead (2002): The growing case for hypnosis as an adjunctive therapy for functional gastrointestinal disorders. *Gastroenterology* 123: 2132–2134.

17 Klumbies, G. (1952): Ablationshypnose. *Zeitschrift für Psychotherapie und medizinische Psychologie* 2: 221–229.

18 Häuser, W. (2003): Hypnose in der Gastroenterologie. *Zeitschrift für Gastroenterologie* 41: 223–230.

19 Gonsalkorale, W. M., L. A. Houghton u. P. J. Whorwell (2002): Hypnotherapy in irritable bowel syndrome. A large-scale audit of a clinical service with examination of factors influencing responsiveness. *The American journal of gastroenterology* 97: 954–961.

7 Von der Magie des Momentes zum Wirken in der Zukunft

Christoph Kornacker

Hypnose und Akupunktur in therapeutischer Wechselwirkung bei Spannungskopfschmerz

Eine Falldarstellung zum prozesshaften Wechsel von der somatischen zur psychisch-spirituellen Ebene: Ein 34-jähriger Patient kommt mit Spannungskopfschmerzen, Schwindel und Schulter-Nackenschmerzen in meine neurologische Praxis. Als Therapieformen wurden die Hypnotherapie in Verbindung mit Akupunktur gewählt. Die verwendeten Akupunkturpunkte haben ihre Hauptindikationen in der Behandlung von psychosomatischen Erkrankungen. An hypnotherapeutischen Techniken kamen das Aufsuchen des »sichersten und geschütztesten Ortes (safety place)«, die Techniken des »Sammelns und Ausschüttens«, »Fäuste ballen«, die Anwendung der abgewandelten Cristal-Ball-Technique (»Kristallkugeln«) nach M. H. Erickson sowie ganz entscheidend die Etablierung und spätere psychotherapeutische Nutzung ideomotorischer Fingerzeichen zur Anwendung. Innerhalb des Behandlungsprozesses wurden die zunächst im Vordergrund stehenden »körperlichen« Symptome (Kopfschmerzen, Schwindel, Schmerzen des Bewegungsapparates) sehr rasch überwunden und die dann mittels ideomotorischer Zeichen therapeutisch bearbeitete psychisch-spirituelle Ebene erreicht. Bereits nach vier Hypnosesitzungen mit Akupunktur (und vier zusätzlichen Akupunktursitzungen ohne Hypnose) wurde der Stand der Entscheidungsfindung (eine Sinnkrise, Neuausrichtung des Lebensweges) auf einer visuellen Analogskala (zwischen null bis zehn) mit sechs bis sieben angegeben. Eine zentrale Rolle nahm die psychotherapeutische Nutzbarmachung ideomotorischer Fingerzeichen zur Kontaktaufnahme mit dem Unterbewusstsein ein. Interessant auch die abschließende Betrachtung des Patienten zur Wirksamkeit der gewählten Akupunkturpunktekombination im Vergleich zur Wirkung der Hypnotherapie.

Der Fall

Die erstmalige Vorstellung geschah zur schulmedizinischen Abklärung verschiedenster körperlicher Symptome. Der 34-jährige Patient litt seit einigen Tagen unter diffuser Schwindelsymptomatik, die durch verschiedenste Kopfbewegungen und Augenbewegungen ausgelöst wurde. Schon seit geraumer Zeit beklagte er einen frontal betonten, sich häufig aber über den ganzen Kopf erstreckenden Druckkopfschmerz, zeitweilig isoliert, zeitweilig in Kombination mit Verspannungen im Bereich der Nackenpartie bis in beide Schultern ausstrahlend.

Bereits im Erstgespräch wurde deutlich, dass der Patient differenziert mit seiner Beschwerdesymptomatik umging; so mutmaßte er psychosomatische Zusammenhänge mit einem Problem, das ihn seit längerer Zeit beschäftige. Zunächst jedoch wünschte er eine differenzierte körperliche Abklärung seiner Beschwerden. Die Eigenanamnese betreffs internistischer, neurologischer oder psychiatrischer Vorerkrankungen war unauffällig.

Die durchgeführte neurologische Untersuchung wie auch die anschließende neurophysiologische Diagnostik mit Elektroenzephalogramm, visuell evozierten Potenzialen sowie extra- und transkraniell durchgeführter Doppler-Sonographie blieb ohne krankhaften Befund.

Der affektiv gut schwingungsfähige junge Mann lebt allein und hat – nach eigenen Angaben – viele und durchaus befriedigende soziale Kontakte.

In der Schilderung auffällig war, dass er gerade in den zurückliegenden Monaten – für ihn immer wieder überraschend – Kontakt zu Menschen bekommen habe, die sich in ähnlicher Situation wie er befanden, seine Situation daher auch gut verstanden und durchaus bereit waren, ihm auch ehrlich und gut gemeinte Ratschläge zu geben. Befragt nach diesem Problem, antwortete er: »Ich muss mich, und das fällt mir derzeit sehr schwer, bald entscheiden, wie mein zukünftiger Lebensweg weitergehen soll.« Seine jetzige berufliche Position, gesellschaftlich angesehen, mit viel Verantwortung und hohem Arbeitspensum, befriedige ihn dennoch zunehmend weniger. Alternativ könne er die große elterliche Landwirtschaft übernehmen.

Mit den erfreulichen Ergebnissen der körperlichen Diagnostik war er zufrieden. Wie ein Arzt ihm jedoch bei seinem Hauptproblem weiterhelfen könne, vermochte er sich nicht vorzustellen. Man konnte die Freude spüren, die von dem Patienten ausging, als ich ihm eine Akupunkturbehandlung und klinische Hypnotherapie anbot. Freude, Empathie und Neugierde des Patienten waren dann auch in jeder unserer Therapiesitzungen präsent und wichtige Faktoren auf dem Weg der Besserung.

Der Therapie-Prozess: Meine Therapieüberlegungen möchte ich wie folgt skizzieren: Die beklagten körperlichen Beschwerden (Spannungskopfschmerz, Schulter-Nacken Schmerzen) wollte ich gern mit Akupunktur behandeln. Aufgrund meiner mehrjährigen Erfahrung mit Akupunktur und dem Wissen um den Einfluss der Almpunktur auch auf psychische Prozesse, hielt ich die Kombination zweier alter Behandlungsmethoden (Hypnotherapie, Almpunktur) für einen erfolgversprechenden Therapieansatz.

Der Hypnotherapie, möglicherweise unter Zuhilfenahme ideomotorischer Signale, sollte dabei eine Schlüsselstellung zukommen.

Folgendes Setting wurde gewählt: insgesamt zehn Akupunktursitzungen und fünf Hypnotherapiebehandlungen (die erste bis vierte Sitzung zeitgleich mit Akupunktur, die fünfte Sitzung ohne Akupunktur).

Die Akupunkturbehandlungen wurden zweimal wöchentlich (am Anfang und am Ende der Woche), die Hypnosebehandlung einmal wöchentlich durchgeführt; zwischen der vierten und fünften Hypnosesitzung lag ein Abstand von 14 Tagen.

Einige Anmerkungen zur Akupunktur: Es ist nicht Aufgabe und würde auch den inhaltlichen Rahmen dieser Kasuistik sprengen, die Denkmuster und daraus abgeleiteten konzeptionellen Überlegungen der Akupunktur an dieser Stelle näher darzustellen. Hierzu gibt es für Interessierte einen reich gedeckten Büchertisch.[20] Ich möchte mich daher lediglich auf die Nennung der Akupunkturpunkte und deren kurze Charakteristik beschränken.

Die Akupunkturpunkte im Einzelnen:

- LG 20 (Lenkergefäß), Indikation z. B. bei Kopfschmerzen, Schwindelzuständen, Unruhezuständen. Die Entsprechung in der TCM (Traditionelle Chinesische Medizin), der vom Patienten geschilderten Symptome (z. B. Spannungskopfschmerz), wäre eine sogenannte Yang-Fülle-Symptomatik. LG 20 besänftigt Leber-Wind und Leber-Yang, beruhigt den Shen (frei übersetzt »Geist«).
- Le 3 (Leber), Indikation bei psychosomatischen Beschwerden mit Anspannung und Unruhe, muskulären Verspannungen, Kopfschmerzen. Laut TCM beruhigt dieser Punkt ebenfalls den Shen, öffnet die Augen (sicherlich auch im übertragenen Sinne), reguliert Leber-Qi und Blut-Stagnation.
- Di 4 (Dickdarm), Indikation als übergeordneter Schmerzpunkt, gerade bei Affektion im Kopfbereich. Laut TCM stärkt dieser Punkte das sogenannte Abwehr-Qi (frei übersetzt »Abwehrenergie«), welches an der Körperoberfläche lokalisiert ist; beruhigt ebenfalls den Shen.
- Lu 7 (Lunge), Indikation u. a. bei schmerzhaften Funktionsstörungen der Schulterregion. Funktion in der TCM hat dieser Punkt z. B. bei psychischen und emotionalen Problemen wie z. B. unverarbeiteter Trauer.
- Hz 7 (Herz), Hauptindikationsbereich u. a. psychosomatische Erkrankungen, Angstzustände. Interessant der chinesische Name »Pforte der Geisteskraft«; laut TCM nährt er das Herz-Blut, die Begrifflichkeit »Herz« in der TCM ist eng mit dem Begriff Shen (Geist) verknüpft.
- Ma 36 (Magen), auch hier ist der Indikationsbereich psychosomatische Erkrankungen. Dem Punkt wird eine allgemein psychisch harmonisierende Wirkung zugesprochen; in der TCM wird ihm eine Stabilisierung von Geist (Shen) und Emotionen zugeschrieben.
- MP 6 (Milz-Pankreas), ebenfalls wichtiger Punkt bei psychosomatischen Erkrankungen. Im Sinne der TCM leitet er Feuchtigkeit aus, Feuchtigkeit, die sonst die Leitbahnen blockieren würde und den Qi-Fluss (frei übersetzt »Energiefluss«) verlangsamen würde. Auch dieser Punkt hat eine beruhigende Wirkung auf den Shen (Geist).

---

20 Kampik, G. (1997): Propädeutik der Akupunktur. Stuttgart (Hippokrates); Hecker, U. u. A. Steveling (2001): Lehrbuch und Repetitorium Akupunktur. Stuttgart (Hippokrates); Ross, J. (1999): Zang Fu. Uelzen (Med.-Literarische Verlagsgesellschaft).

Zusammenfassend lässt sich sagen: Es finden sich also Punkte, die ihre Hauptindikationen in der Behandlung von psychosomatischen Erkrankungen haben. Im weitesten Sinne nehmen sie Einfluss auf den Geist, die Emotionen. Wer hier inhaltlich tiefer einsteigen möchte, dem sei ein Buch mit gleichem Titel *Psychosomatik in der Chinesischen Medizin* empfohlen.[21] Die Bedeutung des Unbewussten und der Einfluss der Emotionen für die Krankheitsentwicklung aber auch Genesung wird beeindruckend dargestellt.

Und als würden sich Kreise schließen: Ist es doch die klinische Hypnose und Hypnotherapie, mit der eine Kontaktaufnahme und Kommunikation mit dem Unbewussten, dem Unterbewusstsein oder auch der höheren Instanz – wie immer man es nennen mag – am tiefgreifendsten gelingt.

Die »Trigger«-Situation: Angeregt durch die Äußerung des Patienten, dass er in den vergangenen Monaten immer mehr Leute kennengelernt hatte, die ihm bei der Lösung seines Problems irgendwie behilflich waren, kam mir schon beim ersten Kontakt mit dem Patienten die Idee, dass ja vielleicht auch ich eine derartige Person sein könnte. Vielleicht war ja die Vorstellung in unserer Praxis gar nicht so zufällig.

Mir ist zu diesem Zeitpunkt sehr spontan die Idee einer hypnotherapeutischen Behandlung gekommen – sicherlich getriggert durch projizierte Wünsche des Patienten sowie seinen Willen, eine Entscheidung herbeizuführen und an dieser auch tatkräftig mitzuarbeiten, und sicherlich auch gebahnt durch die angenehme und freundliche Ausstrahlung des Patienten.

Wesentlich jedoch schien mir der Aspekt, dass dem Problem der weiteren Lebensgestaltung eine derartige Komplexität innewohnt, die nur mittels »Psychotherapie in Trance« (Hypnotherapie) befriedigend gelöst werden kann. Die auch nachhaltige Beeinflussung bestimmter körperlicher Symptome (hier in diesem Falle z. B. Spannungskopfschmerzen) durch Akupunktur ist mir seit langer Zeit bekannt, Gleiches gilt auch für den Einfluss von Akupunktur auf emotionale Prozesse.

Meine Therapieüberlegungen gingen folglich weiter in die Richtung einer Therapieoptimierung durch Kombination beider Behandlungsmethoden. In jeder Sitzung wurden zunächst oben genannte Akupunkturpunkte genadelt, anschließend dann – bei liegenden Nadeln – die Hypnotherapie durchgeführt.

Hypnose

1) Hypnosesitzung und Akupunktur (Gesamtdauer: ca. 70 Minuten)

Im Vorgespräch berichtet der Patient von seinen Erlebnissen bei der vier Tage vorher erstmalig durchgeführten Akupunkturbehandlung. Damals wurde eine milde Trance mit Aufsuchen des »safety place« gewählt. Danach befragt, beschreibt er einen langen Sandstrand auf den Kanarischen Inseln. Beim Setzen der Nadel LG 20 (diese liegt typischerweise wie eine kleine Antenne lokalisiert auf der Mittellinie des Kopfes) habe er das Gefühl gehabt, etwas Negatives würde aus dem Kopf herausströmen. Erstmalig

21 Platsch, K. D. (2000): Psychosomatik in der Chinesischen Medizin. München/Jena (Urban & Fischer)

berichtet er von seinem bei einem Autounfall tödlich verunglückten, damals 28-jährigen Bruder, der zwei Jahre älter als der Patient war.

Bei der gewählten Induktion »Fäuste ballen« (Dauer ca. 20 Minuten) stellt sich der Patient den Fluss der in beiden Fäusten kumulierten Energie über die Arme, den Kopf, die Rückenpartie bis in beide Beine vor.

Meinem Eindruck nach erreicht er rasch eine tiefe Trance, dabei lautes Atemgeräusch, insbesondere bei ruhiger Exspiration. Die posthypnotische Suggestion lautet: Kraft, Stärke und Gelassenheit in der Entscheidungsfindung des zu verarbeitenden Problems.

Der Patient beschreibt, das Achten auf ein bewusstes Ein- und Ausatmen (von mir vorgegebenes Bild in den tiefen Bauch eines »U«s einzuatmen und die breite Flanke eines »E«s zum Ausatmen zu nutzen) habe ihm gut geholfen, in Entspannung zu kommen. Allenfalls drei Mal habe er einen derartigen Entspannungszustand in seinem Leben erlebt. Während der Hypnose hätten sich mehrere Bilder vermischt, so das Bild, in tiefer Ruhe vor dem Grab des Bruders zu stehen. Diese Situation kenne er sehr gut, er würde dann einfach über viele Minuten dastehen, die Realität um ihn herum nicht mehr wahrnehmen, ein Gefühl tiefer Ruhe würde ihn umströmen. Immer wieder habe er in Trance das Gefühl gehabt, er müsse auf sich Acht geben.

Das Gefühl, das sich beim Stechen der Nadeln LG 20 eingestellt hatte, hat er in Verbindung mit Hypnose noch plastischer erlebt. Es sei ihm die Erinnerung an ein Ereignis vor ca. zwei Jahren gekommen. Damals hatte seine Mutter ihn aufgrund einer schmerzhaften Gürtelrose zu einem Heiler mitgenommen, der damals Punkte am Kopf gedrückt und mit wischenden Bewegungen für ihn Belastendes und Negatives genommen habe. Dieses Ereignis, das ihm damals etwas abstrus vorgekommen sei, habe er eigentlich komplett aus seiner Erinnerung gestrichen. Erst durch die Hypnose habe er sich wieder daran erinnert.

In der folgenden Induktion (Dauer ca. 15 Minuten) – überschrieben mit »Sammeln und Ausschütten« – geht es nach Aufsuchen des sicheren Ortes um die Vorstellung eines größeren Gefäßes, in das man Sorgen, negative Eindrücke etc. hineinlegt, um sie dann später auszuschütten.

Auf die spätere Frage, welche Dinge er in die Schale gelegt und später ausgeschüttet habe, wird deutlich, dass ihm das Erlebte inneres Unbehagen macht, so dass ich dem Patienten die Möglichkeit eröffnete, dieses als Geheimnis für sich zu bewahren und vielleicht zu einem späteren Zeitpunkt darüber zu reden. Sehr intensiv habe er in dieser Trance Naturstimmungen erlebt, so vor dem Meer stehend, später dann auf dem Trecker sitzend im spätsommerlichen Ernteeinsatz. Beim Blick über das abgeerntete Feld habe er das Gefühl tiefer innerer Ruhe gehabt. Es habe sich ein sehr starkes Erinnerungsgefühl an den verstorbenen Bruder eingestellt, verbunden mit dem Eindruck, die Bilder auch für ihn zu sehen. Er verspürte ein intensives Gefühl der Nähe zum Bruder, das er in ähnlicher Weise vor ca. vier Jahren im australischen Outback erlebt habe. Am Ende der Hypnose sei dann das Bild aufgetaucht, wie er zusammen mit seinen Eltern auf den Unfallort des Bruders zufahre; dabei habe er das erneute Aufflackern von Angst und Beklommenheit, den Bruder identifizieren zu müssen und das dann überwältigende Gefühl von innerer Ruhe und Gelassenheit im Gesicht des tödlich verunglückten Bruders wahrgenommen.

Mein Eindruck am Ende der Therapiesitzung: Der Patient ist überwältigt von der Fülle der inneren Bilder. Er wirkt etwas verhangen, verlässt den Therapieraum zögerlich, ist sehr gespannt auf die nächste Hypnosesitzung.

2) Hypnosesitzung und Akupunktur (Gesamtdauer: ca. 60 Minuten)
Vorgespräch: Nach der ersten Hypnosesitzung mit Akupunktur habe sich über vier Tage ein dauerhaftes Entspannungsgefühl eingestellt. Er sei sehr dankbar für diese Stimmung. Befragt nach dem Unterschied zwischen alleiniger Akupunktur (mit begleitend milder Entspannung) und Akupunktur mit Hypnose antwortet er: bei der letzten Variante sei der Entspannungszustand deutlich tiefer, hier würde seinem Empfinden nach der hypnotherapeutische Effekt stärker ins Gewicht fallen als die Akupunktur. Bei Akupunktur in milder Entspannung messe er dem Effekt der Akupunktur eine größere Bedeutung bei.

Ideen für die heutige Sitzung: Installieren von Fingerzeichen, Anwendung der abgewandelten Cristal-Ball-Technique von M. H. Erickson zur Nutzung etablierter sinnvoller Verhaltensmuster zur Lösung des anstehenden Problems (angelehnt an ein Arbeitspapier von Frau Dr. Agnes Kaiser Rekkas), Anwendung ideomotorischer Signale. Induktion »safety place« (Strand, Meer): Bei dieser Induktion wird der Patient angeleitet, sein individuelles Fantasierefugium (»den sicheren Ort«) aufzusuchen. An diesem für ihn sicheren, ruhigen und heilsamen Ort gelingt es meiner Erfahrung nach leichter, Fingerzeichen zu installieren. Um Schmerzen beim Auslösen von Fingersignalen zu vermeiden, verzichte ich auf Akupunkturnadeln im Bereich der rechten Hand (sonst oben genannte Auswahl an Akupunkturpunkten).

In ruhigem Ton fordere ich den Patienten auf, sein Unterbewusstsein zu bitten, einen Finger als Ja-Finger auszuwählen (»... und dabei lassen Sie sich alle Zeit der Welt, ... alles geschieht in Ihrem eigenen Tempo.«) Die Vorstellung einer Situation oder einer Sache, die er von ganzem Herzen bejahe, lässt die Bewegung des Fingers heftiger erscheinen. Genau so gehe ich beim Installieren der anderen Fingerzeichen vor. Zwischendurch frage ich ihn, ob er noch mehr Zeit und Ruhe benötige. Das vertieft die Hypnose und gibt dem Patienten mehr Sicherheit. Folgende Fingerzeichen können »codiert« werden: Der Ja-Finger ist bei diesem Patienten der Zeigefinger, der Nein-Finger der Daumen, der Ich-möchte-nicht-antworten-Finger der kleine Finger. Während des Etablierens der Fingerzeichen zeigt sich ein auffällig starkes Oberlidflattern beidseits. Nach dem Installieren ist der Patient vom Aspekt her deutlich ruhiger. Wieder in der Realität angekommen, kann er die installierten Fingerzeichen benennen. Am meisten erstaunt ist er darüber, dass das Installieren »wie von allein geht«, er habe keine willentlichen motorischen Bewegungen durchgeführt. Diese Angabe deckt sich mit meiner Beobachtung von wenig rhythmischen, fast abgehackten, zittrigen Fingerbewegungen, welche als Indiz für spontan entstandene Fingerzeichen zu werten sind.

Da der Patient eine ausgesprochene Fähigkeit zum Visualisieren besitzt, soll im Folgenden die Kristallkugel-Technik (Hypnose-Induktion in Abwandlung der CristalBall-Technique von M. H. Erickson) angewandt werden. Hierbei geht es darum, das abstrahierte und unbewusst verankerte Wissen von Problemlösungen seit der Kindheit bis zum jetzigen Zeitpunkt für das zu bearbeitende Problem zu nutzen.

»Da ich weiß (und Sie wissen es ja auch), dass Sie diese besondere Fähigkeit haben, sich Dinge gut vorstellen zu können, möchte ich jetzt gern die Kristallkugel-Technik anwenden ...

So schließen Sie die Augen, lassen Ihre Energien von den Armen durch den Körper in die Beine fließen ...

Sehr schön anzusehen, wie entspannt Sie schon sind ... Dann gehen Sie doch bitte in Ihrem eigenen Tempo an den für Sie so schönen und sicheren Platz ... Wir kennen ihn ja beide ... Dieses sonnendurchflutete Weizenfeld, das sich durch Wind so wunderschön bewegt, wie die Wellen im Meer ... Lassen Sie sich tragen von diesem wunderbaren Gefühl ... Sehr schön, prima. Ach, da ist ja auch ganz spontan das Fingerzeichen, das Zustimmung signalisiert ...

Und indem Sie noch die angenehme Wärme der Sonne spüren, diese Sommerfrische auf der Haut, bewegen Sie sich nun weg von diesem für Sie vertrauten Ort ... Lassen sich in Gedanken tragen über Wiesen, Felder, Ortschaften und kommen in einer ganz anderen Gegend an, die Ihnen vielleicht nicht weniger vertraut ist ...

Ein Ort in von Schnee bedeckten Bergen ... Erstaunt, fast mit kindlicher Neugierde betreten Sie diese Höhle aus Eis ... Bläulich schimmerndes Licht, unendliche Ruhe ... Wie gefangen geben Sie sich den wunderschönen Lichtspielen hin ...

Vergleichbar der Auslage eines Kaufhauses entdecken Sie plötzlich in ihrer Größe und Farbe unterschiedliche Kristallkugeln ...

Jede auf ihre Art individuell, jede auf den Lichteinfall unterschiedlich reagierend ... Diese wunderschönen, berauschenden Farben ...

Und nun versuchen Sie, diese Kugeln in eine für Sie stimmige Reihenfolge zu bringen, vielleicht die Kleineren für die Zeit der Kindheit und der Jugend und die Größeren für das Erwachsensein ... Und während Sie damit beschäftigt sind, versuchen Sie in diese Kugel hinein eine für den jeweiligen Lebensabschnitt bedeutende Erfahrung zu legen ...

Während Sie dieses tun, betrachten Sie in Ruhe jede einzelne Kugel und versuchen die jeweilige Erfahrung noch einmal tief innerlich in sich aufzunehmen ...

Und dann stellen Sie Vergleiche an ... Oh ja, wieder diese zustimmenden Fingerzeichen ...

In tiefer angenehmer Entspannung Vergleiche zwischen den Erfahrungen ...

Und so werden, wie von selbst und ohne bewusstes Zutun, Unterschiede und Gemeinsamkeiten deutlich ...

Vielleicht findet sich eine Kontinuität in Ihren Entscheidungsprozessen ... Ein roter Faden ... Vielleicht gelingt es Ihnen sogar, eine Vorstellung von der zukünftigen Situation – ohne das Sie jetzt belastende Problem – in Ihrer Vorstellungskraft wirken zu lassen ... Und dabei gehen Sie wieder tiefer in Entspannung, lassen sich berauschen von den wunderschönen Farben, von der angenehmen Stille, von der Vertrautheit des Ortes ...

Zum krönenden Abschluss visualisieren Sie eine besonders schöne, große Kristallkugel ... Noch schöner, noch beeindruckender, als es die anderen sind ... Genau richtig dafür, das neue Gefühl von Erkenntnis darin zu konservieren ... irisierendes Licht, berauschend ...

Genießen Sie das Gefühl, eine Lösung für ihr Problem gefunden zu haben ... Prima ... ganz tief entspannt ... Und dazu lassen Sie sich Zeit ... Das Gefühl noch größerer Lebensfreude ... sehr schön ... Und dann kommen Sie zurück, vielleicht mit dem kleinen Umweg über das sommerliche Weizenfeld, zurück hier an diesen für Sie realen und inzwischen schon vertrauten Ort ... Und ich sehe, wie tief Sie entspannt gewesen und auch immer noch sind, und lassen Sie sich Zeit, hier wieder in dem für Sie eigenen und richtigen Tempo anzukommen ...

Gerade zum Schluss der Sitzung hin beobachte ich sehr spontane ideomotorische Zeichen (auch ohne vorherige Aufforderung), zeitweilig auch an der Gegenhand. Die Atemzüge sind sehr ruhig und tief, sonstige motorische Äußerungen finden sich nicht. Der Patient kommt nur sehr zögerlich aus der Trance zurück. Ich muss ihn berühren, um ihn wieder mit der Realität zu konfrontieren.

Er gibt einen Entspannungszustand an, der noch tiefer gewesen sei als bei den vorangegangenen Induktionen (»Ich habe geglaubt, dass dieses gar nicht gehe«). Er habe ein Gefühl gehabt, sehr ruhig zu sein, dieses sei sehr, sehr schön gewesen. Jede Art unnötige Spannung sei weg, an die Interventionen könne er sich kaum erinnern; nur noch, dass er die Kristallkugeln nach Größe und Farbe sortiert habe, an die Visualisierung einer großen Kugel erinnere er sich nicht. Neben dem bekannten Strandbild (sein »safety place«) habe er sich über Stunden in einem blühenden Weizenfeld stehen sehen, er habe den Weizen sogar riechen können. Es sei ein Gefühl tiefster Zufriedenheit und Ruhe gewesen, dabei habe er sich mit etwas beschäftigt, eine genauere Erinnerung habe er nicht, es sei aber etwas Angenehmes gewesen.

Ganz bewusst lobe ich den Patienten, dass er auf unbewusster Ebene sehr viel Arbeit geleistet habe. Ich gebe ihm als kleine Hausaufgabe mit auf den Weg, sehr genau auf mögliche Träume zu achten und diese wenn möglich auch aufzuschreiben.

3) Hypnosesitzung und Akupunktur (Gesamtdauer: ca. 60 Minuten)

Vorgespräch: Er fühle sich weiterhin deutlich ruhiger und entspannter. Dinge, die ihn auch im Berufsleben früher rasch aufgeregt hätten und ihn zu raschen, teils hektischen Reaktionen bewogen hätten, würden ihn jetzt deutlich weniger berühren.

Befragt nach Träumen, erinnert er sich lediglich an einen merkwürdigen Traum, in dem es zu einem »Gipfeltreffen mit George Bush« kommen sollte, er habe dabei das Gefühl gehabt »wichtige Entscheidungen stehen an«. Auf bewusster Ebene nochmals zu seinem bekannten Problem befragt (Entscheidung darüber, ob er weiter im Bank wesen beschäftigt bleiben bzw. die elterliche Landwirtschaft übernehmen möchte), meint er, dass die Tätigkeit in der Landwirtschaft wohl doch der vorgezeichnete Weg sei, er hadere jedoch mit der Akzeptanz dieses Berufes sowie den dann hinfälligen Investitionen in seinen jetzigen Beruf ferner wisse er eigentlich nicht genau, was er mit der Verabschiedung aus seiner Banktätigkeit wirklich alles aufgeben würde. Es würde ihm schon zu denken geben, dass gerade in den zurückliegenden Wochen Mitmenschen ihm den Tipp gegeben hätten »den Weg seines Herzens zu gehen«.

Ich gebe dem Patienten den Rat, in der Selbsthypnose seine Tätigkeit als möglicher Landwirt zu visualisieren und im nächsten Schritt dann zu ergründen, was ihm wirklich an der bisherigen Tätigkeit im Bankwesen fehle.

Daraus ergibt sich die Idee für die heutige Sitzung: orientiert (und modifiziert) an einem Arbeitspapier von Dr. Agnes Kaiser Rekkas (Juli 1999), in tiefer Hypnose eine ideomotorische Befragung zum anstehenden Problem durchzuführen.

Induktion: Ich fordere den Patienten auf, in Trance zu gehen, was inzwischen ohne besondere Anleitung sehr gut gelingt, dabei setze ich die Akupunkturnadeln an o. g. Punkten.

Bei der folgenden ideomotorischen Befragung geht es darum, Suchprozesse zur Lösung des Problems auf unbewusster Ebene in Gang zu setzen und den Patienten dahingehend suggestiv zu stärken, sich dieser Lösungsprozesse später dann auch bewusst zu werden, um sich ihrer bedienen zu können. Zunächst etabliere ich erneut die Fingersignale. Zusätzlich bestimme ich einen weiteren Finger für »etwas Neues« (beim Patienten der Mittelfinger der rechten Hand).

In tiefer Hypnose wird dem Patienten »sein Bruder schützend zur Seite gestellt« (dieser Gedanke kam mir bei der Schilderung des Patienten über die enge emotionale Bindung an seinen verstorbenen Bruder). Der Patient beantwortet dieses Angebot mit dem Ja-Finger.

Wissen um die Lösung des Problems: Weiß Ihr Unbewusstes schon, was zu tun ist? (Fingerzeichen »Ja«)

Bereitschaft, das Wissen preiszugeben: Ist es bereit, dieses Wissen mitzuteilen? (Fingerzeichen »Ja«)

Abruf der evtl. noch verschlüsselten Information: Gehen Sie noch tiefer in Entspannung, seien Sie innerlich offen für jeden Hinweis, der ohne willentliches Zutun sozusagen aus Ihnen selbst herauskommt und der Ihnen weiterhelfen wird. Und da es sich hierbei um etwas Neues handelt, kann dann der Finger für »das Neue« sein Zeichen geben. (Hierbei vergeht ca. eine Minute, dann erscheint das Fingerzeichen für »etwas Neues«) Fähigkeit, diese neue Information nutzbar zu machen und dadurch notwendige Schritte einer Veränderung auch zu vollziehen: Sind Sie fähig, das zu tun, was zu tun ist? (Fingerzeichen »Ja«)

Innere Bereitschaft, diese Schritte zu gehen: Sind Sie sowohl auf bewusster wie unbewusster Ebene bereit, dieses zu tun? (Zeichen für »Ich möchte nicht antworten«).

Psychische Erlaubnis für Veränderungen: Gibt es für diese Art der Veränderung auf tieferer Ebene die vollkommene Erlaubnis? (Nein-Finger)

Dieses Fingerzeichen irritiert mich. Blitzartig schießt mir der Rat meiner Hypnoselehrerin durch den Kopf – passend zur Situation: »Erst da, wo eine Erwartungshaltung des Therapeuten nicht erfüllt wird, fängt Hypnotherapie an, spannend zu werden.« Meine Unsicherheit überspiele ich damit, den Patienten aufzufordern, tiefer in Hypnose zu gehen. Dann frage ich ihn, ob er sich wohlfühle: Das Fingerzeichen »Ja« erscheint. Na, Gott sei Dank. Ich gewinne Zeit zum Nachdenken.

In der Vorstellung, die obige negativ beantwortete Frage, ob die anstehende Veränderung auf tieferer Ebene eine vollkommene Erlaubnis besitze, positiv umzudeuten, interveniere ich wie folgt: »Ich habe auch sehr aufs Tempo gedrückt. Wichtig ist, dass sie bei Ihrem eigenen Rhythmus bleiben. Tragen Sie Sorge dafür, dass Sie bestimmte Dinge auch nicht zu schnell ändern. Ich bin sicher, dass das Thema in Ihrem Inneren so bearbeitet wird, dass eine für Sie innerlich stimmige Antwort entsteht. Nehmen wir im Moment

»den Fuß vom Gas«. Lassen Sie die bewusst oder unbewusst visualisierten Bilder, die eine gute Entscheidung erst möglich machen, weiter in sich arbeiten und kommen Sie dann mit dem für Sie richtigen Tempo in die Realität dieses Raumes zurück.«

Die Reaktion des Patienten ist: »Das ist enorm! Mir sind die Gesichtszüge entglitten, so rief war ich entspannt. Ich habe den Körper gar nicht mehr gespürt. Die Bilder, die ich gesehen habe, waren sehr klar, so z. B. der Bruder mit seinen für ihn typischen Handbewegungen.« (Der Patient räuspert sich, er kann kaum weitersprechen, er ist innerlich sehr betroffen). Nach einer kurzen Pause fährt er fort: »Ich habe das Hochzeitsbild, das ein halbes Jahr vor dem Tod meines Bruders entstanden ist, vor Augen gehabt. Dabei hat mein Bruder seine Hand auf meine Schulter gelegt. Dieses Bild war für mich immer der Inbegriff unserer tiefen Verbindung; ich habe immer wieder das Gefühl, dass mein Bruder sehr viel Kraft an mich abgibt und er mir – und so war es auch in dieser tiefen Hypnose – immer wieder mit auf den Weg gibt: Mach es Dir leichter, nimm die Dinge lockerer. Mein Bruder hatte kurz vor seinem Tod diese innere Ruhe und Lockerheit, die sich für mich auch darin gezeigt hat, dass er plötzlich nicht mehr gestottert hat.«

Befragt nach dem »Nein«, ob es für die Veränderung auf tieferer Ebene auch eine vollkommene Erlaubnis gebe, kann der Patient auf bewusster Ebene keine für ihn schlüssige Antwort geben. Auch meine kurzzeitige Unsicherheit scheint er nicht bemerkt zu haben – zumindest war sie für ihn nicht von Bedeutung. Als ich ihn nach seinen körperlichen Beschwerden wie Kopfschmerz bzw. Schwindel frage, antwortet der Patient, dass diese Beschwerden nicht mehr bestünden.

4) Hypnosesitzung und Akupunktur (Gesamtdauer: ca. 65 Minuten)

Vorgespräch: Der Patient teilt mir mit, dass er keine Selbsthypnose in der vergangenen Woche praktiziert habe, allenfalls sei er in Trance gewesen, in die er gehe, wenn er Sport treibe. Dabei habe er jedoch keine inneren Bilder gehabt.

Induktion: Nur kurz und prägnant (wohlige Wärme, Energiefluss, Kraft, aus der man schöpfen kann), weitestgehend in Eigenregie des Patienten, Setzen der bekannten Akupunkturpunkte, über Ja-Finger wird die Entspannungstiefe erfragt, den Zeitpunkt des Beginns der therapeutischen Arbeit legt der Patient selbst fest. Anknüpfend an die ideomotorische Befragung in der vorausgegangenen Sitzung, werden die dort gestellten ersten vier Fragen erneut mit Ja beantwortet. Bei Frage 5 (Bereitschaft, den Schritt zur Veränderung auch bewusst wie unbewusst zu gehen) – »Möchte nicht antworten«. »Kann ich etwas für Sie tun?« – ebenfalls »Möchte nicht antworten«. »Ist das Bild vom Bruder als unterstützenden Begleiter für Sie stimmig?« – »Ja«. »Ist der Schlüssel zum erfolgreichen Lösen ihres Problems in Ihrem Bruder versteckt?« – »Ich möchte nicht antworten«. »Handelt es sich um ein Loyalitätsproblem, sind Absprachen oder Bindungen vorhanden, die Sie nicht preisgeben möchten?« – »Ja«

Meinem Eindruck nach befindet sich der Patient zu diesem Zeitpunkt in einer besonders tiefen Trance, die Fingerzeichen sind deutlich rigorartiger (abgehackter).

»Brauchen Sie dazu Zeit?« – »Ja«. »Ist auf tieferer Ebene ein Lösungsansatz vorhanden?« Nach einer etwas längeren Pause kommt die Antwort »Ja«. »Gehen Sie noch tiefer in Hypnose, seien Sie gewiss, dass Ihr Unterbewusstsein alles schützt, was schützenswert ist, Dingen, die keine Bedeutung mehr haben, auch keine Bedeutung mehr beimisst. Seien Sie gewiss, dass Sie lernen, ohne dass Sie wissen müssen, dass Sie lernen und dass in diesem Prozess sinnhafte gegen unsinnige Bilder ausgetauscht werden ...« – »Ist das Loyalitätsproblem zeitgemäß, hat es auch heute noch einen Sinn?« – »Nein«. »Kann dieses Loyalitätsprinzip somit aufgegeben werden?« – »Ja«. »Besteht auf tieferer Ebene eine klare Zustimmung, dieses Loyalitätsprinzips aufzugeben?« – »Nein«.

Ich fordere ihn auf, wieder tiefer in Trance zu gehen und dabei offen zu bleiben für jegliche Art neuer Hinweise, die weiterhelfen können. Zu diesem Zeitpunkt stellt sich ein »Fingerzeichen-Chaos« ein, so taucht z. B. der Nein-Finger an der Gegenhand auf: Viele unklare Fingerbewegungen sind zu sehen, die nicht zugeordnet werden können. Ich fordere den Patienten auf, die Konzentration wieder mehr zu fokussieren, auf ruhiges Ein- und Ausatmen zu achten und über diesen hilfreichen Mechanismus wieder tiefer in Entspannung zu gehen, den Fluss von Energie angenehm wohlig von den Händen über die Wirbelsäule in Brust- und Bauchraum und in den Beinen zu spüren. Ich wiederhole das bisher Erarbeitete (»Es gibt ein Loyalitätsproblem, es scheint nicht zeitgemäß zu sein, es besteht zumindest auf bewusster Ebene der Wunsch, dieses aufzugeben«).

Dann interveniere ich: »Wenn es denn so ist, dass Sie dieses Loyalitätsprinzip aufgeben möchten, so tun Sie es mit all Ihrer inneren Kraft und Zustimmung ...« Es zeigt sich mehrfach der Ja-Finger; meinem Eindruck nach ist das Zeichen von seinem Charakter her wieder stimmiger (ruckartig). Des Öfteren sind ausgeprägte Muskelzuckungen am gesamten Körper zu beobachten, die Atmung ist sehr ruhig und tief, das Gesicht entspannt, leicht weißlich gefärbt, die Augenlider flattern zunehmend. In diesem Trancezustand bleibt der Patient ohne zusätzliche Befragungen. Dann schließlich frage ich: »Fühlen Sie sich gut?« – »Ja«. Diese Antwort ist sehr eindeutig. Ich bitte ihn, noch einen Moment in dieser inneren Fokussierung zu verweilen, dabei die heilsamen Bilder und Gedanken bewusst in sich aufzunehmen (zu diesem Zeitpunkt wieder vermehrt Myoklonien, betont in der rechten Hand) und dann wieder in einem für ihn angenehmen Tempo in die Realität zurückzukommen.

Die Reorientierung gestaltet sich schwierig, der Patient ist kaum zu »dehypnotisieren«. Ich fordere ihn auf, sich den heutigen Arbeitstag kurz vorzustellen, die Augen zu öffnen. Der Patient wird dabei von mir an der Hand berührt. Die erste Reaktion des Patienten ist: »Schön und verblüffend gleichzeitig«. Er berichtet, dass er sich zunächst nicht gut habe entspannen können, er habe kaum richtig abschalten können, dann jedoch sei alles plötzlich so weit weg gewesen. Gerade meine Hilfestellung, den Energiefluss bewusst und schrittweise über den Körper verteilt zu spüren, habe sehr geholfen, die Trancetiefe zu verstärken, wieder habe er die Bilder vom Strand bzw. Weizenfeld gesehen. Hier habe er gespürt, wie weit sich dieses Weizenfeld anfühle, für einen Moment habe er die Enge gespürt, die das berufliche Umfeld auf ihn ausübe.

Auf meine Äußerung, dass es ja heute mit den Fingerzeichen »wild zugegangen sei«, schmunzelt der Patient. Er selber habe das Gefühl, er brauche noch Zeit bis zur Entscheidung. Die Frage, ob er sich an die verschiedenen Interventionen bewusst erinnere, verneint er.

5) Hypnosesitzung ohne Akupunktur (Gesamtdauer: ca. 65 Minuten)
Vorgespräch: Er habe in der vergangenen Woche einen mehrtägigen Kurzurlaub an der See verlebt, der sehr entspannend gewesen sei. Das Umschalten ins Berufsleben sei diesmal schwergefallen, kurzzeitig hätten sich wieder die bekannten frontal betonten Druckkopfschmerzen sowie ein Verspannungsgefühl im Kopfbereich eingestellt, sportliches Ausagieren würde seine Befindlichkeit deutlich bessern.

Nach dem Stand des Entscheidungsprozesses befragt, antwortet er: »Die Aussage wird klarer, mein Herz hat mir suggeriert, es lohne sich nicht, sich Zwängen zu unterwerfen, die einen beengen würden. Ich spüre, dass dieses dauerhaft nicht sein kann.«

Auf einer visuellen Analogskala zwischen null und zehn (null = keine Lösung des Problems, zehn = Entscheidung, in voller Zufriedenheit getroffen) gibt der Patient den momentanen Stand der Entscheidungsfindung zwischen sechs und sieben an.

Geplant ist die Fortführung der in der vergangenen Sitzung begonnenen therapeutischen Arbeit mittels ideomotorischer Befragung.

Induktion: (zeitlich recht lang gehalten) Ich beginne wieder mit einer Modifikation der Induktion »Fäuste ballen«, der Energiefluss, der von den Fingern aufsteigend in die Schulterpartie, Kopfregion, Wirbelsäule, Brust- und Bauchraum bis in die Beine strömt, ist warm, wohlig, geschlossen wie ein Kreis. Dabei lasse ich die Vorstellung heilsamer Bilder zu und das Gefühl, in dieser tiefen Trance dem Unbewussten so nah sein zu dürfen.

Dann biete ich ihm die Vorstellung einer Schale an, in die er belastende Dinge und auch Gedanken, die früher ihre Wichtigkeit hatten und jetzt unwichtig oder gar unsinnig sind, legen solle (bewusst keine Induktion, die Schale auszuschütten, um dann an dieser Stelle anknüpfend mit der therapeutischen Arbeit zu beginnen). Der Zeitpunkt des Beginns der therapeutischen Arbeit mit ideomotorischer Befragung wird dem Patienten selbst überlassen, der Ja-Finger zeigt den Beginn an:

»Gibt es ein Wissen um die Lösung des Problems?« – »Ja«. »Ist Ihr Unbewusstes bereit, das Wissen preiszugeben?« – »Ja«. »Besteht die Bereitschaft, eine Veränderung einzuleiten?« – »Ja«. »Besteht auf tiefer Ebene eine uneingeschränkte Erlaubnis zur Veränderung?« – »Ich möchte nicht antworten«. »Bestehen innere Widerstände, die der Entscheidung entgegenstehen?« – »Ja«. »Handelt es sich um eine Loyalität, z. B. zu einer anderen Person?« – »Ich möchte nicht antworten«.

»Gibt es einen inneren Konflikt, der im weitesten Sinne etwas mit unbewusster Selbstbestrafung zu tun haben könnte?« – »Ja«. »Besteht die Bereitschaft, damit aufzuhören?« – »Ich möchte nicht antworten«. »Ist Hilfe von außen dafür not wendig?« – »Nein«. »Kommt die Hilfe aus Ihnen selbst?« – »Ja«. »Sind Sie bereit, mit der Selbstbestrafung aus Liebe zu einer anderen Person aufzuhören?«. »Nein«.

»Brauchen Sie Zeit?« – »Ja«. »Sollen wir die Lösung des Problems auf einen anderen Zeitpunkt verschieben?« – »Ja«, »Dazu ist es notwendig, mit dem Unbewussten einen Vertrag zu schließen, d. h. dass dieses Versprechen, eine Lösung zu einem späteren Zeitpunkt zu finden, auch wirklich eingehalten wird.« – »Ja«.

»Der innere Konflikt darf sich schon jetzt, zu diesem Zeitpunkt, beginnen aufzulösen.« – »Ja«. »Er tut dies jetzt, ... zu diesem Zeitpunkt, ... zieht sich langsam zurück, ... ermöglicht

Neuem, Platz zu gewinnen.« (Erneut Aufforderung, tiefer in Trance zu gehen, längere Zeit verstreicht). Dann: »Neu-Finger. »Lassen Sie diese neuen Bilder vor Ihrem geistigen Auge fließen ... heilsam, ... wunderbar angenehm, ... genießen Sie die Situation ... so lernen Sie in der Hypnose Neues, ohne bewusst zu lernen ...«. Mehrmals Neu-Finger. »Ist das Erlebte für Sie rund, angenehm, stimmig?« – »Ja«.

Es folgt eine posthypnotische Suggestion: »Sie haben in den zurückliegenden 20 bis 25 Minuten sehr viel gute Arbeit geleistet, große Anerkennung dafür. Lassen sie das heilsame Neue in Ihnen wachsen, begießen Sie es wie eine junge Pflanze ...«.

Ich lasse den Patienten seine Erlebnisse schildern, ohne ihn zu unterbrechen: »Ich habe nur noch meine Hände und Füße gespürt, der Körper war gar nicht mehr da, auch jetzt ist dieses Gefühl noch existent, ... und dabei so klare Gedanken. Das habe ich in meinem Leben so noch nie erlebt, so etwas Angenehmes, überhaupt keine Angst, ob wohl von der Realität so weit weg ... Mehrmals habe ich die mich belastenden Dinge in die Schale gelegt, ... dann habe ich sie ganz genüsslich ausgekippt.«

Mir fällt auf, dass ich die Aufforderung zum Auskippen der Schale gar nicht gegeben habe, lasse es den Patienten aber nicht wissen.

»Was waren das denn für Dinge?« – »Das waren diese belastenden Gedanken, die – das wurde mir ganz klar – es nicht wert sind, dass man sich weiter um sie kümmert, dass man sich verrückt macht und sich innerlich verkrampft ... Diese Gedanken nicht mehr zu haben, das ist die Freiheit, nach der ich mich sehne. Selbstbestrafung, das ist ein krasses Wort, ... aber ich tue es mit mir«, plötzlich spricht der Patient in der dritten Person mit sich: »Was hält mich eigentlich davon ab, lockerer zu sein?« Längere Pause.

»Nun, Ihr Unterbewusstsein weiß es!« (Der Patient lächelt.) »Ich hatte Sie gefragt, ob Sie aus Liebe zu einer anderen Person mit dieser Selbstbestrafung aufhören könnten?« – »Nein, dann wäre ich ja abhängig von jemand anderem, dies könnte mich dann später vielleicht in eine tiefe Krise stürzen«. Es gebe auch gar keine konkrete Person wie die Eltern oder eine Partnerin, für die er dieses tun möchte. »Nein, ich tue es nur für mich selbst. Immer noch spüre ich diese tiefe Entspannung, meinen Körper fühle ich gar nicht ... und der Kopf so klar.«

In der Gewissheit, dass der Patient noch hoch suggestibel ist, frage ich nach: »Was in Ihnen gibt die Antwort auf meine Fragen?« »Nun, es ist schon noch der Kopf, ... es ist wie eine Art Konflikt zwischen Ratio und Unterbewusstsein, ... der Verstand überlegt sogar, welcher Finger nun zu heben ist, die Antwort aber kommt ganz klar vom Unterbewusstsein. Wenn Sie dann zwischen Ihren Fragen eine Pause machen, wird die Anspannung immer größer, es ist wie eine Neugier auf die nächste Frage ... Ich habe das Gefühl, zukünftig eine Wertung vieler Dinge im täglichen Leben anders zu machen, ich glaube, das hat etwas mit der Hypnose zu tun ... nur funktionieren, das bin ich nicht.«

Ich bitte den Patienten nochmals, in eine kurze Entspannung zu gehen und Folgendes zu internalisieren: »Die Dinge einfach geschehen lassen, weniger »kopflastig« sein ... Es ist nicht nur so, dass Sie Hilfe von anderen erwarten und bekommen, auch

Sie werden mit Ihren neuen Erkenntnissen mehr Verantwortung für sich selbst und für andere übernehmen ...«

Der Patient schildert, dass dieses eine besondere Hypnosesitzung gewesen sei (und ich kann ihm da nur aus vollem Herzen zustimmen). Wir beide haben den Eindruck, dass jetzt auf unbewusster Ebene etwas in Bewegung gebracht worden ist, das längere Zeit benötigt, um sich zu setzen.

Nach vier bis fünf Wochen soll der nächste Termin stattfinden. Der Patient hat jedoch die Möglichkeit, sich jederzeit auch früher zu melden, wenn dies für ihn notwendig ist.

Der Patient berichtet abschließend, dass sich in den nächsten Tagen der Todestag des Bruders wieder jähren würde und er gespannt sei, wie er mit den jetzigen Erfahrungen damit umgehe.

Evaluation

Die zuvor detailliert geschilderten Hypnosesitzungen haben deutlich gemacht: Als Therapeut hatte ich Glück, mit einem derart engagierten Patienten, voller Esprit und fantasievoller Neugierde, arbeiten zu dürfen. Die Dynamik eines solchen Patienten ist ansteckend. So erklärt sich, dass ich mich bisweilen habe zu sehr mitreißen lassen. Passierte es, war es der Patient, der signalisierte: »Bitte langsamer, ich bin es, der das Tempo, in dem sich Veränderung einstellen darf, vorgibt.«

So ist selbstkritisch anzumerken, dass die Hypnosesitzung nicht mit vorher wohl überlegten Themen zu vollgepackt sein sollte. Arbeitet man mit ideomotorischen Fingerzeichen, so ist zur Verankerung von Neuem ausreichend Zeit einzuräumen, auch sollte die Sitzung zeitlich nicht zu lang ausfallen. Wird dies beherzigt, geschieht das, was Agnes Kaiser Rekkas so treffend formuliert:[22] »Stundenlange therapeutische Gespräche können niemals die Wirkung von fünf Minuten körperlich und seelisch durchlebter Erfahrung aufwiegen. Deshalb ist Hypnose eine Erlebnistherapie.«

Es gibt eine Fülle didaktisch und inhaltlich guter Lehrbücher zur Hypnose.[23] Lässt man sich auf Hypnose als für die psychische Weiterentwicklung und somatische Heilung gedachte Erlebnistherapie ein, sind die Bücher »Klinische Hypnose und Hypnotherapie«[24] und »Die Fee, das Tier und der Freund«[25] von Agnes Kaiser Rekkas eine wahre Fundgrube therapeutischen Könnens. Aus dem Erfahrungsschatz der Autorin lernt man, dass sich wirksame Hypnosephänomene nur erreichen lassen, wenn sich die Therapie, verknüpft mit der Empathie des Therapeuten, an den Bedürfnissen des Patienten orientiert. Auch im hier vorgestellten Fall sind dies: Dissoziation (zeitlich unterschiedliche Zustände), veränderte Zeitwahrnehmung, Zeitregression und Zeitprogression, Veränderung des Körperschemas, Hypermnesie.

22 Kaiser Rekkas, A. (1998): Klinische Hypnose und Hypnotherapie. Heidelberg (Carl-Auer).
23 Bongartz, B. u W. Bongartz (1988): Hypnosetherapie. Göttingen/Bern/Toronto/Seattle (Hogrefe); Kossak, H. (1989): Hypnose – Ein Lehrbuch. Weinheim (Psychologie Verlagsunion).
24 Kaiser Rekkas, A. (1998): Klinische Hypnose und Hypnotherapie. Heidelberg (Carl-Auer).
25 Kaiser Rekkas, A. (2001): Die Fee, das Tier und der Freund. Heidelberg (Carl-Auer).

Interessant an diesem individuellen Fall sind folgende Aspekte:
1) Von Soma zu Psyche: Innerhalb des Behandlungsprozesses wurde die körperliche Ebene (Kopfschmerzen, Schwindel, Schmerzen des Bewegungsapparates) rasch überwunden. Wie von selbst bahnte sich die psychisch-spirituelle Ebene (Sinnkrise, Neuausrichtung des Lebensweges) ihren Weg. Mit fokussierter innerer Aufmerksamkeit und guter Visualisierungsfähigkeit erreichte der Patient eine hohe Flexibilität im Auffinden neuer Gedankengänge. Sein innerer Bezugsrahmen wurde erweitert und neu abgesteckt. So konnte bereits nach der vierten Hypnosesitzung mit Akupunktur der Stand der Entscheidungsfindung auf einer visuellen Analogskala (zwischen null bis zehn) mit sechs bis sieben angegeben werden. Auffällig auch die neue Wortwahl des Patienten: »... mein Herz hat mir suggeriert ...«, »... von dauerhaften Zwängen befreien ...«.

2) Alles geschieht im eigenen Tempo: Die Arbeit mit dem Patienten ist prozesshaft. Prozesshaft sind auch die Wirkmechanismen von Akupunktur und Hypnose. Schritt für Schritt durchläuft der Patient innere Prozesse, Dinge geschehen im Laufe der Zeit. Taktgeber scheint hier das Unterbewusstsein zu sein.

Interessant ist hier auch die Bemerkung des Patienten zu den ideomotorischen Signalen: »Der Verstand überlegt sogar, welcher Finger sich heben soll, die Antwort aber kommt klar aus dem Unterbewusstsein.« Wie von unsichtbarer Hand gelenkt, sind es die ideomotorischen Fingerzeichen, die das Prozesshafte ausdrücken: Der Nein-Finger steht für Innehalten, Rückbesinnung und therapeutisches Bearbeiten eines Problems (wie in diesem Fall von Selbstbestrafung, falsch verstandener Loyalität), der Ja-Finger für dynamisches Vorwärtsschreiten, der Finger für Neues für eine Änderung des Bezugrahmens und die Neuausrichtung von Gedanken und Emotionen.

Bezeichnenderweise geschehen diese Änderungen zum Gesunden, ohne dass vorher deren auslösende krankmachende Inhalte auf eine bewusst zu verarbeitende Ebene gebracht werden müssen.

Hier wäre es befriedigend, mehr über die »Bahnen«, die das Unterbewusstsein und – in diesem Falle – das extrapyramidale motorische System (die Fingerzeichen entsprechen rigorartigen Bewegungsmustern) wählt, zu wissen.

3) Hypnose und Akupunktur: eine Symbiose von hohem therapeutischen Nutzen ... Gleiches gilt für die Wirkungsweisen von Akupunktur und Hypnose. Vieles bleibt spekulativ: Liegen deren Wirkungen in den Wechselbeziehungen von Nervensystem, Hormon- und Immunsystem (Psychoneuroimmunologie)[26] begründet und/oder in der Einflussnahme auf quantenphysikalische Wirkungen?[27] Eines

26 Schedlowski, M. u. U. Tewes (Hrsg.) (1996): Psychoneuroimmunologie. Heidelberg/Berlin/Oxford (Spektrum).
27 Warnke, U. (1999): Die geheime Macht der Psyche, Quantenphilosophie. Saarbrücken (Popular Academic Verlagsgesellschaft).

wissen wir sicher: Es handelt sich um sehr wirksame Therapien, ob alleinig angewandt oder in Kombination.

Oben genannter Patient beschreibt es wie folgt. Bei Akupunktur in Verbindung mit der inneren Vorstellung, den »sichersten und geschütztesten Ort« (safety place) aufzusuchen, misst er der gewählten Akupunkturpunktekombination das größere Entspannungspotenzial zu. Bei tieferen Trancezuständen und gerade beim Arbeiten mit ideomotorischen Fingerzeichen nimmt für ihn die Hypnotherapie klar die zentrale Rolle im Erzielen therapeutischer Effekte ein. Für mich ist dies ein sehr befriedigendes Ergebnis und befördert meine Motivation, die Kombination von Hypnose und Akupunktur in meinem persönlichen therapeutischen Handwerkszeug weiter zu verfeinern.

8 Am Ende des Lebens

Yvonne Petersen

Konfliktlösende Hypnotherapie bei Tumorpatienten auf einer Palliativstation

In den vorgestellten Fällen geht es darum, am Ende eines Lebens ungelöste Probleme, die den Patienten belasten, zu erkennen und therapeutisch begleitend bei der Klärung zu helfen. Meist können belastende Probleme nicht direkt benannt werden, sie sind aber hinter den Gefühlen von Angst, Unruhe bis zur Panik, Trauer und Wut verborgen. Hier über die Möglichkeiten von Trancephänomenen lösend einzugreifen, ist ein Aspekt der therapeutischen Begleitung in der Palliativmedizin.

Um diese Möglichkeiten aufzuzeigen, habe ich die folgenden drei Fälle ausgesucht:

Fall 1: Frau A., eine 60-jährige Patientin mit weit fortgeschrittenem Mammakarzinom und Hirnmetastasen. Ich nutzte einen Traum, der sie nachts immer wieder verfolgte und sehr beunruhigte, um lösend einzugreifen.

Fall 2: Frau B., eine 55-jährige Patientin mit weit fortgeschrittenem metastasierendem Dickdarmkarzinom. In einer Art von Tagträumen erlebte sie immer wieder bedrohliche, beängstigende Gewaltsituationen mit ihrem Ehemann, die in ihr große Angst, aber auch Schuldgefühle auslösten. Es war möglich, über diese Tagträume in die traumatisch erlebte Situation zurückzuführen und das Erlebte imaginativ umzustrukturieren.

Fall 3: Herr C., ein 70-jähriger Patient mit einem weit fortgeschrittenen, eben erst entdeckten Lungenkarzinom. Herrn C., einem sehr sportlichen und körperbewussten Menschen, war es unmöglich, die Situation zu begreifen, er war in eine reaktive Depression gefallen. Unter Ausnutzung guter innerer Ressourcen war es möglich, das Vertrauen zum eigenen Körper neu zu entwickeln und die noch möglichen Kräfte zu mobilisieren. Das half ihm zu einem neuen Gleichgewicht in der Verarbeitung seines Sterbeprozesses.

Alle drei vorgestellten Patienten wurden auf einer palliativ-medizinischen Abteilung in ihrer letzten Lebenszeit begleitet. Sie wurden wegen körperlicher Symptome, die durch die Tumorerkrankung hervorgerufen wurden, stationär eingewiesen und symptomorientiert medizinisch behandelt. Die therapeutische Arbeit geschieht im Rahmen der täglichen ärztlichen Visite. Die medizinisch-therapeutische und psychotherapeutische Begleitung ergänzten sich. Es gelang, durch Trancephänomene (Träume, Wachträume, nachsinnendes Reflektieren) scheinbar unlösbare, belastende Probleme neu zu erleben und zu verarbeiten.

Fall 1

Es handelte sich um eine 60-jährige Patientin mit weit fortgeschrittenem Mammakarzinom und Hirnmetastasen. Die Patientin war in Folge von Hirnmetastasen zwar neurologisch verändert, aber klar und orientiert. Sie hatte sich mit ihrer Erkrankung im letzten Jahr intensiv auseinandergesetzt, hatte bereits therapeutische Hilfe gesucht und viel mit Visualisierung gearbeitet. Sie wirkte ausgeglichen und schien ihr Schicksal akzeptiert zu haben. Bei einer Visite erzählte sie mir von einem immer wiederkehrenden Traum: Sie fuhr in einem Auto durch eine Stadt, das Auto konnte sie aber nicht steuern. Bedrohend waren die Scheinwerfer, die nur leuchteten, aber keinen Weg fanden. Dieser Traum machte ihr in seiner Strukturlosigkeit große Angst. Diese Angst ließ sie nicht weiterschlafen, sie fühlte sich unruhig und unglücklich.

In der biographischen Anamnese zeigte sich das Bild einer starken Persönlichkeit, die sich selbst als solche aber nicht wahrgenommen hatte und immer nur mit Hilfe eines führenden Gegenübers hatte leben können. Sie war Einzelkind, beschrieb sehr sorgende Eltern, vor allem eine überfürsorgliche Mutter, die sie sehr an sich gebunden hatte. Sie war sehr früh eine eheliche Bindung eingegangen, um sich aus dem Elternhaus zu lösen. Ihren Ehemann beschrieb sie als »die Führungsperson in ihrer Ehe«, dabei ruhig und emotional sehr zurückhaltend. Ohne irgendeine Vorankündigung hatte sich der Ehemann selbst getötet. Sie hatte diesen Tod nie verkraftet. Ihrer Meinung nach stand der Suizid auch mit ihrer Erkrankung, die einige Jahre später aufgetreten war, in direktem Zusammenhang.

Die »Führerlosigkeit« dieses Traumes (suchende, irrende Scheinwerfer) und die damit verbundenen großen Ängste veranlassten mich, das Nachsinnen über den Traum als Tranceinduktion zu nutzen.

Fall 2

Frau B. war eine 55-jährige Patientin mit weit fortgeschrittenem Dickdarmkarzinom. Bei den täglichen Visitengesprächen spürte ich bei Frau B. Schuldgefühle, die mit ihrer Rolle als Ehefrau und Mutter zusammenhingen. In der Bilanz schien ihr Leben nicht gelungen. Die Patientin war als ältestes Kind in einer Großfamilie aufgewachsen, ihr Vater hatte große Alkoholprobleme. Sie musste mit 14 Jahren das Elternhaus verlassen und war gleich in eine Lehre gegangen. Mit 18 Jahren heiratete sie und gebar drei Söhne. Ihren Mann beschrieb sie als zunehmend gewalttätig, auch war er alkoholkrank geworden. Oft prügelte er sie und die Kinder in betrunkenem Zustand. Nachdem die Kinder aus dem Haus waren, entschloss sie sich, den Mann zu verlassen. Sie begann eine neue Berufsausbildung und konnte die letzten zehn Jahre ein weitgehend selbstständiges berufserfülltes Leben führen.

In Wachträumen hing sie sinnend diesen Gewaltsituationen nach. Der schuldhafte Vorwurf, nicht reagiert zu haben, sich nicht früher von diesem Mann abgegrenzt und sich niemals gewehrt zu haben, beschäftigte sie sehr.

Ich nutzte den Wachtraummoment, um in Form einer Problemaktivierung über eine zeitliche Reorientierung in die Gewaltsituation diese neu zu strukturieren.

Fall 3
Herr C. war ein Patient mit einem kurz vorher entdeckten, weit fortgeschrittenen Bronchialkarzinom. Eine schwere reaktive Depression machte es Herrn C. unmöglich, sein Bett zu verlassen. Er lag mit geschlossenen Augen im Bett oder starrte reaktionslos aus dem Fenster. Auf Fragen antwortete er kaum, immer wiederholte er denselben Satz: »Ich kann nicht mehr, ich weiß nicht mehr weiter, ich kann nichts mehr tun.«

Herr C. war als zehntes Kind einer 18-köpfigen Familie aufgewachsen. Die Familie beschrieb er als liebevoll und sorgend, soweit das in diesem Rahmen möglich gewesen war. Subjektiv hatte er das Gefühl, nie die nötige Nähe gefühlt zu haben. Mit 15 Jahren begann er eine Lehre und musste außer Haus. Es folgte eine zufriedenstellende berufliche Karriere, er hatte geheiratet und zwei Kinder bekommen, die Ehe schilderte er als sehr erfüllt. Sein Hobby neben dem Beruf war intensives körperliches Training. Skilaufen, Marathonlaufen und Schwimmen waren seine Lieblingssportarten. Bis zur Entdeckung des Tumors vor drei Monaten war er lange Strecken Marathon gelaufen. Die Biographie wusste mir seine Frau zu berichten.

Der therapeutische Ansatz begründete sich auf die Tatsache, dass der körperliche Zustand von Herrn C. noch gut, das heißt, Mobilisierungsmöglichkeiten noch zu erwarten waren. Auch wusste ich von der Ehefrau um sein gutes Verhältnis zum Körper und seine Liebe zum Sport. Diese Tatsache konnte ich als gute innere Ressource einfließen lassen. Das Träumend-Suchende in der depressiven Reaktion nutzte ich als Induktionsmöglichkeit.

Therapiekonzepte

Fall 1: Ich nützte die bereits tranceartige Ausgangslage im Erzählen des Traumes, um in das innere Bild der suchenden Scheinwerfer hineinzugehen. Mein Ziel war es, den Scheinwerfern, die bildhaft in die Irre leuchteten, ein neues, sinnvolles Ziel zu ermöglichen.

In der Traumverarbeitung wurden der Patientin alle Möglichkeiten gestattet, sich Selbsthilfe zu einer neuen Wegfindung zu suchen. Die »Selbsthilfe« erschien in Form eines zweiten Traumes. Dieser Traum hatte sie nach dem plötzlichen Suizid ihres Ehemannes viele Nächte begleitet und schilderte das zentrale Problem ihrer Unselbstständigkeit. Das Konzept in dieser Traumarbeit ist, alle inneren assoziierten Angebote zu integrieren und sie zur Verarbeitung zielgerichtet zu nutzen.

Fall 2: Bei Frau B. bestand der therapeutische Ansatz im Nutzen einer Problemaktivierung und Rückführung in die belastende Gewaltsituation. Aus der biographischen Arbeit war mir bekannt, dass sie sich aus eigener Kraft von ihrem Ehepartner gelöst hatte. Diese Ressource konnte ich nutzen, um die Situation mit ihr umzustrukturieren.

Fall 3: Bei Herrn C. bestand das Konzept darin, ihm ein neues Vertrauen in seinen Körper zu ermöglichen. Dazu nutzte ich die Ressource des »kraftvollen Erlebens der inneren gewesenen Körperkraft und des Zutrauens zum Körper«. Das etablierte Gefühl von innerer Stärke ermöglichte dem Patienten, die Kraft für seinen Körper neu zu entdecken und in angemessener Weise zu nutzen. Gleichzeitig begann eine adäquate Trauerreaktion, die ihn aus der Starrheit der Depression herausleitete.

In allen drei Fällen gebrauchte ich die sinnend-nachdenklichen, ja auch träumerischen Momente zwischen Wachsein und Schlaf, um innere, bestehende, in der Biographie erkannte Kräfte zu mobilisieren. Eine klassische Tranceinduktion war nicht nötig, da bereits ein tranceähnlicher Zustand vorlag und die Patienten bereits selbst inneren Bildern nachhingen. Mein Ziel war, die akut anstehenden Konflikte so weit wie möglich aufzuarbeiten.

Die Trancearbeit findet während der täglichen Visiten statt. Sie wird in das Visitengespräch integriert und aus der jeweiligen Situation aktuell entwickelt. Es folgt keine klassische Induktion, ich verwende eher die Möglichkeit einer Natural-Trance, ohne die Therapie als solche zu benennen. Der Gesprächskontakt mit dem Patienten bleibt erhalten, die therapeutische Begleitung ist sehr eng geführt.

Hypnose

Fall 1: Während der Visite lag die Patientin mit geschlossenen Augen im Bett. Auf die Frage, wie sie geschlafen habe, erwiderte sie: »Schrecklich, ich hatte wieder diesen furchtbaren Traum.« »Wollen Sie mir den Traum erzählen?« »Gerne.« »Dann bleiben Sie doch bitte einfach so liegen mit geschlossenen Augen und schildern Sie mir, was Sie in diesem Traumbild erleben.«

»Ich fahre in einem sicheren Gefährt, allerdings ohne Lenkrad. Es ist Nacht. Das Gefährt hat helle Scheinwerfer. Ich bin alleine, fahre kreuz und quer, ohne Ziel. Die Scheinwerfer leuchten in die Nacht und finden kein Ziel.« »Könnten Sie vor sich hinsehen, ob es da etwas Ähnliches wie ein Lenkrad gibt? Irgendetwas, was zum Steuern geeignet wäre?« »Es ist nichts da, meine Hände finden nichts in der Dunkelheit.« »Haben Sie Angst?« »Ja. Ich finde mich nicht zurecht. Es ist so dunkel.«

»Wenn Sie können, stehen Sie auf und suchen Sie irgendetwas, was Ihrer Meinung nach eine Hilfe wäre, die Lage zu verbessern.« Die Patientin liegt ruhig da, es entsteht eine längere Pause. Plötzlich sagt sie: »Da fällt mir ein alter Traum ein.« »Darf ich den Traum wissen?« »Ja, gerne.« »Wann hatten Sie diesen Traum?« »Nach dem Selbstmord meines Mannes. Er kam immer wieder und wieder und hat mich lange begleitet.« »Können Sie mir diesen Traum erzählen?« »Ja.« Die Patientin erzählt:

»Ich bin in einem großen, stabil gebauten Haus. In der Mitte des Hauses steht ein großer Kachelofen. Ich weiß, er ist gebaut, um das ganze Haus zu wärmen, aber ich finde keine Möglichkeit, ihn anzuzünden. Wenn ich in das Öffnungstürchen sehe, ist alles gut vorbereitet. Ich suche und suche im ganzen Haus, aber es ist leer, ich finde nichts. Oben auf dem Dach höre ich Schritte. Ich weiß, es ist mein Mann. Er sucht eine Möglichkeit, in das Haus hineinzukommen, aber er findet nichts. Wir kommen nicht zusammen. Ich bin traurig.«

Nach dem Erzählen dieses Traumes ist wieder eine Ruhepause eingetreten. Ich schlage vor: »So weit Sie mir erzählten, haben Sie Ihr Leben nach dem Tode Ihres Mannes gut gemeistert. Sie haben Ihre beiden Söhne großgezogen, beide gehen einen guten Weg. Ich durfte sie ja kennenlernen. Es sind stabile, starke Menschen. Das ist Ihnen nach dem Tod Ihres Mannes sehr gut gelungen.« Sie hat die Augen geöffnet, während ich das erzähle, und nickt unmerklich. So fahre ich fort: »Soweit Sie mir berichteten, haben Sie nach dem Tod Ihres Mannes die Finanzen gut geordnet. Nachdem die Kinder außer Haus waren, haben Sie Ihren Beruf wieder aufgenommen und nochmals gearbeitet.« Die Patientin nickt wieder unmerklich. »Sie scheinen Ihr schweres Schicksal in die Hand genommen zu haben.« Pause. Jetzt eine erneute Aufforderung meinerseits: »Vielleicht könnten Sie in dem großen, gut gebauten, sicheren Haus erneut sehen, ob es hier und heute eine Möglichkeit gibt, den Ofen zu entzünden. Möchten Sie das versuchen?« Die Patientin nickt unmerklich und schließt die Augen wieder. Sie antwortet: »Ich sehe mich um und gehe im Raum hin und her. Hinten in der Ecke sehe ich eine Bank, auf der liegt etwas.«

»Gehen Sie doch genauer hin und sehen sich an, was da liegt.« »Ah, da liegt eine Schachtel mit Zündhölzern.« »Könnten die für Sie sein?« »Ich glaube schon.« »Wollen Sie mal versuchen, sie näher anzusehen oder zu nehmen?« Kurze Pause. »Ja, das will ich. Es sind Streichhölzer, ja.« »Können Sie etwas damit anfangen?« »Ja. Ich kann eines entzünden.« »Wollen Sie es versuchen?« Sie beginnt in Trance mir den Händen zu arbeiten, nimmt ein nicht sichtbares Streichholz und streicht es. »Ah, Feuer, wie schön«. »Können Sie sich vorstellen, dass dieses Feuer für den Kachelofen gedacht ist?« »Ja, sicher. Ich bringe es gleich hin.« Sie hält im erhobenen Finger ein nicht sichtbares Streichholz. Dann macht sie die Geste der Öffnung und des Anzündens. Sie ruft: »Es brennt, es brennt, wie schön!« Dann öffnet sie ihre beiden Arme und legt sie um etwas nicht Sichtbares herum. »Wie schön, wie warm!«, ruft sie voller Freude. »Ist der Kachelofen entzündet?« »Ja, er ist warm, er wärmt das ganze Haus.« Sie lächelt. »Wollen Sie sehen, ob auch heute Ihr Mann auf dem Dach ist?« Pause. »Ja. Ja, da ist mein Mann auf dem Dach.« »Was macht er?« »Er sucht wieder Kontakt zu mir.« »Wollen Sie ihm von Ihrem Erfolg erzählen?« Pause. »Ja, Ja. Das möchte ich. Ich möchte ihm sagen, dass es gelungen ist, dass ich mein Leben jetzt alleine leben kann.« »Möchten Sie es ihm sagen?« »Ja.« »Dann tun Sie es.« Sie ruft: »Du kannst jetzt gehen, ich kann mein Leben gut alleine leben. Ich habe es geschafft.« »Was macht er jetzt?« – »Er lächelt, er geht.« »Ist es gut so?« »Ja, so ist es gut, so ist es sehr gut.« »Ist es im Haus jetzt richtig warm, so wie Sie sich das wünschen?« »Ja« Pause. Ich versuche jetzt den ersten Traum ins Bild zu holen.« Was ist mit den Scheinwerfern? Pause. »Sie leuchten«.

»Gibt es einen Weg?« »Ja. Da ist ein Weg. Die Scheinwerfer leuchten auf ihm entlang.« »Ist der Weg der richtige?« »Ja, ich glaub schon.« »Können wir alles so lassen.« »Ja, es ist gut.«

Die Patientin hatte nach dieser inneren Arbeit einen sehr guten Tag und eine ruhige, traumlose Nacht. Immer wieder spürte sie auf Anfrage den warmen Ofen und fühlte sich sehr wohl. Am kommenden Tag verschlechterte sich ihr Zustand, und sie verstarb einen Tag später im Beisein ihres Sohnes ruhig und friedlich.

Fall 2: Im zweiten Fall, der Patientin mit dem weit fortgeschrittenen Dickdarmkarzinom fand die Arbeit ebenfalls während der Visitenstunde statt. Die Patientin lag im Bett, sie sah zum Fenster hinaus. Ich setzte mich zu ihr und fragte, wie es ihr ginge. Sie sagte: »Ich habe so vieles falsch gemacht. In wichtigen Momenten habe ich mich nicht gewehrt und war schwach. Er hat die Kinder geschlagen und mich.

Mir tut das so leid, ich fühle mich schuldig, dass ich den Kindern nicht mehr helfen konnte.« Sie weint. Ich lasse ihr Zeit. Vorsichtig bemerke ich, dass es doch aber eine ganz wichtige Entscheidung gegeben habe, nämlich die, den Mann, der sie so lange gequält und geschlagen hatte, aus eigenem Mut zu verlassen. Sie kann das akzeptieren, findet aber, sie hätte viel früher reagieren müssen. Vor allem in Situationen, in denen ihr Mann sie und die Kinder angebrüllt und geschlagen habe. Ich frage sie, ob sie die Jahre zurückdrehen könne und mir einen dieser schwierigen Momente in ihrem Leben nochmals beschreiben könne. Sie nickt. Es entsteht eine kurze Pause, sie hat die Augen geöffnet.

Sie beginnt zu erzählen: »Es ist abends. Draußen ist es dunkel. Ich bin mit den Kindern zu Hause, wir essen Abendbrot. Ich höre meinen Mann. Er kommt lärmend nach Hause, wir wissen, er ist wieder betrunken. Wir haben Angst. Als er die Türe aufreißt, stellen wir uns zusammen an die Wand. Er ist sehr betrunken. Da ist ein Spielzeug am Boden. Es stört ihn. Er nimmt es und schmeißt es in unsere Richtung. Dabei brüllte er laut. Dieses Brüllen, ich hasse dieses Brüllen.« Sie zittert. Ich nehme ihren Arm, bestätige ihr: »Es ist vorbei, es ist geschehen. Aber wenn Sie wollen, müssen Sie das heute nicht mehr ertragen. Sie können etwas finden, sich zu wehren.« »Das würde ich gerne.« »Sie wissen ja, Sie haben es geschafft, sich von diesem Mann aus eigener Kraft zu trennen. Sie haben Kraft, große Kraft. Sie können hier und heute etwas wählen, das Ihnen hilft, sich zu wehren.« Die Patientin schließt jetzt die Augen. Ich frage: »Suchen Sie?« »Ja, ich suche etwas.« »Etwas, damit Sie lauter sind als er?« »Ja, das würde gut sein.« »Sehen Sie mal, vielleicht gibt es irgendwas in dem Raum, was Ihre Stimme verstärkt.« Pause. »Ja, da ist etwas.«

»Was sehen Sie?« »Da ist eine Art Lautsprecher.« »Sehen Sie es sich genau an, vielleicht nützt es Ihnen.« »Ja, ich nehme ihn.« »Können Sie ihn bedienen?« »Ja, ich denke schon.« Pause. »Und was machen Sie jetzt?« Längere Pause. Ich hinterfrage noch mal: »Darf ich wissen, was Sie jetzt tun?« »Ja. Ja, ich versuche etwas zu sagen.«

»Was wollen Sie sagen?« »Jetzt geht es. Ich sage: Sei still.« »Ist es laut genug?« »Nein, noch nicht.« »Dann reden Sie lauter.« Die Patientin ruft: »Sei endlich still!« »Wie hört sich das an?« »Gut. Sehr laut.« »Wird es verstärkt durch den Lautsprecher?«

»Ja, sehr.« »Und die Kinder? Wie geht es den Kindern?« »Gut. Sie haben weniger Angst, wenn ich so laut bin.« »Gut, Sie haben viel Kraft bewiesen. Sie dürfen Ihre Kraft jetzt nützen. Sie dürfen so laut reden, bis der Mann schweigt.« Sie schreit: »Sei still! Du sollst still sein!« »Und? Die Reaktion?« »Er ist erstaunt.« »Und?« »Er will etwas sagen.« »Lassen Sie das zu?« »Nein.« »Dann sagen Sie ihm jetzt, was Sie ihm sagen wollen, damit er still ist.« »Ja, das ist gut.« »Sie können auch leise reden, es wird hundertfach verstärkt.« »Ja, das ist gut.« »Wollen Sie sprechen?« »Ja. Ich sage dir: Sei still, rede nie wieder so laut mit mir. Ich möchte das nicht. Ich will, dass du gehst. Ich will dich nie wieder hier sehen. Ich will nie wieder, dass du den Kindern Angst machst.« Pause. »Wie ist es?« »Er ist erschreckt. Er ist klein. Er hat Angst.« Pause. »Ist es das, was Sie wollten? Ist es gut so?« »Ja. So ist es gut.« »Soll er gehen?«

»Nein, er soll bleiben, aber klein bleiben.« »Können Sie das so halten?« »Ja, das kann ich. Er wird klein bleiben. Ich habe die Verstärkung.« »Können wir das so lassen?« »Ja.« »Möchten Sie noch etwas zu ihm sagen?« »Nein, ich will nichts mehr sagen.« »Dann ist es gut so?« »Ja« »Sie haben eine sehr gute Arbeit gemacht. Sie haben gezeigt, dass Sie

Kraft haben und mit dieser Kraft viel bewirken können. Sie haben es gut gemacht. So soll es sein und so darf es ruhen. Er wird Sie nie wieder bedrängen. Wenn Sie wollen, dürfen Sie jetzt langsam wieder hierher zurückkommen, hierher in Ihr Zimmer. Nehmen Sie sich die Zeit, die Sie brauchen.« Es braucht einige Zeit. Die Patientin öffnet die Augen, sie ist ruhig und entspannt. Ich frage sie, ob es gut ist. Sie sagt: »Ja, es ist gut. Sehr gut.«

Der Zustand der Patientin hatte sich nach dieser Intervention nochmals deutlich gebessert. Sie wirkte gestärkt und konnte von unserer Palliativ-Station nochmals nach Hause entlassen werden. Etwa drei Wochen später kam sie nach einem akuten Ereignis erneut zu uns und verstarb am folgenden Tage ruhig und friedlich.

Fall 3: Während der Visite lag der Patient mit offenen Augen im Bett. Er sah zum Fenster hinaus. Ich saß eine Zeitlang bei ihm, dann bemerkte ich: »Sie wirken sehr traurig heute, wie die letzten Tage auch. Was ist der Grund?« »Dass ich nichts mehr tun kann.« »Ja, Ihr Körper hat immer viel getan. Er hat Ihnen gehorcht und viel Kraft geschenkt.« »Ja, das ist wahr. Jetzt kann er nicht. Aber jetzt kann er nicht mehr.« Der Patient schließt die Augen. Ich frage ihn: »Ihre Frau hat mir erzählt, dass Ihr Körper vor der Erkrankung sehr sportlich gewesen sei. Sie seien viel Marathon gelaufen. Stimmt das?« »Ja, das stimmt.« »Wo sind Sie gelaufen?« Pause.

»Am See.« »Können Sie mir ein wenig von der Landschaft erzählen, in der Sie gelaufen sind?« »Es ist immer der See. Derselbe Weg, ungefähr 30 Kilometer.«

»Ich kenne den See nicht, können Sie mir ein bisschen erzählen, wie es dort aussieht?« »Es ist schön, einsam, die Berge im Hintergrund. Ich liebe die Berge. An dem See läuft ein Weg, auf dem Weg bin ich immer gelaufen.« »Wie war das, wenn Sie liefen? Haben Sie Ihren Körper gespürt oder ist er von selbst gelaufen? Es muss schön sein, den Körper so unter Kontrolle zu haben.« »Ja, das war schön. Ich konnte laufen und laufen und laufen, die Beine taten Ihren Dienst, ohne dass ich ihnen etwas befahl. Es war schön, roch würzig. Im Winter war es kalt, aber mein Körper sehr warm.« Der Patient schließt die Augen. »Könnten Sie einen Moment stehen bleiben und mir sagen, wie warm der See ist?« Pause. »Etwa 15°.«

»Strecken Sie die Hand ins Wasser?« »Ja.« »Ist es schön, das Wasser zu spüren?«

»Ja, sehr.« »Können Sie jetzt weiterlaufen?« »Ja. Das kann ich.« »Wie fühlt sich das an, so zu laufen?« »Gut. Das ist schön.« »Haben Sie Ihren gewohnten Rhythmus?« »Ja.« »Wie weit ist es noch?« »Den halben See entlang.« »Dann müssen Sie gut trainiert sein.« »Ja, ich bin gut trainiert.« »Und was fühlen Sie jetzt?« »Ich bin froh, der Körper läuft gut, wunderbar.« Pause. »Es muss schön sein zu wissen, dass der Körper in dem Maße, wie er kann, seinen Dienst tut.« Pause. Der Patient nickt. »Laufen Sie noch?« »Ja, ich laufe. Es ist schön. Ich fühle mich gut. Ich fühle mich stark.« »Dieses Gefühl der Stärke und der notwendigen Kraft, das zu meistern, was nötig ist, dürfen Sie behalten und dürfen Sie hierher mitnehmen. Hier in diesen Körper, der auch bereit ist, zu leisten, was ihm möglich ist.« Pause.

»Wenn Sie wollen, können Sie eine Pause machen beim Laufen. Sie können Ihrem Körper danken für seine Kraft.« Der Patient nickt unmerklich. »Sie dürfen sich daran erinnern, wann immer Sie wollen.« Pause. »Und jetzt können Sie langsam zurückkommen und die Augen öffnen. Nehmen Sie sich Ihre Zeit.« Der Patient öffnet die Augen. Er lächelt. »Es ist schön, Kraft zu spüren«, sagt er. Ich ermuntere ihn: »Wenn Sie wollen,

> dürfen Sie diese Kraft, die Ihr Körper jetzt gewonnen hat, nützen, um das zu tun, wozu Sie hier Spaß haben. Sie dürfen aufstehen, laufen, ins Freie gehen, Ihr Körper wird Ihnen die angemessene Unterstützung geben.«

Der Patient richtet sich auf, er steigt vorsichtig aus dem Bett. Ich helfe ihm, er steht. Er sieht mich an und ist zufrieden. »Wir können auch laufen«, sage ich. Ich ziehe ihm die Schuhe an, er versucht einige Schritte. »Ja, es geht, es ist gut.« Wir gehen auf den Gang und in den Garten. Er kann laufen, er wirkt zugewandter und weniger depressiv.

In den kommenden Tagen, die der Patient bei uns ist, lernt er, die ihm angemessenen und möglichen Kräfte zu nutzen und sich daran zu freuen, was seinem Körper noch möglich ist. Im Verlauf der kommenden Woche wird er deutlich schwächer, kann das aber, da es ein langsamer Prozess ist, besser verarbeiten. Er stirbt eine Woche später ruhig und friedlich.

Evaluation

In der letzten Zeit ihres Lebens sind Menschen meist eher nach innen gekehrt, nachdenklich, der Blick schweift oft »ins Weite«. Tiefe Gefühle sind spürbarer. Die Menschen sind durch das absehbare Lebensende emotional geöffneter. Dieses Phänomen der »Offenheit« lässt sich für Interventionen, die natürlich zielgerichtet und strukturiert sein müssen, im Interesse des Patienten gut nützen, um ihn an tiefere, oft sehr lang zurückliegende Probleme heranzuführen. Ganz wichtig bei dieser Arbeit, die nicht in Form einer klassischen Hypnoseinduktion, sondern eher durch die NaturalTrance-Möglichkeit genützt werden sollte, ist die vorausgehende Biographiearbeit.

Fall 1: Es ging mir darum, der Patientin aus der Unruhe und Ziellosigkeit ihres Traumes und der daraus entstehenden Angst zu helfen. Durch den zweiten Traum, der der Patientin selbst erschienen war, gelang es ihr, ihr Selbstwertgefühl zu etablieren. Sich von ihrem Mann zu verabschieden und Ruhe zu finden. Dieser Effekt zeigte sich in dem veränderten Inhalt des »Scheinwerfertraumes«. Sie konnte ruhig sterben.

Fall 2: Bei der Patientin Frau B. war das Ziel, die schuldbesetzte Verstrickung durch eine Problemaktivierung zu konkretisieren und dann in der Altersregression die problematischen Momente neu umzudeuten. Dies geschah mit Unterstützung der aus der Biographie bekannten Ressource »Kraft, Dinge zu verändern.« Sie fand einen »Hilfsgegenstand«, der es ihr ermöglichte, sich angemessen gegen ihren Mann zu wehren, indem sie ihn »klein brüllte«. Im Weiteren war für sie die Situation unbedeutend, sie hatte die Angst verloren, Selbstvorwürfe traten nicht mehr auf.

Fall 3: Im dritten Fall gelang es durch die Arbeit mit der inneren Ressource des Körpervertrauens, die Möglichkeiten, die der Körper in diesem Moment noch hatte, zu entwickeln und zu nutzen. Der Patient konnte mit seinem Schicksal besser umgehen, der Prozess des langsamen Körperverfalls wurde besser verarbeitet.

Die Arbeit mit Trancephänomenen hat in der Palliativmedizin und speziell in der terminalen Begleitung von Patienten eine wichtige Bedeutung. Es ist keine klassische Induktion nötig, das Setting ist unkompliziert und im Rahmen einer Visite jederzeit zu ermöglichen. Die Trancearbeit ist in die medizinisch therapeutische Arbeit integriert, sie findet phasenweise statt und ergibt sich aus dem Kontext des momentan vorliegenden zentralen Problems und der Trancebereitschaft. Wie hier in den drei Fällen beschrieben, lassen sich manche Probleme in der Trancearbeit besser ansehen und verarbeiten.

In der therapeutischen Begleitung von Palliativpatienten in der Terminalphase ist es schwer, ein klares Modell bezüglich einer Trancearbeit zu entwickeln. Die klassische Hypnosearbeit (Induktion, kinästhetische Phänomene, ungezielte Altersregression) können im Einzelfall angewandt werden, jedoch muss man damit sehr vorsichtig arbeiten. Die seelische Struktur ist in der Zeit vor dem Sterben sehr durchlässig, die Dynamik in psychischen Prozessen groß. Unter anderem leiden die Menschen oft unter der Angst eines totalen Kontrollverlustes, was durch den Begriff »Hypnose« noch verstärkt werden kann. Es ist besser, die natürliche Trance mit der Möglichkeit eines »Ein- und Auftauchen« zu nutzen. Der Patient wird mit enger verbaler Begleitung zielgerichtet an innere Bilder geführt, die dann je nach therapeutischem Auftrag bearbeitet werden können.

9 Lucina, der Baum und die Kreißende

Ilse Rathke-Valencak

Einsatz direktiver Suggestionen in der Pressphase während der Geburt

In der Pressphase einer Geburt – wie im vorgestellten Fall einer Erstgebärenden – befinden sich die Frauen in einer natürlichen Trance und sind dementsprechend hoch suggestibel. Eine formale Hypnose-Induktion ist nicht nötig. Nach meinen Erfahrungen kann man mit direktiver Suggestion, auch ohne Vorbereitung in der Schwangerschaft, die Frauen gut durch diese Phase leiten, das Selbstbewusstsein für natürlich vorhandene Fähigkeiten stärken, ihnen Stabilität, Rhythmus und Kontrolle über ihren Körper zurückgeben, Geburtskomplikationen verhindern und die Geburt insgesamt erleichtern.

Der Fall

Ich werde von der Hebamme zu einer Geburt gerufen. Als ich das Kreißzimmer betrete, zeigt sich mir eine erstgebärende Patientin in den letzten Presswehen. Sie schreit vor Schmerzen, wehrt sich gegen jede Wehe. In den Wehenpausen wirkt sie verspannt und sie hat Angst vor der nächsten schmerzhaften Wehe. Die Hebamme meint, dass das Baby nicht auf den Beckenboden rutschen will. Der Geburtsvorgang scheint blockiert. Das CTG ist etwas eingeschränkt.

Hypnose

Ich stelle mich ans Kopfende. Mit der linken Hand halte ich den Hinterkopf der Kreißenden, um ihn in der Wehe zu stützen, die rechte Hand lege ich leicht auf ihren Bauch. So kann ich die Kontraktionen gut spüren. Ich sage zu ihr, sie soll sich jetzt nur auf meine Stimme konzentrieren. Ich spreche langsam und ruhig mit ihr. Ich beginne in der Wehenpause: »Lassen Sie sich zurückfallen ... schließen Sie die Augen ... Sie haben jetzt Zeit, sich zu entspannen, ... Zeit, sich zu sammeln ... Atmen Sie ganz ruhig ... tief in den Bauch zu Ihrem Baby ... Ihr Kind braucht den Sauerstoff ... Langsam und tief lassen Sie die Luft in Ihren Bauch strömen ... So kann auch Ihr Baby Kraft schöpfen, um den Weg in diese Welt zu nehmen ... Langsam und tief ist Ihr Atem ... Sie sind ruhig und sammeln Ihre Kraft ...«

Die Patientin wird sofort ruhig, hört auf zu schreien und sie folgt meinen Anweisungen sofort. Das CTG bessert sich durch die ruhige Atmung sofort. Durch meine rechte Hand spüre ich, wie der Bauch langsam wieder hart wird.

»... Diese Kraft wird Ihr Baby auf seinem Weg unterstützen ... Sie spüren jetzt, dass die nächste Wehe beginnt ... Sie lassen sich ganz mit ihr mittragen ... Ihr Körper weiß, was er zu tun hat ... mit Ihrer gesammelten Kraft drücken Sie jetzt das Baby nach unten ... Vielleicht spüren Sie dabei eine starke Spannung zwischen ihren Beinen ... das ist gut und wichtig, ... dadurch wird der Ausgang für Ihr Baby ganz weit und weich ... Sie lassen die Beine auseinanderfallen und öffnen sich ... weit und weich ... So kann Ihr Kind langsam aber unaufhaltsam nach außen rutschen ...« Die Patientin geht gut mit, ihre Oberschenkel sind entspannt, sie erreicht lange, kraftvolle Wehen. Die Hebamme bestätigt, dass das Baby deutlich nach unten gerutscht sei. Die Wehe nimmt ab.

»Sie machen das gut ... jetzt ist wieder Zeit, sich auszuruhen und Kraft zu schöpfen ... Sie lassen sich wieder fallen, ... schließen die Augen, ... der Atem ist ruhig und tief ... Sie sind ganz bei sich ... und mit Ihrem Atem ganz bei Ihrem Baby, ... Ihre Kraft zentriert sich in Ihrem Bauch ... Sie spüren, wie Sie bereit werden für die nächste Wehe ...«

Der Bauch kontrahiert sich wieder.

»Sie spüren jetzt die Wehe kommen ... Ihre Kraft unterstützt Sie, ... und wieder drücken Sie langsam das Baby nach unten ... und Sie öffnen sich, ... werden weich und weit, ... der Kopf ist schon zu sehen ... Sie schieben ihn heraus, ... wenn Sie wollen, können Sie ihn fühlen.«

Die Hebamme führt ihre Hand zum Kopf des Kindes, die Frau lächelt zuversichtlich, mit der nächsten Wehe schneidet der Kopf ein, dabei entsteht für die Frau eine extrem starke Spannung auch in der Wehenpause, ein Gefühl des Zerreißens.

»Die Spannung, die Sie jetzt spüren ist ein Zeichen dafür, dass Ihr Baby den letzten Schritt in diese Welt tut ... lassen Sie sich wieder Fallen ... atmen Sie zwischen Ihre Beine und spüren Sie wie sich Ihr Gewebe dehnen kann ... es wird weich und weit ... Sie sammeln jetzt die Kraft für die letzte Wehe ... Sie werden ganz langsam und behutsam drücken ... hören Sie jetzt auf die Stimme der Hebamme ...«

Dass die Patientin in dieser Phase die Anweisung der Hebamme befolgt und nur so viel drückt wie nötig, ist für den Dammschutz ausgesprochen wichtig. Im besprochenen Fall hat sie diese genau befolgt. Mit der nächsten Wehe hat sie ruhig und konzentriert ein gesundes Baby entbunden.

Evaluation

Während der gesamten Zeit war das CTG im Normbereich, ein Dammschnitt war nicht nötig; auch Geburtsverletzungen sind nicht aufgetreten. Der Nabelschnur-PHWert des Kindes war im Normbereich.

In der Nachbesprechung mit der Patientin wurde mir klar, dass sie meine Intervention als solche nicht wahrgenommen hat. Sie beschrieb jedoch ihr Geburtserlebnis als sehr positiv. Ihre spontane Reaktion war »Frau Doktor, Sie haben so eine angenehme Stimme«.

Ein rasches, gezieltes und effizientes Eingreifen mittels Suggestion ist meiner Meinung nach in dieser schwierigen Phase der Geburt möglich. Die Frauen sind dankbar, sich an diese Führung anlehnen zu können, und haben dennoch das Gefühl, selbstbestimmt im Geburtsprozess zu bleiben. Ihre Würde und Kraft werden durch diese Hilfestellung nicht angetastet.

Warum Hypnose?

Während meiner Ausbildungszeit zur Allgemeinmedizinerin war es mir immer wichtig, meine Erfahrungen, welche ich durch Zusatzausbildungen gewonnen habe, in den klinischen, schulmedizinischen Alltag zu integrieren. Dabei bin ich auf die besondere Situation im Kreißzimmer gestoßen. Durch mein eigenes Geburtserlebnis wurde mir während der praktischen Übungen mit Trancephänomenen bewusst, dass sich Frauen in der Pressphase auch ohne Induktion bereits in tiefer Trance befinden. Alle Kriterien, wie Einengung der Aufmerksamkeit, veränderte Wahrnehmung des Körpers und der Umgebung, Veränderung der »inneren Realität« und Trancelogik schienen gegeben. Außerdem konnte ich beobachten, wie wirkungsvoll positive Ermunterung durch die Hebamme ist. Meiner Meinung nach ist es möglich, diese natürliche Trance der Gebärenden in der Pressphase zu nützen, um sie mit direktiver Suggestion durch diese Phase der Geburt zu führen. Wir können ausschließlich durch die Sprache Veränderungen auf somatischer Ebene bewirken, welche normalerweise nur durch den Einsatz von Medikamenten oder technischen Hilfsmitteln erreicht werden. Selbstverständlich ist es mir wichtig, zu betonen, dass dabei die gleiche Sorgfalt wie bei der Verabreichung von Medikamenten zu wahren ist. Eine Induktion ist dabei nicht nötig, und aus meiner Erfahrung ist es auch nicht sinnvoll, die Frau vorher extra über die Hypnose zu informieren. Dies würde vermutlich nur Angst oder Unbehagen auslösen. Außerdem ist die Frau in dieser Situation kognitiv nicht mehr erreichbar.

Bestätigt werden meine Annahmen durch Geburtsbeschreibungen, wie sie in primitiven Kulturen stattgefunden haben oder heute noch stattfinden. Eine erfahrene Frau begleitet die Gebärende. Ihre natürliche Autorität und Kompetenz und die damit verbundene Möglichkeit zur direktiven Suggestion war mangels heutiger Interventionsmöglichkeiten vermutlich eine der wenigen effizienten Möglichkeiten, mit schwierigen Geburtssituationen zurechtzukommen. In Ovids »Metamorphosen« bin ich auf folgenden Text gestoßen: »Dennoch tut es der Baum den Kreißenden gleich, und sich krümmend stößt er oft tiefe Seufzer aus und ist feucht von fallenden Tränen, mitleidsvoll trat noch an die leidenden Äste, Lucina, legte die Hände daran und sprach zwanglösende Worte ...«

10 Ein so dankbares, einfaches therapeutisches Konzept!

Rüdiger Steinriede

Direkte Suggestionen bei akutem Hörsturz

Eine 42-jährige Patientin stellte sich kurz vor Weihnachten in meiner HNO-Praxis zur Abklärung und Behandlung einer akuten Hörstörung links (ICD H91.2) vor. Diese war wenige Tage zuvor ganz plötzlich über Nacht aufgetreten. Eine Infusionsbehandlung wurde von der Patientin nicht gewünscht, so dass ich sofort eine Hypnotherapie mit direkten durchblutungsfördernden Suggestionen durchführte. Die Hörkontrolle nach einer Woche zeigte keinen Erfolg. Zu diesem Zeitpunkt hatte die Patientin aber ihre anfängliche emotionale Verschlossenheit aufgegeben und akute familiäre Probleme angesprochen. Eine zweite durchblutungsfördernde Trance, ergänzt durch eine Imagination (»Fesselballon«) gab der Patientin die Möglichkeit, bedrückende Probleme entlastend abzuladen. Eine weitere Hörkontrolle eine Woche später dokumentierte eine völlige Normalisierung des Hörvermögens.

Der Fall

Das Tonschwellenaudiogramm einer Patientin mit akutem Hörsturz dokumentierte auf der linken Seite einen Schrägabfall der Hörkurve ab 3 kHz auf 50 dB bei 8 kHz. Über die Möglichkeit, in meiner HNO-Praxis mit medizinischer Hypnose bei Hörsturz zu arbeiten, war die Patientin nicht informiert. Umso mehr war ihr dieses Therapieangebot recht, da sie einer Infusionsbehandlung ablehnend gegenüberstand. Medizinisch ist man sich über die unmittelbar auslösenden Faktoren (Stress im weitesten Sinne einschließlich psychogener Ursachen) für einen akuten Hörsturz weitgehend einig. Der akute Hörsturz wird pathogenetisch in erster Linie als eine Innenohr-Durchblutungsstörung erklärt – somit ist in jedem Behandlungsfalle sorgfältig nach Stressursachen zu forschen. In diesem Fall war ein Zusammenhang mit der Weihnachts- und Vorweihnachtszeit, die gerne verstärkt an Emotionen rührt, naheliegend. Bei der Erstuntersuchung zeigte sich die Patientin zwar sehr angespannt, jedoch verschlossen. Sie ließ nichts aus sich heraus.

Nachdem die erste hypnotherapeutische Behandlung keine Gesundung ihres Gehörs erbrachte, öffnete sich die Patientin etwas vor der zweiten Therapiesitzung. Sie schilderte, dass ihre Tochter mit einem Mann durchgebrannt wäre, der von der Polizei jetzt auch bei ihr zu Hause gesucht worden sei. Somit war es mir wichtig, in die zweite Behandlungstrance zusätzliche Elemente zum akuten Stressabbau einzufügen, die Imagination eines Ballon-Korbes, in dem der Stress deponiert und anschließend entsorgt werden kann.[28]

Hypnose

Bei der Behandlung des akuten Hörsturzes nutze ich direkte Suggestionen unter Berücksichtigung und Mitbehandlung von Wirbelsäulenproblemen, besonders der Halswirbelsäule, weil sich dort meist deutliche Verspannungen finden. Ich bevorzuge daher eine »motorische« Induktionstechnik via HWS:

Induktion: Ich beginne mit einer sanften Kompression der Wirbelsäule über das Schädeldach bei der sitzenden Patientin für eine halbe bis eine Minute. Dann nehme ich ganz sublim den Druck weg, so dass die Schädeldecke am Handteller »klebt«. Sodann greife ich um und mit den Zeigefingern hebe ich nun den Kopf beidseits unter dem Mastoid/ Hinterkopf mit leichtem Druck in Richtung 45 Grad nach vorne oben an, was man auch mit einem Atempacing variieren kann, bis eine Veränderung des Muskeltonus spürbar wird. Dann nehme ich langsam den Fingerdruck nach hinten oben weg, so dass der Kopf dem Finger folgt und sich nach hinten oben hebt und die Wirbelsäule sich aufrichtet. (Dies entspricht dem nonverbalen Pacing und Leading einer Hypnotherapie.) Dann spreche ich zur Patientin:

»So ist es gut. Auf die Veränderung der Wirbelsäule nun deutlich achten, ja einfach sorgfältig in sich hineinspüren, hineinhören, in sich hineinsehen, sich gewissermaßen innerlich ausleuchten, vielleicht wie Scheinwerfer die Augen nach oben rollen, nach oben-innen rollen und die Augen fest schließen ... Und so wie du die Augen fest schließt, die Gedanken einfach abschließen, abschalten und die Gedanken fallen lassen, so wie du dich einfach auf diesen Sitz hier fallen lässt, als ob es dein Lieblingssessel zu Hause wäre, oder bequemer noch in einen Liegestuhl draußen auf dem Balkon, auf der Terrasse, wo du dich tief in einen Liegestuhl fallen lässt, tiefer und tiefer, bis der Kopf im Kissen der Liege völlig ruht.

Oder gar noch schöner draußen in der Natur, so wie in der Kindheit, liegst du mit dem Rücken auf einer weiten Wiese, im Gras, im Heu, wo du das Heu und die Blüten riechst und du schaust verträumt in den Himmel hinein, ja vielleicht mit leicht geöffnetem Schnabel, verträumt in den Himmel, mit starken Gedanken, mit guten, tiefen Gefühlen, die wie kleine Wolken vorüberziehen.

Und je länger du *so* ausgestreckt auf der Wiese oder im Heu oben zum Himmel blickst, umso mehr entdeckst du unbequeme Stellen am Rücken, die du verändern magst, *so* dass du es dir noch bequemer wünschst, so wie im Urlaub, wie im Urlaub ausgestreckt zwischen den Dünen im tiefen warmen Sand, mit dem Geruch der See, des Seegrases, wo du alle Viere ausstrecken, die Beine ganz lang werden lassen kannst, und du deinen Körper reckst und streckst, erst den Rücken auf der einen Seite dehnst und räkelst, dann auf der andere Seite, bis der Körper gleichmäßig wie ausgegossen daliegt, bis die Wirbelsäule, der Hals sich strecken und der Kopf sanft in den Sand abfällt, wie schwebend ruht.

Ja, einfach alle Viere weit von sich strecken, und insbesondere die Arme weit ausbreiten, weit ausbreiten wie die Schwingen der Vögel, die unter den Wolken kreisen, ja getragen werden unter den Wolken, die unter den Wolken schweben oder gar schweben wie die

28 Steinriede, R. (2002): Medizinische Hypnose bei Tinnitus und Hörsturz. Mit einem Beitrag über die Grundlagen der therapeutischen Hypnose von Dirk Revenstorf. Heidelberg (Carl-Auer).

Wolken, auf Horizonte, neue Horizonte zu, die offen sind, offen in Unendlichkeit, wie in die unendliche Krümmung des Alls.

Ja, Irgendwo, wie Irgendwo ins Nirgendwo, und doch an deinem Ort, deinem Ruhe-Ort, deinem Urlaubs- oder Heimatort, kurzum deinem Lieblingsort, den du siehst, wie du ihn spürst, den du hörst, wie du ihn fühlst, und den du vielleicht schmeckst und riechst, irgendwo im Nirgendwo.

Denn Gedanken, Gefühle sind wie die Wolken, die vorüberziehen; in Klarheit, Feme, wie in vertrauter Nähe. Und nichts und niemand kann dich abhalten, dies voll zu genießen. Nichts und niemand kann dich abhalten, den Zustand zu genießen. Denn Körper und Seele haben sich an den Zustand gewöhnt. Denn Körper, Geist und Seele haben sich an den Zustand gewöhnt.

Tiefer und tiefer.

Und so kannst du alles fallen lassen, alles kommen lassen, alles geschehen lassen. Und so kannst du alles fallen lassen, alles kommen fallen lassen, alles neu geschehen lassen.

Tiefer und tiefer. Tiefer und immer tiefer.

Und in diesem wundervollen Gefühl der inneren Fantasie schaust du einfach nochmals am Strand vorbei, wo du gelegen hast, um im Sand nochmals den Abdruck, das Relief deines Rückens durchzumustern, und damit er ganz ebenmäßig liegt, nimmst du Steinchen oder Hölzchen, die Muscheln heraus, bis dein Körper ganz gleichmäßig ruht, ja der Kopf geradezu frei schwebt.

So ist es gut.«

Es folgen spezielle Durchblutungssuggestionen (in diesem Fall: links Hörsturz, rechts gesund):

»Am Strand, seitlich rechts warm von der Sonne bestrahlt, wird die rechte Körperseite stärker durchblutet, und wie mit dem Rauschen des Wassers, der See, beginnt das Blut nach rechts zu strömen.

Denn das Blut verstärkt sein Strömen. Und das Blut strömt in den von der Sonne gewärmten Körper nach rechts, getrieben vom Pulsschlag des Herzens. Und das Blut strömt auch rechts durch die Schulter, in den rechten Arm und in die rechte Hand.

Und das Blut strömt durch die Schulter in den rechten Arm und in die rechte Hand, und das Blut macht die rechte Hand blutvoll, warm und schwer.

Und das Blut strömt durch die Schulter in den rechten Arm und in die rechte Hand und füllt die Adern wie Schläuche mit Blut prallvoll auf, wie zu prall gefüllten Feuerwehrschläuchen, baut ein Reservoir auf, mit prallem Blut-Reservoir-Druck für den Noteinsatz.

Und wie bei einer Balkenwaage senkt sich somit die mit Blut volllaufende, die sich als Blutreservoir prall vollfüllende rechte Hand immer schwerer, immer wärmer ab.

Was du vielleicht schon spüren kannst bei einem fast unmerklichen Abwägen der Hände rechts – links, wie die mit Blut volllaufende rechte Hand immer schwerer wird, weil einfach das Blut auf der Schräge der Balkenwaage immer nach tiefer läuft, immer tiefer und intensiver – das ist ja logisch.

Und nichts und niemand kann dich abhalten, das Strömen des Blutes zu genießen und nichts und niemand kann dich abhalten, das Strömen des Blutes zu genießen.

Was Du siehst, wie Du es spürst und hörst, vielleicht auch schmeckst und riechst, wunderbar.

Mit der Zeit mag man sich auch mal umdrehen; oder die Sonne mag wandern, scheint von der anderen Seite, so dass der Körper nun von der anderen Seite aufgewärmt wird.

Somit beginnt das Blut aufs Neue zu fließen. Und das Blut strömt nun in den aufgewärmten Körper nach links, getrieben vom Pulsschlag des Herzens.

Und das Blut strömt nun rechts von der Hand hinauf in den Arm und über die Schulter hinüber in den linken Arm in die linke Hand.

Und das Blut strömt aus der abkühlenden rechten Hand hinauf in den Arm, und über die Schulter hinüber in den linken Arm und in die linke Hand, wie in ein Blutreservoir.

Denn das Blut macht nun die linke Hand blutvoll, warm und schwer und füllt die Adern wie Schläuche, prallvoll mit Blut, wie zu prall gefüllten Feuerwehrschläuchen, als einem Reservoir, das als ein pralles Blut-Reservoir Druck aufbaut, bevor es zum Feuerwehr-Einsatz kommt.

Und das Blut macht nun die linke Hand blutvoll, warm und schwer.

Und nichts und niemand kann dich abhalten, das Strömen des Blutes zu genießen, und nichts und niemand kann dich abhalten, das Strömen des Blutes zu genießen.

Und wie bei einer Balkenwaage senkt sich nun links die mit Blut volllaufende, die als Blutreservoir prall volllaufende linke Hand immer schwerer, immer wärmer ab, strömt das Blut den Balken der Waage natürlich hinab nach links in die Hand prall, blutvoll, warm und schwer.

Was du vielleicht schon spüren kannst bei deinem fast unmerklichen Abwägen der Hände rechts – links, wie die mit Blut volllaufende linke Hand immer schwerer wird, weil einfach das Blut auf der Schräge der Balkenwaage immer nach tiefer läuft, immer tiefer und intensiver.

Was Du siehst, wie Du es spürst und hörst, vielleicht auch schmeckst und riechst, wunderbar.

Und verfolge dieses dein Ziel, als ob du keines hättest! Ja, verfolge dein Ziel, als ob du keines hättest!

Und lass nun, wie zum Not-Einsatz der Feuerwehr mit Druck aus den Schläuchen das Blut nun strömen aus dem Reservoir der Hand durch die Adern hinauf den Arm, und links durch den Hals hinein in den Kopf links, verstärkt durch Blut aus dem Körper im unendlichen Pulsschlag des Herzens links hinauf, lass es im starken Strahl durch den Hals hineinschießen in den Kopf und in das linke Ohr.

Und spritze mit dem Strahl aus dem stählernen Spritzenventil der Feuerwehr direkt hinein in das linke Ohr, um die Gefäße dort direkt durchzuspülen – zur Reparatur frei zu spülen, weil du sie öffnest und aufweitest, um so mehr, desto weiter du das Ventil des Spritzenkopfes einfach öffnest, und du den Druck einfach zur Öffnung der Ohrgefäße erhöhst.

Und das Blut fließt von der linken Hand hinauf in den linken Arm, und vom linken Arm hinauf in Schulter und Hals. Und das Blut strömt verstärkt mit dem Pulsstrom des Herzens, im Strahl durch den Hals links in den Kopf hinein und schießt direkt in das linke Ohr.

Und das Blut macht dabei das linke Ohr blutvoll, heiß und schwer. Denn das Blut macht zur Heilung bei dieser Öffnung der Gefäße das linke Ohr nun blutvoll, heiß und schwer.

Was du fühlst, wie du es siehst, und was du hörst, wie du es spürst, was du vielleicht auch schmeckst und riechst. Denn nichts und niemand kann dich abhalten, das Strömen des Blutes zu genießen, nichts und niemand kann dich abhalten, diesen Zustand zu genießen.«

Ballon-Korb (Unbekannte Probleme abgeben):

»Nun zurück am Strand in der wärmenden Sonne, neben deiner Badetasche, deinem Badekorb, worin du deine sieben Sachen mitgebracht hast. Und was du dir dann auch immer herausnimmst – ein Badetuch, oder was du gerade an Utensilien gebrauchen kannst.

Und wie es zweckmäßig ist, kannst du am besten auch alles zurücklegen – hineingeben, was dich jetzt stört, alles, was dir jetzt vielleicht nichts nutzt, gib es einfach dort hinein!

Und während deiner Heilung, der Wiederherstellung deiner Ohr-Durchblutung – während dieser erholsamen Ruhe nun an Deinem Strand, in dieser Phase kannst du in der Fantasie einem Bild nachgehen, als würdest du deinen Korb mit all den Dingen befrachten, die du nun am besten loswerden möchtest, weil sie dir die Ruhe zur Erholung seither nicht ließen.

An deiner Badetasche sei ein lustiger Ballon angebunden – nein, vielmehr: Dein Badekorb ist an einen, großen bunten Fesselballon gebunden, ein Heißluftballon, dem du von unten mit Gas-Flammen immer stärkere, heißere Auftriebskraft gibst! Und bevor du den Korb endlich entschweben lässt, kannst du dir sorgfältig überlegen, was du alles in ihn hineinlegen würdest:

All diese Dinge, die dich deine Ruhe einfach nicht mehr finden ließen, also diese ganz bestimmten Aufgaben, all solche Sachen jetzt einfach hineingeben: Leg diese bestimmten Vorstellungen wie greifbare Materialien dort hinein, all solche Verpflichtungen, so endlos nervende, aufreibende Sachen, Telefonate, Diskussionen, all den Ärger samt diesen bestimmten, immer wiederkehrenden Frustrationen, sie einfach in den Korb hineinlegen, dorthin weggeben.

Nun magst du dir einen Augenblick Zeit nehmen, um genau kontrolliert zu beobachten, wie durch das Um-, das Wegladen all deiner Lasten der Körper sich nun erleichtert, wodurch Dir nun innere Ruhe hochsteigt, und wie sich auch dabei deine Atmung vielleicht verändert.

Und in diesem eigenen Tempo kannst du dich nun entscheiden, den Korb an dem Ballon nun aufsteigen zu lassen, in dem sich all die Dinge befinden, die du jetzt weggibst, die du somit ablegen kannst – ja, wie sie dich bereits nach dem Umladen schon etwas erleichtert hatten.

Dabei kannst du gleichzeitig tiefer – wie gelöst/erlöst – in den Sand am Strand, hier in diesen Stuhl sinken, während der Ballon beginnt aufzusteigen, leicht – wie ein Teil deiner Atmung.

Vielleicht ist dies ein roter Fesselballon oder ein blauer oder ein grüner, der zunächst noch gut sichtbar ist und sich allmählich entfernt mit dem Korb und den hinauf treibenden Heißluftflammen unten dran, und du kannst deine Erleichterung mit der zunehmenden Distanz von ihm schon genießen, weil du all dieses Zeug – ganz wie du Gas gibst – entschweben lässt und dies sorgfältig weiterverfolgen vor deinem inneren Auge, bis der Korb ein Punkt wird, und der Ballon als ein Farbtupfer und in seinem eigenen Tempo entschwindet, und vielleicht lässt du gar alles mit einem letzten Flammenstoß verbrennen, den ganzen Fesselballon gar endgültig zerplatzen!

Somit: – BASTA – Schluss – AUS!

Aber erst, wenn der Ballon mit dem Korb verschwunden ist, erst, wenn der Korb mit all dem weggegebenen Zeug – das du damit endlich loshast – verschwunden ist, ja, wenn diese Sachen somit endgültig aus deinem Gesichtsfeld entschwunden sind, damit innere Ruhe Platz greift, dann erlaubst du dir langsam in die Realität des Hier und Heute zurückzukehren, für eine Rückkehr in diese Stunde, diese Trance jederzeit!«

Evaluation

Beim Krankheitsbild Hörsturz lässt sich ein Behandlungserfolg durch Hörkontrollen mit der Tonschwellenaudiometrie präzise nachweisen. In diesem Falle zeigte das Tonschwellenaudiogramm eine Woche nach Hypnotherapie mit durchblutungsfördernden Suggestionen (noch) keinen Erfolg. Nach der anschließenden zweiten Behandlungstrance, in der neben den durchblutungsfördernden Suggestionen auch Metaphern zur akuten Stressentlastung angeboten wurden, fand sich dann erfreulicherweise eine völlige Normalisierung des hörsturzerkrankten Ohres.

Weitere Hilfestellungen zur Bewältigung der familiären Krisensituation wurden weder angefragt noch gegeben, da man beim Aufdecken und Bearbeiten von Problemsituationen eine erhöhte Stressbelastung riskiert, die ein Hörsturz-Rezidiv bewirken könnte.

Grundsätzlich ist zu bemerken, dass man beim Hörsturz von einer Spontanheilung von 50 % innerhalb der ersten Woche ausgehen kann – und dies praktisch mit oder ohne sogenannte Infusionsbehandlung. Die Erfolgsquote des Verfassers mit Hypnotherapie liegt insgesamt bei über 80 % (n = 100), selbst noch nach erfolgloser medikamentöser Vorbehandlung.[29]

Bei Hochton-Hörsturz allerdings empfehle ich in der Regel sicherheitshalber eine kombinierte Behandlung, also neben der Hypnotherapie eine Infusionsbehandlung, da der Hörverlust meist degenerativer Art ist und sich weniger sicher behandeln lässt. Im Gegensatz hierzu findet sich bei dem in der Mehrzahl der Hörsturz-Fälle vorliegenden Basston-Hörsturz ein ausgezeichnetes Ansprechen auf direkte hypnotische Suggestionen, vermutlich durch das Umschalten von Sympathikotonus auf Para-Sympathikotonus bzw. die durch die Trance bewirkte Erweiterung der Blutgefäße, auch im Innenohr.

Anzufügen ist, dass ich bei dem häufigen zusätzlichen Vorliegen eines WS-Syndroms oder einer Kopfgelenksblockade die gleichzeitige Durchführung einer chiropraktischen Therapie schätze! Bei hochgradigem Hörsturz mit praktischer Taubheit sollte an eine Ruptur des runden Fensters gedacht werden.

29 Steinriede, R. (2002): Medizinische Hypnose bei Tinnitus und Hörsturz. Mit einem Beitrag über die Grundlagen der therapeutischen Hypnose von Dirk Revenstorf. Heidelberg (Carl-Auer).

Zu dem Krankheitsbild chronischer Tinnitus sei dem Autor gestattet, auf die ausführlichen Darstellungen in seinem Buch zu verweisen,[30] mit folgendem ergänzenden Hinweis: Meist handelt es sich beim chronischen Tinnitus um das Symptom für ein beginnendes oder unterschwelliges Schlaf-Apnoe-Syndrom bei enger Nasenklappe und/oder vasomotorischer Rhinitis mit nicht ausreichender Erholung im Schlaf!

30 Steinriede, R. (2002): Medizinische Hypnose bei Tinnitus und Hörsturz. Mit einem Beitrag über die Grundlagen der therapeutischen Hypnose von Dirk Revenstorf. Heidelberg (Carl-Auer).

11 Im Schlaf …

Bernhard Trenkle

Hypnose bei der Behandlung einer chronifizierten Hornhautverletzung

Das folgende Fallbeispiel ist für einen Psychologen eher ungewöhnlich, denn es handelt sich um einen augenärztlichen Fall. Die besondere Situation, in der wir uns weitab von der vertrauten medizinischen Versorgung befanden, ergab die Notwendigkeit und Chance für einen Einsatz von Hypnose bei einem genuin augenärztlichen Problem mit einem überraschend positiven Ergebnis.

Der Fall

Die Ausgangssituation: Wir weilten 2003 zu unserem jedes Jahr stattfindenden einwöchigen Hypnose-Weiterbildungsseminar im polnischen Kloster Wigry, wenige Kilometer von Litauen und Weißrussland entfernt. Am zweiten Abend hatte eine der studentischen Helferinnen ein völlig verschwollenes linkes Auge und starke Schmerzen in diesem Auge. Das Auge sah dramatisch aus. Ihre Universitätsdozentin meinte zu mir:

»Das ist eine längere Geschichte, und das Ganze führt dazu, dass wir sie morgen wohl zurück nach Hause, nach Deutschland fahren müssen.«

Die Studentin berichtete mir kurz die Geschichte ihres Hornhautrisses vor mehr als zwei Jahren mit mehreren nachfolgenden Operationen. Sie war wegen ihres Interesses an hypnotischen Konzepten auf unserer Tagung, und ich bot ihr an, sie direkt in den Schlaf zu hypnotisieren, ihr schmerzlindernde Suggestionen zu geben, um ihr wenigstens eine einigermaßen ruhige Nacht zu ermöglichen. Ihre Dozentin und einer meiner Praktikanten wollten dabei sein, um zu sehen, was man in einer solchen Situation mit Hypnose machen könne. Ich setzte mich kurz abseits und begann, mich vorzubereiten und mir zu überlegen, wie ich in einer solchen Situation mit Hypnose über die mir vertraute hypnotische Schmerzkontrolle hinaus arbeiten könne.

Das Ergebnis dieser einen Sitzung war frappierend. Am nächsten Morgen war keinerlei Schwellung mehr zu sehen. Das linke Auge sah wie das rechte aus. Die Studentin blieb die ganze Woche und anschließend noch zu einer einwöchigen Kajaktour. Bei einem Telefonat ein halbes Jahr später sprach sie von der längsten beschwerdefreien Zeit seit ihrem Unfall vor knapp zweieinhalb Jahren.

Ich bat sie, ihre Krankheitsgeschichte aufzuschreiben, die ich hier gekürzt wiedergebe. Danach folgt eine ebenfalls gekürzte Fassung der Hypnose, die ich mit ihr durchgeführt habe, und wenige ergänzende Überlegungen, die zu dieser Vorgehensweise geführt haben.

Die Krankengeschichte in den Worten der jungen Kollegin:[31] »Ende Juli 2001: Bei einer Wanderung im Tessin in der Schweiz blieb das Mädchen, welches vor mir herlief, mit dem Ärmel ihres T-Shirts an einem Ast hängen. Ich war unmittelbar hinter ihr, als sie sich mit einer ruckartigen Bewegung von dem Ast befreite, und dieser blitzartig zurückschnellte – direkt in mein linkes Auge. Die Schmerzen wurden immer schlimmer, und eine Freundin fuhr mich ins nächstgelegene Krankenhaus. Der behandelnde Arzt, der kein Augenspezialist war und lediglich mit einer handelsüblichen Taschenlampe in meinem Auge herumleuchtete, diagnostizierte, dass meine Schmerzen nur aus dem Schock resultierten und mein Auge von den ganzen Tränen etwas überreizt sei. Mit einem Schmerzmittel und Augentropfen ließ er mich gehen. Nachts wachte ich dann, als die Wirkung des Medikaments langsam nachließ, mit sehr starken Schmerzen auf. Ich hatte das Gefühl, als würden etwa 1000 Nadeln in meinem Auge stecken. Meine Augen hörten nicht mehr auf zu tränen, und ich musste sie geschlossen halten, weil jede Bewegung der Pupillen die Schmerzen ins schier Unermessliche vergrößerte. Ich schlief in dieser Nacht so gut wie gar nicht, und am nächsten Morgen brachte man mich in die nächstgelegene Augenklinik, ins etwa 100 km entfernte Locarno.

Der dortige Fachmann erkannte, dass meine Hornhaut gerissen war; er salbte mein Auge, verband es und gab mir sehr starke Schmerzmittel mit, die mich für die folgenden Tage sedierten. Mein anderes Auge musste ich ebenfalls geschlossen halten, weil man stets beide Augen gleichzeitig bewegt, auch wenn eines geschlossen ist. Für den Heilungsprozess war es sehr nützlich, dass das Auge möglichst wenig bewegt würde. Somit war ich blind und die nächsten Tage völlig außer Gefecht gesetzt. Ich war voll und ganz auf die Hilfe anderer angewiesen und verschlief sogar meinen 21. Geburtstag am folgenden Tag. Täglich mussten wir nach Locarno zur Kontrolle fahren, was jedes Mal für mich eine schreckliche Tortur war, bis schließlich einige Tage später der Verband abgenommen werden konnte, und ich wieder sah. Eine kleine Stelle sei zwar noch nicht zugewachsen, aber das würde sich in den nächsten Tagen ergeben, versicherte mir der Arzt. Den Rest des Urlaubs verbrachte ich also wieder sehend, wenn ich auch tagsüber eine Sonnenbrille tragen musste, da ich recht lichtempfindlich war.

Etwa zwei Wochen später verbrachte ich einen weiteren Urlaub gemeinsam mit einer Freundin. In einer Nacht wachte ich dann von einem mir noch sehr gut bekannten Schmerz auf. Ich wusste sofort, dass die Hornhaut erneut gerissen war. Auch in den folgenden Wochen und Monaten hatte ich immer wieder, gerade nachts oder morgens, das Problem, dass, wenn ich im Halbschlaf meine Augen rieb, eine kleine Stelle aufging. Dies bedeutete jedes Mal, dass ich sehr starke Schmerzen für etwa eine halbe Stunde oder eine Stunde hatte, so lange, bis die Stelle wieder zuheilte. In dieser Zeit konnte ich nichts anderes machen, als darauf zu warten, dass meine Augen aufhören würden zu tränen, und der Schmerz endlich nachließe.

31 Carolin Barth, cand. psych.

Mich begleitete zusätzlich stets die Angst, dass die Stelle am Auge nicht von alleine zuheilen würde. Doch selbst wenn die Stelle zuheilte, bedeutete das jedes Mal für mich, dass ich den ganzen Tag über Probleme mit dem Auge hatte. Ich konsultierte in dieser Zeit mehrere Ärzte, die alle nicht so genau wussten, was sie an diesem Zustand ändern könnten.

An einem Morgen im Mai 2002 wachte ich früh morgens mit großen Schmerzen auf. Ich bekam mein linkes Auge nicht auf, und beide Augen wollten nicht mehr zu tränen aufhören. Ich wartete die übliche halbe Stunde in der Hoffnung, dass mein Auge sich wieder erholen würde – doch vergebens. Eine Freundin brachte mich dann sofort ins Krankenhaus, wo ich, nach diversen schmerzhaften Untersuchungen, bei vollem Bewusstsein am Auge operiert wurde. Die Ärztin schabte mit einem Skalpell meine komplette Hornhaut ab, damit diese sich neu bilden und nahtlos zusammenwachsen könne. Ich verbrachte insgesamt fast eine Woche mit verbundenen Augen im Krankenhaus. Zweimal am Tag bekam ich unter Schmerzen einen neuen Salbenverband, den Rest des Tages schlief ich durch die starken Schmerzmittel fast komplett durch.

Es dauerte keine drei Monate, und ich hatte auch mit der nachgewachsenen Hornhaut wieder Probleme. Dieses Mal fuhr mich mein Vater zunächst in eine andere Augenklinik. Dort setzte man mir eine Kontaktlinse ohne Stärke ins Auge, um die offene Stelle meiner Hornhaut vor meinem Augenlid zu schützen. Doch der Effekt war lediglich, dass ich am nächsten Morgen mein Auge, welches über Nacht völlig zugeschwollen war, gar nicht mehr öffnen konnte. Aus diesem Grunde wurde ich erneut ins Krankenhaus eingeliefert. Zunächst wurde meine Hornhaut wiederum abgeschabt, doch am darauffolgenden Tag entschieden die Ärzte, zusätzlich zur Abschabung zu »sticheln«, d. h., der Arzt machte rund um meine Linse kleine Nadelstiche, damit sich Narbengewebe bildete und die Hornhaut besser auf dem Epithel haftete.

Juni 2003: Ich fuhr als Helferin mit auf eine Tagung in Polen. Am zweiten Morgen wachte ich dann nach einer recht kurzen Nacht auf und hatte sehr starke Probleme mit meinem Auge. Ich zog eine dunkle Sonnenbrille auf, als ich nach draußen ging, aber ich merkte schon sehr bald, dass das auch nichts half. Den ganzen Tag verbrachte ich in einem abgedunkelten Zimmer, salbte immer wieder mein Auge. Zwar konnte ich mein Auge aufmachen und auch unter Tränen sehen, aber ich hatte doch relativ starke Schmerzen.

Abends kam dann Bernhard Trenkle auf mich zu, und ich erzählte ihm die Kurzfassung meiner Geschichte. Er bot mir an, eine Schmerzhypnose durchzuführen, damit ich einerseits besser schlafen könne und andererseits die Schmerzen mich nicht noch weitere Tage außer Gefecht setzen würden.«

Vor der Sitzung: Am Bett vor Beginn der Hypnose stellte ich noch einmal einige ergänzende Fragen. Von ihren Medikamenten beschrieb mir die Patientin ihre entzündungshemmende Salbe als hilfreich. Sie habe auch kurz vor der Seminarwoche in Polen noch einmal eine Augenentzündung gehabt, und Augenbewegungen seien schmerzhaft gewesen. Die Augen seien momentan lichtempfindlich, und auch Rauch sei unangenehm. Morgens im Halbschlaf ertappe sie sich immer wieder, dass sie sich in den Augen reibe und das sei nicht gut.

Ich fragte sie, wie sie das Behandlungsziel definieren würde. Eigentlich meinte ich das Ziel für die Hypnose-Behandlung. Als Antwort bekam ich jedoch: »Einen Arzt finden, der mir so helfen kann, dass die Hornhautverletzung nicht mehr aufgehen kann.« Auf meine Nachfrage bezüglich eines Zieles für diese Hypnosesitzung antwortete sie:

»Dass meine Schmerzen weggehen und ich normal schauen kann.«

Hypnose

Vorbereitende Worte: »Du kannst dich in deinem Bett in eine bequeme Position legen, eine Position gut zum Entspannen und späteren Einschlafen. Wann immer du willst, kannst du in eine noch bequemere Position gehen. Und wenn wir später das Zimmer verlassen, kannst du noch angenehmer, noch bequemer und noch tiefer entspannt in einen angenehmen erholsamen Schlaf gehen. Ein Teil von dir kann aus beruflichem Interesse zuhören und einer anderer Teil sich voll auf Deine unmittelbaren körperlichen Ziele konzentrieren. Wann immer meine Stimme von außen hilfreiche Bilder anbietet, kannst du diesen Bildern folgen, wann immer du bessere eigene Bilder hast, folge deinen eigenen Bildern, und meine Stimme kann dann zeitweise wie eine Stimme oder eine Musik im Radio sein, du hörst diese Stimme wie eine Begleitmusik, und wenn eine wichtige Nachricht kommt, die Lieblingsmusik gerade gespielt wird, kannst du wieder mehr zuhören und dann wieder mehr und mehr in deine Bilder eintauchen.«

Suggestionen mit dem Ziel, dass sie sich nicht mehr am kranken Auge reibt, sowie ergänzende Suggestionen in Richtung Heilung: »Und wann immer du einen Impuls in deiner linken Hand in Richtung linkes Auge haben wirst: Dieser Impuls wird sich auf deine rechte Hand übertragen, dein rechter Arm wird sich heben und deine rechte Hand wird sanft dein rechtes Auge berühren, sanft darüber streichen. Sanft über dein rechtes Auge streichen, denn in diesem Auge ist das Modell gespeichert, in welche Richtung dein linkes Auge heilen kann. Dein Körper kann sich dabei jedes Mal an das Gefühl eines gesunden Auges erinnern. Zwei Jahrzehnte Erinnerungen an das Gefühl, wie ein gesundes Auge sich anfühlt, so gesund und so normal, dass man sich bewusst gar nicht so besonders erinnert ... aber dein Unbewusstes hat dieses Gefühl gespeichert, und auch dein linkes Auge hat sich über Jahrzehnte so normal angefühlt, dass man sich bewusst kaum daran erinnern kann ... und dieses Wissen, ein Auge im gesunden Zustand, ist in deinem Körper gespeichert ...

Und jedes Mal, wenn dein linker Arm und deine linke Hand einen Impuls in Richtung linkes Auge haben: Dieser Impuls wird sich auf die rechte Hand, den rechten Arm übertragen, und dabei wird das Wissen in Richtung Gesundung aktiviert werden ...

Und sagt man nicht, dass nach einigen Monaten und nach einigen Jahren sich ohnehin alle Zellen im Körper erneuert haben, nach einem inneren Bauplan, alles reorganisiert sich immer wieder entsprechend diesem inneren Bauplan und im Rahmen dieser natürlichen Neuorganisation: Dein linkes Auge kann sich wieder mehr und mehr in Richtung Heilung und Gesundung entwickeln.«

Suggestionen in Richtung Schmerzreduktion und Schmerzausschaltung: »Und wann immer du Schmerzen verspürst, die keine unmittelbare Signalfunktion haben, kannst du dich darauf konzentrieren, dass es immer im Körper einen Punkt gibt, der sich relativ am wohlsten fühlt, und du kannst diesen Punkt finden und dich darauf konzentrieren und mit jedem Einatmen kann sich dieser Punkt, der sich am wohlsten im Körper fühlt, etwas ausdehnen, und mit jedem Ausatmen kann jegliche Anspannung und jeglicher Schmerz, der keine Signalfunktion hat, durchs rechte Bein abfließen und sich damit auflösen, und mit jedem Einatmen wird sich dieses Wohlempfinden von diesem einen Punkt mehr und mehr ausbreiten.«

Suggestionen zur Halluzination der Wirkung der Augensalbe: »Und wann immer es nötig ist, kannst du dir im Halbschlaf oder im Traum vorstellen, etwas von dieser wohltuenden Augensalbe in dein Auge tun und dich dabei sehr genau – sehr real – an diese wohltuende Wirkung der Salbe erinnern. Im Traum, in der Vorstellung etwas Salbe und dann dich entspannt und konzentriert erinnern, was ist das Erste, was du fühlst, sobald du die Salbe im Auge hast, was spürst du dann als nächstes und dann als nächstes, die wohltuende Wirkung dieser Salbe, dich Schritt für Schritt erinnern.«

Suggestionen, um die REM-Schlafphasen, die mit schnellen Augenbewegungen verbunden sind, zu verkürzen und zu reduzieren: »Und diese verschiedenen Schlafphasen ... immer wieder REM-Schlafphasen, in denen wir unsere Erlebnisse verarbeiten. Und nun beim Einschlafen kannst du dich darauf konzentrieren: Für diese Nacht und vielleicht die nächsten beiden Nächte nur das Allernötigste träumen. Jeder von uns hat länger zurückliegende Ereignisse, die in den Träumen auftauchen, und du kannst nun beim Einschlafen dein Unbewusstes bitten, nur das Allernotwendigste zu träumen alles andere aufzuschieben, und wenn es nötig ist, etwas im Traum zu verarbeiten, wenn überhaupt träumen – in deinen Träumen kann eine objektiv kurze Zeit subjektiv sehr lange erlebt werden, und deswegen kann alles, was geträumt werden muss in objektiv kurzer Zeit subjektiv sehr lange erlebt werden, und gleich darauf können die Augen wieder zur Ruhe kommen, eine Tiefschlafphase, eine regenerierende Tiefschlafphase ...«

Suggestion, um die körpereigene Abwehr zu regenerieren und zu stärken: »Und in diesen Tiefschlafphasen kann sich dein Körper regenerieren, die körpereigene Abwehr kann sich erholen und dann diese erholten Abwehrkräfte gezielt und gebündelt auf diese relativ kleine Stelle in deinem Körper richten und dort die Entzündungen abbauen, und alles kann dabei mehr und mehr in Richtung Gesundung gehen.«

Beenden der Sitzung und Überleiten in den Schlaf: Und so kannst du jetzt mehr und mehr einschlafen, und alle Suggestionen können von deinem Unbewussten selbstSTÄNDIG und eigenSTÄNDIG umgesetzt werden.

Und wann immer deine linke Hand einen Impuls verspürt: Dieser Impuls wird sich auf die rechte Hand übertragen und mehr und mehr in Richtung Gesundheit, Richtung Heilung und dabei immer wieder ein erholsamer tiefer Schlaf, und alles, was momentan einmal stört, wird dich dann gleich wieder umso tiefer in einen erholsamen Schlaf führen, und so werden wir ganz allmählich das Zimmer verlassen, und du kannst gut und sicher schlafen.«

Nachbetrachtung und Reflexion: Ich erinnere mich noch gut an mein eigenes Erstaunen beim Frühstück am nächsten Morgen, als ich auch bei mehrfachem genauem Hinsehen nichts mehr von dem Malheur wenige Stunden vorher sehen konnte.

In den Worten der Patientin in ihrem schriftlichen Bericht ein halbes Jahr nach der Sitzung: »Nun habe ich seit diesem Vorfall im Juni kaum noch Beschwerden gehabt, und meinem Auge geht es relativ gut. Ich war, als ich wieder zu Hause war, beim Augenarzt, der nur feststellen konnte, dass meine Hornhaut wieder einigermaßen verheilt sei.«

Evaluation

Hauptziel meines Vorgehens war, dem entzündeten Auge einen möglichst großen Schonraum zu verschaffen. Hypnotische Suggestionen sollen immer positiv sein. Von daher war es nicht möglich zu suggerieren: »Reibe nicht in deinem entzündeten Auge.« Stattdessen versuchte ich, den Impuls, im kranken Auge zu reiben, auf die andere Körperseite zu verlagern. Diese Suggestionen – wie auch die anderen – wurden in der realen Sitzung häufiger wiederholt, als es aus obigem Hypnosetext hervorgeht. Diese Suggestion wurde von der Patientin anscheinend umgesetzt, denn auch am nächsten Morgen, als ich sie nach dem Befinden fragte, griff sie mit der rechten Hand unwillkürlich an das gesunde Auge und streichelte sanft darüber, wie es ihr suggeriert worden war. Erst als ich sie darauf aufmerksam machte, erkannte sie ihr Tun.

Ein zweiter ergänzender Versuch, Augenbewegungen zu reduzieren, bezog sich auf die suggestive Beeinflussung von Schlafphasen und den damit verbunden Einsatz des Trancephänomens Zeitverzerrung. Ob dies bei der überraschenden Heilung eine zusätzliche Rolle gespielt hat, kann niemand sagen. Dazu hätte man die Behandlung in einem Schlaflabor durchführen müssen. Der Autor hat eigene selbsthypnotische und selbstsuggestive Erfahrungen mit dem Beeinflussen von Schlafphasen. Ob das empirisch bereits einmal überprüft wurde, ist mir nicht bekannt. Es wäre einen Versuch wert, im Labor zu überprüfen, ob dies tatsächlich möglich ist. Milton Erickson hat jedenfalls eine Reihe von faszinierenden Experimenten zu hypnotischer Zeitverzerrung und Träumen durchgeführt, die es nicht unmöglich erscheinen lassen, in dieser Form den Heilungsprozess zu unterstützen.[32]

Der Rest bestand aus unter Hypnosetherapeuten bekannten Techniken, um Schmerz zu reduzieren oder auszublenden, die körpereigene Abwehr zu stärken und den Heilungsprozess zu unterstützen.

Neun Monate später: Die Patientin hatte außer jenem Arztbesuch kurz nach ihrer Rückkehr seit neun Monaten keinen Augenarzt mehr gesehen. Sie hat jedoch den Eindruck, nachts manchmal ungünstig auf ihrer Hand zu liegen und damit Druck auf das Auge auszuüben. Das Auge spanne dann morgens etwas.

In einer weiteren Hypnosesitzung wird ihr suggeriert, dass sie nachts mit ihrem »inneren Wächter« die Schlafhaltung überwachen und diese völlig automatisch korrigieren könne. Einige der Suggestionen der ersten Sitzung z. B. über das

32 Rossi, E. L. (Hrsg.) (1997): Gesammelte Schriften von Milton H. Erickson, Bd. 3. Die Veränderung sensorischer, perzeptueller und psychophysiologischer Prozesse durch Hypnose. Abschnitt IV: Zeitverzerrung. Heidelberg (Carl-Auer).

Modell, das in ihrem gesunden Auge gespeichert sein und das sie zur weiteren Heilung benutzen könne, wurden wiederholt. Das ganze traumatische Ereignis könne mehr und mehr abgeschlossen werden und hinter ihr liegen und allenfalls noch als wertvolle Lernerfahrung für ihr weiteres Berufsleben dienen.

Warum Hypnose?

Es ist immer wieder erstaunlich, welches Selbstheilungspotenzial in einem Körper steckt, und wie dies in einer Nacht in erstaunlichem Umfang aktiviert werden konnte. Der Hypnotiseur und die Hypnose haben nur die Rahmenbedingungen geschaffen und verändert. Die Heilung wurde von der Patientin selbst bewerkstelligt.

Wäre ich derselben Situation in Deutschland begegnet, hätte ich ohne Frage die Kollegin sofort in eine Augenklinik gefahren und hätte mich niemals mit Hypnose an diesem Fall versucht.

Der Fall zeigt jedoch auf, dass ein in Hypnose ausgebildeter Augenarzt oder ein anderer in Hypnose ausgebildeter Arzt oder Psychologe in einem Klinikum dieser Patientin mit großer Wahrscheinlichkeit einen langen Leidensweg hätte ersparen können, wenn gleich zu Beginn über eine hypnotische Suggestion verhindert worden wäre, dass die Patientin sich die Augen reibt oder die Augen auf andere Art unnötig gereizt werden.

In einer hypnotischen Trance wäre es der Patientin von Anfang an leichter gefallen, ihre Augen ruhig zu halten und sich dabei in entspanntem und schmerzarmem Zustand auf den Heilungsprozess zu konzentrieren.

12 Himmlische Weite

Frank Tuttlies

Implantation eines Port-Systems bei einer Patientin mit Brustkrebs

Es wird die Implantation eines Port-a-Cath-Systems (Langzeitzugang für die intravenöse Gabe von Medikamenten) in Hypnose bei einer Patientin mit einem metastasierten Mammakarzinom geschildert. An diesem Beispiel einer unerwarteten Begegnung im OP wird deutlich, dass eine Hypnose auch unter erschwerten Bedingungen und ohne Vorbereitungen möglich ist.

Der Fall

Die Patientin ist Anfang 40 und hat seit sieben Jahren ein Mammakarzinom. Eine Brust war operativ entfernt worden, multiple Metastasen in Leber, Lunge und Knochen waren aufgetreten. Die Patientin hatte sich mehreren systemischen Therapien unterzogen. Die Zwillingsschwester und eine weitere Schwester sind ebenfalls an einem Mammakarzinom erkrankt. Jedoch trat bei dieser Patientin die Brustkrebserkrankung zuerst auf. Sie hat zwei Kinder, eine 19- und eine 5-jährige Tochter.

Anlässlich einer neuen systemischen Therapie (bislang unterschiedliche Therapieregimes mit lang andauernder Immuntherapie) war die Neuanlage eines Port-a-Cath-Systems geplant.

Da ich die Patientin schon seit Jahren immer wieder behandelte, war ein gutes Vertrauensverhältnis gewachsen, das sich in den unterschiedlichsten Situationen bewährt hatte. Wir waren uns längere Zeit nicht mehr begegnet, als ich die Patientin in der aktuellen Situation auf dem Operationstisch liegend antraf. Sie hatte Schmerzen im Kreuz und offensichtlich außerordentliche Angst vor dem, was auf sie zukommen sollte. Sie hatte bereits eine schmerzhafte Port-a-Cath-Einlage bzw. -Entfernung in Lokalanästhesie erlebt. Ihr Gesichtsausdruck war angespannt in der sicheren Erwartung von Schmerzen. Sie kannte niemanden im OP, alle trugen Masken, und es war fast unerträglich laut und hektisch. Die Patientin hatte untypischerweise keine Prämedikation. Es war ein langes OP-Programm an diesem Tag, und Eingriffe in Lokalanästhesie werden üblicherweise am Ende des Programms durchgeführt. Die Patientin hatte also bis zu diesem Zeitpunkt lange warten müssen. Ohne die Gelegenheit gehabt zu haben, die Patientin zuvor zu sehen oder zu sprechen, trafen wir uns in dieser Situation im OP.

Die Augen der Patientin sind vor Angst weit offen. Sie hat ein schmerzverzerrtes Gesicht, da die Lagerung der Beine zu ausgeprägten Kreuzschmerzen führt. Die Stimmlage der Patientin ist um einige Lagen höher als sonst. Als ich die Patientin berühre, spüre ich, dass auch der Muskeltonus des Oberarmes außerordentlich hoch ist. Ich versuche durch Blickkontakt die Patientin in irgendeiner Form zu erreichen. Gleichzeitig verstärke ich den Hautkontakt, indem ich sie mit einem sanften Druck der ganzen Hand an ihrem Arm berühre und beginne, mit ihr zu reden. Ich nehme meinen Mundschutz ab und rede leise mit ihr. Durch eine Verkürzung der Distanz bin ich nahe genug, so dass sie mich gut hören kann. Sie ist offensichtlich überrascht, aber auch erleichtert, mich zu sehen. Nach einer allgemeinen Frage über ihre momentane Befindlichkeit und eine Bemerkung zu den offensichtlichen, aktuellen Schmerzen rede ich weiterhin mit einer beruhigenden Stimme, wobei mir die Idee kommt, dass hier eine Hypnose hilfreich sein könnte. Gleichzeitig kommen mir Bedenken, da wir beide unvorbereitet in dieser Situation aufeinandertreffen. Bereits während wir miteinander sprechen, registriere ich bei der Patientin positive Reaktionen, sie zeigt sich entspannter oder zumindest weniger angespannt. Diese Beobachtung bestärkt mich darin, eine Hypnose zumindest begleitend einzusetzen. Die Patientin hat zu diesem Zeitpunkt keinerlei Hypnoseerfahrungen.

Hypnose

Es ist keine Zeit für eine ausführliche Vorbereitung oder gar ein Vorgespräch in ruhiger Umgebung, die eine ausgefeilte Induktion o. Ä. ermöglicht. Der Anästhesist, der die Punktion der Vene (Vena subclavia) machen soll, und die OP-Schwester stehen bereits drängend hinter mir. Unter diesen eher ungünstigen Umständen beginne ich die Hypnose mit der Frage an die Patientin, wo sie denn jetzt gerne wäre, um ein Stichwort für die geplante einleitende Entspannungsphase zu erhalten. Sie antwortet spontan, ohne lang nachzudenken, dass sie am liebsten im Himmel wäre. Sie lacht das erste Mal und gibt noch ein weiteres Stichwort, wohl bezugnehmend auf ein Erlebnis in den Tagen zuvor, als sie mit ihrer kleinen Tochter im Freibad war. Wir sind mitten im Sommer, und draußen ist es sehr heiß.

Die Patientin erhält dann 5 mg Dipidolor (Opiat) langsam intravenös, bleibt aber gut ansprechbar und kann mir – wohl am ehesten aufgrund einer gewissen Gewöhnung, die durch vorausgegangene Opiatgaben eingetreten war – gut folgen. Die Patientin ist nun bis zum Kopf abgedeckt, und ich kann lediglich an ihren Augen ablesen, inwieweit sie meinen Vorschlägen folgt. Mit einer ÜberKopf-Fixation induziere ich die Trance in einem schnellen Tempo. Dann lasse ich sie meinen Finger so fixieren, dass sie sich sehr anstrengen muss, ihn noch scharf zu sehen, was schnell dazu führt, dass sie die Augen schließt. Mit sehr direkten Suggestionen führe ich die Patientin immer tiefer in die Trance. Nach dem Lidschluss suggeriere ich Bilder vom Freibad. Es werden in Einzelheiten die Sonne auf der Haut und der Wind in den Haaren beschrieben. Indirekt fordere ich die Patientin auf, sich unter dem zuvor in dem Trancebild eingeführten schützenden Baum niederzulassen und beschreibe den Geruch der Wiese, der beim Niedersitzen immer deutlicher wahrzunehmen ist. Eine leichte Brise kann vielleicht spürbar werden, wie sie über das Wasser zu dem schützenden Baum heraufweht. Mit dem Vorschlag, den Blick nach oben schweifen zu lassen, nachdem die Patientin es sich unter dem Baum bequem gemacht hat, suche ich die Verbindung zu einem endlos weiten Himmel, der eine unendliche Weite und Grenzenlosigkeit geradezu spürbar werden lässt. Eine schwerelose Leichtigkeit, die sich aus der himmlischen Weite ableitet, wird suggeriert. Berührungen bei der Desinfektion und beim Abdecken werden dahingehend utilisiert, dass Begriffe und Erlebnisinhalte wie Wind, Leichtigkeit und ein schützender Mantel eingeführt werden. Ebenso das Einspritzen des örtlichen Betäubungsmittels unter dem Schlüsselbein zur Venenpunktion wird als leichter Druck auf der Haut, geradezu wie eine sanfte Berührung aufgenommen und im Sinne einer Vertiefung umgedeutet.

Nach der erfolgreichen Punktion der Vene, die etwas länger dauert und nicht auf Anhieb klappt, muss ich dann auf die andere Seite der OP-Abdeckung wechseln. Dies wird angekündigt und die anfänglichen Suggestionen mit der Weite des Himmels und der Schwerelosigkeit werden erneuert. Zusätzlich schlage ich erneut vor, dass sie nur auf meine Stimme hören wird, und dabei alle anderen Geräusche in den Hintergrund treten, um auch über eine größere Entfernung die Aufmerksamkeit für meine Stimme zu begünstigen. Eine erneute Hautinfiltration mit einem örtlichen Betäubungsmittel wird der Patientin angekündigt. Zu diesem Zeitpunkt ist wiederum keinerlei Reaktion beim ersten Einstich zu verzeichnen und auch während der Präparation, die sich letztlich außerhalb der örtlichen Betäubung abspielt, reagiert die Patientin überhaupt nicht. Es treten keinerlei für einen Schmerzreiz typische Bewegungen oder Äußerungen auf, obwohl dies bei dieser geringen Infiltration durchaus hätte schmerzen müssen. Eine technisch notwendige Aufforderung, den Kopf zur Seite zu bewegen, wird prompt befolgt.

Die Porteinlage verläuft insgesamt problemlos. Nach der Hautnaht decke ich das sterile Tuch ab und gebe vor der Reorientierung noch direkte Suggestionen, dass sie sich an den Beginn der Operation nicht mehr erinnern wird, und suggeriere ebenfalls, dass die Dauer der Analgesie so lange wie nötig anhalten wird. Da die Situation am Anfang der Operation überdeutlich mit Angst besetzt war, will ich – soweit möglich – hierfür eine Amnesie erreichen. Nach einer angekündigten Rückwärtszählung von 5 auf 0 und der Aufforderung, sich im Hier und Jetzt wieder einzufinden und zu orientieren, öffnet die Patientin prompt ihre Augen und beginnt auf die Frage, wie es ihr denn gehe, sofort wie ein Wasserfall zu erzählen. Sie habe zu keinem Zeitpunkt Schmerzen gehabt, spürte lediglich einen leichten Druck am Schlüsselbein, der aber nicht störend war und für sie keine besondere Bedeutung hatte. Im Übrigen seien die Kreuzschmerzen aktuell nicht mehr spürbar. Sie fühlt sich ausgeruht, frisch und ist erstaunt, dass die Operation schon vorbei ist.

Evaluation

Am nächsten Morgen erfahre ich, dass die Patientin lediglich eine Voltaren-Infusion (Schmerzmittel) während der Nacht benötigt hat. Sie war glücklich, dass die Port-Implantation für sie diesmal so ganz anders abgelaufen war, als sie das erwartet hatte.

Für mich überraschend war, dass Hypnose unter besonderen Umständen ohne besondere Vorbereitungen auskommt und offensichtlich auch eine ausreichende Tiefe der Trance mühelos erreicht werden kann. Eine medikamentös induzierte oder bedingte Trance ist an eine Pharmakologie gebunden und lässt sich nicht auf den Punkt genau in eine Reorientierung überführen, so dass hier mit Sicherheit eine wohl mit einem Schmerzmittel begünstigte Hypnoseinduktion, ansonsten aber Hypnose stattgefunden hat.

In der Folgezeit kam die Patientin noch einmal während eines anderen stationären Aufenthalts zu einer Hypnosesitzung und übte bereits erfolgreich Selbsthypnose.

13 Sonnenblumen und roter Mohn

Frank Tuttlies

Behandlung einer Patientin mit Lichen sclerosus wegen unerträglichen Juckreizes

Der Juckreiz ist beim Lichen sclerosus (einer Hauterkrankung) in den meisten Fällen medikamentös nicht zufriedenstellend zu behandeln. Dabei kann ein außerordentlicher Leidensdruck entstehen. Vor der Hypnose wurde symptomorientiert nachgefragt, was die Patientin statt des Juckreizes lieber spüren würde. Dies wurde dann als neuer Erlebnisinhalt in der Hypnose eingeführt und fixiert.

Der Fall

Die Patientin ist Mitte 30, seit drei Jahren hat sie einen Lichen sclerosus et atrophicus am Scheideneingang. Nach einer erfolglosen stationären Therapie in der Hautklinik kam die Patientin in die Sprechstunde. Über einen längeren Zeitraum wurde nach einer ausführlichen Aufklärung über die Krankheit und die eingeschränkten Therapiemöglichkeiten eine Kortisontherapie durchgeführt, die letztlich die akuten Schübe der Erkrankung zum Stillstand brachte. Problematisch an der Erkrankung ist neben der sekundär auftretenden Sklerosierung (bindegewebige Verhärtung) und damit Schrumpfung der Haut, dass vor allem in der chronischen Phase ein ausgeprägter Juckreiz besteht, der nur ungenügend bis gar nicht therapeutisch beeinflusst werden kann. Die Patientin war in einer stabilen chronischen Phase angelangt, ohne dass die Sklerosierung besonders ausgeprägt war, litt aber immens unter dem Juckreiz. Anlässlich einer Kontrolle in der Ambulanz schlug ich ihr eine Hypnose vor, mit der Absicht, einen Versuch zu unternehmen, den Leidensdruck günstig zu beeinflussen. Schon beim Sondierungsgespräch stellte ich klar, dass der Erfolg nicht garantiert werden könne, aber der außerordentliche Leidensdruck es sicher rechtfertige, einen solchen Versuch zu unternehmen. Die Patientin war skeptisch, aber interessiert. Bei den ersten zwei Hypnoseeinheiten zeigte sich, dass sich eine Reihe anderer Problemkreise in den Vordergrund drängten und einer Beachtung bedurften. Es ging um einen unverarbeiteten Schwangerschaftsabbruch und eine gleichzeitig mit dem Beginn der Erkrankung beendete langjährige Paarbeziehung. Von Bedeutung war auch eine aus den Erlebnissen resultierende Hemmschwelle, die sich in eine nicht zu unterschätzende Beziehungsangst ausgeweitet hatte. Bei der ersten Begegnung berichtete die Patientin zudem, dass sie vor drei Jahren schlechte Erfahrungen mit einem Entspannungstraining nach Jacobson gemacht hatte. Sie könne sich überhaupt nie richtig entspannen und habe daher große Bedenken, ob eine Hypnose überhaupt möglich sei. Ich hatte zuvor nichtsahnend ein Entspannungsszenario als Ausgangspunkt vorgeschlagen.

Hypnose

Die Induktion erfolgte mit einer Punktfixation, d. h. der Aufforderung, auf einen Punkt zu schauen, bis die Augenlider schwer werden und sich schließen, gefolgt von einem ideomotorisch einseitigen Armschwereerlebnis. Dann wurde suggeriert, dass sich eine Hand immer leichter anfühlen würde, bis sie nach oben schwebt, je höher, je tiefer sie in Hypnose sinken würde. Die Patientin war erstaunlich leicht in Trance zu führen. Das zuvor vereinbarte inhaltliche Stichwort, die Erfahrung des »Statt-dessen« war ein Spaziergang an einem Waldsee im Spätsommer.

Die erste Hypnose beendete sie begeistert. Sie sei noch nie so entspannt gewesen. Nach vier Sitzungen, in denen die Patientin insbesondere im Hinblick auf das Erlernen der Selbsthypnose erstaunliche Fortschritte machte, fragte ich etwas irritiert nach dem Ausgangspunkt der Therapie, dem Juckreiz. Ich war selbst gespannt, ob sich aus der offensichtlichen Verknüpfung und der darauf folgenden Bearbeitung der anderen Themen eine Veränderung ergeben hätte. Sie berichtete, dass der Juckreiz nach wie vor da sei, allerdings hätte er eine geringere Bedeutung als zu Beginn. Das Auftreten sei allerdings immer noch sehr lästig, quälend und unberechenbar. Wir erarbeiteten daraufhin in der fünften Sitzung die Qualitäten des Symptoms und stellten eine gleiche Reihe von entgegengesetzten Erlebnisalternativen dem gegenüber. Das Ziel war, eine Dissoziation vom Symptom zu erreichen. Der knotigen Beschaffenheit der Haut wurde ein leicht gleitender Feuchtigkeitsfilm, der kratzenden, rauen Hautoberfläche wurde ein glattes, geschmeidiges Gefühl gegenübergestellt. Zu den überfallartig auftretenden Ereignissen wurde ein angstfreies, geschütztes Dasein als Alternative formuliert und anstelle des belastenden Gesamteindrucks, der sich wie ein schwerer Rucksack auf dem Rücken beschreiben ließ, wurde eine unbeschwerte Leichtigkeit angeboten. Letztlich blieben eine Dunkelheit und eine vorherrschende schwarze Farbe, die von einem hell strahlenden Leuchten in den Farben Rot und Gelb ersetzt werden sollte. Dabei wurde schon im Vorgespräch die Farbe Gelb mit Sonnenblumen und Rot mit Mohnblumen als weiter führende Ausgestaltung assoziiert.

»Wie Sie es jetzt schon mehrfach geübt haben, bitte ich Sie, einen Punkt an der Wand oder am Boden zu fixieren und unverwandt die Augen auf diesen Punkt zu richten, während der Atem leicht dahinfließt ... ein ... aus, ... während Sie immer noch ganz konzentriert auf diesen einen Punkt schauen, ... spüren Sie vielleicht eine Schwere in einem der beiden Arme, gerade so, wie wenn eine unsichtbare Kraft den linken Arm (eine Bewegung ist sichtbar) allmählich nach unten zieht, vielleicht so, wie wenn ein schweres Gewicht am Handgelenk angebunden ist und eine immer deutlichere Schwere sich ausbildet ... geben Sie dem Gefühl der Schwere allmählich nach und vielleicht spüren Sie gleichzeitig eine Leichtigkeit in der anderen Hand ... (dabei kommt es zu einer Handlevitation, einer Bewegung des Armes und der Hand nach oben, die relativ schnell erfolgt) ... während die linke Hand allmählich absinkt und immer schwerer wird, stellt sich vielleicht auch eine zunehmende Schwere in den Augenlidern ein ... und es ist dann vielleicht angenehmer, die Augen einfach zu schließen ... (der Augenlidschluss erfolgt) ... Es kann sein, dass vor Ihrem inneren Auge nun eine Reihe von Bildern auftauchen und vielleicht auch wieder gehen ... und während ich langsam von 1 bis 5 zähle, gehen Sie immer tiefer und tiefer in den angenehmen Zustand der Trance, 1 ... 2 ... 3 ... immer tiefer und tiefer 4 ... und tiefer ... 5 und ganz tief, ... (atemkonforme Zählung) ... Es kann sein, dass jetzt in der tiefen Entspannung Bilder von dem Sonnenblumenfeld auf tauchen, das ganz und gar in dieses unverwechselbare Gelb getaucht ist, das aus der Ferne zunächst wie ein einziges wogendes Blumenmeer aussehen kann, und vielleicht entfaltet dieses Meer an Blumen beim Näherkommen Einzelheiten, wie einen einzelnen Blütendocht an langen Stielen mit saftig grünen Blättern, die das Sonnenlicht vielfältig widerspiegeln ... Nehmen Sie sich nun ausreichend Zeit, einen Weg durch das Sonnenblumenfeld zu finden, und vielleicht spüren Sie dabei den weichen Boden unter Ihren Füßen, der bei jedem Schritt angenehm nachgibt. Riechen Sie, wie der Duft der feuchten Erde kräftig aufsteigt und sich mit dem Duft der Sonnenblumen verbindet ... nehmen Sie sich jede innere Zeit und ein wenig der äußeren Zeit, um den Augenblick zu genießen und sämtliche Kraftreserven auf zutanken ... Geben Sie mir ein Zeichen, wenn Sie bereit sind einen Schritt weiter zu gehen ... (Zuvor wurde ein ideomotorisches Signal für Zustimmung oder Ablehnung in Hypnose vereinbart und überprüft. Es kommt das Zeichen zur Zustimmung. Der Zeigefinger der rechten Hand hebt sich eindeutig). Unter dem Eindruck des beschwingten Spazierganges durch das wogende Sonnenblumenfeld ist der wertvolle Sauerstoff, der sich bei jedem Atemzug tief in der Lunge verteilt auf dem Weg über die Blutbahn ... der belebende Sauerstoff erreicht auf diesem Weg jede einzelne Zelle im Körper und kann seine belebende Wirkung an den entferntesten Stellen des Körpers entfalten ... und mit ihm die große Anzahl sämtlicher Heilungskräfte des Körpers ... Vielleicht spüren Sie schon, wie die Heilkräfte aktiv werden und sich dort versammeln, wo Sie die meisten Beschwerden haben ... die Durchblutung im Bereich des Scheideneingangs wird allmählich immer intensiver ... Sie spüren vielleicht das Pulsieren der Blutadern, das sich bis in die einzelnen kleinsten Kapillaren fortsetzt und so jede Zelle mit dem wertvollen Sauerstoff und den heilenden Kräften aus Ihrem Körper erreicht ...

Und vielleicht spüren Sie die glatte Haut, wie sie sich geschmeidig und leicht anfühlt, vielleicht wird inzwischen auch schon ein kühlender Film aus beruhigender Flüssigkeit immer deutlicher spürbar, der den Scheideneingang und die benachbarte Haut einhüllt und schützt ... ausgehend von dem wunderbaren Licht und den wärmenden roten Farben aus dem Sonnenblumenfelde kann es sein, dass sich all mählich ein leuchtender, schützender Mantel ausbildet, der Ihren ganzen Körper einhüllt, und damit eine umfassende Schutzschicht entsteht, die jeden Zentimeter der Körperoberfläche schützend bedeckt, ... so entsteht allmählich immer deutlicher ein absolut sicherer Schutzwall, der den ganzen Körper unangreifbar macht und vor unerwarteten Ereignissen erfolgreich schützt ... sicher und geborgen ... völlig sicher und geschützt ...«

Zuletzt schlug ich vor, den schweren Rucksack, den sie seit Jahren mit sich herumschleppt, einfach abzuwerfen und in eine andere Richtung nach vorn zu blicken. Die befreite Situation wurde dann noch einmal in Verbindung mit roten Mohnblumen und strahlenden Sonnenblumen in Verbindung gebracht und dadurch geankert, dass Daumen und Zeigefinger ganz fest aneinander gedrückt werden.

Nach erfolgter Reorientierung sprudelte die Patientin geradezu heraus, dass sie vollkommen beschwerdefrei sei und dies obendrein wie auf Knopfdruck eingetreten sei. Ein Gefühl des Beschwingtseins erfülle sie, wie schon lange nicht mehr.

Evaluation

Nach mehr als drei Monaten war die Situation noch immer so, dass sie regelmäßig Selbsthypnose ausübte und das Fingerdrucksignal in akuten Situationen erfolgreich verwendete. Der Juckreiz war zwar nicht verschwunden, aber der Umgang damit war verändert. Die Patientin hatte ein Mittel in der Hand, das sie selbst jederzeit, an jedem Ort und ohne Verzögerung einsetzten konnte. Sie war gewappnet und der quälenden Situation nicht mehr hilflos ausgesetzt. Eine weitere Hypnosesitzung war nicht mehr notwendig.

II.

Zahnmedizinische Hypnose

1 Weisheit

Ernil Hansen

Begleitung einer ängstlichen Patientin bei einer schwierigen Extraktion von Weisheitszähnen

Eine schwierige Weisheitszahnextraktion in Lokalanästhesie bei einer ängstlichen jungen Patientin war die Indikation für eine hypnotische Unterstützung. Als »safe place« wurde eine Bergwanderung gewählt, bei der Bilder von weichen Graspolstern und einem Eisbach zur Verstärkung der Analgesie und Vasokonstriktion verwendet wurden. Im Mittelpunkt stand ein Reframing der unangenehmen Zahnextraktion über das Bild der »Edelsteinbergung aus einer Höhle«, das auch die Durchführung der zahnärztlichen Tätigkeiten wie Bohren, Meißeln und Hebeln sehr erleichterte. Der Eingriff verlief schmerz- und stressfrei in Blutarmut und postoperativ komplikationslos ohne Analgetikabedarf oder ausgeprägte Schwellung. Das zahnärztliche Personal begrüßte die ruhige, entspannte Atmosphäre.

Der Fall

Bei einem 16-jährigen ängstlichen Mädchen stand eine schwierige Weisheitszahnextraktion an, um das Ergebnis einer eben abgeschlossenen kieferorthopädischen Behandlung nicht zu gefährden. Die Weisheitszähne waren noch nicht durchgebrochen, so dass eine operative Entfernung notwendig war. Es sollten rechts Weisheitszähne im Ober- und Unterkiefer in Lokalanästhesie extrahiert werden. Das Röntgenbild zeigte den 1/8 in Querlage. In der behandelnden kieferchirurgischen Klinik werden komplizierte Extraktionen im Operationssaal durchgeführt.

Hypnose

»Es sollen jetzt bei dir zwei Weisheitszähne gezogen werden. Wenn du willst, kannst du in der Zwischenzeit eine Wanderung in den Bergen machen. Ich begleite dich, bin immer bei dir. Ich lege meine Hand auf deine Schulter, zum Zeichen meiner Begleitung kannst du sie die ganze Zeit auf deiner Schulter fühlen. Mache es dir bequem.«

(Sie legt sich auf den Operationstisch). »Wenn du die linke Hand auf deinen Bauch legst, kannst du dein Atmen spüren – wie es langsamer und tiefer wird. Du darfst die Augen schließen, um deine Berge vor dir zu sehen. Nimm dir Zeit, schau dich um. Fühle die Sonne auf der Haut, rieche die frische Luft.« (Die Operationsschwester richtet die chirurgischen Instrumente.) »Man kann den Lärm aus dem Dorf hören, der immer ferner klingt, je weiter man auf den Berg hinaufsteigt. Vielleicht zwitschert ein Vogel, vielleicht klingen Glocken von ferne.«

(Inzwischen ist der Operateur eingetroffen.) »Stimme dich ein auf deine Bergwanderung, während hier alles getan wird, was notwendig ist. Du lässt es dir gut gehen und sorgst gut für dich. Und wenn die Zeit gut für dich ist, wenn du bereit bist, kann ein Finger deiner rechten Hand das zeigen, indem er sich aufmacht und hebt.« (Die Operationsschwester möchte die Abdeckung anbringen.) »Sicher ist es gut, eine Schutzkleidung anzulegen, ein Regencape über die Schultern, über die Stirn, zum Schutz.« (Langsam hebt sich mit kleinen, ruckartigen Bewegungen der rechte Zeigefinger und bleibt während der gesamten Behandlung gehoben. Der Operateur hält die Spritze mit dem Lokalanästhetikum bereit.) »Für die Wanderung gibt es noch ein Bonbon auf den Weg, mache den Mund auf, ein Zitronenbonbon, ein ganz saures. Da zieht es dir alles zusammen, so sauer.« (Ohne Reaktion nimmt sie die Injektionen hin.) »Und wenn die Schuhe drücken, dann kannst du sie ja ausziehen und barfuß über die Wiese laufen – auf den weichen, kühlen Gras polstern, wie auf Kissen.

(Der Operateur wäscht seine Hände chirurgisch.) »Irgendwo rauscht ein Bach, ein klarer, kalter … Und der Weg führt weiter und höher, immer höher in die Berge.

Vielleicht willst du rasten. Es gibt hier oben einen weiten Blick, über Wiesen und Wälder, hoch über dem Tal. Dann geht es weiter. Wenn du bereit bist, kannst du das zeigen, indem sich dein Mund weit öffnet. Auf dem Berg, oben im Fels, eröffnet sich eine Höhle.«

(Der Kieferchirurg hat die sterilen Handschuhe angezogen und steht erwartungsvoll bereit.) »Und du hast alle Zeit, die du brauchst.« (Schon nach wenigen Sekunden beginnt sich der Mund mit kleinen ruckartigen Bewegungen zu öffnen.) »Es öffnet sich eine Höhle – weiter und weiter.«

(Die Schwester hängt einen Sauger in den Mund.) »Es rauscht ein Bach – rechts. Eiskalt rinnt das Wasser über die Felswand, eiskaltes Wasser über den kalten Fels. Und in der Höhle, tief hinten, da sind wunderschöne Edelsteine. Die müssen geborgen werden. Und die Zwerge haben Hacken und Zangen und Meißel und Hammer und Bohrer, um die funkelnden Kristalle heraus zu holen.«

(Der Operateur macht einen Schnitt am Unterkiefer und schiebt die Schleimhaut mit einem kratzenden Geräusch mittels Rasparatorium vom Knochen.) »Da wird nach den herrlichen Edelsteinen geschürft – und gebohrt.« (Der Alveolarkamm wird aufgefräst, dann wird versucht, mit dem Hebel den Zahn zu lockern.) »Da wird gestemmt und gezogen, denn es geht ja um wertvolle Edelsteine, die ans Licht gebracht werden sollen.« (Der Zahn muss gespalten werden.) »Da wird gebohrt, gehämmert und gemeißelt. Welch ein Schatz ist da zu bergen!« (Der Zahn knackt.)

»Und da wird der erste Diamant aus dem Fels gebrochen.« (Der Operateur zieht den Zahn heraus und schaut erschrocken: Es blutet nicht.) »Was für ein Fund in dieser Höhle! Was für eine Freude, solche Schätze herauszuholen! Und kaltes, klares Wasser fließt über den Fels.

(Jetzt kommt der obere Weisheitszahn dran.) »Da müssen noch mehr Edelsteine sein. Da, weit hinten in der weit geöffneten Höhle …« (Der Mund öffnet sich noch weiter.) »... da ist verborgen ein weiterer Diamant. Und wieder wird gekratzt, gebohrt, gehämmert, gehebelt, gezogen, um den Edelstein freizuschaufeln und aus dem Fels zu lösen. Jetzt sieht man ihn schon. Jetzt wird er mit der Zange gepackt und herausgezogen. Ein Prachtexemplar! Und erfrischend tropft das kühle Wasser von der Felswand. Da, wo die Diamanten in der Felswand steckten, haben die Zwerge Eiszapfen in die Löcher gefüllt. Und noch eine ganze Weile, immer wenn es notwendig ist, kannst du wieder und wieder spüren, wie das kalte Wasser über den Fels rinnt. Der Fels muss sich auch gar nicht weit ausdehnen, um die Löcher nach und nach zu verschließen. Und bald sind alle Spuren verschwunden, und die Höhle ist heil wie vorher.«

(Inzwischen legt der Kieferchirurg Streifen ein und näht die Schleimhaut.) »Von draußen fällt Licht in die Höhle und bringt Wärme herein. Nur rechts fließt weiter der kalte Eisbach über den Fels. Schau hinaus: Draußen scheint die Sonne. Und es geht zurück ins Tal, reich belohnt mit wertvollen Schätzen, über weiche Wiesen und sanfte Hügel, zwischen einzelnen Baumgruppen, über weite Lichtungen, erfrischt von einer herrlichen Wanderung in den Bergen, zurück ins Tal – ins Hier und Heute und Jetzt.« (Die OP ist beendet. Die Patientin schlägt die Augen auf, ist hellwach und schmerzfrei.)

Nach ihrer Verabschiedung fragt das OP-Personal, ob wir das nicht öfter machen könnten. Es sei eine so ungewöhnlich ruhige und entspannte Atmosphäre gewesen. Der Operateur ist weiter tief beeindruckt von der ungewohnten Blutleere bei der Zahnextraktion. Bei Wiedervorstellung der Patientin zum Streifenwechsel zeigt sich eine nur gering ausgeprägte Schwellung und keine Nachblutung. Die mitgegebenen Analgetika wurden nicht verwendet.

Evaluation

Eine formale Hypnoseinduktion erschien nicht notwendig, da man davon ausgehen muss, dass Patienten in Extremsituationen wie im Notfall vor einer Operation oder vor einer Zahnextraktion bereits in einer natürlichen Trance oder zumindest in einer hohen Trancebereitschaft sind.[33] Daher ging es mehr darum, für die Patientin gute Bedingungen zu schaffen, ihre eigenen Ressourcen zu nutzen und Hilfestellungen für eine Utilisation der kieferchirurgischen Abläufe zu geben. Als Hintergrund wurde eine Bergwanderung gewählt, weil sich in einem Vorgespräch zeigte, dass die Patientin aus diesem Bereich positive Erlebnisse mitbrachte.

Die Hilfestellungen zur Utilisation gelangen umso besser, als ich wohl selbst in eine Trance ging, ganz im Sinne von »der Therapeut hat auch die Aufgabe, gut für sich zu sorgen«. Deutlich wird mir dies an der Schnelligkeit und dem Mut, bestimmte Ideen entstehen zu lassen. So war ich zwar in der Vorbereitung gedanklich den Ablauf eines solchen kieferchirurgischen Eingriffes durchgegangen, hatte aber nicht an das Abdecken gedacht. Das Bild der »Schutzkleidung« kam mir ohne nachzudenken. Ich stellte der Patientin meine Utilisationsfähigkeiten in Trance als Vorschlag und Hilfestellung zur Verfügung. Mein Wissen über die Zeitverzerrung der »trance time« hätte zu einem Satz wie »Für dich kann in diesem Zustand eine Sekunde wie eine Stunde vorkommen« berechtigt, nicht aber zu der angesichts des bereits wartenden Chirurgen wahrlich mutigen Versicherung, »Du hast alle Zeit, die du brauchst«. Die Wirkung, nämlich vermittelte Sicherheit und Zuversicht, war so sicherlich größer.

Die nur kurzzeitig physische und dann bildliche ärztliche »Hand auf der Schulter« war als Anker zu verstehen, der für schlimme Situationen bereitlag. Am Beginn der »Bergwanderungs-Trance« standen Sinneseindrücke, zuerst des eigenen Kör-

33 Bejenke, C. J. (2001): Vorbereitung von Patienten bei medizinischen Eingriffen. In: D. Revenstorf u. B. Peter (Hrsg.): Hypnose in Psychotherapie, Psychosomatik und Medizin. Berlin (Springer), S. 596–604; Bloch-Szentagothai, K. (2001): Hypnose in Notfallsituationen. In: D. Revenstorf u. B. Peter (Hrsg.): Hypnose in Psychotherapie, Psychosomatik und Medizin. Berlin (Springer), S. 681–685.

pers, nämlich der Atmung, dann sehen, fühlen, riechen sowie hören der Bergwelt-Umgebung. Die Utilisationen begannen mit den Geräuschen der Vorbereitungen des OP-Personals und der Interpretation als Dorflärm, Vogelgezwitscher und Glockenklang. Dabei wurde aber mit »immer ferner, je weiter auf den Berg« auch schon eine Distanzierung angeregt.

Zur Kommunikation über die Bereitschaft und den geeigneten Zeitpunkt zum Beginn wurde ein Fingersignal benutzt, das als Fingerlevitation eine Rückmeldung über die Trance vermittelte. Das Bild eines sauren Bonbons wurde zur Verringerung des Injektionsschmerzes des Lokalanästhetikums verwendet. Die Analgesie und das Pelzigkeitsgefühl wurden gefördert durch das Bild vom »Gehen auf weichen Graspolstern« und vom »Eisbach«, das sich als Utilisation der Händewaschens und später des Mundsaugers ergab. Zur Entlastung des unangenehmen Druckgefühls nach der Injektion wurde eine Projektion in »drückende Schuhe« angeboten, die eine Lösung durch Ausziehen und angenehmes barfuß Gehen beinhaltete.

Die Zeit bis zum Beginn des Eingriffs wurde zur Unterstützung der Distanzierung und des »Überblickbehaltens« verwendet. Die Metapher der »sich öffnenden Höhle« nutzte den Tätigkeits- und Bewegungsaspekt des Wortes »eröffnen« für ein Signal der Bereitschaft und für die notwendige Mundöffnung.

Zentral war nun die Umdeutung des unangenehmen Zahnziehens zu einer erstrebenswerten Edelsteingewinnung im Sinne eines Reframing, wobei die Assoziation der Zähne mit funkelnden Diamanten leicht fällt. In diesem Bild konnten alle zahnärztlichen Maßnahmen, Geräusche und andere Sensationen, wie Fräsen, Kratzen, Meißeln, Hebeln und Ziehen zwanglos und naheliegend uminterpretiert werden im Sinne einer Utilisation. Im Gegensatz zu anderen Bildern, die bei zahnärztlichen Eingriffen Verwendung finden, konnten hier das Hämmern ein Meißeln und das Knacken ein Brechen bleiben, nur dass die Bedeutung von etwas Bedrohlichem zu etwas Erstrebenswertem gewandelt war. Auch Helfer in Gestalt von Zwergen waren in dem Bild eingebaut, wobei die Patientin tatsächlich nur einen einzelnen Zwerg erlebte.

Das Bild von einem Bach, von kühlem Gras, von Eiszapfen und von kaltem Wasser, das über den Fels fließt, hat offensichtlich erfolgreich Analgesie und Blutleere durch Vasokonstriktion vermittelt. Es wurde auch für einen entsprechenden posthypnotischen Auftrag verwendet, der um eine Suggestion zur Einschränkung der Schwellung und ein Bild der Unversehrtheit zur Unterstützung der Wundheilung erweitert wurde. Die Ausleitung war gekennzeichnet durch die Metapher der »scheinenden Sonne«, die einen glücklichen Ausgang und eine generelle Wiedererwärmung vermitteln sollte. Auch der geborgene »wertvolle Schatz« trug zu einer positiven, leicht euphorischen Grundstimmung am Ende bei. Die Patientin war glücklich, den gefürchteten Eingriff so undramatisch/untraumatisch überstanden zu haben, und zeigte großes Interesse, die extrahierten Zähne als ihren Schatz mit nach Hause zu nehmen. Der Extraktion der übrigen Weisheitszähne blickte sie zuversichtlich entgegen.

Während die zahnärztliche Hypnose inzwischen in einer Reihe von Zahnarztpraxen Einzug gefunden hat[34] und dort wertvolle Dienste leistet, ist der kieferchirurgische Alltag, bis auf wenige, vorbildliche Ausnahmen,[35] zumeist durch Hektik, Stress und Angst geprägt. Für den Kieferchirurgen in einer Klinik stehen zudem Operationen in Narkose im Vordergrund, so dass er sich gewöhnlich weniger um eine Verbesserung der Arzt-Patientenkommunikation bemüht. Stattdessen wird bei komplizierten Eingriffen oder »schwierigen« Patienten leicht auf eine Narkose ausgewichen. Wie das Beispiel zeigt, können aber durch Einsatz von Hypnose nicht nur für den Patienten der Eingriff erträglicher gestaltet und Ängste auch für zukünftige zahnärztliche Behandlungen abgebaut werden, die gesamte Atmosphäre der Operation kann ruhig und positiv gestaltet werden.

Die Imagination einer Bergwanderung und einer Höhle mit verborgenen Edelsteinen bietet bei zahnärztlichen Eingriffen gute Bedingungen, Suggestionen zur Schmerz und Blutungskontrolle anzubringen, eingriffstypische Geräusche und Abläufe realistisch zu übersetzen und eine angsterregende Negativsituation positiv umzudeuten.

34 Schmierer, A. (2001): Zahnärztliche Problempatienten. In: D. Revenstorf u. B. Peter (Hrsg.): Hypnose in Psychotherapie, Psychosomatik und Medizin. Berlin (Springer), S. 625–640.

35 Hermes, D., D. Hartge, D. Trübger u. P. Sieg (2002): Medizinische Hypnose in der Mund-, Kiefer- und Gesichtschirurgie. *Deutsche Zeitschrift für zahnärztliche Hypnose* 11: 19–25.

2 Bruder Jakob, Bruder Jakob, schläfst Du noch?

Gerhard Kreyer

Zahnärztliche Hypnose bei psychischer Schwerstbehinderung

Der Patient, ein männlicher Jugendlicher im Alter von 16 Jahren mit schwerster körperlicher und geistiger Retardierung als Folge eines Geburtstraumas (hinzu kommt noch eine schwere Kardiomyopathie) litt an starken Schmerzen im Mund-Kieferbereich. Einer notwendigen zahnärztlichen Intervention verweigerte sich der Patient. Mehrere niedergelassene Zahnärzte, die konsultiert worden waren, sahen sich außerstande, eine Diagnose zu stellen, geschweige denn eine Behandlung durchzuführen. Wegen bestehender allgemeinmedizinischer Risikofaktoren (Herzmuskelerkrankung) wurde eine Vollnarkose ausgeschlossen. Auf der Grundlage des Konzepts der sog. »Integrativen Anxiolyse« nach Kreyer[36] ließ sich trotz psychischer Schwerstbehinderung des Patienten und der Unmöglichkeit einer verbalen Kommunikation ein suggestiver Zugang zu dem Patienten etablieren – mit Hilfe eines ihm vertrauten Kinderliedes. Dieses therapeutische Setting ermöglichte die erforderliche zahnärztliche Intervention mit einer z. T. erstaunlich ausgeprägten psychovegetativen Entspannung des Patienten mit entsprechend positiven Konsequenzen – insbesondere auch für die Nachbehandlungstermine.

Der Fall

Beim Patienten R. P. handelte es sich um einen männlichen Jugendlichen im Alter von 16 Jahren. Als Folge eines Geburtstraumas kam es zu schwerster körperlicher und geistiger Retardierung. Die psychiatrisch-neurologische Diagnose weist einerseits eine spastische Tetraplegie aus, andererseits eine höchstgradige Intelligenzminderung, internistischerseits wurde unter anderem eine Kardiomyopathie diagnostiziert. Eine Kommunikation auf verbaler Ebene war mit dem Patienten weder in aktiver noch in passiver Form möglich. Aus zahnmedizinischer Sicht konnte die

---

36 Kreyer, G. (1999): Die Psychopathologie des Kindes- und Jugendalters. Möglichkeiten und Grenzen zahnmedizinisch-psychologischer Konzepte der Angstprävention und Angstkompensation. Autoreferate-Band der 6. Jahrestagung der Gesellschaft für Kinderzahnheilkunde und Primärprophylaxe in der DGZMK, 62–63. Erlangen (Lengenfelder); Kreyer, G. (2000): The value of suggestive techniques and hypnosis within the concept of Integrative Anxiolyse. The Vienna approach to anxiety prevention and compensation in dentistry. In: Ch. Krenkel, J. Beck-Mannagetta (Hrsg.): Orofacial pain and anxiety, selected bibliography. European Association for Cranio-Maxillofacial Surgery. Salzburg; S.50–62. Kreyer, G. (2001): Suggestion und Hypnose. Möglichkeiten und Grenzen im Rahmen der zahnmedizinischen Anxiolyse. *Stomatologie* 98 (8): 17–21; Kreyer, G. (2002): Der Stellenwert suggestiver Techniken im Rahmen der zahnärztlichen Anxiolyse. *Hypnose und Kognition* 19 (1+2): 131–142.

Diagnose eines ausgeprägten »Psychodentalen Begleitsyndroms« gestellt werden,[37] eine weitergehende Detaildiagnose war aufgrund mangelnder Kooperationsbereitschaft des Patienten (Unmöglichkeit der Inspektion, Unmöglichkeit der Anfertigung von Röntgenbildern) initial nicht möglich. Der Patient befand sich ursprünglich in häuslicher Betreuung bei seiner Mutter und wurde wegen offensichtlicher Beschwerden und entsprechender Schmerzäußerungen im Mund-Kieferbereich einer Reihe von niedergelassenen Zahnärzten im Raum Wien vorgestellt, welche sich sämtlich außerstande sahen, eine Diagnose zu erstellen, geschweige denn, eine Behandlung durchzuführen. Die daraufhin konsultierte Ambulanz eines städtischen Wiener Krankenhauses erklärte sich aufgrund fehlender Kooperation und massiver Abwehrreaktionen des Patienten außer Stande, in zielführender Weise diagnostisch oder therapeutisch tätig zu werden, und empfahl eine Revision in Vollnarkose. Dies lehnte die Mutter des Patienten in Hinblick auf bestehende allgemeinmedizinische Risikofaktoren ab. Auch an der darauf konsultierten Universitätsklinik konnte – trotz Befassung mehrerer bemühter und erfahrener Ärzte – weder ein diagnostischer noch ein therapeutischer Zugang zum Patienten gefunden werden. Man sah auch hier eine Sanierung in Vollnarkose – trotz gegebener, erheblicher Riskien – als einzigen Ausweg an. Im Rahmen eines stationären Aufenthaltes im »Psychiatrischen Krankenhaus der Stadt Wien« wurde der Patient schließlich an der dortigen Zahnstation vorgestellt. Er kam in Begleitung seiner Mutter und einer Fachärztin für Psychiatrie sowie einer Kinderkrankenschwester und einer Diplom-Krankenpflegerin. Bei der Kinderkrankenschwester handelte es sich um eine hochqualifizierte Fachkraft mit langjähriger Erfahrung in der Behindertenbetreuung, welche darüber hinaus im Rahmen der hausinternen Fortbildung einen vom Autor für das Pflegepersonal gehaltenen Kurs über »Integrative Anxiolyse« absolviert hatte. Diese Krankenschwester war es auch, welche in der Vorphase bei der Mutter des Patienten im Rahmen von diversen Vorgesprächen – möglicherweise auch im Sinne von »Wachsuggestionen« an die Mutter – eine positiv geprägte Erwartungshaltung sowie ein hohes Maß an Bereitschaft zur Kooperation und aktiver Mithilfe bewirkt hatte. Bei der Erstvorstellung zeigte der Patient offensichtliche Zeichen von erheblichen Schmerzen im Orofazialbereich, bot allerdings primär das Bild gänzlich fehlender Kooperationsbereitschaft und massiver Abwehrreaktionen. Es erwies sich zunächst als unmöglich, auch nur eine zahnärztliche Verdachtsdiagnose zu erstellen. Routinemäßige Initialmaßnahmen des Konzeptes der »Integrativen Anxiolyse« blieben ebenfalls ohne Erfolg. Aufgrund der labilen Kreislaufsituation musste von einer effektiven Sedierung auf psycho-pharmakologischer Basis Abstand genommen werden. In der Folge wurden in einem

37 Kreyer, G. (1999): Die Psychopathologie des Kindes- und Jugendalters. Möglichkeiten und Grenzen zahnmedizinisch-psychologischer Konzepte der Angstprävention und Angstkompensation. Autoreferate-Band der 6. Jahrestagung der Gesellschaft für Kinderzahnheilkunde und Primärprophylaxe in der DGZMK, 62–63. Erlangen (Lengenfelder).

stufenweisen, behutsamen Vorgehen, gewichtet nach der im konkreten Fall gegebenen Sinnhaftigkeit, die im Konzept der »Integrativen Anxiolyse« bewährten Techniken zur Anwendung gebracht.

Das Therapiemodell: Ein präliminärer Ansatz in diesem Anxiolyse-Konzept besteht in der sog. »Psychokonkordanz der Terminwahl«.[38] Das bedeutet, dass Grundlage der Behandlungsplanung bei Patienten mit psychischen Auffälligkeiten die möglichst weitgehende Abstimmung auf die psychische Befindlichkeit des Betreffenden sein sollte. Von besonderer Bedeutung ist dies bei allen phasen- bzw. schubweise verlaufenden Störungen, wie z. B. affektiven Störungen oder Psychosen des schizophrenen Formenkreises. Darüber hinaus werden aber in die Behandlungsplanung auch individuelle Besonderheiten wie Tagesschwankungen, morgendliche Übelkeit oder morgendliches Erbrechen, Migräneneigung, hormonelle Besonderheiten, exogene Belastungen u. Ä. mit einbezogen. Bei verbal zugänglichen Patienten wird dieses Prinzip auch genutzt, um in effektiver Weise in einer – auch aus Gründen einer initialen Desensibilisierung – vorgeschalteten Erstsitzung suggestive Komponenten im Sinne von Wachsuggestionen mit einzubeziehen *(»Es ist erstaunlich – und man weiß eigentlich nicht, warum es so ist –, dass der Würgereiz am frühen Nachmittag nahezu gänzlich verschwindet, und meist nur mehr ein taubes Gefühl an den Zungenrändern oder ein Kribbeln im Bereich der Zungenspitze übrig bleibt ...«.).* Dabei wird üblicherweise der Termin des Vor- bzw. Erstgespräches genutzt, um Utilisierungsmöglichkeiten im Sinne des Psychokonkordanzprinzips herauszufinden und gleichzeitig entsprechende Wachsuggestionen, am besten unter Einbeziehung von möglichst offen formulierten Defokussierungsangeboten mit einzubeziehen. Diese Vorgangsweise ist auch insofern sinnvoll, als es damit gelingt, die primäre Schwellenangst vor der Behandlung zu senken. Im konkreten Fall konnte wegen der Urgenz der Beschwerdesymptomatik allerdings keine desensibilisierende Sitzung vorgeschaltet werden. Jedenfalls war es immerhin möglich, die Behandlung für den frühen Nachmittag anzuberaumen. Die Zeit zwischen 14 und 16 Uhr am Nachmittag eignet sich in besonderer Weise für die Behandlung von Patienten mit Abwehrreflexen oder Würgereizen: Einerseits kann hier mit einem physiologischen Minimum des Würge- und Brechreflexes gerechnet werden, andererseits ist es möglich, den mit dem »postprandialen Präkollaps« korrelierenden Sedierungseffekt zu nutzen. Ein direkter verbaler Zugang zu dem Patienten war aufgrund seiner hochgradigen Behinderung nicht möglich. Der Patient reagierte auf behutsame Versuche, wenigstens eine angedeutete Mundöffnung zu erreichen mit massiver Abwehrhaltung, mit Spontanbewegungen von Armen und Beinen, mit exkursiven Oberkörper- und Kopfbewegungen sowie mit einem ausgeprägten Trismus. Daher wurde versucht, einen nonverbalen Zugang zu finden, um eine gewisse Lockerung zu ermöglichen.

38 Kreyer, G. (2000): The value of suggestive techniques and hypnosis within the concept of Integrative Anxiolyse. The Vienna approach to anxiety prevention and compensation in dentistry. In: Ch. Krenkel, J. Beck-Mannagetta (Hrsg.): Orofacial pain and anxiety, selected bibliography, 50–62. European Association for Cranio-Maxillofacial Surgery. Salzburg.

Hypnose

Unser primärer Ansatz besteht hier in einem »verbal-nonverbalen Atem-Pacing«, wobei wir die Schwerpunkte einerseits auf die Synchronisation der Sprache des Arztes mit dem Atemrhythmus des Patienten setzen, andererseits – und dies scheint besonders wesentlich – die Modulation der Sprachmelodie von Sätzen oder Satzfragmenten genau auf die Exspiration des Patienten abstimmen. Dabei wird besonderes Augenmerk darauf gelegt, dass das Maximum der Phonation des Therapeuten mit dem Exspirationsmaximum des Patienten korreliert. Bei Patienten mit psychischer Schwerstbehinderung, mit welchen kein direkter verbaler Kontakt möglich ist, ist der Inhalt der gesprochenen Passagen von geringerer Bedeutung, wenngleich unsere Erfahrung aber auch dahin geht, dass nicht selten auch bei scheinbar völlig unzugänglichen Fällen, dennoch ein gewisses Maß von Sinnverständnis vorhanden ist. Daher sollte – nicht zuletzt auch aus Respekt vor der Würde dieser bedauernswerten Menschen – auch hier der Wahl der Formulierungen entsprechendes Augenmerk gewidmet werden. Bei diesem Patienten konnte zu unserer Überraschung auch mit dem gewählten verbal-nonverbalen Zugang keinerlei Öffnung oder Lockerung der Abwehrhaltung bewirkt werden.

Daher wurde in einer nächsten Phase versucht, durch Kombination mit körperbezogenem Zugang zum Erfolg zu kommen. In der Vergangenheit hatten sich bei unseren Patienten verschiedene Techniken als effektiv erwiesen, welche nun der Reihe nach zum Einsatz kamen: Als Standard-Vorgehensweise bevorzugen wir eine Verstärkung des oben beschriebenen verbal-nonverbalen Atem-Pacings bzw. in der Folge auch »Leadings« durch sanften, aber deutlich spürbaren Finger- und Handdruck. In erster Linie favorisieren wir hier die Region an der Oberseite des Rumpfes zwischen Hals-Ansatz und Schulterhöhe etwa in der Mitte des Schlüsselbeins. Dabei befindet sich während der Zahnbehandlung eine Hilfsperson hinter dem Rücken des Patienten und verstärkt mittels gezieltem und genau auf den Patienten abgestimmten Druckes beider Hände die jeweiligen Exspirationsbewegungen. Es ist dabei wesentlich, dass die Ausatmungsgeräusche der Hilfsperson, des Arztes und – wenn möglich – sogar des gesamten Teams synchron zur Exspiration des Patienten erfolgen. In ähnlicher Weise kann diese Technik zur Anwendung kommen, indem man die Exspiration am Bauch im Bereich der Nabelgegend mit zwei aufgelegten Händen unterstützt.

Bedauerlicherweise war auch dieser Versuch nicht erfolgreich, sodass als nächster Schritt eine rein nonverbal-körperbezogene Trance-Induktionstechnik versucht wurde. Bei dieser von uns »Stirn-Auge-Technik« genannten Vorgehensweise befindet sich der Arzt seitlich vor dem sitzenden oder liegenden Patienten an dessen rechter Körperseite. Der Therapeut – oder eine Hilfsperson – drückt nun (beim Rechtshänder) mit dem Daumen der rechten Hand auf eine Region oberhalb der Nasenwurzel im mittleren Stirndrittel. Gleichzeitig wird unter atemsynchroner Modulation des Anpressdruckes ein Reiz in Form von kleinen Rotationsbewegungen ausgelöst. Dies führt in vielen Fällen rasch und bemerkenswert effektiv zur

Defokussierung und leichter Trance-Induktion, welche dann einen zahnärztlichen Zugang ermöglicht.

Nicht so in diesem Fall: Nach kurzzeitiger Ablenkung presste der Patient weiterhin die Kiefer fest zusammen. Daher wurde anschließend eine etwas zeitaufwändigere Vorgehensweise ins Auge gefasst: Eine Induktion mittels Vestibularis-Reizung. Dabei steht der Therapeut hinter dem Patienten, hält den Kopf des Patienten mit den Handflächen an beiden Schläfen und bewegt den Kopf des Patienten mit sanften, wiegenden Bewegungen hin und her, wobei genau auf eventuelle Schmerzen oder Blockaden im Bereich der HWS geachtet wird, welche eine Kontraindikation darstellen würden. Bei verbal zugänglichen Patienten geben wir dabei die Suggestion: »*Stellen Sie sich vor, Sie wären ein Getreidehalm in einem Kornfeld und die Ähre bewegt sich im Wind hin und her, hin und her, … der Getreidehalm selbst ist tief und fest im Boden verankert, von wo er seine Kraft, Sicherheit und Festigkeit bezieht, ist aber gleichzeitig elastisch genug, dem Druck von außen nachzugeben und sich dann wieder gerade zu richten; und er bewegt sich im Rhythmus des Windes hin und her, hin und her …*«. Dieses Wiegen des Kopfes führt bei den meisten Patienten nach einigen Minuten (!) zu einer deutlichen Trance-Induktion. Im vorliegenden Fall war aber auch dieser Zugang vergeblich, ebenso wie ein weiterer Versuch eines körperbezogenen Zugangs durch Reizung des Haarwirbels am Hinterhaupt durch langsame kreisende Bewegungen für den Zeitraum von einigen Minuten.

Der nächste Schritt in Verfolgung des Konzeptes der »Integrativen Anxiolyse« war ein Versuch mit der sog. »Positiven Reiztherapie«.[39] Dabei werden – anders als bei der konventionellen Hypnose, bei der alle Sinnes-Modalitäten auf imaginativem Weg angesprochen werden – die entsprechenden Sinneskanäle tatsächlich realiter aktiviert. Der Grundgedanke dabei ist, durch bewusst und gleichsam im Sinne eines Medikamentes aktiv eingesetzte positive Sinnesreize, negative Empfindungen zu blockieren. Dies kann auf dem Weg von Videobrillen über den optischen Kanal geschehen oder mittels »Audio-Analgesie«[40] über den akustischen, über Bewegungen und Berührungen bzw. haptisch-taktile Reize über den kinästhetischen und vermittels Duft- und Geschmacksstoffen über den olfaktorischen und gustatorischen.

Da sich bei unserem Patienten auf Grund hoher Selbstgefährdung ein visueller Zugang verbat, wurde die Mutter befragt, ob es vielleicht eine Musikkassette oder

39 Kreyer, G. (2000): The value of suggestive techniques and hypnosis within the concept of Integrative Anxiolyse. The Vienna approach to anxiety prevention and compensation in dentistry. In: Ch. Krenkel, J. Beck-Mannagetta (Hrsg.): Orofacial pain and anxiety, selected bibliography, 50–62. European Association for Cranio-Maxillofacial Surgery. Salzburg; Kreyer, G. (2001): Suggestion und Hypnose. Möglichkeiten und Grenzen im Rahmen der zahnmedizinischen Anxiolyse. Stomatologie 98 (8): 17–21; Kreyer, G. (2002): Der Stellenwert suggestiver Techniken im Rahmen der zahnärztlichen Anxiolyse. *Hypnose und Kognition* 19 (1+2): 131–142.

40 Kreyer, G. (1999): Die Psychopathologie des Kindes- und Jugendalters. Möglichkeiten und Grenzen zahnmedizinisch-psychologischer Konzepte der Angstprävention und Angstkompensation. Autoreferate-Band der 6. Jahrestagung der Gesellschaft für Kinderzahnheilkunde und Primärprophylaxe in der DGZMK, 62–63. Erlangen (Lengenfelder).

CD gäbe, welche für den Patienten besondere Bedeutung hätte. Da die Mutter dies verneinte, wurde ein Zugang über den olfaktorischen bzw. gustatorischen Sinneskanal versucht. Dazu wurden verschiedene Duft- und Geschmacksstoffe, welche bei uns routinemäßig zum Einsatz kommen, angeboten, allerdings ebenfalls gänzlich ohne Erfolg.

Als sowohl Behandler, Begleitpersonen wie auch das Team der Zahnstation kurz davor waren, zu resignieren, stellte der Autor der Mutter des Patienten folgende Frage: »Sagen Sie, gibt es irgend etwas aus der Kindheit des Patienten oder auch von später, ein Spielzeug vielleicht, einen Geschmack, ein Tier, ein Lied oder irgendetwas anderes, was für ihn eine besondere Bedeutung hat?« Auf der Stelle und spontan antworteten sowohl die Mutter als auch die Kinderkrankenschwester gleichzeitig: »Jawohl, das gibt es, es handelt sich um ein Kinderlied, welches ihn offenbar ganz besonders anspricht, nämlich um das Lied: »Bruder Jacob«. Die Frage, ob es davon eine Aufnahme, Kassette oder CD gäbe, wurde bedauernd verneint.

Auf die weitere Frage, ob es vielleicht jemanden gäbe, der dieses Lied singen könnte, antworteten Mutter wie Kinderkrankenschwester, dass sie dazu wohl in der Lage und auch gerne bereit wären. Aufgrund dieser Informationen wurde nun ein weiterer – letzter – Therapieversuch ins Auge gefasst und eine sinnvolle Vorgehensweise überlegt.

Als Erstes wurde die Mutter gebeten, dieses Lied doch vorzusingen. Bereits nach kurzer Zeit zeigte sich beim Patienten eine deutliche Lockerung der Gesichtszüge sowie eine gewisse allgemeine Entspannung. Ein diagnostischer Zugang zum Kausystem war dennoch nicht möglich und scheiterte an einer sofort wiederkehrenden Abwehrhaltung. Die offensichtliche besondere Persönlichkeitsnähe dieses Liedes war allerdings dennoch Anlass, einen weiteren Versuch mit einem möglichst optimierten Konzept durchzuführen. Als Setting und Procedere war Folgendes geplant: Im Sinne der Einbindung des Hemisphärenkonzeptes und unter Berücksichtigung der Kontralateralität sollte die Mutter an der linken Seite des Patienten möglichst in Kopfnähe stehen und die Kinderkrankenschwester in symmetrischer Position auf der rechten Seite. Die erfahrenste Krankenschwester der Zahnstation sollte den Kopf des Patienten so stabilisieren, dass ihr Daumen Freiraum für eine Stimulierung der »Stirn-Augen« – Region hat. Das Lied selbst sollte im Sinn einer Doppel-Induktion wie auch im Sinn der Hemisphärensynchronisation abwechselnd einmal von der Mutter und einmal von der Kinderkrankenschwester angesungen werden. Wobei sowohl Rhythmus und Modulation als auch der alternierende Stimmeinsatz von rechts oder links vom Autor vorgegeben würden. Dies sollte dergestalt geschehen, dass der Rhythmus durch Kopfnicken vorgegeben werde, der jeweilige Rechts-Links-Stimmeinsatz durch Augenbewegungen in die entsprechende Richtung. Bei Anzeichen von Erfolg sollte im Sinne einer Fraktionierung eine Optimierung des Effekts angestrebt werden. Für das gesamte Team bedeutete diese geplante Vorgangsweise eine absolute Novität. Umso größer waren Spannung und Erwartungshaltung. Bereits nach wenigen Takten im Sinne der Doppelinduktion und Hemisphärensynchronisation zeigte sich, dass der Versuch nicht chancenlos war: Es kam zu einer erstaunlichen Entspannung der gesamten Person des Patienten, insbesondere aber auch der Orofazialregion. Dadurch war es erstmals möglich, eine Inspektion der Mundhöhle vorzunehmen, welche als Diagnose einen tief kariös zerstörten, offensichtlich gangränösen, schräg buccal verlagerten, oberen Eckzahn als wahrscheinliche Ursache der Beschwerden ergab. Die darauffolgende Pause bewirkte eine gewisse Zunahme des Erregungsniveaus und wurde für die Vorbereitung des für den Eingriff erforderlichen zahnärztlichen Instrumentariums genutzt. Dabei wurde besonderer Wert darauf gelegt, dass die Instrumente außerhalb des Gesichtsfeldes des Patienten zu liegen kamen und möglicherweise irritierende Geräusche, welche zu einer Angstreaktion führen könnten, vermieden wurden. Nun wurde wiederum im Sinne einer hemisphärensynchronisierenden Doppel-Induktion als zweite Fraktionierung alternierend von Mutter und Kinderkrankenschwester das Kinderlied intoniert, wobei die Rhythmusvorgaben wiederum durch Kopfnicken und der jeweilige Einsatz für rechts oder links mittels Augenbewegungen erfolgte. Diese zweite Fraktionierung konnte genutzt werden, um auf überraschend unproblematische Weise eine Anästhesie zu setzen. Die nunmehrige Pause, welche in erster Linie dem Zweck diente, die Wirkung des Anästhetikums abzuwarten, hatte keinerlei Anstieg des psycho-physischen Erregungsniveaus des Patienten mehr zur Folge. Im Gegenteil: Man konnte an Gesichtszügen, Atemrhythmus sowie an der Körperhaltung erkennen, dass ein gewisser Entspannungszustand begonnen hatte, sich auszubreiten und zu vertiefen. Nach einigen Minuten erfolgte nun die dritte Fraktionierung unter Bedachtnahme auf eine idente Vorgehensweise wie bei den initialen Induktionen. Die operative Entfernung eines tief kariös, verlagert stehenden oberen Eckzahnes gehört zu den technisch nicht ganz einfachen zahnärztlichen Eingriffen. Dennoch war es für Behandler, Behandlungsteam wie auch Begleitpersonen eine vorher nicht für möglich gehaltene positive Überraschung, in welch unproblematischer Art und Weise, ohne jegliche Abwehrreaktion dieser relativ komplizierte Eingriff einer operativen Eckzahnentfernung durchgeführt werden konnte.

Nach Beendigung der Operation war sogar ein Lächeln auf den Lippen des Patienten erkennbar. Die Tatsache, dass dieser ungewöhnlich problematische Fall mit einer Serie von frustranen Behandlungsversuchen doch auf eindrucksvolle Weise einer positiven Lösung zugeführt werden konnte, führte zu einer bemerkenswerten emotionalen Mitbeteiligung aller.

Evaluation

Dem vorgestellten Fall kommt im Erfahrungskontext des Autors in mehrfacher Hinsicht besonderer Stellenwert zu: Zum einen war es für das routinierte Team der Zahnstation überraschend, mit einem Fall konfrontiert zu sein, welcher sich sämtlichen initialen Verfahrensschritten des Anxiolyse-Konzeptes gegenüber als völlig resistent erwies, der aber zum anderen nach Auffinden des offenbar einzig adäquaten – verbale wie nonverbale Techniken mit einbeziehenden – Zugangsweges sich in für alle Beteiligten überraschend effektiver Weise lösen ließ.

Dem Autor ist im Verlaufe seiner rund 30-jährigen Tätigkeit im Psychiatrischen Krankenhaus der Stadt Wien kein Fall in Erinnerung, welcher nach seiner positiven Lösung zu einer vergleichbaren emotionalen Mitbeteiligung der im Operationsraum anwesenden Begleitpersonen, unter welchen sich psychiatrisches Pflegepersonal mit überwiegend jahrzehntelanger Berufserfahrung befand, geführt hätte: Mutter, begleitende Kinderkrankenschwester, das diensthabende Team der Zahnstation sowie interessanterweise auch der psychisch schwerstbehinderte, des Sprechens nicht mächtige Patient selbst waren in emotionaler Weise offenbar besonders berührt und ließen ihren Tränen freien Lauf. In exemplarischer Weise wird hier deutlich, dass es auch in initial aussichtslos erscheinenden Fällen durchaus sinnvoll sein kann, nicht zu resignieren, sondern auch Variationsmöglichkeiten des therapeutischen Zugangs ins Auge zu fassen, welche weit über das Standardrepertoire hinausgehen. Gelegentlich sind es scheinbar unwesentliche Details im Rahmen des Gesamtkontextes, die – wie in diesem Fall – einen a priori nicht für möglich gehaltenen Therapieerfolg erst ermöglichen.

Die kritische Reflexion im Rahmen mehrerer postoperativer Team-Gespräche ergab weitestgehende Übereinstimmung in der Analyse der gewählten Vorgehensweise, wie auch in der Interpretation der beobachteten Phänomene: Der – allerdings aus verschiedenen, einander negativ verstärkenden Gründen – als besonders schwierig einzuschätzende Patient zeigte sich primär allen im Rahmen der »Integrativen Anxiolyse« bewährten zahnärztlich-psychologischen Zugangsversuchen gegenüber als absolut resistent. Auch verschiedene Induktionstechniken auf nonverbaler Basis waren wirkungslos. Erst im Rahmen eines besonders aufwändigen preliminären Vorgespräches mit den involvierten Begleitpersonen konnte ein möglicherweise erfolgversprechendes Konzept erstellt werden. In diesem, mit Geduld und Professionalität geführten Gespräch ist der erste Pfeiler des Erfolgs zu sehen. Der zweite, wesentliche Punkt liegt in der Erstellung eines offensichtlich besonders persönlichkeitsnahen Induktionskonzeptes unter Einbeziehung der beiden dem Patienten am nächsten stehenden Bezugspersonen. Dazu trug die Strukturierung unter atemsynchroner Stimmmodulation sowie mittels hemisphärensynchronisierender Doppelinduktion in überraschend effektiver Weise bei. Die gewählte dreistufige Fraktionierung führte jeweils zu einer bemerkenswerten Vertiefung der beobachteten Phänomene wie auch zu einer wesentlichen Verbesserung der Kooperation. Als initiales Phänomen der Entspannung waren zunächst eine Verlangsamung, danach auch eine Vertiefung des primär oberflächlichen und hechelnden Atemrhythmus des Patienten zu beobachten. In der Folge begann sich die – neben den spastisch-tetraplegischen Gliedmaßen – den ganzen Patienten betreffende Verspannung von Bauch-Rumpf-Hals-Nacken sowie der gesamten Gesichtsmuskulatur allmählich zu lockern. Die zu Beginn extrem hochgezogenen Schultern glitten offenbar auch als Folge der gewählten nonverbalen Unterstützungstechnik nach unten. Bereits bei der ersten Fraktionierung war eine angedeutete Mundöffnung bemerkbar, sowie eine deutliche Entspannung der gesamten Gesichtsmuskulatur, was besonders deutlich an Augenlidern und Stirne zu erkennen war. Sämtliche Phänomene steigerten sich von Fraktionierung zu Fraktionierung, sodass der eigentliche Eingriff in weitgehender Entspannung sogar auch der circumoralen Muskulatur, wie auch der Zunge durchgeführt werden konnte. Auch die anfänglich massive Sialorrhoe des Patienten war einer weitgehenden Reduktion der Speichelsekretion gewichen. Offenbar war die gewählte individuelle Form der Defokussierung bzw. Induktion in besonderer Weise geeignet, auch die vegetative Situation des Patienten nachhaltig zu beeinflussen. Auch der weitere Verlauf gestaltete sich problemlos. Dies nicht nur im Hinblick auf den Heilungsverlauf, wo es weder zu Schmerzen noch zu einer Nachblutung oder Wundinfektion kam. Bei sauberer zahnärztlich-chirurgischer Operationstechnik und entsprechender Nachsorge ist dies allerdings die Regel und sollte nicht einem besonderen Hypnose-Effekt zugeschrieben werden. Jedenfalls gestalteten sich auch die Nachbehandlungssitzungen bemerkenswert unproblematisch: Bei der ersten Nachbehandlung, welche in entspannt-lockerer Atmosphäre durchgeführt wurde, wurde zwar nochmals das gleiche Setting mit Doppelinduktion etc. gewählt, bei der zweiten Nachbehandlung konnte auf jegliche Trance-Induktion bereits verzichtet werden. Hier kam lediglich eine nonverbale Defokussiertechnik mit Stimulation des »Stirn-Auges« zur Anwendung, was sich als völlig ausreichend erwies.

Warum Hypnose?

In der Literatur wird die Möglichkeit eines therapeutischen Zuganges mittels suggestiver Techniken bzw. mittels Hypnose bei Patienten mit höchstgradiger Intelligenzminderung großteils negiert. Im Gegensatz dazu soll an Hand des vorgestellten Falles, exemplarisch für ein umfangreiches Patientenkollektiv von mehreren hundert ähnlich gelagerten Fällen, welche in den vergangenen drei Jahrzehnten an der Zahnstation des Psychiatrischen Krankenhauses der Stadt Wien sowie auch in der Privatpraxis des Autors u. a. mit suggestiven Techniken auf verbaler wie auch auf nonverbaler Basis behandelt wurden, aufgezeigt werden, dass auch bei psychischer Schwerstbehinderung mit Unmöglichkeit einer verbalen Kommunikation, dennoch ein suggestiver Zugang möglich ist. Dies nicht nur in Hinblick auf die Ermöglichung einer zahnärztlichen Intervention, sondern auch in Hinblick auf die Etablierung einer z. T. erstaunlich ausgeprägten psycho-vegetativen Entspannung der Patienten mit entsprechend positiven Konsequenzen für das gesamte therapeutische Setting, insbesondere aber auch für gegebenenfalls erforderliche Folge-Interventionen. Das dem präsentierten Fall zugrundeliegende und mehrfach publizierte Konzept der sog. »Integrativen Anxiolyse« basiert auf den Erfahrungen, die bei der zahnärztlichen Behandlung von insgesamt 53.949 Patienten der ICD-10-Diagnosegruppe F0-F9 in den Jahren 1973–2004 an der Zahnstation des »Psychiatrischen Krankenhauses der Stadt Wien« gewonnen wurden. Es sieht ein weitgehend standardisiertes, reproduzierbares, leicht lehr- bzw. lernbares Vorgehen von hoher Praxisnähe vor und verbindet in einem genau definierten, stufenweisen Vorgehen verschiedene, als wirksam erkannte Strategien und Techniken miteinander zu einem Gesamtkonzept, welches sowohl Möglichkeiten als auch Grenzen der jeweiligen Methode im Rahmen der einzelnen Verfahrensschritte mit einbezieht. Die Anwendung der Methode erfolgt in hierarchischer Reihenfolge: Psychokonkordante Terminwahl, ärztliche Gesprächsführung, Systematische Desensibilisierung, Positive Reiztherapie, Suggestive Techniken, Hypnose, Pharmakotherapie, Milieutherapie, Vollnarkose. Mit diesem Konzept war es bei dem geschilderten Patientenkollektiv, für welches der vorgestellte Fall beispielhaft steht, möglich, den Prozentsatz von unvermeidbaren Vollnarkosen von ehemals ca. 16 % auf letztlich 0,7 % aller Interventionen zu senken.

Der Stellenwert von Suggestion und Hypnose in unserem Tätigkeitsfeld im Rahmen der klinischen Zahn-, Mund- und Kieferheilkunde ist ein bedeutender und vielgestaltiger: Soweit es die alleinige Indikation zur Angstlösung betrifft, tritt es in unserem Konzept der »Integrativen Anxiolyse« in quantitativer Hinsicht hinter anderen ebenfalls effektiven und weniger zeitaufwändigen Verfahren, wie der Psychokonkordanz-Technik, einer speziellen Form der ärztlichen Gesprächsführung, spielerisch angelegten Desensibilisierungsverfahren sowie auch der von uns so beschriebenen und häufig eingesetzten »positiven Reiztherapie« in seiner Bedeutung zurück, hat aber im Rahmen dieses Konzeptes einen fixen Platz bei jenen Fällen, welche sich den vorhergehenden Therapieschritten gegenüber als refraktär erwiesen haben. Besondere Indikationen für den Einsatz suggestiver Techniken sehen wir aber in anderen zahnmedizinischen Teilbereichen: Dies gilt einerseits für die Kontrolle von Würge- und Brechreflexen, welche sich damit vorzüglich therapieren lassen, andererseits auch für die Behandlung von »psychogenen Parafunktionen« wie Pressen, Knirschen, Bruxismus u. dgl. Darüber hinaus sehen wir auch ein weiteres Indikationsgebiet im Rahmen der Kieferorthopädie, wenn es um die Behandlung von Zungen- oder Lippenfehlfunktionen geht, um »paradoxe Schluckaktivitäten« oder um Unverträglichkeit von kieferorthopädischem Gerät. Auch bei ausgeprägten Fällen von sog. »psychogener Prothesen-Unverträglichkeit« hat die Hypnose – neben anderen therapeutischen Maßnahmen – in unserem Arbeitskontext ein klares Indikationsspektrum, wobei sich hier allerdings Verbindungen zu Hypnotherapie im Speziellen, zu Psychotherapie im Allgemeinen, wie auch zu Psychopharmako-Therapie ergeben.

Über den konkreten Fall hinaus hat Hypnose nicht nur in unserem Konzept der »Integrativen Anxiolyse« ihren festen Platz, sondern sie sollte – und darin besteht eine wesentliche Zukunftsperspektive weit über diesen Indikationsbereich hinaus – nicht nur für den Bereich der Zahnmedizin, sondern für praktisch alle klinisch-medizinischen Teildisziplinen angeboten werden. Dazu bedarf es allerdings – neben Freude und Enthusiasmus – noch weitergehender Grundlagenforschung und interdisziplinärer Evaluationen. Der geschilderte Fall soll dazu einen Beitrag liefern.

3 Rückmeldung nach 12 Jahren

Albrecht Schmierer

Zahnextraktion bei einer Patientin mit Trigeminusneuralgie

Eine 60-jährige Patientin mit langjähriger Trigeminusneuralgie kam aus etwa 400 km Entfernung nach Stuttgart, weil sie unter akuten Zahnschmerzen litt, die wegen ihres Allgemeinzustandes nicht behandelt werden konnten. In Hypnose konnte dann unter Leitungsanästhesie der Zahn entfernt werden. Nach zwölf Jahren rief sie wieder an, weil ihr Tonband mit der Selbsthypnoseanleitung kaputt gegangen war.

Der Fall

Anamnese: Die Patientin lebte allein und war infolge ihrer seit 15 Jahren bestehenden Trigeminusneuralgie berentet. Sie hatte ständig Schmerzen, die zwar teilweise durch Medikamente gelindert werden konnten, aber in akuten Phasen kaum auszuhalten waren. Sie war deshalb in einer depressiven Verfassung und ziemlich verzweifelt. Sie drohte, dass sie sich das Leben nehmen wolle, wenn es ihr nicht bald besser ginge. Da ihr sehr schlechter Allgemeinzustand einen Eingriff in Vollnarkose nicht zuließ, hoffte sie darauf, dass eine Behandlung in Hypnose möglich wäre. Zum damaligen Zeitpunkt hatte sie eine so akute Phase, dass ihre Schmerzmedikation keine Linderung brachte. Selbst die geringste Berührung der Wange löste heftige Schmerzattacken aus. Ihr Hauszahnarzt sah keine Behandlungsmöglichkeiten mehr und überwies sie an uns. Sie war schon sehr lange nicht mehr in zahnärztlicher Behandlung gewesen und konnte auf der linken Seite auch keine Mundhygiene durchführen.

Befund: Die gesamte linke Kopfhälfte war dermaßen sensibel, dass es nicht möglich war, einen Tastbefund zu erheben. Die Schmerzen waren anfallsartig, wurden als stechend und vernichtend geschildert. Schläfe, Auge, Ohr, Wange und Zähne ließen sich links nicht berühren, die Untersuchung musste abgebrochen werden, weil die Patientin in Tränen ausbrach. Die Panoramaaufnahme zeigte einen tief zerstörten Zahn 38, Zahn 35 hatte eine tiefe Karies. Sie bat um eine Hypnose, da der überweisende Kollege ihr versichert hatte, dass sie in Hypnose schmerzfrei würde. Wir utilisierten dieses Seeding (seeding – aus dem Englischen für säen, pflanzen – nennt man das Einpflanzen einer positiven Erwartungshaltung).

Hypnose

Seeding und Rapport: »Die Schmerzen müssen ja grausam sein, man kann Ihnen ansehen, wie weh das tut. Wenn Sie sich ganz auf die Hypnose konzentrieren, können Sie in Gedanken an einen schönen, sicheren Ort gehen, an dem Sie sich wohl und geborgen fühlen und in der Hypnose können Sie uns hier Ihren Mund zur Reparatur abgeben und Sie selbst sind ganz woanders.«

Induktion: Eine beruhigende Musik (»Trancemusik«) mit 60 Taktschlägen pro Minute, mit dominanten Bässen und sehr hohen Tönen wurde als Hintergrundmusik eingesetzt und die ganze Induktion auf Band aufgenommen.

»Suchen Sie sich einen bequemen, sicheren Platz, an dem Sie ungestört sind und wo Sie sich für die nächste Stunde auf Ihre Selbsthypnose konzentrieren können. Suchen Sie sich einen Punkt an der Decke oder an der gegenüberliegenden Wand aus, den Sie jetzt unverwandt anstarren. Sie starren den Punkt so lange an, bis ihnen ein kloßiges, tieferes Schlucken anzeigt, dass Sie jetzt in Hypnose gehen. Entspannen Sie Ihren ganzen Körper. Fangen Sie bei den Füßen an, die Füße entspannen, lösen, bis Sie spüren können, dass die Füße lockerer werden, entspannen Sie die Unterschenkel, die Oberschenkel, die Beine, das Gesäß. Setzen Sie die Lösung Ihrer Muskeln fort über den Unterleib, den Bauch, die Brust, den Rücken, den Nacken. Mit jedem tieferen Ausatmen entspannt sich Ihr Körper immer mehr, Sie atmen Ruhe und Entspannung. Und wenn sich eine Stelle Ihres Körpers meldet, dann schicken Sie den Atem dorthin, schicken ein Lächeln dorthin, geben dieser Stelle Ihres Körpers die Aufmerksamkeit, die sie gerade braucht, und nehmen den momentanen Zustand an, so wie er ist. Einfach so sein, wie es im Moment ist, das, was ist, akzeptieren, annehmen, denn erst dann kann es sich ändern, loslassen, gehen lassen, zulassen. Lassen Sie die Entspannung sich weiter ausbreiten, fahren Sie fort, dorthin, wo nur noch Wohlbefinden ist. Entspannen Sie Ihre Schultern, Ihre Oberarme, Ihre Unterarme, Ihre Hände, Ihre Finger, Lösen Sie den ganzen Körper vom Kopf an abwärts. Stellen Sie sich vor, Sie liegen in einer warmen Badewanne, nur Ihr Kopf schaut heraus, Ihr Körper fühlt sich leicht, warm und wohl, Sie lassen sich treiben und riechen den Duft, die sanften Schwingungen, die leisen Geräusche des Wassers. Sie träumen von einem wunderschönen Ort, an dem Sie sich einmal ganz besonders wohl gefühlt haben, damals, in der Zukunft. Sie fühlen sich weich, warm und wohl, sicher und frei, leicht und schwer, und eine angenehme Müdigkeit umfängt Sie.

Und Ihr Kopf ist kühl, leicht und frei ragt er aus dem Wasser heraus, und alles Gefühl fließt hinunter aus dem Kopf, aus dem Nacken, aus der Schläfe, hinunter in Ihren Bauch, der weich und warm alles aufnimmt und verdaut und es für die Ausscheidung vorbereitet. Sie entspannen Ihr Gesicht, Ihren Mund, die kleinen Muskeln um Ihre Augen lösen sich, entspannen sich, Ihre Kopfhaut wird glatt wie die Oberfläche eines ruhigen Sees, Sie atmen Ruhe und Entspannung. Der ganze Mund schläft ein, der Kopf schläft ein, der Hals schläft ein, Sie schlafen ein, lassen den Körper ruhen, der Körper ruht sich aus, er erholt sich in der Hypnose, und Sie träumen von schönen Erinnerungen, von schönen Träumen, träumen, träumen, träumen ...«

Weitere Metaphern für Dissoziation, Sicherheit und Ruhe wurden gegeben, bis die Patientin in einem tiefen Trancezustand angekommen war. Danach wurde der Mund behutsam mit einem Finger auf der Kinnspitze geöffnet und ins Ausatmen hinein eine Leitungsanästhesie im linken Unterkiefer gesetzt. Daraufhin wurde die Füllung mit einem Matrizenband gelegt, der Mund ausgesprayt und der Weisheitszahn langsam, schonend, immer ins Ausatmen hinein, luxiert und ohne Kraftanwendung gezogen. Die Wunde wurde mit Aufbisstupfer versorgt und die Patientin gebeten, den Mund langsam zugehen zu lassen.

Es folgte die posthypnotische Suggestion: »Halten Sie die Stelle, an der im Mund gearbeitet wurde, solange unempfindlich, bis die Heilung abgeschlossen ist, und die Heilung hat schon begonnen. Wenn ein Eingriff so leicht und so sanft erfolgt, dann verläuft die Heilung ganz rasch. Hören Sie sich das Tonband mit der Hypnose so lange täglich an, bis Ihre Beschwerden abgeklungen sind, die Hypnose wird Ihnen helfen zu heilen.«

De-Hypnose (Re-Orientierung): Die Patientin war in einem tiefen Trancezustand. Durch das *seeding* des Kollegen, den Leidensdruck, die Erschöpfung der vorausgegangenen Tage und der Anreise konnte sie sich ganz tief fallen lassen, deshalb wurde sie sehr behutsam, über zehn Minuten hinweg, mit allmählich leiser werdender Musik zurückgeführt.

»Behalten Sie das gute Gefühl aus der Hypnose, während Sie ganz allmählich in den Wachzustand zurückkehren. Das angenehme Wohlbefinden bleibt, auch wenn Sie wach geworden sind, auch während der Heimreise, auch am Abend und in der Nacht.

Sie werden heute Abend gut einschlafen und morgen früh erfrischt und erholt aufwachen, erlöst und glücklich, weil Sie eine neue Möglichkeit gelernt haben, sich selbst zu helfen. In Zukunft können Sie das Tonband mit der Hypnose dann wieder benützen, wenn Sie es noch einmal brauchen.«

Evaluation

Die Patientin wurde in einem guten Zustand entlassen, ihre Trigeminusschmerzen waren im Wachzustand wieder zurückgekehrt, aber weniger heftig. Die Patientin konnte ihre Wange wieder berühren, was sie als sehr erleichternd empfand: »Jetzt kann ich mich vielleicht sogar wieder pflegen.« Nach einer Woche berichtete die Patientin, dass sie täglich das Tonband anhöre, und es ihr sehr viel besser gehe.

Erst nach zwölf Jahren rief sie aufgeregt wieder an, dass das Tonband kaputt gegangen sei, und wir sollten ihr doch umgehend ein neues zuschicken. Sie hätte Angst, dass die Beschwerden wieder zunehmen könnten. Wir schickten ihr anstelle des Tonbandes die CD »Locker Lassen Lernen« zu, da das Originaltonband nach diesem langen Zeitraum nicht mehr vorhanden war. Mit der CD konnte sie sich bei Schmerzattacken selbst helfen.

4 Schmerz lass nach!

Albrecht Schmierer

Chronische Schmerzen nach Verlust fast aller Zähne

Ein junger Mann war infolge mehrfacher Sanierungsoperationen von sogenannten Entzündungs»herden« im ganzen Mund vernarbt, hatte die Seitenzähne verloren und suchte uns wegen chronischer Schmerzen im Mund-, Hals- und Nackenbereich auf. Lokale Beschwerden in Kombination mit einer Myoarthropathie sowie Verzweiflung über die vielen vergeblichen Behandlungen führten ihn in unsere Praxis zur Hypnotherapie. Diese brachte bereits nach einer Sitzung eine deutliche Schmerzreduktion.

Der Fall

Anamnese: Der 30-jährige Patient kam aufgrund einer Empfehlung durch einen in der Schmerzklinik arbeitenden Diplom-Psychologen. Er hatte mehrere Herdsanierungen durchführen lassen. Nur noch die Frontzähne waren erhalten. Er hatte sich auf Zahnherde mit Hilfe von Elektroakupunktur nach Voll immer wieder testen lassen und danach jeweils Zahnentfernungen (auch gesunder Zähne) und Kieferoperationen durchführen lassen. Er bezeichnete diese Erfahrungen als Fehler der Vergangenheit. Er habe aus Sorge um seine Gesundheit den Ärzten vertraut und damit seine Gesundheit und viel Geld verloren. Er habe damit abgeschlossen und suche einen Weg, von den chronischen Schmerzen, die durch die Eingriffe verstärkt worden waren, und den Medikamenten wegzukommen.

Befund: Die zahnlosen Kieferbereiche waren höckerig, weitgehend abgetragen, und hoch ansetzende vernarbte Bänder machten das Tragen von abnehmbarem Zahnersatz unmöglich. Der Patient konnte mit den verbliebenen Frontzähnen keine reguläre Kaufunktion ausführen. Es bestand eine Myoarthropathie mit starken Muskelschmerzen; die Zähne und der Kiefer waren druckschmerzhaft.

Im Verlauf der Anamnese wurde durch bestätigende, verständnisvolle Anmerkungen (pacing) seiner Situation Rapport hergestellt. Der Patient war hoch motiviert, Selbsthypnose zur Schmerzkontrolle zu lernen. Um eine wiederholte negative Verstärkung durch Formulierungen wie »Ihr Schmerz, Ihr Problem« zu verhindern, wurde gleich zu Beginn ein Symbol für den Schmerzkomplex installiert. »Wenn Sie das, was Sie loslassen wollen, sich als Symbol vorstellen, zum Beispiel als eine Farbe oder einen Gegenstand, wie würde Ihr Symbol für die Probleme aussehen?« Der Patient sah spontan einen Blitz vor seinem inneren Auge und wir einigten uns darauf, in Zukunft anstatt von seinem »Schmerz« vom »Blitz« zu reden. Als Zieldefinition bezeichnete er auf seiner Schmerzskala (Werte von 1 bis 10) seinen momentanen Schmerz mit 5 und legte als Ziel nach der Hypnose einen Wert von 3 als realistisch fest.

Er war bereit, als Experiment vor der Hypnose eine willkürliche Steigerung der Schmerzen vorzunehmen. Innerhalb weniger Sekunden ging er auf der Skala von 5 auf 7. Es verblüffte ihn, wie schnell er seinen Schmerz selbst beeinflussen konnte. Dabei wurde ihm bewusst, dass er sich dabei auf den Schmerz fokussiert und Kaumuskulatur und Brustkorb angespannt hatte. Unser Vorschlag war, dass er in Zukunft von der Schmerzskala weg zu einer Gesundheitsskala hin fokussieren könne und in Zukunft ein Gesundheitstagebuch führen solle, d. h. jeden Tag feststellen solle, wie viel mehr Teile seines Körpers schon gesund geworden seien und wie viel Prozent seines Körpers schon in normaler Funktion seien. Er solle diese Fortschritte an Gesundheit täglich in ein Gesundheitstagebuch eintragen.

Hypnose

Induktion und Suggestionen zur Selbsthypnose

Einleitung durch Katalepsie der Unterarme: »Nehmen Sie Ihre Arme hoch, auf den Ellenbogen auf der Sessellehne bequem abgestützt. Solange Sie noch nicht in Hypnose sind, halten Sie die Unterarme und die Hände ganz fest, so dass sie sich kein bisschen bewegen. Solange Ihre Arme so fest sind, ist das das Zeichen, dass Sie noch nicht in Hypnose sind. Nachher, wenn Sie in Hypnose sind, werden sich Ihre Unterarme und Hände ganz spontan ruckartig nach innen bewegen. Also halten Sie die Arme jetzt gut fest, solange Sie noch nicht in Hypnose sind. In Hypnose werden sie sich bei einem Ja-Signal ideomotorisch, d. h. ganz spontan, nach innen bewegen, bei einem Nein-Signal nach außen.«

Dabei werden die Hände des Patienten sanft, aber bestimmt gefasst und diese ruckartige Bewegung nach innen und außen demonstriert, mit der Wiederholung, dass dies nachher in Hypnose spontan als Ja- bzw. als Nein-Signal auftreten wird.

»Damit Sie jetzt angenehm schnell in Hypnose gehen, können Sie sich zuerst auf Ihre Atmung konzentrieren: Machen Sie nach dem Einatmen eine Pause – ja genau – jetzt Luft holen, anhalten – gut so – und jetzt ausatmen – genau – und wieder anhalten, ausgeatmet bleiben, spüren, wie Leere sich anfühlt, und wieder einatmen – noch mehr, gut so – und Spannung spüren, eingeatmet bleiben. Dazu, während Sie Ihre Arme festhalten und mit Atemintervallen atmen, konzentrieren Sie sich auf ein Entspannungsbild, wie das Bild einer flackernden Kerze oder das Bild eines sicheren, wunderschönen Ortes, an dem Sie sich ganz wohl fühlen, ganz sicher fühlen. Für dieses schöne Bild, für diese schöne Erinnerung finden Sie bitte jetzt drei Worte, die dazu genau passen, drei Worte, die Ihnen dazu jetzt ein fallen, haben Sie die drei Worte? Gut so, denken Sie Ihre drei Worte jetzt im Kreise herum, wie ein Mantra, dauernd wiederholen, nur noch die drei Worte denken, alle anderen Gedanken loslassen.«

Nach kurzer Zeit trat infolge der Überladung mit Suggestionen ein spontanes Ja Signal (Bewegung der Hände nach innen) auf, das mit den Worten: »Danke, Ihr Hände, dass Ihr als Stellvertreter des Unbewussten bereits das Ja-Signal gegeben habt. Macht das Signal bitte noch einmal, damit der Kopf da oben das auch wirklich mitbekommt, dass das Unbewusste jetzt in Hypnose gegangen ist, Sie werden dem folgen.«

Mit Ja-/Nein-Fragen wurde dann weiter gefragt: z. B. »Unbewusstes, bist Du bereit, mit uns über das Problem zu kommunizieren?« Sein »Unbewusstes« reagierte schnell mit klaren Signalen. Es war bereit, über das Problem Auskunft zu geben, sagte auch ein Ende der Beschwerden voraus und nannte einen definierten Zeitraum für den Heilungsprozess. Der Patient konnte sein Problemsymbol (Blitz) in die linke Hand konzentrieren, die rechte Hand ging als Symbol für Gesundheit langsam auf die linke zu. Er wurde dabei angeleitet, während dieses Versöhnungsprozesses eine Reise durch sein Körperinneres zu machen, um von innen die Heilung zu unterstützen. Er lobte alles, was funktionierte und schickte seine Körperreparaturzellen dorthin, wo er Heilung brauchte.

Es wurde die posthypnotische Suggestion gegeben, dass der Patient diese Selbsthypnoseübung in Zukunft so lange täglich durchführen sollte, bis die Heilung abgeschlossen sei.

De-Hypnose: Nach Beenden der Hypnose durch Zählen von 0 auf 20 fühlte er sich sehr gut und gab einen Wert seiner Schmerzen zwischen 1 und 2 an.

Evaluation

Befragt nach dem Wert auf seiner Gesundheitsskala gab der Patient an, dass er sich bereits zu 80 % gesund fühle, was ihn in einen noch besseren Zustand versetzte. Er bekam das Tonbandprotokoll der Sitzung zur Unterstützung der Selbsthypnose nach Hause mit und berichtete nach einigen Tagen von einer weiteren wesentlichen Besserung.

Wichtige Punkte für die Schmerztherapie

Im Vorgespräch stelle ich mit Humor den Rapport her, ggf. auch mit liebevoller Provokation und lasse den Patienten wissen, dass schon viele ähnliche Fälle gelöst werden konnten. Bei guter Mitarbeit betone ich die langjährige Erfahrung mit der Therapie von chronischen Schmerzen und sage, dass in der Regel eine bis drei Sitzungen erforderlich sind. Wenn danach keine Besserung eintritt, ist Psychotherapie erforderlich.

Die folgenden Punkte haben sich für mein Vorgehen bewährt:

- Schulmedizinische Diagnose, Anamnese nach Adler und Freesmeyer[41]
- Name/Symbol/Farbe für Schmerz einführen: aktive/passive Stressbewältigung
- Zielzustand definieren: Was wird sich privat und beruflich ändern, wenn Sie schmerzfrei geworden sind? Was werden Sie als erstes tun?
- Gesundheitsskala (Werte von 0 bis 10 oder 0 bis 100); wo war der Schmerz auf der Skala, als er am schlimmsten war, wo ist er jetzt, wo soll er nach der Hypnose sein (welcher Wert ist realistisch?)?
- Gesundheitstagebuch führen: aufschreiben, mit Skizzen, mindestens vier Wochen lang; wann, wo, wie, wie lange, wie intensiv, Medikation festhalten, eigene bisherige Strategien zur Schmerzkontrolle angeben.

---

41 Schmierer, A. (1997): Einführung in die zahnärztliche Hypnose. Berlin (Quintessenz), 2. Aufl.

- Anamnestische Fragen zum sekundären Gewinn
- Ressourcen erfragen: schmerzfreie Zeit/schmerzfreie Stellen, Hobby, Ziele
- Ein Vertrag für Selbsthypnose statt Medikation wird aufgesetzt
- Gute Absichten des Schmerzes herausarbeiten, ein Symbol für den Schmerz finden
- Schmerz und Zielzustand als »Hausaufgabe« malen
- Eigenverantwortung herstellen Humor zum Auflockern
- Aufforderung zur Schmerzsteigerung vor der Hypnose: Der Patient soll eine Minute lang den Schmerz auf seiner Skala für einen Punkt bzw. um 10 % erhöhen. Der Arzt beobachtet: Wie »macht« der Patient seinen Schmerz? Dies gehört zur wichtigsten Diagnostik! Die eventuell erreichte Schmerzsteigerung kann utilisiert werden und die Beeinflussbarkeit des Schmerzes kann so durch den Patienten erlebt werden.
- Hypnose: Induktion durch Levitation der Unterarme und Etablieren des Ja-Signals (Hände nach innen) und des Nein-Signals (Hände nach außen); Atmen mit Pausen; Vorstellungsbild vom sicheren Ort der Erholung und Heilung; drei darauf zutreffende Worte wiederholen
- Frage an das Unbewusste, ob es bereit ist, über X (= Name des Schmerzes) zu kommunizieren.
- Das Symbol für den Schmerz wird geankert (VAKOG: visuell, auditiv, kinästhetisch, olfaktorisch, gustatorisch = sehen, hören, spüren, riechen, schmecken)
- Ein neues Symbol für Gesundheit und Wohlbefinden wird etabliert und mit dem Ja-Signal geankert (VAKOG); Verschmelzen/Vereinigen der Symbole (willkürliches Aufeinanderzubewegen der Hände); Lösungssymbol entstehen lassen
- Reise durch das Körperinnere
- Posthypnotische Suggestion für tägliche Selbsthypnose, Entspannung, Schmerzreduktion, Wohlbefinden und Etablieren eines neuen Symbols
- De-Hypnose (Re-Orientierung, Rückkehr in den Wachzustand).

5 Wenn der Mund brennt

Albrecht Schmierer

Behandlung eines Patienten mit chronischer Schleimhauterkrankung (Aphthen)

Ein 45-jähriger Patient (Kfz-Mechaniker mit Familie) stellte sich wegen chronisch rezidivierenden Geschwüren im gesamten Mundraum (Aphthen) vor. Er hatte beim Reden, Schlucken und Essen Schmerzen; der Mund war an mehreren Stellen mit Aphthen übersät. Seine Erkrankung war kaum erträglich, er sprach von Suizidabsichten, wenn keine Besserung einträte. Durch Hypnose konnte im Verlauf von drei Sitzungen eine dauerhafte Beschwerdefreiheit erreicht werden.

Der Fall

Anamnese: Unter Mundgeschwüren litt der Patient seit drei Jahren mit zunehmend stärkeren Beschwerden. In der Anamnese gab er an, dass er schon mehrfach über Suizid nachgedacht habe, er erlebe seine Situation als ausweglos und therapieresistent. Von Hypnose habe er gehört und wolle sie als letzte Hoffnung ausprobieren. Allerdings habe er aber keine besonderen Erwartungen, nachdem andere naturheilkundliche Behandlungen, wie Akupunktur und Homöopathie, erfolglos waren. Sowohl vom Zahnarzt als auch von Hautärzten war er mit verschiedenen Antibiotika, Mundspülungen und Salben ohne wesentliche Besserung behandelt worden. Er war in einem schlechten Allgemeinzustand und einer sehr depressiven Verfassung.

Befund: Die ganze Mundschleimhaut und das Zahnfleisch waren entzündet, so dass er Berührungen kaum ertragen konnte. Neben den über den ganzen Mund bis in den Rachen verbreiteten Aphthen war eine akute, nekrotisierende eitrige Zahnfleischentzündung (Gingivitis ulcerosa) mit regionalen Lymphknotenschwellungen zu diagnostizieren.

Immunreaktions- und virusbedingte Munderkrankungen können schulmedizinisch bisher nur unbefriedigend therapiert werden. Chronische Aphtosis im ganzen Mund zählt zu den unangenehmsten Schleimhauterkrankungen: Das Sprechen, Schlucken, die Nahrungsaufnahme und die Mundhygiene sind behindert. In manchen Fällen kommt es zur Suizidgefahr.

Hypnose

Durch ein kurzes Gespräch über die berufliche Situation und die Würdigung der besonderen Qualität seiner Automarke konnte ein guter Rapport aufgebaut werden. Der Patient betonte, dass er gerne arbeiten würde, aber die Schmerzen machten ihn »wahnsinnig«, so dass er mit den häufigen Krankheitstagen in der Vergangenheit schon Probleme hatte. Durch Schilderung einiger Fälle mit chronischen Problemen, die mit Hypnose geheilt werden konnten, wurde die Erwartung des Patienten geweckt (Seeding), gleichzeitig wurde betont, dass nur die Patienten Aussicht auf guten Erfolg haben, die durch Konzentration und Bereitschaft zur regelmäßigen Mitarbeit und Eigenverantwortung Selbsthypnose lernen.

Die Erwartung des Patienten an Hypnose war, autoritär geführt zu werden. Mit den Worten »Je besser Sie sich konzentrieren, umso tiefer werden Sie in Hypnose gehen, und in der tiefen Hypnose kann der Körper sich selbst heilen« wurden ein zustimmendes Kopfnicken und erste Trancezeichen (kurzer spontaner Augenschluss) erreicht.

Auf einen einfachen Suggestibilitätstest mit Mesmerschen Passes (die Hand des Behandlers streicht dabei von der Schulter bis zu den Fingern des Patienten) sprach er gut an. Die Bewegung wurde im Zeitlupentempo mit einem Abstand von etwa fünf Zentimetern ausgeführt. Der Patient blickte währenddessen auf die Hand und wurde nach zwei bis drei Passes nach Empfindungen gefragt. Er gab mehrere Sensationen an, wie Kribbeln, Schwere oder Elektrizität. Bei dieser Reaktion ist meiner Erfahrung nach mit einer guten Begabung für Imagination und guter Suggestibilität zu rechnen.

Die Induktion erfolgte mit der sog. »Turboinduktion«. Das Prinzip dieser aus Elementen der klassischen und der indirekten Hypnose zusammengesetzten Technik ist: Der Patient wird durch sehr rasches Vorgehen überladen. Durch starke und überraschende visuelle und kinästhetische Reize, durch Provokation und sichere Führung kommt es schnell zu einer tiefen Hypnose mit starker Dissoziation und der Installation einer effektiven Analgesie im OP-Gebiet.

Der Patient wurde aufgefordert, eine leuchtende, blendende Taschenlampe zu fixieren. Dabei wurde angekündigt: »Während Sie sich jetzt ganz auf das Licht konzentrieren, spüren Sie, wie Ihre Augen müder werden, immer müder, ganz müde. Konzentrieren Sie sich ganz auf den Lichtpunkt! Ihre Augen sind jetzt gleich so müde, dass sie sich ganz automatisch schließen, und Sie können sie dann nicht mehr öffnen. In einem Moment, wenn ich auf drei zähle, werden sich Ihre Augen schließen.«

In dem Moment wurde die Lampe sehr rasch auf ein Auge zu bewegt, damit schlossen sich die Auge automatisch (Schutzreflex). »Eins, zwei, drei, Ihre Augen sind jetzt ganz fest verschlossen, und Sie können sie nicht mehr öffnen.«

Darauf wurde die Lampe sehr rasch zwischen den beiden Augen wie zustechend hin und her bewegt, so dass der Patient, falls er die Augen noch einmal öffnen sollte, sie sofort wieder schließen müsste. »Und das wechselnde Licht der Lampe auf Ihren Augen führt Sie in eine tiefe Hypnose, ganz schnell tiefer. Immer, wenn das Licht wieder erscheint, werden Sie noch weiter weg, noch tiefer in die Hypnose gehen«. Die rasch eingetretene Trance wurde vertieft: »Wenn ich jetzt bis zehn zähle, werden Sie mit jeder Zahl tiefer gehen.« Dabei wurde der Kopf mit beiden Händen umfasst und rasch von eins bis zehn gezählt.

Zum weiteren Vertiefen wurde der rechte Unterarm mehrfach hochgehoben und in den Schoß fallen gelassen. »Ihre Muskeln sind jetzt völlig entspannt, total locker.« Dann folgte die Suggestion: »Holen Sie jetzt ganz tief Luft, ganz tief einatmen. Gut so! Und jetzt anhalten.« Dabei wurde der Arm plötzlich kerzengerade hochgerissen:

»Ihr Arm ist jetzt völlig steif, vollkommen starr, wie ein Stahlrohr, und er bleibt völlig starr und steif, wenn Sie jetzt ausatmen. Ganz regelmäßig weiteratmen. Und Sie können ihn jetzt nicht mehr bewegen. Versuchen Sie, Ihren Arm zu bewegen, je mehr Sie es versuchen, umso starrer und steifer wird Ihr Arm.«

Danach wurde der Handrücken mit den Fingern beklopft und die Suggestion gegeben: »Das Gefühl in Ihrer Hand ändert sich jetzt total. Das ganze Blut weicht aus dem Arm herab in Ihren Körper, und Sie können es an einem Kribbeln spüren. Die Hand wird kühl und pelzig und fremd, so als ob sich ein Handschuh aus Leder darüber stülpt. Das ganze Gefühl weicht aus der Hand, sie wird völlig pelzig und fremd.« Zum weiteren Vertiefen kam die Suggestion: »Ihr Arm wird jetzt wieder beweglich, hier und hier, (dabei wurden Ellenbogen und Schulter berührt und beweglich gemacht), und Ihre Hand geht jetzt ganz langsam auf den Mund herunter, so langsam, dass sich das pelzige Gefühl aus der Hand völlig auf den Mund überträgt. Nehmen Sie sich alle Zeit, die Hand ganz langsam herunter sinken zu lassen. Mit jedem Zentimeter, den die Hand herunter sinkt, gehen Sie tiefer und tiefer. Und das Gefühl überträgt sich immer mehr. Dann, wenn die Hand den Mund berührt, wird der Mund völlig betäubt, völlig fremd, unempfindlich sein. Gut so, und der Mund spürt bereits ein Kribbeln, eine beginnende Anästhesie, mit jedem Zentimeter, den sich die Hand auf den Mund zu bewegt, wird das Gefühl deutlicher und intensiver. Manchmal schießt das Betäubungsgefühl auch ein im Moment des Kontaktes. Durch die Berührung überträgt die Hand ihr völlig fremdes, verändertes Gefühl auf den Mund. Denn was die Hand kann, kann jede andere Stelle des Körpers auch, dann, wenn es der Gesundheit dient.«

Die Hand senkte sich langsam auf den Mund. »Du hast das ganz hervorragend gemacht, rechte Hand. Der Mund wird jetzt vollends taub, mit jedem Zentimeter, den die rechte Hand weiter herunter sinkt, bis du einen bequemen Platz gefunden hast, irgendwo in der Freiheit des Raumes und du, Hand, bist der Blitzableiter, du leitest alles Gefühl ab, durch ein Ausatmen über deine Fingerspitzen.«

Die Hypnose wird weiter vertieft. »Der ganze Mund wird so unempfindlich wie die Hand. Ein angenehmes Gefühl, verbunden mit einem besonderen Geschmack für Heilung, breitet sich im Mund jetzt aus. Tragen Sie mit einem Pinsel auf die befallenen Stellen Heilsalbe auf, gleichzeitig schmecken Sie den Geschmack der Salbe. Drehen Sie den Aphthen jetzt die Blutzufuhr ab, was Sie an einem Gefühl von Kühle im Mund erkennen können, der ganze Mund wird jetzt frisch, kühl und sauber. Loben Sie Ihre Körperabwehrzellen und feuern Sie sie an, wie bei einem Fußballspiel, um sie zu Höchstleistungen zu bringen. Sagen Sie ihnen, dass sie eine gute Arbeit machen, dass sie jetzt von Ihnen unterstützt und gelobt werden. Der ganze Mund, Hals und Rachen, wird jetzt fremd, unempfindlich, frisch und kühl. Ihre Heilkräfte werden aktiviert, die Heilung hat jetzt begonnen.« Die Suggestionen wurden dabei mit Betonung der Ausatemphase im Atemrhythmus gesprochen. Gleichzeitig erfolgte ein leichter atemsynchroner Druck einer Hand auf seiner Schulter (Atmungspacing).

Posthypnotische Suggestionen: »Das angenehme Gefühl der Fremdheit im Mund wird bleiben und mit jeder Hypnose verstärkt. Sie werden dreimal täglich Selbsthypnose üben, indem Sie sich an einen ungestörten Ort zurückziehen, ihren Arm fest in die Luft strecken, die Augen schließen und in Hypnose gehen. Wenn die Hand taub geworden ist, wandert sie hinunter zum Mund und überträgt das gute Gefühl auf den Mund. An dem Geschmack der Heilsalbe in Ihrem Mund werden Sie erkennen, dass Ihre Selbsthypnose gelingt.«

De-Hypnose: Zählen Sie in Gedanken jetzt von Null auf Zwanzig, in der Zeit, die Sie brauchen, um angenehm erholt und erfrischt mit einem fremden Gefühl und dem

Heilgeschmack im Mund wach zu werden. Bei 17 fangen Sie an, Ihren Körper zu bewegen, bei 18 öffnen Sie Ihre Augen, bei 19 den ganzen Körper recken und strecken und bei 20 sind Sie wieder frisch und erholt und hellwach, nur der Mund, Hals und Schlund bleiben frisch und unempfindlich, so dass alle Berührungen und Funktionen möglich sind.«

Zweite Posthypnose: Nach der Reorientierung wurde der posthypnotische Auftrag noch einmal wiederholt und der Patient aufgefordert, sofort die erste Selbsthypnose durchzuführen. Danach wurde ihm bestätigt »Sie machen das ganz toll, Sie werden jetzt ganz regelmäßig dreimal täglich Selbsthypnose üben, weil Sie mit jedem Üben besser in Trance kommen, und der Körper dann schneller heilt.«

Diese erste Sitzung dauerte etwa neunzig Minuten. Das Ziel, dem Patienten ein intensives Hypnoseerlebnis mit Schmerzreduktion zu ermöglichen, war erreicht worden.

Eine Woche später kam der Patient mit guter Hoffnung auf weitere Heilung zu einem zweiten Termin. Er hatte weniger Beschwerden und konnte arbeiten, hatte aber nur zweimal Selbsthypnose geübt. »Zu Hause geht das nicht so gut wie hier, ich kann mich nicht konzentrieren.« Es wurde daraufhin besprochen, dass er zum leichteren Üben für zu Hause ein Tonband von der heutigen Sitzung bekommen würde, damit er wirklich täglich dreimal Zeit für sich selbst nehmen könne.

Zur Induktion wurde in der zweiten Hypnosesitzung eine Entspannungsmusik als Hintergrundmusik (»Trancemusik«) aufgelegt. Dann wurde der Patient bei laufendem Tonband aufgefordert, gleich die Augen zu schließen und in Hypnose zu gehen:

»Strecken Sie Ihren Arm willkürlich in die Höhe, atmen Sie in den Bauch und gehen Sie an Ihren Ruheort. Sobald die hoch gestreckte Hand fremd geworden ist, sind Sie in Hypnose. Dann wird Ihre Hand in der Zeit auf den Mund herunter sinken, die sie braucht, um den Mund angenehm fremd und frisch werden zu lassen. Sobald Ihre Hand den Mund berührt, ändert sich das Gefühl, die Durchblutung ändert sich und Sie schmecken den Geschmack der Heilsalbe. Ihr Mund wird mit jedem Tag besser, die Schleimhaut wird glatt, weich und rosig. Sie machen jetzt jeden Tag dreimal drei Minuten Selbsthypnose, damit der Mund gesund wird. Jeden Tag dreimal drei Minuten Selbsthypnose, dann wird der Mund gesund. Du, Hand, weißt, wie das geht und du denkst daran. Sowie Sie Ihre Hand sehen, erinnerst du ihn daran, dass es Zeit für Heilung ist«.

Evaluation

In einer dritten Sitzung wurde festgestellt, dass der Patient sehr gute Fortschritte erzielt hatte und beschwerdefrei war. Epikrise: In einem Zeitraum von fünf Jahren konnte ein dauerhafter Heilungserfolg bestätigt werden.

Warum Hypnose?

Zur Verwendung von direktiven Techniken im Gegensatz zu indirekten: Die Patienten, die als chronische Fälle zur Hypnosebehandlung kommen, sind meistens schon lange in Behandlung und deprimiert. Sie hoffen auf ein Wunder. Sie haben in der Regel eine Vorstellung von Hypnose, die aus Showhypnosebeobachtungen und sensationellen Berichten aus der Presse kommt. Nach dem Utilisationsprinzip ist es sinnvoll, die Frage: »Was denken Sie, wie geht Hypnose?« zu stellen und dann die Erwartungen des Patienten zu verwenden (utilisieren). Sollte der Patient von einem »hypnotischen Blick« berichten, wird die Faszinationstechnik angewendet (dabei wird der Patient aufgefordert, auf die Nasenwurzel des Hypnotiseurs zu starren). Wenn er ein Pendel erwartet, wird ein Pendel zur ersten Hypnose benutzt. Mehrere Patienten haben nach Empfehlung eines sog. Ericksonschen Hypnotherapeuten auch schon enttäuscht wieder angerufen und gesagt: »Der macht ja gar keine Hypnose, der redet nur so, dass man es nicht versteht«, weil ihre Erwartungen nicht erfüllt wurden. Klassische Hypnose hat den Vorteil, mit direktiven Suggestionen schneller tiefere Trancezustände und eine eindeutige Hypnoseerfahrung herbeizuführen, um derentwillen der Patient ja gekommen ist. Die sogenannten indirekten Suggestionen sind hervorragend dafür geeignet, während einer regulären Zahnbehandlung eingestreut zu werden. Auch provokative Techniken und Kommunikationstechniken des Neurolinguistischen Programmierens (NLP) sowie systemische Auffassungen bieten vielfältige Möglichkeiten, falls kein rascher Erfolg mit klassischer Hypnose erreicht werden kann.

Hypnose hilft, die Zuwendung und Liebe zu geben, die der Patient in seiner Verzweiflung braucht, um Hoffnung auf Heilung zu bekommen. Hypnose ist die älteste Heilkunst und ergänzt schulmedizinische Methoden hervorragend. Sie ermöglicht, auch technisch-aggressive Behandlungen in einem angenehmen und menschlichen Rahmen zu erleben und die Würde und Selbstachtung des Patienten zu erhalten.

Selbstkritisch ist anzumerken, dass es in einigen Fällen, in denen Patienten mein »HelferSyndrom« auszunutzen versuchten (d. h. es wurde aus Mitleid vom bewährten Rahmen – Videodokumentation und Zeithonorar, klar strukturierter Behandlungsablauf – abgewichen), zu »Immer-mehr-Forderungen« an Zeit und an Zuwendung kam. Wenn dann Grenzen gesetzt werden mussten, kam es aus Enttäuschung zum Behandlungsabbruch.

Die häufigsten Indikationen für Anwendung von Hypnose bei chronischen Beschwerden in der Zahnarztpraxis sind: Analgesie, Phantomschmerz, chronische Hypersensibilität der Zähne, Würgereiz, Zahnarztphobie, neurotischer Zwang nach zahnärztlichen Eingriffen, Chronische Schleimhauterscheinungen: Aphthen, Herpes, Soor, Lichen, Leukoplakie; Myoarthropathie, Myositis, Tendomyositis, Arthritis des Kiefergelenks, Trigeminus-Neuralgie, Prothesenintoleranz, Materialphobie, Unzufriedenheit mit Zahnersatz, Parodontitis, sowie Mundbrennen, Zungenbrennen, Geschmacksirritationen, Mundtrockenheit, Krebsangst und Migräne.

Warum ich auch nach 25 Jahren von Hypnose begeistert bin: Wenn der Rahmen geschaffen ist, wenige Patienten mit Sorgfalt und Liebe behandeln zu können, ist die Zufriedenheit auf beiden Seiten besonders hoch. Patienten, denen mit Hilfe von Hypnose geholfen wurde, empfinden sich als wertgeschätzt und geliebt und danken es durch besondere Begeisterung für die Praxis. Mit einer Umarmung nach der erfolgreichen Behandlung eines Angstpatienten wird sonst selten ein Zahnarzt belohnt. Manche Patienten können sich keine oder nur wenige Hypnosesitzungen leisten. Für diesen Zweck entwickle ich seit vielen Jahren spezielle Hypnose-CDs, die zum Beispiel auch beim Reizdarmsyndrom oder bei Fibromyalgie als Ergänzung zu einer medizinischen Behandlung benutzt werden können.

III.

Hypnose in Psychosomatik und Psychotherapie

1 Mit Charme und Humor

Peter Drißl

Erstaunlich effektive Symptomkontrolle bei einer 48-jährigen Patientin mit Panikstörung

Nach einer Fernsehsendung »Aktenzeichen XY« erlebte Frau X. schwerste Atemnot. Sie bekam keine Luft mehr, und der Körper brannte zunächst wie Feuer, um dann völlig zu erstarren. Über Notarzt und die darauffolgende kurze stationäre Behandlung wurde Frau X. an die örtliche Psychiaterin verwiesen, die die offensichtliche Panikstörung medikamentös behandelte und die Patientin zur Psychotherapie überwies. In den ersten Stunden wurde deutlich, dass die Patientin in frühester Kindheit im innerfamiliären System sexuell missbraucht worden war. Die gravierende vegetative Symptomatik, die immer wieder einsetzenden Atemstörungen und die dabei entstehenden Gefühle der Hilflosigkeit wurden über mehrere Sitzungen im Rahmen der Psychotherapie hypnotisch behandelt. Vorbereitet wurden die hypnotischen Stunden durch Familiengespräche mit dem engagierten Ehemann und den, der Mutter sehr nahe stehenden, erwachsenen Söhnen. In einem verhaltenstherapeutischen und systemischen Therapiekonzept wird Hypnose als erstaunlich effektive Symptomkontrolle bei einer 48-jährigen Patientin mit Panikstörung (ICD10 F 41.0) vor dem Hintergrund einer »vergessenen« gravierenden sexuellen Traumatisierung in der Kindheit vorgestellt.

Der Fall

Die bei Behandlungsbeginn 48-jährige Patientin war mir von ihrem Hausarzt und ihrer Psychiaterin überwiesen worden. Im Dezember 2001 habe Frau X. bei der Fernsehsendung »Aktenzeichen XY« schwerste Atemnot erlebt. Thematisch war es bei der Fernsehsendung um sexuelle Gewalt bzw. Vergewaltigung gegangen. Sie habe keine Luft mehr bekommen, der Körper habe zunächst wie Feuer gebrannt, um dann völlig zu erstarren. Die Patientin habe massive Todesangst erlitten und sich aus dieser Panik nicht mehr selbst befreien können. Der Mann habe den ärztlichen Rettungsdienst alarmiert, die Patientin sei für einige Tage zur stationären Behandlung ins Krankenhaus gebracht worden. Ambulant psychiatrisch war Frau X. mit Tavor und Imap behandelt worden. Seitdem erlebe die Patientin immer wieder Panikattacken, die für sie nicht erklärbar auftauchten; die jedoch nicht mehr den eben geschilderten Schweregrad erreichten. Seitdem vermeide die Patientin Menschenansammlungen. Emotionalen Konflikten gehe sie vermehrt aus dem Weg. Die Patientin klagt über Schlafstörungen, zunehmende psychomotorische Unruhe, Schweißausbrüche und immer wiederkehrendes Zittern am ganzen Körper. Die weitere Exploration ergibt, dass die Patientin bereits 1999 eine erstmalige Panikattacke im zeitlichen Zusammenhang mit der Beerdigung ihres ältesten Bruders erfahren hatte. Sie hatte diese jedoch nicht ernst genommen.

Die Patientin wurde als jüngstes von fünf Geschwistern geboren. Zeitweise sei sie bei ihrem ältesten Bruder (plus 20 Jahre) und dessen Frau gewesen. Im Alter von drei oder vier Jahren sei die Patientin von diesem Bruder im Beisein seiner Frau mehrfach sexuell missbraucht worden. Die Patientin vertraute sich damals ihren Eltern an, die sie jedoch nicht schützten: »So was sagt man nicht«. Inzwischen weiß die Patientin, dass auch ihre nächst ältere Schwester jahrelang vom ältesten Bruder sexuell missbraucht wurde. Laut Patientin sei es in den Jahren danach zu keinem Missbrauch, jedoch immer wieder zu weiteren Missbrauchsversuchen gekommen. Die Patientin habe nach Grund- und Hauptschule eine Lehre als Verkäuferin begonnen. Im Alter von 16 Jahren habe sie ihren jetzigen Mann kennengelernt, sei mit dem ersten Sohn schwanger geworden und habe geheiratet. Fünf Jahre später sei der zweite Sohn zur Welt gekommen.

In dem Jahr der massiven Panikattacke sei es zu einer Häufung von emotional schwierigen und belastenden Situationen gekommen: sie habe sich selbstständig gemacht, die Hochzeit des ältesten Sohnes und die Geburt des ersten Enkelkindes, bei der sie über alle Maßen involviert gewesen sei, die große Feier zum 60. Geburtstag ihres Ehemannes.

Die Panikattacke während einer Fernsehsendung zum Thema sexuelle Gewalt war nicht die erste. Bereits bei der Beerdigung des Bruders, der sie sexuell missbraucht hatte, war es zu einer kleineren Panikattacke gekommen. Das über Jahre und Jahrzehnte trainierte Nicht-Wahrnehmen von Gefühlen, die im Zusammenhang mit dem sexuellen Missbrauch standen, sowie ein Nicht-Erkennen von Grenzen bezüglich der eigenen Belastbarkeit führen zu Stressmomenten, die auch vor dem Hintergrund einer schlechten Lungenfunktion wegen Rauchens in Atemnot und Panikattacken münden. Somit helfen die Panikattacken und die danach erzwungenen Pausen, die nicht erkennbare Überbelastung zu stoppen.

Im Sinne der familiären Dynamik war es sinnvoll, das Gefühlsmix aus Angst, Wut, Hass, Enttäuschung und Ärger nicht nach außen zu geben. Die Panikattacken waren auch unter diesem Gesichtspunkt probates Mittel, um der Mischung aus chronischer psychischer Belastung und aktueller Überbeanspruchung ein entlastendes Ventil zu schaffen.

Im Behandlungsverlauf bis zur Idee einer hypnotischen Behandlung (Behandlungszeitraum von zehn Monaten; 15. Sitzung) konnten eine Reihe von guten Fortschritten erzielt werden: die Patientin verfügte schon über großes Wissen von in ihrem Leben belastenden Faktoren. Als seit zwei Jahren Selbstständige (eigenes Geschäft) hatte sie die daraus resultierenden belastenden Faktoren eher unterschätzt.

Als besonders wichtig zeigte sich ein Familiengespräch mit ihrem Mann und den erwachsenen Söhnen. In dieser Sitzung (vierte Sitzung) wurde zum einen deutlich, wie stark die gesamte Familie die Therapie der Patientin unterstützt und wertschätzt; zum anderen konnte die Patientin den Stolz über ihre Familie fühlen und zeigen. Mich beeindruckte der Zusammenhalt in der Familie, der Humor und die – im positiven Sinne – »Streitkultur«. Ich konnte erleben, welche Ressourcen sich die Patientin in ihrem Leben aufgebaut hatte.

Die Patientin und ich einigten uns, den sexuellen Missbrauch, über den ihre Kernfamilie Bescheid weiß, als einen Auslöser für die Panikattacken zu betrachten. Über mehrere Stunden wurden Strategien der Abgrenzung gegenüber der Frau des verstorbenen Bruders und deren Familie erarbeitet.

Als nützliche Ressource erwiesen sich immer mehr ihr Humor und ihre Fähigkeit zu schmunzeln. Die Patientin hatte damit auch mich gewonnen, sie trotz eines Behandlungsstopps aufzunehmen.

Sie sprach mich in meiner Praxis an und erzählte, die beiden sie behandelnden Ärzte hätten ihr empfohlen, unbedingt einen Therapieplatz bei mir zu suchen. Mit einem entwaffnenden Lächeln erklärte sie mir, sie würde die Praxis erst mit dem Versprechen eines Therapieplatzes verlassen. Mein Narzissmus derart gekitzelt, gab ich gerne nach.

Die ersten Behandlungsstunden waren thematisch geprägt von Berichten über Atemnot, Angstzustände, wiederkehrende Panikattacken, Einschlafstörungen und den zögerlichen Berichten über den sexuellen Missbrauch durch ihren ältesten Bruder. Am meisten belastend war für sie die Erinnerung, dass ihre Eltern sie nicht schützen konnten oder wollten sowie die Erinnerung, dass die sexuellen Übergriffe im Beisein ihrer Schwägerin stattgefunden hatten und von ihrer Seite keine Hilfe kam.

Im Rahmen der Schilderungen konnten wir herausarbeiten, dass es jeweils im Vorfeld der skizzierten Symptomatiken Zeiten von extremer Überbelastung und Überanstrengung gab, die die Patientin als solche nicht registriert hatte. Sie erlebte somit auch kein Bedürfnis nach Pausen, Entspannung, Delegation von Aufgaben oder anderer Strukturierung des Tages. Es gelang ihr, ungesunde Aspekte ihres Lebens wie starken Nikotinkonsum, mangelnde Bewegung, schlechte Ernährung (hastig, schnell mal Süßigkeiten) und ein Übermaß an Anstrengung zu erkennen. Eine hilfreiche Intervention war, sich ein großes Stoppschild in die Küche zu hängen, um sich an Pausen zu erinnern.

Im Verlauf der Behandlungen traten in Zusammenhang mit nicht erkannter Überbelastung wiederkehrend somatoforme Symptome wie die geschilderten Panikattacken, aber auch Kopf- und Nackenschmerzen sowie Erschöpfungszustände auf. In der Regel erlebte die Patientin die Symptome als ich-dyston und erlebte sich ihren »Schwächen« hilflos ausgeliefert.

In der 12. Sitzung klagte die Patienten über Kopfschmerzen im Sinne von Spannungen, die sie beeinträchtigten. Mir fiel bei ihrer Schilderung auf, dass sie flacher und unregelmäßiger atmete als gewöhnlich. Ich sprach sie darauf an und mit ihrer Erlaubnis gab ich ihr einen Rhythmus von Einatmen und Ausatmen vor. Frau X. wurde deutlich ruhiger, mir schien es, als würde sie sich sehr schnell entspannen. Ich schwieg, um sie ihren eigenen Rhythmus finden zu lassen. Nach einer Zeitspanne von zwei bis drei Minuten fragte sie mich, ob ich sie gerade hypnotisiert hätte. Nachdem ich diese Frage verneinen musste (i.S. aktiver oder bewusster Hypnoseinduktion meinerseits), erzählte Frau X., sie sei fast »weggetreten« gewesen und ihr Kopf fühle sich nun freier und unbelasteter, entspannter an.

Nach dieser Sequenz teilte ich der Patientin meine Vermutung mit, dass sie von einer hypnotischen Behandlung sehr profitieren könne: zum einen zeige ihre Reaktion auf meine Atemübung, wie schnell sie in Trance gehen könne; zum anderen sei es verblüffend, wie schnell und sicher ihr Körper schon auf eine kleine Übung reagiere. Mein Eindruck war, dass die Patientin über viele gute Fähigkeiten verfügte, ein gesünderes Maß von Anspannung und Entspannung zu entwickeln. Eine Hypothese war, dass sie im Laufe der Jahre den bewussten Zugang zu diesen Fähigkeiten verloren hatte.

Sie zeigte sich interessiert und offen für die Hypnose. Als Vorbereitung bot ich ihr die gut lesbare Lektüre von Bongartz an.[42] Wir vereinbarten für die nächste Stunde eine Vorbereitung, um dann in der übernächsten Stunde die Hypnose selbst durchzuführen.

In der Vorbereitungsstunde erarbeitete ich mit der Patientin wohltuende Szenarien, die wir in allen Sinnesqualitäten zu erfassen versuchten (visuell, akustisch, taktil, sensorisch). Wichtige Beschreibungen für einen »Ort des Wohlbefindens« waren Worte wie Ausgeglichenheit, Entspannung, Sicherheit, gut für mich selbst sorgen, Gesundheit, lachen, kindisch sein dürfen. Die Farbe Gelb, Vogelgeräusche, Wind, Brandung der Wellen, Wärme und gleichzeitig ein angenehm kühler Zug auf der Haut, der Geruch von Kräutern in der Sommerhitze und der Geschmack von Himbeeren waren positive Assoziationen.

Diese gemeinsam gewonnenen Informationen dienen mir später während der hypnotischen Behandlung als Qualitäten, die ich im Input nutzen kann.[43]

An dem für die Hypnose vereinbarten Termin (15. Sitzung) erscheint die Patientin mit starken Kopf- und Nackenschmerzen. Wir überlegen zunächst, die Übung zu verschieben; entscheiden dann aber schnell, genau die Symptomatik zu nutzen und uns zu trauen.

Hypnose

Ich bitte die Patientin, sich bequem zu setzen, sodass sie über einen Zeitraum von 20 bis 30 Minuten gut sitzen könne. Darüber hinaus bitte ich sie, die Arme in »Häschenstellung« zu halten, d. h., die Arme werden vor dem Körper leicht angewinkelt gehalten, die Hände sind dabei parallel zum Boden. Ich erkläre, dass diese Haltung der Arme und Hände in der Sitzung wichtig sein könnte, und wir Genaueres nach der Hypnose besprechen würden.

»Und Sie haben sich jetzt für sich selber Zeit genommen, eine Zeit für besondere Erfahrungen, eine Zeit, die ein äußeres Maß hat und einen inneren Zeitraum ...

Und Sie suchen sich jetzt bitte einen Gegenstand im Zimmer oder einen Punkt auf

42 Bongartz, W. (1994): Hypnose – wie sie wirkt und wem sie hilft. Reinbeck (Rowohlt).
43 Kaiser Rekkas, A. (2001): Klinische Hypnose und Hypnotherapie. Heidelberg (Carl-Auer).

dem Teppich oder ein Bild im Raum und sehen mit einem weiten Blick auf ihn. Und es kann sein, dass der Blick leicht verschwimmt, so wie die Luft in der Sommerhitze über dem Asphalt. Und es kann sein, dass die Ränder des ehemals scharf gestellten Bildes an Konturen verlieren und fast so etwas wie eine Art Aura entsteht. Vielleicht werden die Augenlider müde, und es könnte eine Wohltat sein, die Augen zu schließen ...

Gut so, ich sehe, Sie haben Ihre Augen schon geschlossen ...

Und wenn Sie mögen, können Sie nochmals nach außen lauschen und die Geräusche aufnehmen, die zu hören sind, wie die vorbeifahrenden Autos und LKWs oder Gespräche oder Kindergeräusche auf dem Gang, die unwichtig werdend, nur noch eine Funktion haben:

Sie abzusichern, und Ihnen zu bedeuten: Es gibt ein äußeres »Hier und Jetzt«, das Ihnen Sicherheit gibt. Der sichere Rahmen, um nachzulassen und woanders hinzugehen, in eine andere Zeit, an einen anderen Ort ...

Und Sie können, wenn Sie wollen, Ihrer Atmung lauschen, diese feinen Geräusche der Luft, wenn sie durch die Nase einstreicht und wenn sie wieder hinaus fließt ... mit einem ewigen Rhythmus, gleich dem Rhythmus des Meeres mit seinen Wellen, die heranspülen und sich wieder zurückziehen ... heranspülen und sich wieder zurückziehen ...

Die Atmung, tiefer und ruhiger werdend, kann Sie ganz von alleine in Hypnose leiten, tiefer und tiefer.

Und der Körper weiß, wie er sich entspannen kann und beginnt, das Wohlgefühl zu genießen, egal, ob Sie diesem Vorgang Aufmerksamkeit schenken oder nicht, tiefer und tiefer gleitend, weiter und weiter werdend mit jedem Atemzug, freier und freier schwingend im inneren Raum ...

Und Sie wissen, Sie brauchen nichts Besonderes zu tun oder zu verstehen. Meine Stimme begleitet Sie, aber Sie brauchen dem Wortlaut nicht zu folgen.

Ich möchte Sie bitten, Ihre Aufmerksamkeit auf Ihre beiden Arme, Ihre beiden Hände zu lenken; einfach mal auszuprobieren und wahrzunehmen, ob sie sich vielleicht unterschiedlich anfühlen. Unterschiede in den Temperaturen: vielleicht die eine Hand etwas wärmer, die andere vielleicht etwas kühler. Oder unterschiedlich schwer: die eine Hand schwerer, die andere leichter. Sie brauchen nichts zu tun. Wenn etwas geschieht, wird es ganz von alleine geschehen ...

Wärmer, kühler, schwerer, leichter. Vielleicht haben Sie an einem Armgelenk ein locker sitzendes Band, an dem ein mit Helium gefüllter Luftballon schwebt und die Hand ganz wie von selbst nach oben führt. Vielleicht liegt Ihnen die Vorstellungen näher, dass unter einer der Hände ein großer Ball liegt, der sich immer mehr mit Luft füllt und auch so die Hand wie von Zauberhand geführt nach oben leitet – entgegen allem logischen Verstand. Eine Hand mag vielleicht wie von einem Gewicht nach unten gezogen werden. Alles, was unserem logischen Verstand nicht möglich erscheint, kann ohne Anstrengung passieren. Genau so, als ob Sie in einem Aufzug, einem Paternoster von oben nach unten, von unten nach oben gleiten, so kann Ihre Aufmerksamkeit vielleicht sogar gleichzeitig in den verschiedenen Stockwerken, in Ihren Erinnerungen und in der Gegenwart sein, ständig wechselnd, mal schneller, mal langsamer, an einem Ort, an vielen Orten, zu einer Zeit, zu verschiedenen Zeiten.

Wie ich sehe, bewegen sich Ihre Arme und Hände. Aus meiner Sicht wirkt es, als würde die rechte Hand leicht nach oben gehen, und die linke Hand zum Boden gezogen werden. Ob Luftballon oder Ball die rechte Hand unterstützen, ob ein Gewicht die linke Hand nach unten drückt, es ist ganz egal, welches Bild auch immer für Sie passt. Und die Bewegung geht weiter, die rechte Hand scheint immer leichter zu werden, nach oben zu schweben, die linke schwerer zu werden.

Man kann schrittweise tiefer in Hypnose gleiten, langsam, im Gleichmaß der Atmung, von eins bis zehn zählend.

Und Sie gehen Ihren eigenen Schritt im eigenen Maß tiefer und tiefer in Hypnose. Wie eine breite Parktreppe hinunter schreitend in eine besondere Umgebung. Und Sie gehen.

›Eins‹ – tiefer ... und da mögen noch Gedanken kommen und gehen, die dann aber vorüberziehen wie die Wolken am Himmel ... und während Sie in Ihrem Tempo schon die erste Stufe nach unten geschritten sind, ist Ihre rechte Hand noch weiter nach oben geschwebt, die linke Hand wird immer schwerer und ist nicht mehr weit von Ihrem Oberschenkel entfernt ...

›Zwei‹ – tiefer – und unwichtig werden, während Ihr Kopf weit und angenehm, kühl und klar wird.

›Drei‹ – und Sie entscheiden sich, das, was noch in Ihrem Kopf, auf Ihren Schultern lastet, auf Ihrer Brust oder Ihrem Bauch, abzustreifen ...

›Vier‹ – tiefer – oder auszuziehen. So, wie Sie einen Mantel abgleiten lassen, der Gewichte trägt, und ihn fallenlassen.

›Fünf‹ – tiefer in Hypnose ... Und Sie bemerken, wie somit Ihr Schritt beschwingter wird ...

›Sechs‹ – tiefer – und Sie die Stufen anders, ja leichtfüßiger, nehmen können,

›Sieben‹ – angenehm tiefer sinkend, schwebend zugleich- und Ihr Körper anfängt, in eine besondere Erholung zu tauchen, ohne dass Sie das gleich bemerken müssen.

›Acht‹ – und tiefer – und in den gesamten Körper sonnige und heilsame Farbe fließt, die Wärme und Wohlbefinden ergießt.

›Neun‹ – tiefer –

Gut ... Und es kann lichter werden.

Und Sie nehmen nicht die zehnte Stufe, bevor Sie sich nicht vollkommen angenehm und wohlig warm und tief entspannt fühlen und bereit, etwas Besonderes zu erleben.

Gut ...

Und je tiefer Sie in Hypnose gehen, umso sicherer können Sie sich fühlen. Und je mehr Sie äußere Kontrolle nachlassen, umso mehr kann innere Kontrolle wachsen. So begegnen Sie sich auf neuer Ebene und nähern sich Ihren inneren Fähigkeiten und Möglichkeiten.

Die rechte Hand ist nun bis auf Schulterhöhe empor geschwebt, die linke Hand hat fast den Oberschenkel erreicht und geht weiter nach unten und liegt nun mit ihrem ganzen Gewicht auf Ihrem Oberschenkel und es scheint, als würde sie sich nun in aller Schwere dort ausruhen.

... Und die Zahl ‚zehn' ist längst erklungen ... Gut ...

Wie behaglich ist es da, welche tragfähige Ruhe. Ganz zufrieden in dieser heilenden Umgebung, wo Sie auftanken, die kristallklare Stille genießend ... Gut ...

Der Körper erholt sich, die Seele kräftigt sich, und Sie lernen, ohne wissen zu müssen, dass Sie lernen ...

Das Runde kann gerade werden und das Eckige rund, alles ist möglich; lassen Sie sich überraschen. Und auch wenn ich Verwirrendes erzähle, so wird Sie das nicht irritieren: Sie können das nehmen, was Sie brauchen und alles andere einfach liegen lassen. Und vielleicht sind Sie schon an Ihrem Ort Ihres persönlichen Wohlbefindens angekommen. Vielleicht mögen Sie innehalten und in aller Ruhe betrachten, vielleicht mögen Sie weitergehen, um noch mehr zu entdecken. Es kann auch gut sein, dass Sie gleichzeitig an verschiedenen Orten sind, sich nicht entscheiden mögen oder die Situationen schnell wechseln und Sie an verschiedenen Orten sind oder verschiedene Filme ablaufen lassen. Alles, was Sie erleben, ist in Ordnung. Und die Ideen, die ich Ihnen nun anbiete, können Sie nehmen, können Sie verwerfen, ganz so, wie es Ihnen gut tut. Ich vermute, dass Sie viel Gelb sehen und erleben: vielleicht ein von der Sonne beschienenes Sonnenblumenfeld wie in den Bildern von van Gogh.

Sie hören das Zwitschern bekannter Vögel, bekannte Geräusche und das Zwitschern Ihnen noch unbekannter Vögel, bislang unbekannte Geräusche. Sie können, wenn Sie wollen, die Blätter der Bäume im Wind rascheln hören, vielleicht auch die Brandung, die Wellen, die sich am Sand brechen, im Hintergrund. Die Luft ist heiß, dennoch fühlt sich der Körper angenehm an, weil ein kühler Wind streichelnd über Ihre Haut fährt und so eine angenehme Mischung aus sommerlicher Hitze und Kühle entstehen kann.

Vielleicht kennen Sie den Geruch von verschiedenen Kräutern, der in heißen Ländern an Intensität gewinnt, ein betörender Geruch, der das Leben fast von alleine schön machen kann. Auf der Zunge vielleicht der Geschmack von süß-säuerlichen Himbeeren, auch das ein Versprechen des Sommers und des Lebens.

Wie leicht kann unser Kopf werden in dieser Atmosphäre, leicht wie der kühle Wind, der unsere Haut streichelt, leicht wie Ihre rechte Hand, die wie von alleine schwebt.

Ein leichter Kopf, der voller Leichtigkeit auf Ihrem Nacken, auf Ihren Schultern schwebt, kaum Kraft braucht, um gehalten zu werden.

Ein leichter Kopf, wie schwerelos, frei zu denken und zu tun, frei zu lachen wie ein Kind in einer Atmosphäre der Ausgeglichenheit, der Entspannung, der Gesundheit und Sicherheit, wo Sie so gut und wie von alleine, ohne Kraftaufwendungen gut für sich selbst sorgen können.

Wie heilend kann dieser Ort, kann diese Atmosphäre werden und wie leicht können Sie ihn erreichen. Ausgeglichenheit, Entspannung, Gesundheit und Sicherheit, gut für sich selbst sorgen, lachen und Kind sein und das Einzige, was Sie tun müssen, ist, Ihrem Atem zu lauschen und seinem Rhythmus zu folgen.

So leicht kann das Leben sein, leicht wie die schwebende rechte Hand, die entgegen aller Erfahrung und Logik schwerelos schwebt, ganz ohne Kraft. Eine Atmosphäre, ein Ort, gelb, Vogelgezwitscher, Meeresbrandung, das Geräusch von Blättern im Wind, Hitze und Kühle, der Geruch von Kräutern und der angenehme Geschmack von süßsauren Himbeeren, ein Ort von Ausgeglichenheit, Entspannung, Gesundheit und Sicherheit, gut für sich selbst sorgen, lachen und Kind sein und das Einzige, was Sie tun müssen, ist, Ihrem Atem zu lauschen und seinem Rhythmus zu folgen. Und Sie nehmen sich nun alle innere Zeit, alle Zeit, die Sie brauchen, um zu heilen und zu gesunden, leicht wie Ihre rechte Hand, die weiterhin auf Schulterhöhe schwebt, leicht und entspannt, lächelnd, die Vitalität und Sorglosigkeit eines Kindes. Und diese unbegrenzte innere Zeit entspricht einer Minute äußerer Zeit, und die Minute beginnt jetzt:

Und bevor Sie den Rückweg antreten, wissend, dass Sie zu Ihrem Ort Ihres persönlichen Wohlbefindens zurückkehren können, wann immer Sie wollen, um Kraft und Frische zu tanken, Leichtigkeit und Entspannung, lassen Sie Ihre Bilder oder Ihre Filme noch einmal Revue passieren und schauen, ob es einen Gegenstand oder ein Symbol in Ihrer realen Welt gibt, das Sie im Alltagsleben immer wieder an Ihr heutiges Erleben in Hypnose erinnert und daran, dass Sie sich auch zu jeder Zeit in Ihrem Leben diesen angenehmen Zustand aus Entspannung und Leichtigkeit und Kraft und Lachen und Kind sein, Gut-für-sich-selbst-Sorgen nehmen können, wann immer Sie wollen.

Und Sie treten den Rückweg an, wissend, dass Sie jederzeit wieder an diesen Ort zurückkehren können, zu dieser Ruhe, Stille und Erholung, voller neuer Quellen. Es ist Ihr ganz eigener Ort, der Ihren Namen trägt. Schritt für Schritt steigen Sie die Treppe wieder hinauf in Ihrem eigenen Tempo, meine Worte und Zahlen sind nur Ideen, von der zehnten Stufe zurückkehrend zur neunten ...

zur achten ... und beobachten Sie, was aus dem geworden ist, was Sie vorhin abgelegt haben, und ob Sie das wieder aufnehmen oder ob Sie es liegenlassen möchten, oder ob es sich überraschenderweise verändert hat. Leichtfüßig nehmen Sie die achte Stufe ...

die siebte ...

die sechste ... Sie hören meine Stimme wieder deutlicher ... die fünfte und

die vierte ... langsam hören Sie die Autogeräusche und die leisen Gespräche auf dem Gang und zählen Sie einfach die nächsten drei Zahlen für sich im Stillen.

So sammeln Sie sich bei ›drei‹, strecken bei ›zwei‹ schon die Glieder und schlagen bei ‚eins' die Augen auf. Mit einem Lächeln auf dem Gesicht sind Sie ganz wach und klar und erfrischt wieder hier.

Willkommen!«

Nach beiden hypnotischen Sitzungen war die Patientin beinahe überwältigt von der Intensität der erlebten Gefühle und der Nähe des Erlebten. Sie »erwachte« aus der Trance in einem Zustande der Frische und Vitalität. Die Schmerzen und Verspannungen schienen wie weggeblasen. Sie hatte sich gleichzeitig als Herrin über die Situation erlebt und war der Überzeugung, meinem Monolog in allen Einzelheiten gefolgt zu sein. Sie mochte es zunächst kaum glauben, als sie von ihrer ideomotorischen Antwort, dem Schweben und dem Fallen der rechten und der linken Hand erfuhr. Sie war auch sehr überrascht, als sie erfuhr, dass die hypnotische Sitzung circa 25 Minuten gedauert hatte; ihr erschien die Zeitspanne wesentlich kürzer.

Schon in der beschriebenen 12. Sitzung (Atemübungen) wurde deutlich, wie leicht es Frau X. gelingt, unter Anleitung einen Zustand von tiefer Entspannung zu erreichen. Deswegen war ich nicht überrascht, wie gut Frau X. das hypnotische Angebot annehmen konnte. Sehr viel mehr überraschte mich das schnelle und deutliche Gelingen der Levitationsübung, die Frau X. noch mehr bestärkte, an ihre eigenen inneren Fähigkeiten und Kräfte zu glauben. Vor allem verblüffte sie, nach der hypnotischen Sitzung und dem permanenten Heben des rechten Armes keinen Muskelkater oder eine Form von Verkrampfung bekommen zu haben.

Förderlich für den Erfolg der Hypnose waren sicherlich vorher erreichte Therapieerfolge. Diese hatten bereits den Glauben in eigene Fähigkeiten deutlich verstärkt. Darüber hinaus hat die Einbindung von Ehemann und den beiden erwachsenen Söhnen Frau X. bestärkt, dass sie auf dem richtigen Weg ist, und sie bei diesem Veränderungsprozess unterstützt wird.

Frau X. fing an, das familiäre Muster, dass sich ihre »Männer« von ihr nach der Arbeit ein Essen und einen Cappuccino wünschten, dergestalt zu ändern, dass sie nun zunehmend einführte, dass ihr nach Arbeitsende ein Cappuccino bereitet wurde. Mit der kurz darauf anstehenden Berentung ihres Mannes konnten beide eine neue Aufteilung der Haushaltspflichten organisieren. Gleichzeitig – und das war für Frau X. am schwierigsten – fing sie an, ihren Perfektionismus bezüglich Sauberkeit, Fensterputzen etc. zu reduzieren und öfter mal einfach sitzen zu bleiben und zu entspannen oder aktiv Bewegung zu suchen wie Fahrrad fahren oder schwimmen. Sie trank weniger Kaffee und dafür mehr Wasser und Fruchtsäfte. Als Signale installierte sie dabei das schon beschriebene Stoppschild und fing an, Aufforderungen und Wünsche ihrer »Männer« zu »Dienstleistungen« nicht mehr automatisch zu erfüllen. Nach anfänglichem Zögern ist auch der Ehemann von Frau X. bereit, Haushaltspflichten anders aufzuteilen als früher, da er für sich feststellt, dass er zwar an Bequemlichkeit verliert, gleichzeitig aber eine wieder vitalere, fröhlichere und beweglichere Partnerin gewinnt.

Die beschriebene Abgrenzung zur Familie ihres ältesten Bruders war in einer weiteren Familiensitzung (23. Sitzung) so beschlossen worden, dass ihre Söhne den Kontakt zu dieser Familie aufnahmen und für ihre Mutter deutlich aussprachen, dass und warum kein weiterer Kontakt zur Frau dieses Bruders mehr gewünscht wird. Dennoch – oder vielleicht deswegen – besteht jetzt zu einigen erwachsenen Kindern dieser Familie ein deutlich besserer Kontakt.

Bislang führten wir auf Wunsch von Frau X. noch zwei weitere hypnotische Sitzungen durch. Diese beiden Sitzungen waren aus ihrer Sicht notwendig geworden, nachdem die eigenen Warnsignale drohende Überbelastung und Überforderung nicht rechtzeitig genug signalisiert hatten, und sie unter Spannungskopfschmerzen litt.

Aktuell (36. Sitzung) hat Frau X. beschlossen, nur noch in größeren Abständen Therapiesitzungen für sich in Anspruch zu nehmen, da sie zunehmend den Eindruck gewinnt, sehr viel besser auf sich und ihr eigenes Wohlbefinden achten zu können. Es stehen ihr zunehmend mehr Strategien zur Verfügung, gut für sich zu sorgen.

Evaluation

Eingebettet in einen systemischen und verhaltenstherapeutischen Kontext erlebte ich bei Frau X. Hypnose als sinnvolle, den Fokus auf die eigenen Kräfte verstärkende Technik und Intervention. Hypnose und die aus dieser Erfahrung entwickelten

Strategien für eine bessere Wahrnehmung des eigenen Belastungszustandes und die Etablierung von Entspannung und Bewegung ergänzten hervorragend die mit der Patientin am Anfang der Therapie entwickelten Therapieziele und Wünsche in Richtung von mehr Wissen um gesundheitsfördernde, die Seele streichelnde Handlungsalternativen und mehr Eigenverantwortung für die eigene Gesundheit und das eigene Wohlergehen.

Durch die frühzeitige Einbeziehung der für Frau X. sehr wichtigen Familie und deren große Unterstützung für den Therapieprozess wurde auch von deren Seite großes Vertrauen in unsere therapeutische Arbeit sowie in das Arbeiten mit Hypnose entgegengebracht. Die Transparenz der einzelnen therapeutischen Schritte und Interventionen vor der Hypnose forderten das gegenseitige Vertrauen.

In Bezug auf die Panikstörung, die Irritationen der Atmung und die somatoforme Symptomatik wie die beschriebenen Spannungskopfschmerzen bewirkte die Hypnose aus meiner Sicht einen direkten, schnellen und erfolgreichen Einfluss, der verhaltenstherapeutisch gesehen als großer Verstärker für die Veränderungsbereitschaft hin zu einem gesünderen, mehr auf den Ausgleich von Spannung und Entspannung ausgerichteten Leben wirkte. Der Glaube an die eigenen Fähigkeiten, die eigenen Kräfte wuchs beträchtlich; ebenso das Interesse an sich selbst und an bisher unentdeckten Schätzen. Aufgrund der schnellen Zugangsmöglichkeit zu bislang unbewussten Erinnerungen, Ressourcen und gleichzeitig neuen Erfahrungen, wozu sie fähig ist, stieg das Vertrauen der Patientin in sich selbst und die Neugierde auf das, zu was sie noch fähig sein könnte, enorm. Damit konnte Frau X. eine neue Experimentierfreudigkeit für andere, wohltuendere Erfahrungen und für den Aufbau neuer Alltagsmuster entwickeln.

Auch half die aus der Hypnose gewonnene Sicherheit über eigene Fähigkeiten und das Vertrauen, gut für sich selbst zu sorgen, das Trauma der erfahrenen Hilflosigkeit als kleines Kind und das Ausgeliefertsein dem älteren Bruder gegenüber sowie die verweigerte Hilfestellung der Eltern in seiner Bedeutung kleiner werden zu lassen. Frau X. vertritt inzwischen vielmehr die Auffassung, dass ihr Bruder, trotz allem Bösen, das er ihr angetan hatte, nicht verhindern konnte, dass sie in der Lage war, sich ein eigenständiges, erfolgreiches berufliches und privates Leben aufzubauen. Sie fühlt sich von dieser Sichtweise sehr gestärkt und mehr mit sich versöhnt.

Warum Hypnose?

Bei meinen Hypnosen halte ich mich im Allgemeinen eng an die Vorschläge von Kaiser Rekkas, die ich als sorgfältig erprobt und praxisnah erlebe.

Hypnose ist für mich ein sinnvolles und erfolgreiches Arbeitsinstrument,

- wenn ich den Eindruck habe, Patientinnen finden unter dem Krisenszenario den Zugang zu ihrem – unbewusst – gespeicherten Wissen und Erfahrungsschatz nicht mehr und leiden unter dem bewussten, nur über eingeschränkte Möglichkeiten verfügenden kognitiven Denken,

- wenn eine Hilflosigkeit bei im Alltagsleben wiederkehrenden Situationen entstanden ist und das Lenkrad quasi aus der Hand gegeben wurde, Situationen als »es geschieht« erlebt werden, d. h. ein alltagshypnotischer Zustand bereits eingetreten ist, wenn gleichzeitig Patientin und ich ein Arbeitsverhältnis entwickeln konnten, das zugleich vertrauensvoll, im besten Sinne kritisch hinterfragbar und belastbar ist, wenn Patienten mehr Informationen über ihnen wohltuende Situationen, Gefühle, Gedanken und Handlungen brauchen können,
- wenn wir gemeinsam zu der Auffassung gelangen, ein Zustand von tiefer Entspannung und Erholung kann in der Therapiestunde genossen und für Erfahrungen im Alltag genutzt werden,
- wenn Patienten grundsätzlich in der Lage und willens sind, für sich und ihre Gesundheit, ihr Wohlergehen Verantwortung zu übernehmen.

2 Das rote Kleid und Wenn der Nikolaus kommt

Micheline Geldsetzer

Zwei Falldarstellungen mit den Diagnosen Posttraumatische Belastungsstörung und Panikstörung

Patienten mit psychosomatischen Symptomen, die eine gute visuelle Vorstellungsfähigkeit haben, biete ich Hypnotherapie an, um eine schnelle Veränderung der körperlichen Symptome zu erreichen. Dies beeindruckt die Patienten meist und schafft sowohl eine gute Motivation als auch die Bereitschaft zur weiteren Mitarbeit. Hier möchte ich zwei Fälle schildern, in denen die Voraussetzungen geradezu ideal waren.

Die erste Patientin kam drei Jahre nach einem schweren Verkehrsunfall mit posttraumatischer Belastungsstörung in meine Praxis. Sie litt unter sog. »flashbacks« und Alpträumen, ausgelöst durch diesen Unfall. Es handelte sich um eine aufgeschlossene junge Frau, die sich zur Verhaltenstherapie anmeldete. Im Verlauf der ersten Gespräche schlug ich ihr die Arbeit in Trance vor, für die sie sich sehr interessierte. Sie konnte gut in Trance gehen und arbeitete ganz aktiv mit (s. Therapieverlauf: Programmierung eines Computerprogrammes zur Konfrontation mit der Farbe Rot).

Um aufzuzeigen, dass dieses Verfahren nicht nur bei solch schwer traumatisierten Fällen funktioniert, folgt eine zweite Falldarstellung einer Patientin mit einer sogenannten Panikstörung. Diese Patientin fragte von sich aus Hypnose an, da ein Freund, der bei mir in Behandlung war, sehr positiv darüber berichtete. Der Unterschied zum ersten Fall liegt darin, dass hier die Ursache der Angstsymptome nur vermutet wurde. Im Therapieverlauf stellte sich mittels der Technik der »Affektbrücke«[44] ein ganz anderer Auslöser heraus. Die in den Fallberichten geschilderten Trancesequenzen waren in der Realität länger und ausführlicher; hier werden zur konkreten Darstellung der Vorgehensweise nur die wesentlichen Punkte herausgegriffen.

Fall 1: Das rote Kleid

Die 22-jährige Patientin kommt aus eigenem Antrieb zur Psychotherapie. Sie studiert an der Berufsakademie Informatik, lebt im Studentenwohnheim und fährt jedes Wochenende nach Hause zu den Eltern. Der Freund, den sie regelmäßig am Wochenende sieht, lebt in einer anderen Stadt. Die Patientin erlitt drei Jahre vor Therapiebeginn einen schweren Verkehrsunfall. Seitdem leide sie unter »flashbacks«

---

44 Watkins J. (1971), zit. nach: Revenstorf, D. u. B. Peter (Hrsg.) (2001): Hypnose in Psychotherapie, Psychosomatik und Medizin. Heidelberg (Springer), S. 232.

(wenn sie etwas Rotes sehe – da nach dem Unfall viel Blut floss und das das Erste war, was sie wieder bewusst registrierte) und Panikreaktionen in diversen Situationen (Zittern, Schweißausbrüche, Unwohlsein), die häufig zur Flucht aus der Situation oder schon von vornherein zur Vermeidung führten. Weiterhin sei sie sehr sensibel an der großen Narbe, die sie seit dem Unfall am Gesäß habe. Ihr Freund dürfe sie dort nicht berühren. Zusätzlich habe sie festgestellt, dass sie bei überraschenden Berührungen durch andere Menschen unwillkürlich zusammenzucke und es als äußerst unangenehm empfinde, weswegen sie immer auf einen gewissen Abstand zu anderen achte. Bei dem Unfall wurde sie auf dem Fahrrad fahrend von einem sie überholenden Bus erfasst und gegen eine Leitplanke gepresst. Das Ganze ereignete sich in einem Tunnel.

Im Erstgespräch sagt die Patientin, dass sie sich an die Einzelheiten nicht mehr genau erinnern könne. Sie sei kurz bewusstlos gewesen und wisse nur noch, dass sie anschließend nach ihrem Fuß geschrien habe, da sie diesen nicht mehr spürte. Außerdem habe sie mit der Hand nach ihrem Gesäß gegriffen und sich dann die Hand angeschaut, die blutüberströmt war. Am Gesäß war eine 12 cm lange Wunde. Im Krankenhaus stellte man dann am Fuß glücklicherweise lediglich eine Bänderdehnung fest.

Seit diesem Unfall habe sie große Angst beim Fahrradfahren. Direkt nach dem Unfall mied sie das Fahrradfahren für ca. ein Jahr. Mittlerweile fahre sie zwar wieder, sei dabei aber ängstlich und nehme oft Umwege in Kauf, um sich nicht in Gefahr zu bringen. Außerdem verspüre sie Angst, wenn sie – auf dem Bürgersteig gehend – überraschend einen Bus oder einen LKW höre. Einmal habe sie sogar auf der Straße geschrien, als unerwartet ein Bus an ihr vorbeifuhr. Weiterhin habe sie festgestellt, dass sie seitdem schlecht schlafe. Sie habe Alpträume, in denen sie zunächst rot sehe, und dann die Unfallbilder bruchstückhaft abliefen. Sie wache dann schreiend auf (bisher war immer ihr Freund bei ihr, der sie zu beruhigen versuchte). Auch beim Autofahren habe sie Angst und sie versuche, das Überholen von Fahrradfahrern zu vermeiden. Kürzlich reagierte sie mit einer Vollbremsung hinter einem Fahrradfahrer, weil sie plötzlich wieder das Rot sah. Außerdem schildert die Patientin, dass sie eine latente Wut auf den Unfall verursachenden Busfahrer verspüre, der sie Ausdruck verleihen wollte, indem sie ihn anruft, um ihm zu erzählen, was der Unfall in ihrem Leben alles verändert habe. Da ihr Vater jedoch auch im öffentlichen Nahverkehr (als S-Bahn-Fahrer) arbeite und dieser sie davon abhielt, habe sie dieses Vorhaben bis jetzt nicht umgesetzt.

Vom Affekt her wirkt die Patientin im Erstgespräch ängstlich, und die Stimmung wirkt gedrückt. Sie kann die Ereignisse, auch heute nach drei Jahren, nur unvollständig und unter Tränen erzählen.

Die Therapiekosten mussten nach einem aufwendigen Gutachterverfahren vom Unfallgegner getragen werden. Im Verlauf dieses Verfahrens musste die Patientin das Unfallgeschehen und die Folgen mehrmals schildern. Sie brachte deshalb schon gleich im Erstgespräch zum Ausdruck, dass sie das sehr belaste, »über alles zu reden«.

Das Therapiekonzept: Das verhaltenstherapeutische Erklärungsmodell der vorliegenden posttraumatischen Belastungsstörung, deren zentralen Kennzeichen lt. ICD-10[45] schwere Angstattacken sind, die sich nicht auf eine spezifische Situation oder besondere Umstände beschränken und deshalb auch nicht vorhersehbar sind, sieht folgendermaßen aus:
Primär auslösende Situation (S) war der Verkehrsunfall, mittlerweile führen z. B. folgende Situationen zu Panikattacken:

- Straßenverkehr, besonders Konfrontation mit Fahrradfahrern, überraschend vorbeifahrende Lastkraftwagen und Busse
- Menschenansammlungen
- die Farbe Rot.

Die Voraussetzung, die bzgl. der betroffenen Person gegeben ist (0 = Organismusvariable), um dann mit einer Panikattacke zu reagieren, ist bei der Patientin folgende:

- ein hohes physiologisches Aktivierungsniveau und erhöhte Sensibilität für interne Gefahrensignale.

Die in der Situation auftretenden Reaktionen (R, wobei die Symptomatik mittlerweile auch schon häufig vor bestimmten Situationen auftreten kann, als sog. »Erwartungsangst«):

- Panikattacken (Schreien, Zittern, Übelkeit, Schweißausbrüche).

Die dann folgenden Konsequenzen (K) bedingen, dass die Symptome und die Reaktionen darauf aufrechterhalten werden:

- K- (sog. negative Verstärkung): bei Flucht wird das aversive Angsterleben beendet, bei Vermeidung der Gefahrensituation bleibt das antizipierte Angsterleben aus
- K+ (sog. positive Verstärkung): Zuwendung vom Partner (diesem Aspekt nennt man auch »sekundären Krankheitsgewinn«, der wiederum auch für die Aufrechterhaltung der Symptome verantwortlich ist).

Das Panikerleben wird aus verhaltenstherapeutischer Sicht als »erneuter traumatischer unkontrollierter Stimulus« bezeichnet, der zur »Angst vor der Angst« führt und damit zu einer ständig neuen klassischen Konditionierung – womit die Symptomatik aufrechterhalten wird.[46]

Die Patientin leidet in solchen Situationen konkret unter Herzklopfen, Schwindel und Übelkeit. Sie zittere am ganzen Leib, habe auch schon öfter vor Panik unkontrolliert geschrien. Sie neige dazu, bestimmte Situationen zu vermeiden oder aus solchen Situationen – wenn möglich – zu flüchten, was die Symptomatik wieder reduziert, bzw. ganz verschwinden lässt. Durch dieses Vermeidungs- und

45 Dilling, H., W. Mombour u. M. H. Schmidt (Hrsg.) (1991): Internationale Klassifikation psychischer Störungen. Bern/Göttingen/Toronto (Hans Huber).
46 Margraf, J. u. S. Schneider (1990): Panik-Angstanfälle und ihre Behandlung. Heidelberg (Springer).

Fluchtverhalten hat sich die Symptomatik etabliert und tendiert dazu, sich auf weitere, vorher nicht auslösende Situationen zu generalisieren. Um dem entgegenzuwirken, ist eine Psychotherapie dringend indiziert.

Der Therapieprozess: Durch die Aussage der Patientin im Erstgespräch kam ich dazu, zunächst mit etwas für sie vollkommen Unerwartetem zu beginnen. Ihr gesamtes Erleben war seit dem Unfall von Angst geprägt – ständig versuchte sie, die Erinnerung zu verdrängen, was ihr jedoch misslang.

In ganz unterschiedlichen Alltagssituationen wurde sie unvermittelt mit auslösenden Stimuli konfrontiert, die zur Panikreaktion führten. Sie fühlte sich jedes Mal davon überwältigt und kam mit der Vorstellung zur Therapie, dies alles »durcharbeiten« zu müssen, um darüber hinwegkommen zu können. Bezüglich der Verhaltenstherapie hätte dies auch bedeutet, entweder mit Konfrontationsübungen in sensu oder in vivo zu arbeiten (also die angstauslösenden Situationen in der Vorstellung oder in der Realität aufzusuchen und sich der Angst zu stellen, bis der Körper sich beruhigt und somit langfristig wieder Vertrauen in die eigene Physiologie möglich ist) oder eine klassische Desensibilisierung durchzuführen (also schrittweise in der Vorstellung die Angst auslösenden Situationen zu erleben und mittels Entspannung der Symptomatik gegen zu steuern).

Hypnose

Um eine schnelle Entlastung zu erreichen und ein tragfähiges Vertrauensverhältnis aufzubauen, entschied ich mich, der Patientin die Arbeit mit Hypnose anzubieten. Dies bot sich auch deshalb an, da die Patientin offensichtlich über ein gutes visuelles Vorstellungsvermögen verfügt und unmittelbar körperlich auf bestimmte Vorstellungen (die im Moment noch unkontrolliert auftauchen) reagiert. Ich erklärte ihr das Verfahren und konnte sie dazu gewinnen. Schon in der zweiten Sitzung, zu der sie ganz neugierig erschien, begann ich mit ihr, in Trance zu arbeiten. Dabei wurde zunächst eine sehr einfache imaginative Tranceinduktion durchgeführt,[47] und dann das Tranceerleben vertieft, indem ihre positiven Ressourcen (die im Erstgespräch erfragt wurden) in die Vorstellungsbilder eingebaut wurden. Das größte Hobby der Patientin ist das Tanzen und sie absolvierte gerade einen sog. »Goldstarkurs«. Sie schilderte, dass sie sich beim Tanzen ausgelassen fühle und Selbstvertrauen habe. Durch die Reaktivierung dieser Bilder vom Tanzen in der Trance, erlebte die Patientin ein deutlich verändertes (positiveres) Körperempfinden. Besonders überraschend und somit auch überzeugend für sie war das Erleben des Funktionierens der Körperregion, die seit dem Unfall oft schmerze (linker Fuß). In der Trance sah sie sich beschwerdefrei tanzen. Die Patientin war sehr erleichtert und erfreut über diese Intervention und war dadurch natürlich hoch motiviert, derart weiter zu arbeiten. Sie äußerte von sich aus in der 3. Sitzung den Wunsch, sich mittels Hypnose den Unfallbildern zu nähern, da sie sich ja nicht vollständig an das Geschehene erinnern konnte. Mit dem Vertrauen darauf, dies in Trance angstfrei erleben zu können, war sie nun sehr daran interessiert, den Unfall zu rekonstruieren. Da die Patientin in ihrer Angst immer sehr »assoziiert« reagierte, d. h. so als ob die Situation gleich wieder abläuft und

47 Watkins, J. (1971) zit. nach: Revenstorf D. u. B. Peter (Hrsg.) (2001): Hypnose in Psychotherapie, Psychosomatik und Medizin. Heidelberg (Springer), S. 167.

sie sich mittendrin befindet, wurde für diese Intervention die Methode der Dissoziation gewählt. Dies bedeutete konkret, dass sich die Patientin vorstellen sollte, sie sitze mit einer Fernbedienung vor einem Videoapparat und schaue sich »wie ein Gutachter« das Unfallgeschehen an. Zunächst sollte das Ganze in Schwarz-Weiß (»wie ein Dokumentarfilm«) ablaufen und ihr wurde suggeriert, dass sie jederzeit mittels der Fernbedienung wegschalten darf, den Schnellvorlauf oder auch Rücklaufbenutzen könne, aber auch alles in Zeitlupe anschauen kann. Gleichzeitig wurde ihr angeboten, jederzeit zu den »Tanzbildern« zu wechseln, wenn das Erleben als zu bedrohlich erlebt wird. Dieser Prozess wurde sehr eng durch »Refraktionierung« begleitet (d. h. es wurde immer wieder nachgefragt, was sie gerade sieht und empfindet, wobei sie die Augen geschlossen hielt und somit in einer leichten Trance blieb). Wie ein »Detektiv in eigener Sache« setzte sich die Patientin mit den inneren Bildern auseinander.

Nach der Trance zeichnete sie den Unfallort auf und war selbst erstaunt darüber, dass sie die Unfallstraße im Vergleich zur benachbarten Straße viel zu breit malte (obwohl sie in Realität genauso breit ist). Dies wurde so gedeutet, dass sie dem gesamten Unfall sehr »breiten Raum« in sich lässt und die »Relationen noch ungünstig verschoben sind«. Dadurch wurde ihr deutlich, wie die Ängste durch die Gedanken und bis dato verzerrten Erinnerungsbilder beeinflusst sind. Im Gespräch wurde dann nach Möglichkeiten des Reframing der Angst gesucht (d. h. sich die Frage zu stellen, was daran auch positiv ist). Ihr wurde bewusst, dass sie durch das, was passierte, sich nun viel vorsichtiger und verantwortungsbewusster (im Sinne von sich weniger in Gefahr zu bringen) im Straßenverkehr bewegt. Damit sollte erreicht werden, dass sie sich nicht ständig innerlich abwertet. In den folgenden Sitzungen erlebte sich die Patientin dann wieder am Straßenverkehr – in Trance – teilnehmend (als Fahrrad- oder Autofahrerin). Sie genoss diese Vorstellungsbilder zunehmend, reagierte darauf auch nicht mehr mit Angstsymptomen und setzte dies dann auch in der Realität um (dabei stellte sie sich selbst die Aufgabe, keine Situation zu meiden). An dieser Stelle wurde ihr dann zusätzlich das verhaltenstherapeutische Krankheitsmodell erklärt, um die Symptomatik und das Flucht- und Vermeidungsverhalten einordnen zu können (denn bis dahin war sie der Meinung, die Angstattacken kämen »aus heiterem Himmel«). Ihr wurde der »Teufelskreis der Angst« erläutert[48] und die sich daraus ergebenden Konsequenzen bezüglich der Angst auslösenden Kognitionen. Sie lernte, diese Kognitionen in Frage zu stellen und dadurch realistische Einschätzungen bzgl. der »drohenden Gefahren« in bisher gemiedenen Situationen zu treffen.

Da sie sich mittels Selbsthypnose mittlerweile sehr gut entspannen konnte, bekam sie die Hausaufgabe, sich mit den unangenehmen Empfindungen an der Gesäßnarbe auseinander zu setzen. Hierzu wurde der Partner mit eingebunden, der dadurch eine adäquatere Form der Zuwendung geben konnte (also nicht auf Symptome zu reagieren und sie damit aufrechtzuerhalten – im Sinne von »sekundärem Krankheitsgewinn«, sondern aktive Mitarbeit zur Überwindung unangenehmer

48 Margraf, J. u. S. Schneider (1990): Panik-Angstanfälle und ihre Behandlung. Heidelberg (Springer), S. 74.

Empfindungen zu leisten). Die Aufgabe war, sich mittels Selbsthypnoseübungen zu entspannen, während der Partner zunächst die Umgebung der Narbe streichelte und sich dann allmählich der Narbe nähern sollte. Nach ca. vierwöchiger Übung empfand die Patientin kein negatives Gefühl mehr an der Narbe. Auch wenn jemand sie zufällig berührte, erlebte sie das nicht mehr als so unangenehm.

Nachdem die Patientin ihre Emotionen und Symptome immer besser einordnen und in Griff bekommen konnte, wurde mit der Wut, die noch immer sich gegen den Busfahrer richtete, gearbeitet. Dazu sollte sie sich in Trance als groß und stark imaginieren:

»Stellen Sie sich vor, wie Sie wachsen. So als ob Sie wie ein Luftballon aufgeblasen werden und dann ganz groß werden. So groß, dass Sie alles um sich herum überragen. Schauen Sie sich um, nehmen Sie wahr, wo Sie sich befinden, was Sie umgibt. Und spüren Sie, wie es sich anfühlt, so groß zu sein, ... über allem zu stehen, ... sich so stark zu fühlen, ... so unantastbar ...! Spüren Sie, wie es sich anfühlt, sich so zu bewegen, ... diese langen Beine, ... mit Leichtigkeit überall hin zu kommen. Und von da oben, sieht alles so klein aus. Und mit jedem Atemzug fühlen Sie sich noch größer und noch stärker. Und dann sehen Sie den Bus und überlegen sich, was Sie damit tun wollen ... Sie können ihn in die Hand nehmen, er ist sooo klein ... Gut so ... Tun Sie alles damit, was Sie tun wollen, in der Fantasie ist alles möglich und erlaubt ... Und sehen Sie auch den hilflosen Busfahrer ... Ganz egal, was Ihnen einfällt, Sie dürfen in Ihrer Fantasie alles tun ... Gut so ...!«

Diese Intervention erlebte die Patientin als äußerst erleichternd. Sie stellte sich vor, mit dem Bus Handball zu spielen, ihn zu vergraben, ihn mit dem Fuß hin und her zu schieben, den hilflosen Busfahrer darin, der sich nicht wehren konnte. Sie konnte sich damit emotional gut abreagieren, was ihre reale Wut derart minderte, dass ihr Bedürfnis, sich direkt mit dem Busfahrer auseinanderzusetzen, verschwand.

Die letzte und schwierigste Aufgabe in diesem Therapieprozess bestand darin, mit den Alpträumen und den Panikreaktionen beim Sehen der Farbe Rot zu arbeiten. Hier traten die sogenannten »flashbacks« auf, die unmittelbar zu unkontrollierten Panikreaktionen führten und die Patientin (wenn dies im Straßenverkehr passierte) teilweise in wirklich bedrohliche Situationen brachten. In einem ersten Schritt wurde die Farbe Rot an positive Bilder gekoppelt: sich z. B. an einem ruhigen, sicheren Ort sehen und sich dann in entspanntem Zustand eine Wiese mit Klatschmohn vorstellen. Als Hausaufgabe sollte die Patientin sich bewusst rote Gegenstände anschauen. Auch hier gelang wieder der Zusammenschluss von Selbsthypnose, Entspannung und Konfrontation mit bisherigen Angstauslösern. Zusätzlich wurde die Kompetenz der Patientin genutzt, Computerprogramme zu schreiben. Sie wurde beauftragt, ein Computerprogramm zu programmieren, das nach einem Zufallsgenerator den gesamten Bildschirm rot erscheinen lässt. Dieses Programm sollte sie sich täglich 10 Minuten anschauen. Dies gelang ihr nach relativ kurzer Zeit absolut angstfrei (ca. zwei Wochen).

Um zu prüfen, inwieweit die Patientin nun tatsächlich alle Ängste überwunden hat, wurde zum Therapieabschluss eine »assoziierte Konfrontation« mit dem Unfallgeschehen durchgeführt. Auch hier wurde zunächst wieder das Medium Videorecorder genutzt. Die Patientin stellte sich zunächst vor, mit einer Fernbedienung davor zu sitzen und sich das Unfallgeschehen anzuschauen:

»Und dann stellen Sie sich vor, gleichsam in diesen Film einzusteigen. So als könnten Sie in den Apparat hinein klettern und in diese Person, die Sie da sehen, hinein schlüpfen. Und fühlen Sie, wie es sich anfühlt, da auf dem Fahrrad zu sitzen, die Beine strampeln die Pedale, der Luftzug in Ihrem Gesicht ... Atmen Sie diese Luft ein, hören Sie die Verkehrsgeräusche, die Autos und dann den Bus ... Und dann spüren Sie, wie Sie wieder wach werden, und als erstes denken ‚Zum Glück ist nichts Schlimmeres passiert', atmen Sie aus und nehmen Sie wahr, wie Sie sich dadurch automatisch entspannen ... Hören Sie die Rettungsfahrzeuge, die ganz schnell da sind, um Sie zu versorgen ... Es wird alles getan, Ihnen zu helfen ... Sehen Sie den Rettungssanitäter und den Arzt, die sich um Sie kümmern, den Polizisten, der zu Ihnen kommt, um Sie zu beruhigen ... Die Unfallstelle wird abgeriegelt – Ihnen wird geholfen ... Spüren Sie, wie Sie sich durch gleichmäßiges Atmen selbst helfen können, ruhiger zu werden ... Gut so ...«

Die Patientin war nach der Trance selbst erstaunt, wie ruhig und gelassen sie sich damit konfrontieren konnte. Auch für sie war es das sicherste Zeichen, ihre Angst überwunden zu haben. Im Abschlussgespräch berichtete sie ganz stolz, dass sie sich für ihren bevorstehenden Abschlussball ein wunderschönes rotes (!) Ballkleid gekauft habe.

Evaluation

Auch bei einer Nachbefragung ein halbes Jahr nach Therapieende war die Patientin dauerhaft frei von Angstattacken. Sie zeigte keinerlei Vermeidungs- oder Fluchtverhalten mehr.

Die Hypnose hatte in dieser Therapie als zentrale Interventionsform einen großen Stellenwert. Durch das starke körperliche Angsterleben der Patientin erschien es von Anfang an sinnvoll, eine Behandlungsmöglichkeit anzubieten, die genau an diesem Punkt unmittelbare und schnelle Veränderung erzielt.

Weiterhin wurde im Erstgespräch deutlich, dass die Patientin durch den Prozess zur Klärung der Schuldfrage sowieso schon verbal ständig mit dem Unfallgeschehen konfrontiert wurde, was die Traumatisierung meines Erachtens nur noch verstärkte. Somit ergab sich für mich automatisch die Idee, mit Hypnose zu arbeiten und erst einmal wieder ein positives Erleben zu etablieren. Der Therapieverlauf zeigt deutlich, dass dies sehr sinnvoll war und letztendlich noch eine Konfrontation mit der Auslösesituation ermöglichte, die ich selbst in dieser Form zu Therapiebeginn nicht für möglich gehalten hätte. Insofern empfinde ich die Möglichkeit zusätzlich zur Verhaltenstherapie mit Hypnose/Hypnotherapie zu arbeiten als äußerst hilfreich. Noch dazu kann diese Kombination den therapeutischen Prozess deutlich verkürzen – die beschriebene Therapie umfasste lediglich 16 Sitzungen!

Fall 2: Wenn der Nikolaus kommt

In diesem Fall wird aufgezeigt, was die Hypnotherapie über die Verhaltenstherapie hinaus leisten kann; denn oft kommen Patienten mit der Frage nach den Ursachen ihrer Erkrankung in die psychotherapeutische Praxis. Um dem Bedürfnis des Patienten gerecht zu werden, bietet es sich hier besonders an, einen eigenen, unbewussten Suchprozess in Gang zu bringen, der befriedigende Antworten liefert. Mittels verschiedener hypnotherapeutischer Techniken wird dann im Anschluss daran gearbeitet, das Geschehen durch Rückbesinnung auf die eigenen Ressourcen oder das Schaffen neuer Ressourcen auf eine neue Art zu bewältigen und dies sogar auf körperlicher Ebene verändert zu erleben (im Sinne von symptomfrei).

Im nun geschilderten Fall handelt es sich um eine 34-jährige Patientin, die wegen Panikattacken in meine Praxis kam. Sie berichtet, dass sie seit ca. acht Jahren unter extremer Nervosität leide. Sie werde in verschiedenen Situationen so zittrig, habe Schweißausbrüche und leide unter Übelkeit, und zwar so sehr, dass sie diese Situationen – wenn möglich – meide oder daraus flüchte. Dies falle ihr besonders am Arbeitsplatz auf. Sie arbeitet als Schreinerin sowohl auf Baustellen als auch in der Werkstatt. Wenn Schulklassen zu Besuch kämen, »verdrücke« sie sich immer, da diese bei der Arbeit zuschauen sollen. Diese Situation erlebe sie als so belastend, dass sie sich ihr nicht aussetzen wolle. Aber auch im Alltag träten solche »Zustände« ganz unerwartet, »wie aus heiterem Himmel«, in den verschiedensten Situationen auf. Sie habe sich deshalb schon sehr zurückgezogen und leide zusätzlich darunter, dass sie kaum noch Kontakte zu anderen Menschen habe. Sie erlernte vor vier Jahren die Progressive Muskelentspannung, konnte diese dann aber nicht eigenständig dauerhaft durchführen. Ihr Hausarzt rate ihr, »mal in Urlaub zu fahren«. Über einen anderen Patienten von mir, der aus ähnlichen Gründen zur Hypnotherapie kam, erfuhr sie davon und wendete sich an mich. Sie wolle eigentlich bald eine Familie gründen, traue sich das aber in ihrem jetzigen Zustand nicht zu. Sie stelle sich aber schon selbst die Frage, was sie bezüglich Partnerschaft und Zukunft eigentlich wirklich will. Der Leidensdruck sei so groß, dass sie sogar schon überlege, ihren Job deswegen zu kündigen.

Die Patientin lebt mit ihrem drei Jahre älteren Lebenspartner (Einzelkind) in einer eigenen Wohnung in seinem Elternhaus. Die Beziehung zu seinen Eltern sei »schwierig«. Sie werde von diesen nicht akzeptiert und versuche Kontakt zu ihnen herzustellen; sie gingen ihr jedoch aus dem Weg. Er sei ein »liebevoller, gemütlicher, ruhiger Partner«, mit dem sie über alles sprechen könne. Er sei allerdings auch etwas dominierend in Bezug auf die Wohnsituation. Einig seien sie sich in dem Ziel, gemeinsam ein Haus zu bauen, nur der Standort sei noch strittig: er wolle im Garten der Eltern bauen, was sie auf keinen Fall möchte. Mittlerweile sei sie sehr unzufrieden darüber, da in diesem Punkt nichts weiter gehe, der Hausbau aber die Voraussetzung für die Umsetzung des Kinderwunsches sei.

Sie selbst komme aus »ungeordneten« familiären Verhältnissen. Ihren leiblichen Vater (ein Amerikaner) kenne sie nicht, die Mutter leide an Alkoholismus. Zu ihr bestehe seit Jahren kein Kontakt mehr. Zur vier Jahre älteren Schwester bestehe »loser Kontakt«. Zum ein Jahr älteren Bruder habe sie den Kontakt abgebrochen, da dieser sich immer über sie lustig mache. Die beiden Geschwister seien immer ein »eingeschweißtes Team« gewesen, sie fühlte sich »außen vor.« Meist habe sich die Oma um die Kinder gekümmert, die Mutter habe sich grundsätzlich vor der Verantwortung gedrückt.

Das Therapiekonzept: Die Patientin vermutete den Ursprung ihrer Symptome in einer Situation am Arbeitsplatz vor acht Jahren. Sie habe diesen Beruf (Schreinerin) gewählt, weil sie bei Schulende keinen anderen Ausbildungsplatz fand. Sie bewege sich da jedoch in einer reinen Männerwelt. Ihre Beziehung zu Männern sei durch die familiäre Situation »etwas gestört« – der Vater war nicht vorhanden, mit dem Bruder gab es häufig Auseinandersetzungen und Herabsetzungen seinerseits. Als sie nach der Lehre »ihren Mann stehen« sollte, fühlte sie sich besonders durch einen Kollegen verunsichert, der sich ihr gegenüber genauso wie der Bruder verhielt. Er zog sie auf und schikanierte sie ständig. Die Symptome traten dann das erste Mal auf, als sie in einer Anwesenheit einer Schulklasse etwas zeigen sollte. Um sich nicht zu blamieren, habe sie die Situation irgendwie gemeistert, danach sei es ihr jedoch so schlecht gegangen, dass sie sich eine Weile krankschreiben ließ (dies kann als »sekundärer Krankheitsgewinn« verstanden werden, der wiederum die Symptome aufrechterhält). Die Patientin formulierte von sich aus den Wunsch, herauszufinden, warum sie diese Paniksymptome hat und will zusätzlich die Bereiche ihres Lebens (Beziehung, Wohnsituation, Kinderwunsch) klären, von denen sie den Eindruck hat, dass sie da schon ziemlich lange auf der Stelle tritt und die vielleicht mit ihrer Erkrankung verbunden sind. So entstand die Idee, vom »typischen« verhaltenstherapeutischen Vorgehen (Hierarchie der angstauslösenden Situationen aufstellen, Konfrontation mit diesen Situationen in sensu oder in vivo) abzuweichen und den Bedürfnissen der Patientin entgegenzukommen. Mittels der Technik der Affektbrücke sollte die Auslösesituation ermittelt werden, um daran anschließend eine individuelle ressourcenorientierte Klärung der für die Patientin wichtigen Fragen zu erzielen.

In der Beschreibung der Therapie wird deutlich, dass die Patientin auch bezüglich der Hypnose ängstlich-vorsichtig war. Sie brauchte ein bestimmtes, von ihr gefordertes Setting, damit sie sich auf die Situation einlassen konnte. Dadurch, dass ich ihr jedes Mal entgegenkam, fand sie nach und nach immer mehr Vertrauen. Das ist generell ein wichtiger Aspekt im hypnotherapeutischen Setting, da die Patienten meist mit unrealistischen Vorstellungen kommen, was »da mit ihnen gemacht wird« (Angst, sie werden ausgenutzt oder bloßgestellt kommt als Thema häufig vor – dies wird durch die sog. Showhypnosen ausgelöst). Ein anderer Aspekt ist auch das Bedürfnis des Patienten, die Kontrolle zu behalten – am einfachsten ist es, dies zu utilisieren, um dann recht schnell in den Therapieprozess einsteigen zu können. Lässt sich der Therapeut davon zu sehr beeindrucken oder ablenken (im Sinne von: aus dem Konzept bringen), gelingt die Therapie eher nicht bzw. wird bald abgebrochen.

Hypnose

Da die Patientin explizit mit dem Wunsch nach Hypnotherapie kam, begann ich gleich in der zweiten Sitzung mit einer Tranceübung. Die Patientin hatte ein ausgeprägtes Kontrollbedürfnis, was sich darin ausdrückte, dass sie darum bat, die Augen geöffnet zu lassen, was ihr gewährt wurde (hiermit konnte ein guter Rapport hergestellt werden). Sie konnte sich dann dennoch recht schnell auf die Entspannung ein lassen und einen »Ort der Ruhe und Geborgenheit« für sich finden (sie sah sich im Bett in ihrem Schlafzimmer mit einer Wärmflasche). Zur nächsten Stunde kam sie dennoch recht aufgeregt, da ja »die eigentliche Arbeit« (sie wollte dieses Mal schon unbedingt an der Frage arbeiten, wo ihre Symptome herkommen) beginnen sollte. Genau diese Aufregung »pace« ich zunächst, was gut funktionierte.

»Konzentrieren Sie sich auf das, was Sie momentan spüren, nehmen Sie wahr, wie schnell Ihr Herz schlägt, wie Sie vielleicht leicht zittrig sind und wie Sie beginnen zu schwitzen ... Achten Sie ganz genau darauf, was Sie spüren, wie sich Ihr Körper verhält, wo es mehr, wo es weniger ist ...« etc.).

Dieses Spüren der Symptome konnte dann gut zur Einführung der Affektbrücke genutzt werden. Hierzu sollte die Patientin mittels einer Altersregression ihr Leben durchgehen und die Situation finden, in der sie genau diese Symptome zum ersten Mal spürte:

»Und wenn Sie nun all diese körperlichen Reaktionen ganz deutlich spüren, dann gehen Sie mit Ihrer Aufmerksamkeit in Ihre Vergangenheit ... ein Jahr, zwei Jahre, fünf Jahre zurück, wie ging es Ihnen damals? Welche Situationen tauchen auf ...? Und noch weiter ... Gut so ... Bis zurück in die Schulzeit ... Welche ‚beste Freundin' hatten Sie damals? Und noch weiter, in die Grundschule ... Wie war es in der Schule...? Wie war es zuhause ...? Lassen Sie sich alle Zeit, die Sie brauchen ... Achten Sie auf Ihren Körper, bei welcher Situation, in welchem Alter trat diese Übelkeit, das Schwitzen, die Nervosität das erste Mal auf? Ihr Unbewusstes weiß die Antwort schon ... Sie können die Bilder einfach auftauchen lassen Sie sind hier, sicher und geborgen und sehen vor Ihrem inneren Auge die Situation, als Sie all dies zum ersten Mal in Ihrem Körper spürten.« Um den Prozess auch nah begleiten zu können, wurde »refraktioniert«, d. h. die Patientin sollte bei geschlossenen Augen berichten, was sie sieht (dabei bleibt eine leichte Trance aufrechterhalten und ein »Wiedereintauchen« in eine tiefere Trance ist leichter möglich).

Die Patientin schilderte, dass sie sich am Nikolaustag sieht, Nikolaus und Krampus sind da und Krampus nimmt den Bruder mit. Zunächst wurde ihr daraufhin angeboten, zu schauen, was sie in dieser Situation braucht, um sich besser zu fühlen. Dazu fand sie jedoch keinen Zugang, da sie feststellte, dass sie diese Angst als Kind nicht gespürt hat (dies lässt sich als Schutzmechanismus deuten: sie dissoziiert automatisch in dieser Situation von ihrem körperlichen Erleben – was ja schon eine Ressource ist). Dann wurde ihr angeboten, sich selbst als Erwachsene zu sehen, die zu diesem Kind hingeht, es in den Arm nimmt und tröstet.[49] Damit soll ermöglicht werden, die negative Erfahrung dieses Vergangenheitserlebnisses emotional anders zu verarbeiten. Ziel ist es, den infantilen Bewältigungsmechanismus von damals aufzulösen, so dass ein anderes Fühlen, Denken und Verhalten möglich ist.

49 Bongartz, W. u. B. Bongartz (1998): Hypnosetherapie. Göttingen/Bern/Toronto/Seattle (Hogrefe), S. 290 ff.

Die Patientin erwachte aus dieser Trance völlig erstaunt über die Erinnerung an diese Situation (die sie im Wachbewusstsein gar nicht präsent hatte). Die Überraschung bezog sich einerseits auf die Tatsache, dass diese Situation bei der Suche nach der Auslösesituation auftauchte und andererseits darüber, dass die Vorstellung, dieses Kind von damals zu trösten und das Gefühl von Sicherheit und Geborgenheit zu vermitteln, zur völligen körperlichen Entspannung und inneren Ruhe führte.

Dieses Gefühl hielt bis zur nächsten Sitzung an, weswegen sie dieses Mal an dem Thema »Wohnsituation« arbeiten wollte. In der Zwischenzeit sei ihr klar geworden, dass ihre Angst sie bisher »festgehalten« hatte – es war bequem, alles so zu lassen, wie es ist. Jetzt wolle sie aber wieder »Bewegung« in ihr Leben bringen.

Es wurde ihr angeboten, so zu tun, als würde man gemeinsam einen Film anschauen. Dazu sollte sie sich so setzen, dass sie an die Wand schauen konnte (»So, als sei dort vorne die Leinwand …«).

TH In diesem Film wird gezeigt, wie Sie die Entscheidung, im Garten der Schwiegereltern in spe zu bauen, gerade getroffen haben. Ihr Partner kommt nach Hause und Sie teilen ihm Ihre Entscheidung mit … Was sehe ich auf dem Bild – wo befinden Sie sich gerade, wieviel Uhr ist es, wenn Ihr Partner heimkommt? Wie reagiert er auf das, was Sie ihm sagen?

PA Er freut sich und fängt gleich an zu planen. Er holt den Plan, den wir vor einiger Zeit begonnen hatten, hervor – der liegt in einer Schublade im Schreibtisch. Wir überlegen zusammen, wie das Haus aussehen soll …

TH Und dann? Die nächsten Tage …?

PA Er ist ganz aktiv, holt verschiedene Angebote bei den Handwerkern ein, in einem halben Jahr soll der Rohbau stehen …

TH O.k., wie geht es weiter, das Haus ist fertig, Sie sind eingezogen, was sehen Sie?

PA Das Haus ist wunderschön, ich laufe darin herum und freue mich, drinnen fühle ich mich wohl. Ich gehe nach draußen, und da steht das Haus der Nachbarin und drum herum gähnende Leere. Die tun mir ja nichts … Aber ich mag hier nicht sein, mich mit ihr nicht unterhalten müssen … Das ist nicht meine Welt. Mich besucht nur noch eine Freundin, weil alle so weit weg wohnen.

TH Schauen Sie weiter den Film an – was ist in fünf Jahren?

PA Ich bin alleine im Haus. Ich habe keine Kinder, damit ich wenigstens ab und zu die Möglichkeit habe, Kontakt aufrechtzuerhalten – alle meine Freundinnen sind so weit weg. Ich verstehe mich nach wie vor mit meinem Partner, er ist aber auch nicht glücklicher. Es ist für ihn o.k., keine Kinder zu haben, er flüchtet sich in die Arbeit.

TH Wieder fünf Jahre später, wie geht es Ihnen?

PA Es hat sich nichts verändert, es geht mir genauso wie jetzt – schlimmer wird es nicht!

TH Stellen Sie sich vor, Sie sind 65 Jahre alt, leben in diesem Haus, was sehen Sie?

PA Mein Freund hatte einen Herzinfarkt, weil er so viel trinkt und raucht. Ich bin alleine draußen und frage mich »Was habe ich eigentlich da gemacht, die ganzen Jahre?« Es gibt keine Freunde mehr. Ich fange an, über Selbstmord nachzudenken … Nein, da kommt der Gedanke, doch jetzt noch mein Leben in die Hand zu nehmen ... Ja, ich fahre regelmäßig nach Bad Füssing und Bad Gögging und lasse es mir gut gehen ... Nein, das entschädigt nicht ...

Die Patientin wirkte sehr betroffen, aber auch ganz gefesselt in ihrem »Film«.

TH Jetzt stellen Sie sich etwas ganz anderes vor. Sehen Sie sich in einem neuen Film, der jetzt beginnt. Ihre Freundin ruft an und sagt, dass sie aus Ihrer Wohnung auszieht, die Sie übernehmen können. Was sehen Sie ...?

PA Oh Gott, da kommen tausend Gedanken, ich stehe am Telefon und bin ganz verwirrt und aufgeregt. Ich muss mich so schnell entscheiden ... Ich habe nur eine Woche Zeit zum Überlegen ...

TH Jetzt ist es drei Monate später ...

PA Ich bin eingezogen ... Manchmal fällt mir die Decke auf den Kopf, ich bin aber auch sehr aktiv, treffe mich mit meinen Freundinnen, oder sie kommen zu mir. Mein Freund wohnt noch in unserer Wohnung und besucht mich auch ab und zu. Dann macht er mir Vorwürfe, weil ich ausgezogen bin ...

TH Und ein Jahr später ...?

PA Ich habe mich von meinem Partner getrennt, habe aber noch niemand Neues kennengelernt. Aber ich fühle mich freier, ich unternehme viel mehr, Dinge, die mir Spaß machen, die ich schon lange nicht mehr getan habe ... Meinen Partner sehe ich ab und zu noch, und er hat mir erzählt, dass er nun angefangen hat, das Haus alleine zu bauen ...

TH Wie ist es, wenn Sie 65 Jahre alt sind?

PA Mein Exfreund hat mittlerweile geheiratet, lebt mit seiner Familie (er hat zwei Kinder) im Haus auf dem Grundstück seiner Eltern. Ich hatte in der Zwischenzeit einige Beziehungen, habe aber nie Kinder bekommen. Jetzt lebe ich mit einem Mann zusammen, der keinen Herzinfarkt bekommen hat. Es geht mir gut – aber will ich dieses Leben?

TH Dann stellen Sie sich jetzt Ihren Idealfilm vor – wie sollte es denn sein, was würden Sie sich wünschen?

PA Ich suche gemeinsam mit meinem Partner einen anderen Bauplatz, in der Nähe meiner Freunde. Wir bauen und dann bekommen wir ein Kind. Ich habe dort die Möglichkeit, unter Leute zu kommen. Ich fühle mich wohl ... Er würde dann mit 65 Jahren trotzdem seinen Herzinfarkt bekommen, aber ich fühle mich trotzdem wohl, weil ich nicht so alleine bin ...

Evaluation

Durch diese Intervention (Projektion in die Zukunft, in einem leichten Trancezustand – ohne Augenkontakt zur Therapeutin – was es der Patientin ermöglichte, sich besser auf das eigene innere Befinden zu konzentrieren) wurde ihr klar, dass sie dieses Thema nun angehen sollte, weil es einen Teil ihres Zustandes ausmacht. In der nächsten Sitzung berichtet sie, dass sie ihrem Partner sagte, sie wolle einen Bauplatz an einem anderen Ort suchen. Darüber hatten sie schon des Öfteren gesprochen, sie hatte jedoch jedes Mal den Eindruck, er nehme sie nicht wirklich ernst. Seit diesem Gespräch hatte er aber tatsächlich nach Zeitungsinseraten geschaut und sogar Makler kontaktiert. Sie war darüber dann doch etwas irritiert und wollte sich nochmals mit diesem Thema für sich auseinandersetzen. Es wurde ihr angeboten, eine sogenannte Tetralemma-Aufstellung durchzuführen.[50] Hierzu wurden der Patientin vier Blätter mit den Begriffen »das eine«, »oder das andere«, »weder-noch« und »sowohl-als-auch« gegeben. Diese sollte sie im Raum so verteilen, wie es ihr passend erschiene. Dann wurde sie aufgefordert, sich jeweils auf ein Blatt zu stellen, es auf sich wirken lassen und genau zu spüren, wie ihr Körper darauf reagiert. Es gab deutliche körperliche Reaktionen. Über die innerpsychischen Abläufe wurde nicht im Detail gesprochen – die Patientin sollte alles einfach auf sich wirken lassen. Sie fühlte sich in ihrer Vorstellung bestärkt, dass es ihr wesentlich besser ginge, wenn sie wegziehen würde.

Im Verlauf der weiteren Sitzungen wurde an konkreten Situationen am Arbeitsplatz und auch am Thema »fehlender Vater« gearbeitet. Meines Erachtens waren jedoch die hier ausführlicher geschilderten Interventionen die entscheidenden Therapiesequenzen. Die Patientin kam zu insgesamt 13 Therapiesitzungen und fühlte sich dann so gut, dass sie »erst mal ausprobieren will, wie sie ohne Therapie zurechtkommt«. Sie wollte sich wieder melden, wenn sie Probleme habe bzw. erneut Symptome aufträten. Dies hat sie bis heute (ein Jahr nach Therapieabschluss) nicht getan.

An diesem Fall wird deutlich, dass es manchmal hilfreich ist, den Patienten im Setting sehr entgegenzukommen: Die Patientin hatte ein hohes Kontrollbedürfnis, sodass es ihr schwerfiel, sich auf eine tiefe Trance einzulassen. Dies verhinderte jedoch nicht die hypnotherapeutische Arbeit. Indem sie bei geöffneten Augen, aber fokussiert auf das eigene Innere und auf eine ganz eigene Erlebniswelt, zu einer leichten Trance fähig war, konnte sehr gut gearbeitet werden. Die individuelle Zuordnung des Entstehungszeitpunktes der Symptome und die ressourcenorientierte Verarbeitung dieser Situation löste die Symptomatik auf. Mittels der weiteren Interventionen wurde es möglich, sich mit wichtigen Lebensfragen auseinanderzusetzen und bedeutende Entscheidungen zu treffen. Dies konnte die Patientin schnell annehmen und umsetzen, weil der hypnotherapeutische Ansatz die Erkenntnisfindung ganz aufseiten des Patienten lässt.

Warum Hypnose?

Die geschilderten Fälle zeigen, dass der Einsatz von Hypnose in der psychotherapeutischen Praxis sehr hilfreich sein kann. Voraussetzung für das Gelingen ist jedoch, dass der Patient keine unrealistischen Erwartungen hat, sich gut konzentrieren kann und fähig ist, sich etwas visuell vorzustellen (was mit Kreativität assoziiert ist). Je nach Anliegen des Patienten, wozu anfangs eine »Auftragsklärung« stattfinden muss, bieten sich verschiedene hypnotherapeutische Techniken an, die zum Einsatz gebracht werden können. Ich erlebe Patienten als besonders gut ansprechbar auf Hypnotherapie: bei hohem Leidensdruck, starker psychosoma-

50 Sparrer, I. u. M. Varga von Kibed (2000): Ganz im Gegenteil. Heidelberg (Carl-Auer).

tischer Beteiligung sowie bisher erfolglosen anderen Therapieversuchen. Mittels ideomotorischer Zeichen, die zur Befragung des Unterbewusstseins dienen und der Methode der Affektbrücke, können Patienten interessante Antworten auf ihre Fragen bezüglich der Ursache(n) ihrer Symptome oder auch Funktion derselben bekommen. Dies ist meist sehr beeindruckend und auch für den Therapeuten überraschend und bietet eine gute Grundlage zur weiteren Bearbeitung. Hierbei entstehen individuelle Erklärungsmodelle, die von den Patienten bereitwilliger angenommen werden können als allgemeine Erklärungsversuche. Sie erleben auch ganz unmittelbar ihre eigenen Fähigkeiten im Umgang mit ihrer Erkrankung.

Die Hauptarbeit im Zusammenhang mit Hypnotherapie entsteht meines Erachtens aufseiten des Therapeuten am Anfang des therapeutischen Prozesses. Hier sind eine gute Auftragsklärung und realistische Darstellung der Möglichkeiten und Grenzen des Verfahrens unabdinglich. Erst wenn der Patient verstanden hat, wie sehr seine Mitarbeit gefordert und die Voraussetzung für ein Gelingen ist, kann die Therapie beginnen. Gerade sog. »Angstpatienten«, die vor die Wahl gestellt werden, sich mittels Verhaltenstherapie in der Realität mit den angstauslösenden Situationen zu konfrontieren und/oder mittels Hypnotherapie an ihrer Symptomatik zu arbeiten, entscheiden sich oft (zunächst) für Letzteres. Dadurch, dass dann wieder mehr Vertrauen in den eigenen Körper und die eigenen Fähigkeiten hergestellt wird, trauen sich die Betroffenen dann doch bald, sich im Alltag den bisher vermiedenen Situationen zu stellen. Meine bisherige Erfahrung zeigt, dass damit der therapeutische Prozess meist kürzer ist als bei anderen psychotherapeutischen Verfahren.

3 Ungeheuer väterlich

Wilhelm Gerl

Die Therapie, die als Raucherentwöhnung begann und zur Autonomie der Person führte

Bei einer Frau, die ursprünglich kam, um das Rauchen aufzuhören, diente die Hypnose zur Aufarbeitung eines tragischen Geschehens, das sie mit 15 Jahren erlebt und mitgestaltet hatte. Das Trauma hatte zu Selbstunsicherheit und massiven Schuldgefühlen geführt und ihr Leben als Frau, Mutter und Ehepartnerin überschattet.

In fünf hypnotherapeutischen Sitzungen wurde die traumatische Erfahrung rekonstruiert und in einer angeleiteten Imagination zu einem ressourcehaften und tief befriedigenden Erlebnis umgestaltet. Resultat: persönliche Reifung und Kompetenz, verbesserte Partnerschaft sowie Auflösung der Nikotinabhängigkeit. Katamnesen nach 7, 12 und 36 Monaten.

Der Fall

1. Sitzung

Phase 1: Erkundung der Erfahrungen mit Raucherentwöhnung: Angela (29 Jahre, verheiratet, ein Kind, Hausfrau, davor als Lehrerin tätig) kommt, nachdem ihr Mann bei mir in Therapie gewesen ist. Sie will jetzt auch noch etwas bekommen, für sich, und das Rauchen aufhören, das sie mit 16 begonnen hat. Die Befragung ergibt, dass sie vor drei Jahren bereits einmal rauchfrei war, nachdem sie den bekannten Entwöhner P konsultiert hatte.

Die Klientin, die ein Pädagogikstudium abgeschlossen und im Berufsleben ihre Frau gestanden hat, stellt nun ihre eigenen Bedürfnisse hinter die ihres Mannes – als habe sie weniger Rechte und wäre dem Mann etwas schuldig.

Um die Lernerfahrung, die sie vor drei Jahren bei P gemacht hat, nutzen zu können, bitte ich die Klientin, mir genauer zu schildern, wie das damals war. »Ich bin nach einer telefonischen Terminvereinbarung zu Herrn P nach Zürich geflogen und war natürlich etwas aufgeregt, als ich in seiner noblen Praxis ankam. Nachdem ich bei seiner Sekretärin das Honorar beglichen hatte, holte er mich am Empfang ab.« Ich frage hier nach: »Und wie wirkte er auf Sie?« Darauf Angela: »Er hat einen ungeheuer starken Eindruck auf mich gemacht – eine richtige Vaterfigur«.

Ich frage mich: Wieso sagt sie »ungeheuer«? Im alltäglichen Sprachgebrauch würde man einer solchen Wortwahl keine besondere Bedeutung beimessen, sondern sie als Jargon oder persönlichen Stil abtun (»Sie übertreibt halt gerne.«). Die Person auf ihre Wortwahl hin anzusprechen könnte Verwirrung oder Missmut auslösen. Manche Adjektiva weisen aber auf den Bezug der Person zu sich selbst und auf ihren Außenbezug hin. Diese Beziehungen sind in der Psychotherapie zu klären und erforderlichenfalls umzugestalten. Deshalb habe ich die Pflicht, auch leicht hingesagte und redundant er scheinende Adjektiva zu beachten.

Nachdem mir dieses »ungeheuer« aufgefallen ist, habe ich zu entscheiden, ob ich ihm eine besondere Relevanz beimesse. Generell reichen die oben angeführten Argumente hierfür nicht aus. Ich habe also meine Idee abzugleichen mit meinem Gesamtwissen. Die Bedeutsamkeit einer Wahrnehmung kann ich am zuverlässigsten einschätzen, wenn ich Zugang habe zu dem Wissensbestand, den wir als das integrative Unbewusste nach M. Erickson[51] oder das »implizite Wissen« nach E. Gendlin[52] kennen und als »innere Goldwaage« nach C. G. Jung[53] nutzen. Hierfür kann ich in eine »Trance« gehen – wenn ich es nicht bereits bin. Mein kurzes inneres Abwägen ergibt, dass der Formulierung »ungeheuer« Bedeutung beizumessen ist. Ich gebe diesem Gedanken in mir einen guten Platz und lasse mir erst noch die seinerzeitige Raucherentwöhnung schildern.

Die Klientin beschreibt das Prozedere eines autoritären Hypnotiseurs: Für den Fall des Denkens an Zigarette stellte er ihr Übelkeit in Aussicht und betonte gleichzeitig die Kraft der Suggestion und der durch ihn herbeizitierten »Prana-Ströme«, die er durch den Druck seines Daumens auf Angelas »drittes Auge« zu verstärken vorgab.

Die Schilderung der Klientin lässt erkennen, dass sie über ausreichend Ich-Stärke verfügte, um sich einer solchen Behandlung anzuvertrauen. Gleichzeitig wird deutlich, dass sie kompetent darin ist, Suggestionen wirksam umzusetzen. Beides kennzeichnet Personen mit gut entwickelter Suggestibilität.

Die Klientin berichtet von sich aus mit Stolz und positivem Affekt, dass sie nach dieser Behandlung tatsächlich mit dem Rauchen aufhörte und frei blieb. Ich gratuliere ihr und betone den Wert ihrer damaligen Lernerfahrung. »Nur«, füge ich hinzu, »helfen Sie mir bitte zu verstehen, wie es kommt, dass Sie vom Rauchen frei wurden – und jetzt zu mir gekommen sind, um vom Rauchen frei zu werden (?)«

Hier wird die Tendenz der Klientin zu dissoziieren, d. h. Erlebnis- oder Verhaltensaspekte getrennt voneinander zu organisieren, erkennbar. Für Symptome, die auf Dissoziation beruhen, ist Hypnose die Methode der Wahl, weil Hypnose selber auf Dissoziation beruht. Damit weist sie die methodische Komplexität auf, die erforderlich ist, um mit Dissoziationen, wie sie z. B. Süchte kennzeichnen, adäquat zu arbeiten. Circa 80 % der Raucher sind süchtig.

»Ach so«, antwortet sie, und es ist ihr etwas peinlich, das Ende dieser Erfolgsstory mitteilen zu müssen: »Ich weiß, es klingt komisch – aber als ich nach eineinhalb Jahren in der Zeitung las, dass Herr P. gestorben war, habe ich prompt wieder zu rauchen angefangen«. Hier liegt die Vermutung nahe, dass die Klientin ihre Nikotinabhängigkeit nicht aufgrund eines adäquaten Lernprozesses beendete, son-

51 Gerl, W. (1998): Moderne Hypnose: Hilfe durch das Unbewusste. Stuttgart: Trias.

52 Gerl, W. (1998): Focusing. In: C. Kraiker u. B. Peter (Hrsg.): Psychotherapieführer. Wege zur seelischen Gesundheit. München (C. H. Beck), 5., vollst. überarb. und aktual. Aufl., S. 184–190.

53 Jung, C. G. (1972): Typologie. Olten (Walter).

dern durch eine neue Abhängigkeit zu P. ersetzte. Auch ein Bedürfnis, folgsam zu sein und etwas gut zu machen, könnte mitgewirkt haben – eine Art Loyalität, die mit dem Tod der Vaterfigur ihre Funktion verlor.

Phase 2: Erkundung der traumatischen Erfahrung: Jetzt erscheint es mir indiziert und der rechte Moment zu sein, die Frage zu stellen, die mir vor ein paar Minuten gekommen ist: »Als Sie vorhin Ihre Begegnung mit Herrn P. schilderten, bezeichneten Sie ihn als ungeheuer stark, als eine richtige Vaterfigur. Sie erinnern sich?«

Sie bestätigt. Ich: »Sagen Sie bitte: Wieso ungeheuer? Was ist ihnen in Zusammenhang mit Vater nicht geheuer?« Die Wirkung meiner Frage ist dramatisch: Prompt verändern sich Ausdruck und Physiologie der Klientin. Insbesondere als ich nachfrage:

»Wie geht es Ihnen denn mit Ihrem Vater?« stockt ihr Atem. Ihre Züge zeigen tiefe Betroffenheit und Traurigkeit, und ihre Augen röten sich.

Nach einer Minute beginnt sie die Geschichte mit ihrem Vater zu erzählen. Er war ein sehr attraktiver Mann und erfolgreicher Geschäftsmann. Die Mutter hatte sich aus gekränktem Stolz von ihm scheiden und sich das Sorgerecht für ihre beiden Kinder zusprechen lassen. Nun hatte der Vater zu Angelas 15. Geburtstag ein Paket geschickt. Die Mutter war ganz begierig zu wissen, was er ihr schenkte. Und als ein Kleiderstoff zum Vorschein kam, war das für sie der Anlass, die Tochter gegen den Vater aufzuhetzen: »Anscheinend bist Du ihm nicht mehr wert. So billig stiehlt er sich aus der Affäre! An Deiner Stelle würde ich zu ihm gehen und ihm den Stoff auf seinen Schreibtisch klatschen« zitiert Angela ihre Mutter mit einer Mimik und Betonung, die mir eine Ahnung davon gibt, welch massiver Beeinflussung sie damals ausgesetzt war. Diese Suggestionen der Mutter verfehlten bei der Tochter ihre Wirkung nicht. Sie war ja selber auch enttäuscht. (Erst später las sie Vaters Brief mit seinen Geburtstagswünschen und dem Hinweis, dass sein Geschenk selbstverständlich auch die Kosten für die Maßschneiderei beinhaltete.)

Angela erinnert sich auch an ihre Enttäuschung darüber, dass ihr Vater ihr einen empfindlichen Statusverlust bereitet hatte: »Ich konnte nicht mehr mit Papa im offenen Cabrio durch die Stadt fahren, und in der Schule hat man mich's merken lassen, dass meine Mutter jetzt eine Geschiedene war«. Ihr, der pubertären Tochter, kam es deshalb nicht ungelegen, dass ihre Mutter ihr erlaubte, den Vater zu bestrafen. Sogar explizit dazu aufgefordert wurde sie von ihr. Also machte sie sich auf den Weg in dessen Firma, marschierte mit dem Kleiderstoff an der Sekretärin vorbei in sein Büro – und klatschte dem verdutzten Vater sein Geschenk wütend auf den Schreibtisch, wobei sie ihn vorwurfsvoll anschrie. Der Vater erkannte wohl, wer hierbei soufflierte. »Da hat er sich sehr aufgeregt und mich hinausgeworfen«, berichtet Angela mit Verzweiflung in der Stimme. Und dann fügt sie hinzu: »Aber das eigentlich Schlimme, Herr Gerl, ist etwas anderes – und das verfolgt mich mein ganzes Leben: Am nächsten Tag war mein Vater tot (!)«.

Nicht nur der Tod des Vaters, sondern ihre Verstrickung und die Unmöglichkeit einer Wiedergutmachung machen Angelas Trauma und ihre Verzweiflung aus, die auch heute ihr Gefühl bestimmt, wenn sie an den Vater denkt. Auf der Ebene von Ratio und Logik ist für sie keine (Er-)Lösung denkbar. Deshalb ist für die Bearbeitung eines Traumas dieser Art Hypnose angezeigt.

Phase 3: Entwicklung eines impliziten psychotherapeutischen Kontrakts:

TH Und Sie kamen nicht mehr dazu, ihm zu sagen, was für Sie ebenfalls wichtig gewesen wäre – die ganze Wahrheit: Dass Sie ihn auch lieben und ihn vermissen (?)

PA Ja, das ist es!

TH Wenn Sie damals gewusst hätten, dass es die Gelegenheit dafür war, hätten Sie ihm sicher etwas gesagt, womit Sie heute besser leben könnten (?).

PA Ja, genau – aber dazu kam ich nicht mehr. Und jetzt, wo er tot ist, kann ich das nicht mehr gut machen.

TH Gut, ich verstehe diese Logik, aber, wenn es für die Angela eine Möglichkeit gäbe, das gut zu machen, würde sie das von Herzen gerne tun (?)

PA Ja, ganz bestimmt. Ich würde mir das so sehr wünschen.

TH Wenn Sie das wirklich so sehr wünschen, dann finden wir vielleicht einen Weg. Denn Sie besitzen mehr Möglichkeiten, als sie denken.

PA An was denken Sie dabei?

TH Es gibt Erfahrungen und ein Jahrtausende altes Wissen davon, wie Menschen sich mit Verstorbenen aussöhnen können. Dazu existieren in vielen Völkern bewährte Rituale. Deren Wirksamkeit beruht unter anderem darauf, dass sie unbewusstes Wissen einbeziehen und nutzen.

PA Das ist sicher nicht einfach.

TH Ja sicher, das ist nicht einfach – aber wenn Sie bereit sind, das zu tun, was zu tun ist, dann brauchen Sie nur das zu tun, was zu tun ist …

Wirksame Rituale gehen einher mit veränderten Bewusstseinszuständen und Phänomenen, die wir aus der Hypnose kennen. Hypnosetherapie ist die zeitgemäße Form einer Jahrtausende alten Tradition des Heilens. Sie stellt für moderne Menschen wirksame Rituale bereit.

Die Stunde geht zu Ende, und ich frage Angela: »Wollen Sie es sich nicht überlegen, erst dieses Thema anzugehen – und das mit dem Rauchen erst mal ruhen zu lassen? Wollen Sie nicht erst mal darüber schlafen und dann auf Ihr inneres Empfinden achten – auf das, was intuitiv auftaucht, wenn Sie an unsere Stunde und diese Arbeit zurückdenken? Wenn Ihre innere Reaktion dann Zustimmung signalisiert, können Sie mich gerne anrufen, um einen nächsten Termin zu vereinbaren.«

Rauchen beendet man am einfachsten, indem man vergisst zu rauchen und sich stattdessen mit anderem beschäftigt: mit den Dingen, die für ein gutes Leben wirklich wichtig sind, die Überforderung beenden und auf natürliche Weise Befriedigung verschaffen. Mit meinen abschließenden indirekten Suggestionen in Form von Fragen spreche ich der Klientin Autonomie und Entscheidungskompetenz zu.

Ich definiere sie und ihr Unbewusstes als kooperativ, vertrauenswürdig und klug.

Nach meiner Diagnose ist eine Behandlung mit Hypnose angezeigt und erfolgversprechend. Jetzt geht es aber zunächst darum, ob und wie sich die Beziehung der Klientin zu mir auch in der Zeit nach der Sitzung entwickelt – ohne mein Zutun, als autonome Interaktion ihres bewussten Denkens und ihres intuitiven Wissens. Dies zeigt sich, wenn sie anruft, um einen zweiten Termin zu vereinbaren.

2. Sitzung

Expliziter Kontrakt, Bestimmung des Ziels und der Ressourcen: Auf meine Eingangsfrage, was ihr in den letzten Tagen in den Sinn gekommen sei und was davon sie mir jetzt mitteilen wolle, sagt die Klientin: »Ich weiß nicht, ob da ein Zusammenhang mit der letzten Begegnung mit meinem Vater besteht – aber Sie sollten vielleicht wissen, dass ich in den Jahren, bis ich meinen Mann fand, drei Aborte hatte. Und noch etwas: Wir haben einen Sohn, und bei ihm verlief die Schwangerschaft ohne Komplikationen – bis zum Geburtsvorgang. Als das Kind im Geburtskanal steckte, habe ich wieder versagt. Mein Sohn erlitt einen Sauerstoffmangel. Er war ganz blau und hat von daher einen minimalen Hirnschaden.«

Das Foto ihres Sohnes zeigt einen hübschen Jungen, dem jedoch ein erniedrigter Muskeltonus und herabhängender Unterkiefer einen »teigigen« und weniger intelligenten Ausdruck verleiht. Angela ergänzt mit trauriger Stimme: »Und was mir vor allem Kummer macht, ist, dass er nicht spricht. Er wird jetzt schon bald drei und kann noch immer nicht sprechen!«

Nach einem kurzen Eingehen auf ihre damit verbundenen Befürchtungen reflektiere ich mit Angela darüber, dass es für eine Frau hilfreich sein dürfte, eine selbstsichere Mutter und einen liebevollen Vater gehabt zu haben. Das hilft, selber eine komplette Frau zu werden, die ihre Weiblichkeit voll bejaht und ein gutes Verhältnis zum eigenen Geschlecht hat – das sind immerhin drei Milliarden potenzielle Freundinnen. »Wenn in Ihrer eigenen Geschichte da etwas unglücklich gelaufen ist, haben Sie das Recht, und eigenen Kindern gegenüber sogar die Pflicht, die Geschichte zum Guten zu wenden.«

Im weiteren Verlauf der Sitzung kommen wir überein, dass unser gemeinsames Bemühen zunächst der unerledigten Geschichte mit dem Vater gelten soll. Nach Erkundung und Ausdruck ihrer Gedanken und Gefühle (auch der unterdrückten) könne es zu einer wirksam erlebten Aussöhnung mit dem Vater kommen (Ziel). Dadurch würde es möglich, an die Stelle von Schuldgefühlen und Selbstabwertungen innere Ruhe und Selbstsicherheit treten zu lassen. Dies könne sich auch in Kontakten, insbesondere mit ihrem Mann, auswirken (Ergebnisse).

Als erforderliche Ressourcen definieren wir die Erfahrung innerer Zentriertheit und Sicherheit. Diese, so biete ich ihr an, könnten wir durch therapeutische Hypnose fördern. Im aktiven Kontakt mit ihrem inneren und unbewussten Wissen würden gleichzeitig ihre imaginativen Fähigkeiten gesteigert. Diese würden uns eine erlebnisintensive Neuinszenierung der Situation mit ihrem Vater ermöglichen, in der sie zu einem stimmigen Ergebnis kommen könne, mit dem sich dann wirklich gut leben ließe. Ich würde sie auf diesem Weg begleiten und wo nötig etwas anleiten.

Für eine effiziente Kurzzeittherapie ist es erforderlich, dass Therapeut und Klient ein konkretes und spezifisches Therapieziel definieren, dessen Erreichung überprüfbar ist. Der über dieses Ziel erreichte Ergebniszustand sollte vom Klienten vorweg auf Stimmigkeit getestet und innerlich voll bestätigt werden können. Wenn Ziel und Ergebnis klar sind, lassen sich die zur Zielerreichung erforderlichen Fähigkeiten und Hilfsquellen (Ressourcen) bestimmen. Diese sind zielgerichtet zu organisieren und so bereitzustellen, dass das Erleben und Verhalten in der betreffenden Situation nun alters- und bedürfnisgerecht gestaltet werden kann. Der therapeutische Kontrakt zwischen Therapeut und Klient betrifft ihre Kooperation zur Erreichung des Zieles, sowie die Entwicklung und den Einsatz der nötigen Ressourcen.

Wir bestätigen uns gegenseitig dieses Arbeitsbündnis und vereinbaren die dritte Stunde zum Zweck eines Trance-Trainings.

3. und 4. Sitzung

Trance-Training und Vorbereitung auf die Begegnung: In diesen beiden Stunden werden gezielt der hypnotische Rapport (unser unterbewusstes Zusammenspiel) und die Imaginationsfähigkeit der Klientin gefördert. Dies geschieht in einem persönlich abgestimmten Selbsthypnose-Training. Für die Trance-Induktion werden das Focusing nach Gendlin[54] und die sogenannte fraktionierte Induktion nach Vogt[55] in der von Milton Erickson modifizierten Form gewählt. Beide ermöglichen einen guten, auch verbalen, Informationsaustausch während der Trance. Dadurch wird die Prozesssicherheit erhöht, und die Klientin erfährt ihre eigene Trancekompetenz.

Dieses Vorgehen stellt sicher, dass die zur Dissoziation neigende Klientin sich nicht abkoppelt und spontan in eine Problemtrance geht, sobald sie die Augen schließt und Spannung loslässt. Stattdessen wird der hypnotische Rapport, der sich bereits in Sitzung 1 und 2 entwickelt hat, vertieft.

Die Trance wird auch zum Einbetten posthypnotischer Suggestionen genutzt, die sich auf die Begegnung mit dem Vater und das Gelingen unserer Arbeit beziehen. Hierzu gehören auch Suggestionen für die Weiterführung dieses Lernens: »Und Sie können es Ihrem Unbewussten anheim stellen, auf seine Weise und mit seinen Möglichkeiten daran weiter zu arbeiten – auch heute Nacht, während Sie träumen, und in den folgenden Nächten, ihm überlassen, diese Arbeit zu tun ...«

Im therapeutischen Gespräch reflektieren wir die aktuelle Situation der Klientin, ihre Beziehungen, ihre persönlichen Wünsche, Fähigkeiten und Lernbedürfnisse. Daraus entwickeln wir ein anziehendes und realistisches Ergebnisbild von »Angela, die ein Jahr weiter ist«. Während des Trance-Trainings wird (im vertieften Zustand,

54 Gerl, W. (1998): Focusing. In: C. Kraiker u. B. Peter (Hrsg.): Psychotherapieführer. Wege zur seelischen Gesundheit. München (C. H. Beck), 5., vollst. überarb. und aktual. Aufl., S. 184–190.
55 Gerl, W. (1998): Moderne Hypnose: Hilfe durch das Unbewusste. Stuttgart: Trias.

angekommen in der »Mitte von Nirgendwo«) diese Vision und der entsprechende Ergebniszustand von Angela einige Male lebendig imaginiert.

Bilder sind die Sprache des Unbewussten. Nicht nur, dass es sich in Bildern äußert – es reagiert auch stärker auf Bilder als auf Worte und Logik. Mit Bildern können wir unserem Gehirn schnell und einfach einen wirksamen Richtungsimpuls geben, eine entsprechende Reaktionsbereitschaft erzeugen und psychosomatische Bereitstellungsreaktionen fördern. Deshalb sind lebendige Imaginationen von realistischen Zielzuständen unmittelbar wirksame posthypnotische Suggestionen.

5. Sitzung
Imaginative Neukonstruktion und Auflösung des Traumas

Phase 1: Entscheidung und Vorbereitung: Nach einigen sondierenden Fragen zu Beginn der fünften Stunde sage ich zu Angela, dass ich den Eindruck habe, sie verfüge jetzt über alles, was sie für die abschließende Arbeit brauche. Zuerst meldet sich ihre unsichere Seite; aber andererseits ist sie von der Idee, dass heute der Tag sei, an dem die Wiederbegegnung mit ihrem Vater und die Lösung gelingen würde, gar nicht so überrascht. Ich sage zu Angela, dass sie das gewiss nicht vom Kopf allein bestimmen könne – aber zum Glück habe sie ja ihr Unbewusstes; das könne sie dazu befragen.

Hypnose

Ihre Reaktion (Blick defokussiert, Körper ruhiggestellt, leichtes Kopfnicken) signalisiert Zustimmung und ihre Bereitschaft, in eine leichte Trance zu gehen, um der inneren Antwort gewahr zu werden. Ich schlage ihr vor, dafür wieder ihren inneren Ort der Ruhe und der Kraft aufzusuchen (den wir als »A-Zustand« bezeichnet und geankert haben) und bei sich anzukommen.

»Und hier in der Körpermitte können Sie das Leben, das Sie ausfüllt, ganz nah fühlen ... sich mit jedem Einatmen und Ausatmen von ihm tragen lassen ... und sich gut aufgehoben fühlen – Du in Dir und Du mit Dir ...

Von hier aus können Sie nun jedem Thema in Ihrem Leben einen guten Platz geben. Von sich ausgehend kann man es betrachten, im rechten Abstand, und sich erlauben, sich schon jetzt wohlzufühlen, auch wenn es da noch etwas zu lernen gibt. Ganz sicher haben Sie da noch etwas gut – und dürfen nun etwas lernen, das für Ihr ganzes Leben von großem Wert ist. Und, sobald der rechte Zeitpunkt dafür gekommen ist, nehmen Sie sich ganz die Zeit, die Sie dafür brauchen, dann brauchen Sie nur die Zeit, die Sie dafür brauchen ...

Und nun bitte ich Sie, Angela, das ganze Thema Begegnung mit meinem Vater, mit allem, was dazu gehört, in einem guten Abstand vor sich hin zu stellen – so dass Sie mir sagen könnten, vielleicht sogar in Metern, wie weit der Abstand ist ... und so klar, dass Sie mit dem Finger hindeuten könnten, wo es genau ist. Ist es nicht so?« Ein leichtes Kopfnicken bestätigt, dass Angela diesen Schritt vollzogen hat, worauf ich sage: »Und weil Sie den richtigen Abstand haben, können Sie weiter frei atmen und Kontakt haben ... Kontakt zu sich in der Mitte und Ihrem großen A.

Nun, woran werden Sie erkennen, und welche Wahrnehmung wird es wohl sein, mit der Ihr inneres Wissen ja sagt ... und Ihr Unbewusstes Zustimmung signalisiert, dass Sie so weit sind und sich auf den Weg machen dürfen?«

Nach einigen Augenblicken zeigt sich bei Angela ein tieferes Einatmen. Brust und Kinn heben sich, und es ist, als würde ihr innerer Blick in die Weite schauen. Ich frage nach: »Ist es das?« – Sie bestätigt: »Ja.« – »Gut. Dann kommen Sie bitte erst noch mal hierher in diesen Raum, reiben Ihre Hände und holen etwas tiefer Luft, bevor Sie die Augen öffnen.«

Angela hat beim Training der fraktionierten Trance-Induktion gelernt, wie das systematische Unterbrechen der Tranceentwicklung zum Vertiefen der folgenden Trance (mit Verstärkung der Dissoziation) genutzt werden kann. So können wir uns frei bewegen und noch eine weitere Ressource sicherstellen.

Angela bestätigt ausdrücklich, dass sie bereit ist, und ich etabliere noch »für alle Fälle« zwei Sicherheitsanker: einen auditiven (»Angela« mit einer bestimmten Betonung von mir gesprochen) und einen kinästhetischen (Berührung ihrer rechten Schulter).

Dies gewährleistet, dass – egal wohin und wie weit das Erleben in Trance geht – Angela jederzeit mit mir und den für das Gelingen notwendigen Ressourcen in Kontakt bleibt.

Zusätzlich hole ich Angelas Einverständnis ein, dass ich sie, bzw. die 15-Jährige in der Trance mit »Du« ansprechen werde. Dann erinnere ich sie an das, was sie ihrem Vater sagen will. Sie formuliert die Worte, die wirklich für sie stimmen und ihre wahren Gefühle ausdrücken. »Im Übrigen«, sage ich, »können Sie nun Ihrem Unbewussten erlauben, Regie zu fuhren – und ich bin einfach dabei, im Hintergrund, wie ein Kameramann. Und der nutzt bei Bedarf Kameratechniken wie Zoomen – wenn wir den Abstand vergrößern oder verringern wollen oder Zeitlupe – um bei Bedarf das Geschehen zu verlangsamen, auch das Standbild – um innezuhalten und zu pausieren, oder den schnellen Vorlauf – um zur entscheidenden Situation zu gelangen.

Phase 2: Exposition und Begegnung: Ausgestattet mit diesem Wissen geht Angela nun, in sich vertiefender Trance, zum Büro ihres Vaters und lässt sich von der Sekretärin bei ihm anmelden. Wir müssen etwas warten. Ich erinnere sie daran, dass sie es mir sagt, wenn sie etwas braucht. Wir können dazu jederzeit auf Zeitlupe oder Standbild umschalten.

Dann geht die Tür auf und gleich sind wir in Vaters Büro. Angela sagt leise »Hallo, Papa!« Aus dem Hintergrund erinnere ich sie: »Du kannst weiter in Deiner Mitte sein, mit Deinem A – und spüren, was Du spürst ... Dir kommt es wieder in den Sinn, was Du Deinem Papa wirklich sagen willst – was nun endlich seinen Platz bekommt ... und kannst hören, was anklingt, jetzt – mit der Stimme des Herzens sprechen kann ... Und schau einfach, was immer sich da zeigen mag ...«

In dieser Begegnung ist es Angela möglich, ihrem Vater das zu sagen, was für sie stimmt und damals, vor vielen Jahren, keinen Platz fand. Einige ihrer Sätze sind für mich vernehmbar und rühren mich zutiefst. Ihre Gefühle bekommen Platz, werden vom Vater verstanden und erwidert. Er umarmt Angela liebevoll und sie spürt und weiß, dass jetzt alles in Ordnung ist.

Phase 3: Lösung und Neuorientierung: Nun kommt noch hinzu, dass es die letzte Begegnung ist. Angela sagt ihrem Vater hier zunächst ihren Schmerz darüber, dann aber auch ihren Dank für alles. Er sagt ihr, sie solle ihr Leben genießen. Und Angela klingt befreit: »Ja, Papa, ich will mein Leben gut leben. Ich muss es mir nicht mehr verdienen. Danke!«

Zu den Tränen der Rührung kommen Tränen der Freude bei uns beiden. Und da nun alles gesagt ist, verabschiedet sich Angela von ihrem Vater, und ich reorientiere sie zurück in die 29-jährige Frau im Zimmer ihres Therapeuten. Ich danke ihr und ihrem Unbewussten für die gute Zusammenarbeit und stelle sicher, dass sie mental und körperlich voll im Hier und Jetzt ankommt. Angela ist etwas erschöpft, aber »so froh und so erleichtert!«. Sie schildert mir noch einige Details ihres Erlebnisses und dankt mir dann für meine »Unterstützung bei dieser Geburt.« – »Aber so schwer war es gar nicht«, fügt sie hinzu.

Es ist für Angela klar, dass sie mit diesem Ergebnis jetzt selber weitermachen will. Sie ist sehr zuversichtlich, dass sie etwas bewegen wird. Wir vereinbaren, dass wir uns in vier Monaten zu einem Nachgespräch treffen.

6. Sitzung
Nachgespräch und Ergebnisse: Im betreffenden Monat erhalte ich von Angela einen Brief. Sie schreibt: »Ich bin verschiedene Dinge angegangen und bin weiter zuversichtlich. Aber ich brauche noch etwas Zeit. Wenn alles in Ordnung ist, melde ich mich.«

Evaluation

Drei Monate später ist sie so weit und wir treffen uns zum Nachgespräch. Angela berichtet, dass sie in einen Tennisclub eingetreten ist und mit einigen Mitgliedern ihres Teams freundschaftliche Kontakte pflegt. Dadurch ist die Beziehung zu ihrem Mann, der häufig im Ausland beruflich unterwegs ist, entlastet und gelassener geworden. Sie wartet nicht mehr zu Hause auf ihn, und Eifersucht gibt es fast nicht mehr. Sie hat in ihrem neuen Bekanntenkreis auch eine Heilpädagogin für ihren Sohn gefunden, mit der sie gut zusammenarbeitet. Und freudestrahlend sagt sie: »Herr Gerl, stellen Sie sich vor, wir haben es geschafft: Mein Sohn spricht!«

Wir runden das Gespräch ab. Bevor wir auseinandergehen, frage ich noch: »Angela, erinnern Sie sich, weshalb Sie ursprünglich zu mir kamen?« Sie überlegt und sagt dann: »Ach, Sie meinen das Rauchen? – Das ist kein Thema mehr.« Mir fällt hier der Satz Milton Ericksons ein: »Die Erfahrung der Reassoziation und

Regeneration der eigenen Erlebniswelt ist es, was schließlich zur Genesung führt«.[56]

Die Katamnesen ein und drei Jahre später ergeben, dass Angela nun wirklich erfolgreich war und frei geblieben ist.

Warum Hypnose?

Diese Therapie, die schon viele Jahre zurückliegt, war einer der Anlässe, mich systematisch mit moderner Raucherentwöhnung zu befassen. Zuvor hatte ich bereits mit der verhaltenstherapeutischen Entwöhnungsmethode gearbeitet, diese aber aufgegeben. (Sie ist für eine Suchttherapie theoretisch zu einfach strukturiert und, gemessen an meinem Anspruch, zu wenig effizient.)

Die von mir entwickelte Methode der Raucherentwöhnung (SMOKEX®) beruht auf der modernen Kurzzeit- und Hypnotherapie nach Milton Erickson. Sie berücksichtigt ebenfalls das Rauchverhalten und die Situationen, in denen geraucht wird. Als eine hypnotherapeutische Methode ist sie aber konsequent zielorientiert und fokussiert die höchste Ebene der personalen Integration und Verhaltenssteuerung: die persönliche Identität. Nicht zuletzt meine Tätigkeit als Supervisor einer staatlichen Drogenklinik machte mir die Bedeutung dieses Aspektes klar.

SMOKEX® nutzt die therapeutische Hypnose und spezielle Selbsthypnose-Techniken, die unbewusste Fähigkeiten mobilisieren und Rauchern vermitteln, was sie brauchen, um dauerhaft frei zu bleiben. Hinzu kommt, dass bei SMOKEX® die neueren Erkenntnisse der Suchttherapie, der Neurophysiologie und das aktuell verfügbare Wissen zur Biochemie der Sucht (Rolle der Neurotransmitter, Hormone, Nährstoffe) gezielt zur Auflösung der Nikotinabhängigkeit eingesetzt werden.

56 Erickson, M. H. & E. L. Rossi (1979): Hypnotherapy. New York (Irvington).

4 Die sanfte Landung eines Flugkapitäns

Helge Groß

Entschleunigung in Trance

Bei einer Anpassungsstörung mit kognitiven, emotionalen und somatischen Symptomen kommt es durch eine Umorientierung und Neuausrichtung des Zeit- und Geschwindigkeitserlebnisses mit Hilfe von Hypnose zu einer Lösung für den Klienten.

Herrn D. gelingt es, in einem mehrschichtigen Therapieprozess sich selbst achtsamer zu erleben und sein Tempo zu variieren. Er erreicht dadurch die Auflösung einer psychosomatischen Problemtrance und die Umwertung eines alten Konfliktes. Er kann danach konkrete neue Ziele für sich formulieren und diese aktiv anstreben.

Der Fall

Der 46-jährige Langstrecken-Flugkapitän Herr D. meldete sich, vermittelt über den psychosozialen Dienst seiner Airline, zur psychotherapeutischen Behandlung. Herr D. kam unter der Diagnose Anpassungsstörung mit somatischen, vegetativen, emotionalen und kognitiven Symptomen (ICD 10: F42.28) nach einem Vorgespräch zunächst zur ambulanten, dann zur stationären Behandlung in einen schwerpunktmäßig tiefenpsychologisch orientierten, hypnotherapeutisch-systemischen Kontext.

Die Erkrankungsgeschichte des Klienten lief bereits länger. In den letzten vier Jahren, bevor er in die psychosomatische Behandlung kam, litt er unter schwerwiegenden und ihn erheblich beeinträchtigenden Symptomen. Initiale Störungen des Immunsystems mit schmerzhaften Lymphknotenschwellungen konnten diagnostisch nicht sicher zugeordnet werden (nach Operation; bei der feingeweblichen Untersuchung als unspezifische Erkrankung diagnostiziert, konnte – durch tropenmedizinische Diagnostik gestützt – eine zunächst befürchtete schwerwiegende Erkrankung ausgeschlossen werden). Auf die Immunstörungen folgten Hautausschläge im Kopfbereich, rezidivierende Infekte, ausgeprägte Leistungsschwäche, besonders störender starker Nachtschweiß, Gelenkschmerzen, Hitzewallungen und Kälteschauer, Gedächtnis- und Konzentrationsschwierigkeiten sowie Nervosität und inneres Zittern. Dazu kam das Gefühl, häufiger angespannt, gleichzeitig energielos und verlangsamt zu sein. Die ganze Symptomatik war überlagert von Befürchtungen, die Ursache hierfür könnte eine ernsthafte Erkrankung sein. Die ambulante internistische Diagnostik sowie Behandlungen (incl. Gabe von Antibiotika) fanden seit Herbst (zwei Jahre nach Beschwerdebeginn) statt, da zunehmend unklare vegetative Symptome und gehäufte Infekte auf getreten waren. Dies hatte keinen Erfolg. Schließlich kamen Schlafstörungen hinzu. Drei Monate vor der schließlich zur Behandlung führenden als traumatisch erlebten Indexsituation musste bei entsprechend gravierender Symptomatik ein Herzinfarkt internistisch akut ausgeschlossen werden.

Nach längerer Zeit solcherart zunehmender Beschwerden kam es zur akuten Dekompensation (am 31.7. des Aufnahmejahres): Nach einem vom Klienten als Misserfolg eingeschätzten Routine-Simulatorflug, in dem er für ihn ungewöhnliche Fehler aus einer starken inneren Anspannung heraus gemacht hatte, riet ihm der Prüfungskapitän zur medizinischen Beratung. Da der Klient bisher nur durch besonders gute Leistungen bekannt war, schien sein schlechtes Simulatorergebnis nur durch eine Erkrankung erklärbar. Hätte es sich bei dieser Übung um eine der regelmäßigen Kontrollsimulationen gehandelt, hätte das Ergebnis nach seiner Einschätzung die Berufslaufbahn des Klienten gefährden können. Herr D. war durch diesen Vorfall erheblich verunsichert und reagierte mit schwerem Erkrankungserleben und folgender Arbeitsunfähigkeit. Zwei Monate nach Beginn der Akutsymptome gelangte der Klient nach weiteren somatischen Untersuchungen und einer Hormontherapie, die unter der Annahme eines Testosteronmangels begonnen worden war, in die psychosomatische Diagnostik und Therapie.

An wichtigen Lebensumständen und Ereignissen zu Beginn der Beschwerden wurden vom Klienten selbst angegeben: die Trennung aus einer langjährigen, aber komplizierten Partnerschaft im Jahr zuvor – eine neue Beziehung begann genau sieben Monate vor der fraglichen Simulatorübung; chronischer Zeitmangel und wenig Freizeit für Regeneration. Im Rahmen eines zeitlich engen und beruflich angespannten Arbeitskontextes als Flugkapitän erlebte er die oft notwendige Nachtarbeit auf Langstreckenflügen zunehmend als lebensrhythmusschädigend und körperlich wie psychisch belastend. In den letzten Jahren sah sich Herr D. häufiger mit kritischen Flugsituationen einschließlich Notlandung konfrontiert, die er allerdings sämtlich meistern konnte. Weitere Entscheidungsgründe für ein psychotherapeutisches Herangehen an die aktuelle Symptomatik waren lange zurückliegende Krebserkrankungen in der Familie und kürzlich eine schwere Erkrankung mit Todesfolge im nahen sozialen Umfeld. Die Neigung zur persönlichen Überanstrengung auch im körperlichen Training und im Freizeithobbybereich erlebte der Klient zunehmend als störend. Sein zusätzliches berufspolitisches Engagement hatte er in der letzten Zeit schon abgebaut, nachdem es dort häufiger zu Konfrontationen gekommen war. Schließlich hatten die Eltern des Klienten vor kurzem angekündigt, aus bisher ca. 600 km Entfernung nun in die Nähe ihres Sohnes ziehen zu wollen. Dieser Entscheidung der Eltern stand der Klient mit gewissen Ambivalenzgefühlen gegenüber. Häufiger erlebte Herr D. »emotionalen Stress«, der aber zunächst nicht weiter spezifiziert werden konnte.

Aus der Eigenanamnese ist lediglich eine »Reckungsbehandlung« des als zu klein erlebten Jungen im präpubertären Alter erwähnenswert. Relevante lebensgeschichtliche Daten ergaben sich anfangs kaum. Herr D. schilderte die Atmosphäre in seinem Elternhaus einerseits als harmonisch und liebevoll, tolerant und fördernd. Andererseits waren Besonderheiten und Ambivalenzen eruierbar. Er war der Sohn eines Ingenieurs, der oft beruflich im Ausland war, als der Klient klein war. Bereits als 2-Jähriger sei er »der Mann im Haus« gewesen. Seine Mutter erlebte er als unselbstständig, hektisch und hyperaktiv, in kritischen Situationen als unzuverlässig. Sie sei häufig besorgt und ängstlich um ihren Jungen gewesen.

Der psychische Befund bei der Aufnahme war unauffällig. Die Stimmung im Kontakt ist freundlich zugewandt und der Klient wirkt kooperativ, allenfalls zu Beginn etwas abwartend im für ihn neuen Therapiesetting. Therapiemotivation und Introspektionsfähigkeit sind gegeben. Herr D. schätzt sich selbst als »Mister 150 %« und als »Workaholic« ein. Er wirkt besorgt und ratlos wegen seiner Reaktion bei der Simulatorübung und erklärt als Therapieziele, das dort gezeigte Verhalten besser verstehen zu können, in den Griff bekommen zu wollen und bald wieder fliegen zu können. Bei den klinischen somatischen Untersuchungen (körperlicher Aufnahmebefund, Ruhe-EKG, Ultraschall, Labor bei Aufnahme) ergaben sich aktuell keine richtungsweisenden krankhaften Befunde. Diagnostisch bestätigten wir die Eingangsdiagnose: Herr D. litt an einer Anpassungsstörung mit körperlich-vegetativen, psychischen (kognitiven wie emotionalen) und sozialen Symptomen. Den Begriff einer »Überforderung« wollte der leistungsorientierte Klient nicht für sich gelten lassen.

Aufgrund der vorliegenden Befunde bewerteten wir die Symptomatik des Patienten zunächst als einen Lösungsversuch für die aus seiner privaten und beruflichen Überbeanspruchungssituation heraus entstandene Unmöglichkeit, seine Bedürfnisse nach einerseits Leistungsfähigkeit, Belastbarkeit und Ausdauer im beruflichen und privaten Kontext und anderseits nach Geborgenheit, Zuwendung und Integration eigener Wertschätzung im Alltag zu befriedigen. Die körperlichen Symptome konnten als Ausdruck einer chronischen Überlastungssituation gewertet werden.

Wir erarbeiteten mit Herrn D. als Therapieziele zunächst: Verbesserung des Verständnisses über psychosomatische Zusammenhänge und Entwicklung eines individuell angemessenen Verstehensmodells der Symptomatik, Entwickeln und Lernen von alternativen Verhaltensweisen, die die permanente Selbstüberforderung ersetzen könnten sowie Lernen von Abgrenzungsstrategien im beruflichen und privaten Bereich, konstruktiver Umgang mit der hohen geistig-intellektuellen Anspruchshaltung einerseits, der Körperlichkeit, der Atmung und Raumgebung für eigene Bedürfnisse andererseits.

In einem hypnotherapeutisch-systemischen Setting wurde dem Klienten ein multimodaler Ansatz angeboten. Psychotherapie fand in Einzel- und Gruppenkontexten statt. Zusätzlich gab es spezielle psychotherapeutische Angebote, bei denen Körper erleben beziehungsweise der konzentrierte Umgang mit dem eigenen Körper im Vordergrund standen. Weiterhin wurden verschiedene Anleitungen zu Selbsthypnoseübungen und erlernbaren Entspannungsverfahren angeboten.

Medizinische Untersuchungen, Beratungen und Informationen im Sinne eines Gesundheitscoachings und adjuvante physikalische Therapie ergänzten das Behandlungsangebot. Nach einer sportmedizinischen Beratung wurde Herr D. zu einem aeroben Ausdauertraining angeleitet. Dieses wurde dann auch psychotherapeutisch genutzt, indem die Einzelpsycho- und Hypnotherapie zumeist im Rahmen ausgedehnter Läufe stattfinden konnte, zu denen er vor dem Hintergrund seiner Trainingserfahrungen bald in der Lage war. Regelmäßig fanden Validierungen im Rahmen eines »Reflecting Teams« und nach Einzelsitzungen statt.

Herr D. kam zunächst einige Wochen zur ambulanten Therapie in die Klinik. Dabei konnte er bereits eine deutliche Stabilisierung erzielen. Es konnte ein tragfähiges therapeutisches Bündnis mit ihm geschlossen werden. Das therapeutische Team war beeindruckt von den Ressourcen des Klienten: Intelligenz und rasche Auffassungsgabe, Entschlusskraft, Bereitschaft zur Übernahme von Verantwortung, Humor, Freundlichkeit, Beziehungsfähigkeit, erstaunliches Tempo in den meisten Lebensbezügen, Durchsetzungsvermögen, Ausdauer, Kampfgeist und Tatkraft.

Warum Hypnose?

Allerdings konnten wir dem Klienten zwar einige psychosomatische Modellvorstellungen anbieten, um seine Symptome zu erklären. Diese Erklärungen waren jedoch für ihn nicht sehr überzeugend, und er fragte sich auch einige Zeit nach der stationären Aufnahme immer wieder, wie es zu der Fehlleistung in der Simulatorsituation kommen konnte. Dies wurde für ihn zu einer zentralen Frage, weil er für sich die alte Sicherheit wiederfinden und ein künftiges Versagen vermeiden wollte. Der Autor bot dem Klienten deshalb an, das schwerpunktmäßig in die Zukunft und auf Lösung orientierte Therapiekonzept zu erweitern und eine Lösung im Sinne einer zeitlichen Auflösungsänderung zu suchen. Der Klient sollte sich – nach entsprechender Vorbereitung – die Simulatorsituation nochmals in Trance genau und in Ruhe gemeinsam mit dem Therapeuten ansehen und erleben. Hintergrund war die Vermutung, dass man dabei zumindest ein neues Verständnis der Zusammenhänge würde entwickeln können. Außerdem war anzunehmen, dass die Tranceübung zu allgemeinen Therapieeffekten, gewissermaßen einer Entschleunigung des oft überschnell wirkenden Klienten würde führen können. Mit dem vorgeschlagenen Prozedere war Herr D. einverstanden.

Hypnose

Die Vorbereitung bestand darin, durch kleinere Übungen die Reagibilität des Klienten bezüglich hypnotischer Phänomene einschätzen und ihn auf das entsprechende Vorgehen einstimmen zu können. Diese Überlegungen wurden sehr transparent mit dem Klienten besprochen. Mit zwei kleinen Übungen wurde dann in einer Vorbereitungssitzung mit Trancearbeit begonnen. Bei den Übungen handelte es sich vordergründig um kleine Spielereien, die Spaß machen, die die Angst nehmen und mit Trancezuständen vertraut machen können. Daneben boten sie mir aber allerlei Testmöglichkeiten und erste Hinweise auf Besonderheiten bei diesem Klienten. Die Übungen stellten Aufgaben dar, die man nur erfüllen kann, wenn man einen Trancezustand (fokussierter Aufmerksamkeit auf inneres Erleben) erreicht hat. Das Vorgehen habe ich in gewissem Umfang standardisiert, so dass ich auch interpersonelle Vergleichsmöglichkeiten habe.

Für erste Erfahrungen mit Hypnose lade ich die Klienten gewöhnlich zu üblichen Therapie-Sitzungen ein. Später führe ich Behandlungen auch gerne in Bewegung durch, z. B. beim Joggen. Die Beziehungsgestaltung ist für mich von besonderem Wert in der Hypnotherapie.

Zu Beginn einer jeden Hypnosebehandlung, häufig auch noch bei späteren Sitzungen, bitte ich den Klienten, sich in dem Raum, in dem die Behandlung stattfindet, einen Platz auszusuchen, auf dem er gerne sitzen möchte. Dann fordere ich ihn auf, mir einen Platz zuzuweisen. Daran anschließend wird die Distanz zwischen uns geklärt. Wir verständigen uns auch über etwaige Geräusche, ob das Fenster geöffnet ist oder nicht, wie mit Störungen von außen umgegangen werden kann usw. Dabei mache ich auch meine Wünsche geltend, sofern sie den Klienten nicht stören. So sitze ich z. B. gern mit dem Licht eher im Rücken, damit ich den Klienten gut sehen und dadurch auch besser begleiten kann, z. B. wenn er die Augen geschlossen hat. Gewöhnlich sind die Menschen so freundlich und gehen auf meinen Wunsch ein, haben dann auch weniger Hemmungen, selbst Wünsche zu äußern. Schließlich nehme ich eine bestimmte Körperhaltung ein, mit der ich meistens die des Klienten, soweit es für mich bequem ist, spiegele. Ich weise daraufhin, dass ich im Verlauf meine Sitzposition nicht stark ändern werde, vor allem dann nicht, wenn der Klient die Augen geschlossen hält, und gebe einige allgemeine Hinweise: Dass ich mich mit ihm unterhalten werde, wenn er in Trance ist, dass es manchmal wie ein Gespräch sein wird etc. Dass der Klient sich natürlich jederzeit spontan bewegen kann, wenn er sich zum Beispiel bequemer hinsetzen oder sich an der Nase kratzen möchte. Dass es vorkommen kann, dass ich den Klienten in der Hypnose kurz bitte, vom Hals an wach zu werden, um sich mit mir wach unterhalten zu können, falls wir gemeinsam beschließen müssen, wie es an einem Entscheidungspunkt weitergehen kann. Dass der Klient jederzeit die Augen von sich aus aufmachen kann, wenn er es wünscht, dass er jederzeit die Sitzung unterbrechen kann, wenn es ihm wichtig erscheint, dass ich ihn auch in schwierigen Situationen begleiten werde. Dass es manche Trancephänomene gibt, die man von außen erkennen kann, die ich ihm – wenn notwendig – rückmelden werde. All dies besprach ich so auch mit Herrn D.

Ich begann mit der »Fensterübung«. Der Sinn dieser Übung für mich als therapeutischen Begleiter besteht darin, dass ich einschätzen kann, wie der Klient imaginieren kann, wie die Choreographie von Führen und Folgen sich entwickelt, wie er darauf reagiert, wenn er merkt, dass viele Inhalte unbewusst kreiert werden, vieles bereits unbewusst angelegt wird. Ich kann erste Trancephänomene bei dem Klienten kennenlernen. Der Klient kann Tranceerfahrung sammeln und sich auf mich einstellen.

Nach einer kurzen Übergangsinduktion, die ich unten schildern werde, forderte ich den Klienten, der die Augen bereits geschlossen hat, auf: »Ich möchte Sie bitten, sich ein Haus vor Augen zu führen, das Sie gut kennen. Das kann Ihr Elternhaus sein, Ihr eigenes, das der Großeltern, das von Verwandten oder Bekannten, es sollte nicht zu groß sein, ein Einfamilienhaus reicht vollkommen. Ich möchte Sie bitten, wenn Sie so weit sind, wenn Sie sich ein Haus ausgesucht haben, mir dies mitzuteilen, z. B. durch ein Kopfnicken oder einfach dadurch, dass Sie mir sagen, wenn Sie so weit sind ...« (Pause. Herr D. brauchte eine gewisse Zeit, um sich zu entscheiden.) »Ich möchte Sie nun bitten, die Fenster in diesem Haus zu zählen ...« (Pause) »... einfach alle Fenster zählen« (Pause) »... und es gibt unterschiedliche Möglichkeiten dies zu tun« (Pause) »... Viele Menschen beginnen damit, sich von außen das Haus anzuschauen ... (Klient nickt) ... um das Haus herum zu bewegen ... manche gehen, manche fahren oder manche scheinen zu schweben« (Pause. Klient nickt.) »... Und es ist meistens eine besondere Jahreszeit, in der das Haus da zu sehen ist« (Pause)

»... und es kann interessant sein, festzustellen, dass man auch die Tageszeit und die Lichtverhältnisse nicht bewusst gewählt hat, dass das Unbewusste wie selbstverständlich hilft, sogar den Winkel schafft, aus dem man das Haus sieht ...« (Pause)

»... und auch die Umgebung ist schon da ...« (Pause) »... und viele Menschen zählen bestimmte Fenster anfangs nicht mit ... z. B. Kellerfenster ... Fenster im Dach ... Fenster von Gästetoiletten ...« (Klient lächelt und räumt ein, die Kellerfenster nicht mitgezählt zu haben. Pause.) »manche Menschen gehen aber auch zur Türe hinein und dann innen durch das Haus durch die einzelnen Räume und zählen die Fenster ...da kann man dann feststellen, dass man die Dinge aus einer gewissen Körperhöhe wahrnimmt man bewegt sich in einem bestimmten Alter in diesem Haus, was sich an der Höhe des Treppenhandlaufs oft zeigen kann und wie alt sind Sie, wenn Sie durch dieses Haus gehen?«

Bei dieser Übung, die eher permissiven Charakter hatte, konnte ich feststellen, dass es Herrn D. gut gelang, sich bildliche Vorstellungen zu machen. Er konnte die Bilder dann auch beschreiben, konnte auf Fragen antworten. Er wurde ein bisschen sprechfaul, redete leiser und etwas langsamer als im Wachzustand, er war durch die verminderte Geschwindigkeit besser verständlich als sonst. Er verharrte mühelos wie kataleptisch in der »vorschriftsmäßigen Entspannungshaltung«. Die Gesichtszüge waren geglättet. Die Atmung wurde langsamer. Er erlebte nur eine minimale Zeitverzerrung (Piloten sind bezüglich Zeitempfinden besonders geschult). Er berichtete im Anschluss, dass er sich wohlfühlen konnte. Induktion und Therapeutenverhalten erlebte der Klient als hilfreich.

In der zweiten Vorübung, der »Zitronenübung«, die ich am liebsten kurz vor dem Mittagessen mit den Klienten mache, geht es darum, in einer eher direkten, klassischen Weise der Suggestion deutliche somatische Phänomene hervorzurufen. Ich habe die Erfahrung gemacht, dass vor allem Menschen mit psychosomatischen Symptomen von dieser Übung profitieren. Der Klient wurde in Einzelschritten aufgefordert, sich eine Situation vorzustellen, in der er in seiner Küche Teller,

Messer und Gabel bereitlegt und dann eine Zitrone auf dem Teller zerschneidet, den Geruch bereits wahrnimmt, den Saft auf des Messers Schneide tropfen sieht, mit der Gabel in der angeschnittenen Frucht stochert, dann die Zitrone über den in den Nacken gebeugten Kopf hebt und über dem geöffneten Mund ausdrückt, so dass der frische Saft in den Mund laufen kann. Gewöhnlich kommt es hierbei zu einer deutlichen Vermehrung der Speichelproduktion im Mund, was ein hübsches Beispiel für eine psychosomatische Reaktion ist, denn der Körper zeigt spontan eine deutlich wahrnehmbare Reaktion. Es wurde ja nicht die Aufforderung gegeben, vermehrt Speichel zu produzieren.

Bei dieser Übung konnte ich feststellen, dass Herr D. es sich gestatten kann, auch eher direkten Suggestionen zu folgen, dass er auch komplexeren Handlungsaufforderungen vertrauensvoll entsprechen und in zunächst unübersichtlichen Zusammenhängen bleiben konnte. Beide Übungen zusammen vermittelten mir den Eindruck, dass er in zeitlicher Regression mit mir an einem unangenehmen Thema, nämlich dem als traumatisierend einzuschätzenden Simulatorflug, arbeiten konnte, ohne vorher eine gesonderte neue Ressource im Sinne eines Notausstiegs oder eines leicht abrufbaren »positiven Ortes« als Rettungsanker entwickeln zu müssen. Ich vertraute dabei auf seine Ressourcen als Pilot, der Erfahrungen mit kritischen Situationen gesammelt hatte.

In der Vorbereitung zu den Hauptsitzungen wurden die oben beschriebenen Sitzungsklärungen durchgeführt. Danach fuhr ich fort:

TH Wir wollen heute über den Simulatorflug sprechen ...

PA Ja, am Ende des Fluges war ich fertig ...

TH Herr D., wir haben bereits besprochen, dass wir uns gemeinsam in 1–2 Sitzungen in Trance den fraglichen Tag nochmals in Ruhe anschauen und vielleicht das eine oder andere nacherleben wollen, wobei ich Sie begleiten werde ... wenn wir das eine oder andere neu entdecken können. Bitte entspannen Sie sich nun, so gut es Ihnen möglich ist ... Dabei mag es überraschen, dass jedes Geräusch, das Sie hören, Ihnen helfen kann, sich noch weiter und besser zu entspannen ...

Zunächst sehen Sie noch die Gärten und den Fußballplatz aus meinem Fenster, noch fühlen Sie die Temperatur hier in diesem Raum und Sie hören den Klang meiner Stimme. Aber wenn Sie die Augen nun schließen ... so ist es gut ... steigen allmählich Bilder auf vor dem inneren Auge, einige Bilder ziehen vielleicht vorüber, verschiedene Wahrnehmungen kommen und gehen, die Sie begleiten können, sich nach und nach auf inneres Erleben einzustellen ...

Es kann sein, dass Sie auf einer bewussten Ebene noch wach, aufmerksam sind, auf einer anderen Ebene aber bereits ein gewisses Gleiten spürbar wird, ein Gleiten und behagliches Loslassen ... ein Sich-Lösen und vielleicht kurz ein angenehmes Sich-Verlieren im wohligen Gleiten und dann ein Finden, ein Finden des Moments, in dem Sie aufwachen an dem Tag, ... an diesem besonderen, ... und Sie wachen früh morgens gerade auf, ... und ich möchte Sie bitten mir auf Ihre Weise mitzuteilen durch Nicken, ein Zeichen mit der Hand oder einfach durch ein Sagen, wenn Sie an diesem Morgen kurz nach dem

Aufwachen angekommen sind ... (Pause, in der der Klient mit geschlossenen Augen – seine Lider flattern – unbewegt sitzt) ... ja ... hm ... so ist es gut.

PA (nickt mit dem Kopf nach ca. zwei Minuten) Ja.

TH Sie sind jetzt da ...

PA Ja, ich habe nicht gut geschlafen. ...

TH Sie konnten nicht gut schlafen ...

PA Ich fühle mich müde und erschöpft, schon beim Aufwachen. Ich war auch etwas vergrippt in letzter Zeit ...

TH (übernimmt das Präsens) Sie fühlen sich schon morgens nach dem Aufwachen müde an diesem Tag (bietet als Test Zeitraffer an)

PA Genau, bei diesem Simulatorflug dann ... (Klient steigt sofort auf Zeitraffer ein)

TH (macht die Bremse nochmals explizit jetzt im Trancezustand) Ich würde gerne etwas langsamer vorgehen. So ganz allmählich und in Ruhe, dann erkennen wir möglicherweise das eine oder andere Wichtige, Neue leichter und besser. Nachdem Sie nun gerade aufgewacht sind, wie geht es Ihnen jetzt?

PA Na, mir geht es nicht so gut, aber es ist ja nur eine Übung, keine Prüfung, eigentlich kann ich das und traue mir das auch zu (wieder Zeitraffer)

TH Eigentlich können Sie das und trauen sich das auch zu (Bestärken/Pacing statt Bremsen/Leading)

PA Ja, ich war schon etwas groggy (geht aus dem Präsens der Erfahrung heraus)

TH Sie fühlen sich schon etwas groggy an diesem Morgen ...

PA Ja, durch die Zeitverschiebungen (meint Jetlag, es findet aber auch Zeitverschiebung im Sprachgebrauch hier in dieser Sitzung statt)

TH Durch den Infekt, die Zeitverschiebung, den schlechten Schlaf ...

PA Ja und im Simulator (eilt wieder voran)

TH Sie stehen dann allmählich auf, gibt es dann erst Frühstück oder gehen Sie zunächst duschen ... welches Wetter ist denn, wenn Sie zu Hause aus dem Fenster schauen?

In dieser Weise etwa versuchte ich in der ersten thematischen Sitzung, den Klienten zu bremsen, jedenfalls mit ihm am Tempo zu arbeiten, deshalb fokussierte ich immer wieder auf sinnlich Wahrnehmbares in den jeweiligen Situationen, um die abstrahierenden, beschleunigenden Erklärungen, zu denen der intelligente Klient neigte, auszubremsen. Wir kamen schließlich bis in den fensterlosen Vorraum vor dem Simulator, vor dem der Klient zum Vorgespräch die anderen wichtigen Personen trifft. Nonverbaler Diskomfort wird durch den Klienten ausgedrückt, als der Checkkapitän erwähnt wird. Der Co ist zu meiner Überraschung eine Pilotin. Es entzündet sich eine Auseinandersetzung zwischen dem streng nach Handbuch argumentierenden Checkkapitän und dem sehr erfahrenen, fliegerisch selbstbewussten und streitbaren Klienten. Die Co-Pilotin wird dabei von Herrn D. als wenig kompetent wahrgenommen. Das Leading besteht in dieser Phase darin, sich die Gesichter der beteiligten Personen genauer anzusehen und dazu die eigenen Gefühle zu erleben. Dabei gerät der Klient rasch wieder in intellektuelle Erklärungen über die Zusammenhänge. Das Pacing besteht darin, das Tempo herunterzufahren. Hier wurde die Sitzung aus Zeitgründen beendet. Die Exduktion wurde dann mit verschiedenen posthypnotischen Suggestionen angereichert: es sei heute eine gute Arbeit gewesen, für die Simulatorübung werde man dorthin zurückkehren, er sei dort nicht alleine. Manchmal arbeite das Unbewusste in der Zwischenzeit alleine weiter; das sei oft sehr hilfreich. Man drücke dem Unbewussten seine Wertschätzung aus und danke für seine Mitarbeit.

Ich stellte für mich so meine Vermutungen über die sich entwickelnde Psychodynamik an, wonach mir ein Konflikt mit dem Checkkapitän vordergründig schien. Allerdings behielt ich meine Spekulation für mich, was sich, wie sich später zeigte, als günstig erwies.

In den folgenden Tagen wurde mit Tranceübungen im Laufen, beim Joggen mit dem Klienten an anderen Themen gearbeitet. Technisch unterscheidet sich das wenig von »Sitzungen«, nur dass sich statt der ausgeprägten Unbeweglichkeit beim Laufen ein bestimmter individuell unterschiedlicher Rhythmus einstellt. Erfahrungsgemäß lassen sich nutzbare Trancezustände beim Laufen nach etwa 30–35 Minuten körperlicher Aktivität entwickeln, vorher besteht eine oft größere Ablenkbarkeit, die die Trancearbeit unnötig erschwert. Daneben wurde nonverbal implizit, später dann explizit, die Arbeit mit Tempowechsel in kleineren Tranceübungen und real im Wachbewusstsein beim Joggen mit dem Klienten intensiviert. Dabei war auffällig, dass er sich zunächst fast durchgehend oberhalb des aerob-anaeroben Grenzbereichs bewegte (Puls über 155), was auf Dauer in eine Erschöpfung führen kann. Eine Übung bestand nun darin, das Tempo gezielt so zu suchen, dass eine Herzfrequenz von nur 120 pro Minute konstant gehalten werden konnte. Bei diesem nun geringeren Tempo konnte natürlich das therapeutische Gespräch beim Laufen intensiver geführt werden. Zudem konnte der Klient für ihn neue Körper- und Umgebungswahrnehmungen beim Laufen machen, die gewöhnlich bei rascherem Tempo nicht möglich sind. Diese genussvolle Erfahrung mit der Langsamkeit machte auf den Jet-Piloten nachhaltigen Eindruck. Parallel wurden dem Klienten durch eine Körpertherapeutin im Sinne eines Focusing therapeutische Angebote gemacht, Körperwahrnehmungen geschult und besonders an Atemrhythmus und -tempo gearbeitet.

In der nach wenigen Tagen folgenden hypnotherapeutischen Begegnung wurde dann die Simulatorgeschichte wieder bei einer Hypnosesitzung im geschlossenen Raum fortgesetzt.

Es war nun für den Klienten erheblich leichter geworden, sich auf das Pacing/Leading in ein langsameres Tempo einzulassen (was ich als Übungseffekt einerseits, als Ergebnis der posthypnotischen Suggestion andererseits wertete). Inhaltlich wurden nun verschiedene weiterführende Gesichtspunkte offenbar: Der Klient fühlte sich im Simulator und schon in der Vorbereitung von dem Checkkapitän unter Druck gesetzt. Die Simulatorsituation war ausgesprochen komplex und schon vor dem Start angefüllt mit kleineren Zwischenfällen. Bereits vor der dann extrem schwierigen Schlechtwetterlandung machte der ungewohnt angespannte Klient kleinere Fehler (z. B. eine Rechts Links-Verwechslung), die ihn zusätzlich belasteten. Im mehrfach notwendigen Landeanflug selbst sorgte er für eine in die persönliche Überlastung führende Vermehrung von Komplexität dadurch, dass er die Co-Pilotin nach einem scheinbaren Fehler ihrerseits als inkompetent erlebte und gewissermaßen völlig ihre Anwesenheit ausblendete. Er saß nun gewissermaßen allein im Cockpit, musste die Landung mit Handsteuerung fliegen, die gestörte Kommunikation mit dem Tower wieder regeln, die ausgefallene Zielleitung kompensieren – und dies alles bei Schlechtwetter. Er hörte nun nicht einmal mehr auf die Informationen, die von der Co-Pilotin kamen. Bewunderungswürdigerweise bekam der Klient die Maschine dennoch sicher auf den Boden zur Landung, aber der Checkkapitän kommentierte: »Na, das war wohl nix!« Danach meldete sich Herr D. arbeitsunfähig.

Die Exduktion erfolgte wieder mit den verschiedenen wertschätzenden und posthypnotischen Suggestionen.

In der Besprechung im Anschluss an die Trance wurde offenbar, dass Herr D. gewisse Parallelen in seinem Verhalten gegenüber seiner Mutter und der Co-Pilotin zeigte. Das Verhalten gegenüber der Co kannte der Klient; in ähnlicher Weise hatte er früher seine von ihm als hektisch und überfordert wahrgenommene Mutter »ausgeschaltet«, um sich vor Überlastung zu schützen. In ähnlicher Weise musste er schon in der Kindheit bereits 150 % leisten, um sein Leben mit der Mutter zu regeln. Ein gewisser unausgesprochener Groll wurde neben aller Wertschätzung und Liebe gegenüber der Mutter in dezent entwertenden Formulierungen deutlich.

Evaluation

In einer folgenden Sitzung wurde dann gemeinsam mit dem Klienten beschlossen, eine Genogrammarbeit als Wochendhausaufgabe in Ergänzung zur Anamnese zu beginnen. Ich nahm an, dass es für den Klienten von Vorteil sein würde, die Mutter und deren Verhaltensweisen besser zu verstehen. Möglicherweise würden sich auch implizite familiäre Aufträge zeigen. Im Rahmen der Genogrammerstellung kontaktierte Herr D. seine Eltern und erfuhr dabei viele, für ihn neue und interessante Dinge. Insbesondere wurde verständlich, dass man der Mutter, als diese Kind war, manches zugemutet hatte, weswegen sie noch heute wütend auf ihre Ursprungsfamilie war. Zudem fühlte sie sich schuldig ihrem Vater gegenüber, der sie indirekt für seinen Suizid verantwortlich gemacht hatte, weil sie angeblich gegen seinen Willen zur Berufsausbildung in eine andere Stadt gegangen war. Es schien, als wäre die Mutter aus einer Protesthaltung heraus gewissermaßen 12-jährig geblieben. Die Thematisierung dieses Grolls führte bei der Mutter zu einer eigenen persönlichen Entwicklung, in dem Sinne, dass sie nun das lange Verschwiegene sogar als Buch zu veröffentlichen plante. Später wurde noch deutlich, dass auch der Klient bei sich aggressive Impulse kannte, diese aber beherrschen und in sinnvollen Tätigkeiten, z. B. in berufspolitischer Arbeit, sublimieren konnte.

Ein direkter Zugang zu seinen »Gefühlen« mit der Implikation, diesen zu trauen, reicht in der Therapie dieses Klienten häufig nicht aus, sondern wird berechtigten Widerstand erzeugen. Denn Piloten können allgemein besonders gut ihre Wahrnehmungen hinterfragen bzw. ausschalten. Hintergrund dieser Fähigkeit ist ein spezielles Training: Im Blindflug, z. B. in Nebel oder Wolken, muss der Pilot den Instrumenten trauen, nicht dem eigenen Gefühl, da die menschliche Wahrnehmung auf Be- und Entschleunigung im dreidimensionalen Raum nicht eingerichtet ist.

Zum Ende einer jeden Therapiestunde bitte ich die Klienten stets um eine Rückmeldung darüber, wie es ihnen mit mir ging, und ich erbitte regelmäßig explizit einen Verbesserungsvorschlag, etwa »Wenn wir das nächste Mal wieder zusammenkommen, was genau wünschen Sie sich dann, was ich anders machen soll als diesmal?« Oft sind die Klienten ein bisschen überrascht, wenn sie diese Frage das erste Mal von mir hören, meistens kommt auch später noch eher eine positive Rückmeldung, dass ich so weitermachen sollte wie bisher. Gelegentlich äußern die Klienten aber einen bestimmten Wunsch, der dann entweder ein Themenangebot für eine der nächsten Sitzungen beinhaltet oder auf einer Realebene einfach von mir erfüllt wird, wenn ich es kann. Manchmal bitte ich die Klienten aber auch nur darum, Verständnis für eine bestimmte Eigenart von mir zu haben. Darüber zu kommunizieren, kann eine Entspannung der Therapiesituation zur Folge haben, weil über die Kritik eher Missverständnisse über das therapeutische Vorgehen im Allgemeinen oder Hypnose im Besonderen abgearbeitet werden können.

Herr D. äußerte den Wunsch, weiter an der Aufarbeitung des Erlebten vor allem im Bereich Beziehungsgestaltung zu arbeiten; es gebe auch einige Besonderheiten in der Partnerschaft, die er gerne thematisieren wollte. Dies geschah dann in Gesprächen als Sitzung und im Laufen sowie mit anderen Therapeuten des stationären Teams auf je unterschiedliche Weise. Herr D. erarbeitete sich dabei aktiv eigene Kompetenzen, neue Strategien und für sich selbst verschiedene Auswahlmöglichkeiten seines Verhaltens und seines Tempos in unterschiedlichen Situationen und vor allem im zwischenmenschlichen Bereich.

Wir erlebten Herrn D. als motiviert. In jeder Phase der Therapie arbeitete er aktiv mit, zeigte sich in der Gruppenarbeit anteilnehmend, wach und humorvoll, verbunden mit einer zunehmend hohen Aufmerksamkeit für andere und der Bereitschaft des Reflektierens.

Latente familiäre Konflikte wurden lösungsorientiert mit deutlichem Erfolg bearbeitet. Eine therapeutische Beurlaubung wurde erfolgreich eingesetzt. Des Weiteren ist bereits perspektivisch eine Familientherapie in Begleitung der Eltern des Klienten im Rahmen der Nachbetreuung geplant. Eine berufliche Neuorientierung wurde von Herrn D. erarbeitet, was für ihn eine klare Entlastung bedeutete. Er lernte, sich abzugrenzen und seine Neigung zur Eigenüberforderung zu erkennen und zu verändern, was eine starke Musterunterbrechung für ihn darstellte. Wir entließen Herrn D. nach insgesamt sechs Wochen in subjektiv gesundem und arbeitsfähigem Zustand. Die ambulante Nachsorge erfolgt bei Bedarf durch Terminvereinbarung durch Herrn D.

Im Rahmen des Schreibens dieser Kasuistik sprach ich im Sinne einer Erlaubniseinholung für die Veröffentlichung dieses Fallberichts und in der Art einer Katamnese nochmals etwa ein halbes Jahr später mit Herrn D. Die Therapieerfolge waren konstant, und der Klient konnte sich inzwischen beruflich in für ihn angemessener Weise neu orientieren. Seine partnerschaftliche Beziehung hatte sich ebenfalls positiv entwickelt. Nun kann man natürlich nur spekulieren, was genau welche therapeutische Maßnahme bewirkt hat. Die Rückmeldung des Klienten allerdings belegt eindeutig, dass die hypnotherapeutische Bearbeitung der Simulatorsituation, die Arbeit mit Tempovariationen in den verschiedenen Kontexten und die daraus sich ergebende Thematisierung von zwischenmenschlichen Beziehungen wesentlich gewesen seien.

Hypnotherapeutische Aspekte der Kommunikation sind integraler Bestandteil meines therapeutischen Handelns auch außerhalb offizieller Hypnosesitzungen. Dabei habe ich die Erfahrung gemacht, dass für den therapeutischen Erfolg nicht unbedingt eine Trance phänomenologisch deutlich sein muss.

Im Falle von Herrn D. wurde ein multimodaler Ansatz gewählt. Dem Modul der expliziten Hypnose kam dabei in diesem Fall die zentrale Rolle zu. Von den rationalen, mechanischen Symptom-Erklärungsmodell gelang der Übergang auf die Beziehungsebene der Symptomatik (auch der Begriff »emotionaler Stress« wurde verständlich). Übertragungen älterer gelernter Strategien (z. B. von Mutter auf Co-Pilotin) wurden deutlich, als der Klient in der Trance sein Tempo verringern konnte. Unterstützt wurde dieses durch Tempovariationsübungen beim langsamen Laufen, durch Hypnotherapie (auch Focussing, Atemtherapie) in verschiedenen Settings, unter anderem beim Joggen. Dadurch wurde auch eine Verbindung von Tempo und Trance für Herrn D. herstellbar, die seinem Temperament entsprach. Die Verbesserung der Körperwahrnehmung erlaubte eine differenzierte Wahrnehmung von Emotionen, was wieder Beziehungsklärungen ermöglichte. Der systemische Anteil, der über die Genogrammarbeit vermittelt werden konnte, war im Sinne eines Reframings nachhaltig nicht nur für den Klienten selbst, sondern auch für seine Familie wirksam.

Warum Hypnose?

Menschen suchen oft therapeutische Hilfe, weil sie in Problemtrancen gefangen sind. Diese können in verschiedenen Prozessabläufen begründet sein. Bekannt sind ungünstige räumliche Fokussierungen, die technisch darin bestehen, dass ein entsprechender Bezugsrahmen zu tief oder zu flach, zu weit oder zu eng gewählt wird; therapeutisch verwende ich dann oft ein »Reframing«. Neben diesen räumlichen oder »Brennweitenproblemen« begegnen mir zunehmend vor allem besonders begabte Klienten, die ein Zeit- oder Geschwindigkeitsproblem haben (wie Herr

D., der »Hochgeschwindigkeitskünstler«), die entweder zu lange oder zu kurz bei einem Thema verweilen, um ein Problem zu lösen, oder zu schnell oder zu langsam an die Lösung im therapeutischen Selbstversuch herangehen.

Die Hypnose ermöglicht ein intensives allmähliches Verstehen und Durcharbeiten als kritisch erkannter Situationen. Sie eignet sich zur Einleitung unbewusster Such- und Veränderungsprozesse auf symbolischer Ebene. Dies ermöglicht dem Klienten einerseits, gewisse Inhalte zu schützen, erlaubt aber dem Therapeuten andererseits, die Veränderung zu überprüfen. Das Erlernen von autohypnotischen Fertigkeiten generalisiert die Entspannungsfähigkeit des Klienten und seine Fähigkeit zur Introspektion. Der Klient anerkennt implizit hilfreiche unbewusste Anteile. Beiläufig werden im therapeutischen Setting vermittelt: Respekt vor dem Unbewussten und dem Gegenüber, Wertschätzung nonverbalen Ausdrucks, Utilisation scheinbarer Defizite, Reframing, Ressourcenorientierung, Kontextbezug, Lösungsorientierung als hilfreiche Werkzeuge.

Als besonders hilfreich in diesem Fall erwies sich die Anwendbarkeit hypnotherapeutischer Prinzipien in verschiedenen Settings, vor allem auch bei körperlicher Aktivität sowie in Kombination mit systemischen Ansätzen.

Wesentlich sind für mein Verständnis von Hypnose die Möglichkeiten der Beziehungsgestaltung im therapeutischen Kontext durch die hypnotherapeutischen Techniken und meine damit verbundene Haltung. Ich mag die Menschen, die zu mir kommen so, wie sie sind, ich muss niemanden ändern. Wenn sich jemand selbst ändern möchte, erlebe ich es als Ehre, ihn dabei begleiten zu dürfen. Milton Erickson meinte einmal, als Therapeuten seien wir fürs Wetter zuständig, wir könnten ein Klima schaffen, in dem jemand sich gerne weiterentwickeln möchte. Dabei kann es auch mal stürmisch zugehen, aber das ist dann eine andere Geschichte, die ich ein andermal erzählen werde ...

Meine Leseempfehlung: Lesen Sie über Hypnose, was Sie in die Finger kriegen (dieses Buch ist ein guter Anfang)! Lesen Sie alles auf Kassette und hören Sie es sich dann an!

5 Frei von Ängsten

Paul Janouch

Hypnotherapie in der Behandlung einer generalisierten Angststörung

Es wird die Behandlung einer 47-jährigen Patientin mit einer sehr ausgeprägten Angstsymptomatik geschildert. Über einen Behandlungszeitraum von eineinhalb Jahren werden unter Verwendung von Hypnose vielfältige traumatische Erfahrungen aufgearbeitet, die einen komplexen Hintergrund einerseits für Angst- und Stressreaktionen, andererseits auch für massive Selbstwertprobleme bilden. Die Behandlung führt über eine schrittweise Reduktion der Angstsymptome schließlich zu einer völligen Symptomfreiheit.

Der Fall

Die Patientin kam zur Behandlung mit dem Wunsch, stressfrei Auto fahren zu können. Sie gab an, Angst beim Überholen auf der Autobahn zu haben; die Überholspur sei ihr immer »zu eng«, öfter habe sie hyperventiliert und sei kurz vor einer Ohnmacht gewesen, habe das Steuer kaum noch halten können und habe dann auf der Standspur anhalten müssen. Sie äußerte explizit den Wunsch nach Hypnose. Nach einem Vorgespräch wurde eine erste Hypnosesitzung durchgeführt, um ihre Reagibilität auf hypnotische Interventionen zu explorieren und erste Anhaltspunkte zu finden, mit welchen relevanten lebensgeschichtlichen Ereignissen die Symptomatik verknüpft sein könnte. Die Patientin erwies sich als sehr gut hypnotisierbar und assoziierte auf die Frage, womit ihr Symptom zu tun habe, ihren Vater, der ihr, als sie noch ein kleines Mädchen war, immer gesagt habe: »Du bist meine Tochter und Du kannst alles!« Die Vermutung war zunächst, dass damit eine dauerhafte und grundsätzliche Überforderung initiiert worden war, das Anspruchsniveau ständig zu hoch war (frei nach dem Motto: ein Leben auf der Überholspur ist auf Dauer risikoreich und gefährlich). Möglicherweise könnten dadurch bei auftauchenden ernsthaften Schwierigkeiten im späteren Leben Ressourcen blockiert sein.

Als eine erste Annäherung wurde ihr vorgeschlagen, in Betracht zu ziehen, dass das Symptom durchaus sinnvolle Funktionen erfüllen könnte. Wenn z. B. die Angst vor dem Überholen als eine Metapher für überfordernde Lebenssituationen verstanden würde, dann folge daraus, dass Bremsen nicht nur bei Fahrzeugen eine höchst sinnvolle und notwendige Einrichtung seien. Weiter wurde die banale Wahrheit verhandelt, dass es kaum möglich ist, dass ein Mensch wirklich alles kann. Sie wurde gefragt, ob es ihr möglich wäre, dem Vater mitzuteilen, dass er sich getäuscht habe, und dass sie nicht alles könne, dass sie Stärken und Schwächen habe usw. Der Patientin war dies mit starken emotionalen Reaktionen und vielen

Tränen verbunden; sie gab an, dass sie sich um diese Seite nicht gekümmert habe und räumte ein, dass sie viel stärker von Ängsten eingeschränkt sei, als sie bisher berichtet – und sich selbst eingestanden habe. Damit wurde sehr schnell klar, dass der Therapiefokus deutlich zu erweitern war, dass es nicht um eine isolierte Phobie ging, sondern um ein ganzes Netz von Ängsten und Einschränkungen, denen die Patientin z. T. seit der Kindheit ausgesetzt war. Erst nach dieser ersten Hypnosesitzung konnte sie berichten, wie sehr sie sich eingeschränkt fühlte: Bisher habe sie sich immer als einen Menschen mit viel Stress gesehen und keineswegs als angstgestört. Allerdings habe sie nach der Geburt ihrer zweiten Tochter, die in den ersten Jahren sehr oft krank und sehr schwierig gewesen sei, in unglaublich vielen Situationen Ängste gehabt: Sie habe keine großen Kreuzungen, Plätze oder Straßen überqueren können (»die wackelten«), habe Türme oder Hochhäuser vermieden, sie sei weder mit der Bahn noch mit dem Flugzeug verreist, zeitweise habe sie auch nicht mehr ihre Heimatstadt (manchmal nicht mal ihr Haus) verlassen können. Da die Symptome mal mehr mal weniger heftig seien, habe sie das immer wieder beiseitestellen können.

Zu Beginn der Therapie ist die Patientin 47 Jahre alt. Sie ist verheiratet und hat drei Kinder, damals im Alter von 11, 14 und 18 Jahren. Sie hat einen akademischen Beruf, ihr Mann ist ebenfalls Akademiker. Vom äußeren Erscheinungsbild und ihrem Auftreten wirkt sie ausgesprochen lebhaft und selbstbewusst, in ihren Schilderungen sehr differenziert und reflektiert. Sie ist auffällig schlank. Während sie relevante Stationen ihrer Lebensgeschichte berichtet, wird deutlich, wie sehr sie noch immer in problematischer Weise mit ihrer Herkunftsfamilie verbunden ist. Sie wuchs mit ihrem zwei Jahre älteren Bruder auf; die Eltern waren erfolgreiche Geschäftsleute und hatten offenbar kaum Zeit, sich um die Kinder zu kümmern. Häufig führte der Großvater Aufsicht, der aber oft betrunken war, so dass die Kinder überwiegend sich selbst überlassen waren, bzw. die Patientin den Quälereien des Bruders ausgesetzt war. Sie war der Liebling des Vaters, und der Bruder, der sich zurückgesetzt fühlte, ließ seine Frustration und seine Wut ungehindert an ihr aus. Die Patientin schildert, dass sie oft furchtbare Angst hatte, ihr Bruder könne sie umbringen; so habe er einmal in voller Absicht den Deckel einer schweren Truhe auf ihre Hand fallen lassen, ein Finger sei völlig zerschmettert gewesen, und eine Zeit lang sei nicht sicher gewesen, ob der Finger amputiert werden müsste. Ein anderes Mal habe er sie so stark gewürgt, dass sie Todesangst gehabt habe. Die Mutter beschreibt sie als kalt und herzlos, sie habe die Kinder »ausstaffiert«, damit sie nett aussahen, aber sonst habe sie sich um nichts gekümmert. Der Vater sei schwach gewesen, den Launen seiner Frau hilflos unterworfen, so habe sie, obwohl sie sein Liebling gewesen sei, bei ihm keinen Halt und keine Sicherheit gefunden. Bis heute ist die Patientin enttäuscht darüber und voller Zorn. Kurz gesagt durchlebte die Patientin also eine Kindheit und Jugend, die bei guter bis sehr guter materieller Versorgung alle Anzeichen von emotionaler und sozialer Vernachlässigung aufwies. Mit 12 Jahren fing sie aus Trotz, Wut und

Verzweiflung an zu fasten, zeitweise hatte sie ernsthaft vor, sich zu Tode zu hungern, sie habe sich so unendlich allein und verzweifelt gefühlt. Aber nachdem sie merkte, wie gut sie sich kontrollieren konnte, habe sie sich »voller Power« gefühlt, sie habe sich entschlossen zu leben – aber in dem vollen Bewusstsein, immer alles allein tun zu müssen.

Für die folgenden therapeutischen Interventionen war eine wesentliche Hypothese, dass vielfältige Traumatisierungen in der Kindheit für die aktuelle Symptomatik eine wichtige Rolle spielten, wobei vermutlich weniger einzelne z. T. durchaus dramatische Ereignisse bedeutungsvoll waren, sondern insbesondere das durchgängige Gefühl von Ohnmacht und Hilflosigkeit. Dazu kam als wesentlicher weiterer Faktor, dass die Patientin bereits sehr früh begann, Verantwortungsgefühle besonders gegenüber dem Vater, aber auch für die Beziehung der Eltern zu entwickeln. Diese Verantwortungsverschiebung (Parentifizierung) ist nicht selten eine Grundlage für Angstsymptome, weil die Betroffenen neben der Last der Verantwortung noch das Gefühl ständigen Scheiterns ertragen müssen. In diesem Fall war es für die Patientin unerträglich gewesen, mit ansehen zu müssen, »wie kläglich der Vater neben der Mutter war«. Sie hatte daher versucht, ihren Vater zu »retten«, indem sie sich z. B. oft dumm stellte, damit er irgendwie klüger wirkte. Der Mutter gegenüber, bei der sie offensichtlich alles falsch machte, strengte sie sich furchtbar an, »um nicht so blöd dazustehen«. Letztlich waren alle Anstrengungen vergeblich, so dass sie oft den Wunsch hatte zu sterben. Einen Ausweg bot ab etwa dem 12. Lebensjahr die Magersucht. Für die Patientin damals eine »geniale Idee«, die es ihr nicht nur ermöglichte, sich stark und unangreifbar zu fühlen, sondern sich auch aus der bösen Welt zeitweise zu entfernen, sich also durch Hungerstress high zu fühlen und alles weit entfernt (im Sinne dissoziativer Wahrnehmung) zu erleben.

Warum Hypnose?

In den folgenden Therapiesitzungen ging es hauptsächlich darum, die vielfältigen Verknüpfungen der Angstsymptomatik mit z. T. weit zurückliegenden Ereignissen herauszuarbeiten, denn ganz offensichtlich bestimmten alte traumatische Erfahrungen und daraus resultierende Muster die aktuellen Wahrnehmungs-, Denk- und Fühlmuster. Das wesentliche übergeordnete Therapieziel war, eine Neubewertung dieser Erfahrungen zu ermöglichen; ein sehr zentraler Punkt war dabei, dass sich die Patientin für alle und alles verantwortlich fühlte (s. o.). Dieses überzogene Verantwortungsgefühl führte natürlich einerseits zu Überforderungsstress und andererseits, weil alle Bemühungen zwangsläufig scheitern mussten, zu Versagens- und Minderwertigkeitsgefühlen. Für eine Neubewertung solcher Muster ist es unerlässlich, konkrete Hintergründe zu eruieren (d. h. mit allen Sinnesmodalitäten zu erfassen). Es ist evident, dass dazu hypnotherapeutische Verfahren bestens geeignet sind, denn das sinnlich-konkrete (Wieder-)Erleben einer Situation ist ja grundlegend für die hypnotische Erfahrung schlechthin.

Hypnose

Mit der Patientin wurde also vereinbart, auch weiter mit hypnotischen Methoden zu arbeiten. Zentraler Ausgangspunkt des Vorgehens war dabei die Überzeugung (die auch die Patientin in vollem Umfang teilte), dass das »Unbewusste« alle wesentlichen Informationen über relevante Zusammenhänge gespeichert habe sowie auch die benötigten Ressourcen für erforderliche Neubewertungen bzw. Lösungsideen zur Verfügung stellen könne. Es wurden überwiegend folgende Techniken eingesetzt: Als erstes wurde eine Armlevitation induziert, die als Medium der Verständigung mit dem Unbewussten dienen sollte (z. B.: »Sobald Ihr Unbewusstes bereit ist, sich mit dieser Frage zu befassen, wird Ihr Arm sich heben«). Damit konnte immer sichergestellt werden, in welchem Ausmaß eine innere Bereitschaft auch bei schwierigen Fragen und belastendem Material vorhanden war und schließlich auch, ob sich eine Akzeptanz bei Lösungsvorschlägen abzeichnete. Die zweite häufig verwendete Technik war die der »Affektbrücke« (eigentlich besser: »Symptombrücke«). Dabei wurde die Patientin aufgefordert, sich die Angstsymptome konkret, d. h. körperlich spürbar zu vergegenwärtigen (meist war eine schwache Reaktion schon bei der Schilderung problematischer Situationen gleich vorhanden, so dass die sichtbaren Symptome lediglich aufgegriffen und verstärkt zu werden brauchten). Im zweiten Schritt sollte sie danach suchen, mit welchen Erfahrungen die Symptome verknüpft sind bzw. waren. Für Lösungsvorschläge wurde schließlich häufig eine Variante der Stellvertretertechnik angewendet, d. h. der Patientin wurde z. B. vorgeschlagen, aus heutiger Sicht mit der Kompetenz und dem Wissen der Erwachsenen dem kleinen Mädchen von damals bestimmte Erklärungen nachzuliefern oder die Zuversicht und das Vertrauen zu stärken, sich tatsächlich aus schwierigen Situationen befreien zu können, beängstigende und überwältigende Erfahrungen hinter sich lassen zu können usw.

Die Patientin zeigte sich, wie schon in der ersten Sitzung, auch weiter als sehr gut hypnotisierbar. Allerdings war die hypnotische Arbeit für sie anstrengend und zuweilen emotional sehr belastend und tränenreich. Die ersten Interventionen richteten sich, anknüpfend an die oben skizzierte erste Sitzung, darauf, die rigide Leistungsorientierung (Vater: »Du kannst alles«) zugunsten einer realistischeren und persönlichen Zielen angepassten Vorstellung aufzulösen. Dazu wurde die Patientin aufgefordert, sich spezifische Situationen, in denen der Vater solche markanten Sätze gesagt hatte vorzustellen und beispielsweise zu entgegnen: »Ich schaffe das, was ich will!«. In der dieser Sitzung folgenden berichtete die Patientin, dass sie intensiv mit diesem Vorschlag beschäftigt gewesen sei, dass sie z. T. sehr heftige psychosomatische Symptome wie Magenschmerzen und Übelkeit gehabt habe, aber so gut wie keine Probleme beim Autofahren. Es hatte deutlich den Anschein, dass im inneren System etwas kräftig in Bewegung gekommen war, und die Patientin begonnen hatte, sich mit extrem einschränkenden und belastenden Einstellungen und Lebensmaximen produktiv auseinanderzusetzen. In weiteren Sitzungen erinnerte sie sich z. B. daran, dass sie als kleines Mädchen dreimal beinahe ertrunken wäre, die Atemnot und das Gefühl von Todesangst waren sehr eng mit diesen Situationen verknüpft. Bei diesen und ähnlichen traumatischen Erfahrungen waren die Interventionen hauptsächlich darauf ausgerichtet, das Geschehene innerlich abzuschließen, denn ein solches nicht verarbeitetes Ereignis bleibt wie »eingefroren«, d. h. es wird nicht ins innere System als etwas Abgeschlossenes integriert, sondern wirkt bei situativ ähnlichen Situationen als Auslöser (Trigger) für eine Alarmreaktion: Der Organismus reagiert wieder mit massivem Stress wie auf eine tödliche Gefahr. In Hypnose wurde die Patientin hinsichtlich dieser Situationen aufgefordert, aus der Distanz von heure das ganze Geschehen genau zu beobachten und dem von Angst geschüttelten Kind von damals eindrücklich und behutsam die einfache Wahrheit zu vermitteln, dass es die Gefahr wirklich unbeschadet übersteht, dass es sich wieder sicher und geborgen fühlen kann usw. Das führte in relativ kurzer Zeit zu einer deutlichen Reduktion der Angstsymptome, so konnte sie nicht nur ihren Aktionsradius mit dem Auto beträchtlich erweitern (Autobahn), sondern auch z. B. in ein Parkhaus fahren, was zuvor viele Jahre lang gänzlich unmöglich erschienen war.

Mit dem Rückgang der Angstreaktion wurde dann ein weiterer Aspekt sichtbar: Wie oft in solchen Fällen gab sich die Patientin allein die Verantwortung für ihre problematische Entwicklung (»wenn ich nicht so gestört wäre, hätte ich mein Leben besser im Griff gehabt, hätte ich mich besser entwickelt« usw.). Die Interventionen richteten sich jetzt überwiegend darauf, der Patientin zu ermöglichen, sich mit ihren destruktiven Anteilen zu versöhnen. Relativ leicht gelang dies zunächst bezüglich der frühen traumatischen Erfahrungen: Der Patientin wurde in Hypnose vorgeschlagen, dem kleinen Mädchen von damals anschaulich und verständlich zu vermitteln, dass es weder für das problematische Klima und Fehlentwicklungen in der Familie noch für den Vater jemals wirklich verantwortlich gewesen war, dass es sich also von dieser Last befreien könne, dass es keinen unsichtbaren Makel habe noch sonst wie gestört sei, sondern seelisch gesund und in Ordnung usw. Mit Hilfe unwillkürlicher Signale wurde eine klare Zustimmung seitens des Unbewussten abgefragt, mit posthypnotischen Suggestionen wurden die Vorschläge untermauert.

Während dieser Teil der emotionalen und kognitiven Neubewertung relativ gut gelang, war es dann für die Patientin ausgesprochen schwierig, sich mit dem aufsässigen, pubertierenden, magersüchtigen Teil auszusöhnen. Sie fand sich zunächst nicht nur während dieser Zeit einfach zu destruktiv, sondern räumte ein, dass sie bis heute diese destruktiven Anteile nicht wirklich überwunden habe, vielmehr sei sie bis heute deutlich untergewichtig, reagiere bei Stress oft mit Magenschmerzen und Nahrungsverweigerung, setze das auch – wie früher, als sie auf ihre Not und Verzweiflung aufmerksam machen wollte – in der Partnerschaft ein. Während ihr also immer mehr klar wurde, dass sie durch ihre Lebensbedingungen Teile ihrer Symptomatik produzierte und aufrechterhielt, reagierte sie in der Therapie zunächst auf unbewusster Ebene ablehnend auf alle Vorschläge, sich alte Schwierigkeiten, Probleme und Fehlverhalten zu verzeihen (während sie auf bewusster Ebene dies völlig sinnvoll und akzeptabel fand). Das verstand sie zunächst nicht, und es ließ sie ungeduldig werden. Während dieser Zeit berichtete sie über schlimme Alpträume: sie wache fast jede Nacht auf, nachdem sie geträumt habe, umgebracht zu werden. Ihr wurde jedoch rasch klar, dass diese Träume als eine unbewusste Vorbereitung bevorstehender Veränderungen zu verstehen waren.

Allmählich konnte sie die Zusammenhänge zwischen alten Mustern und aktueller Situation verstehen: Sie hatte sich in einen allzu engen Ehe- und Familienrahmen einzwängen lassen und hatte einen Mann als Partner gewählt, den sie in vielen Aspekten als ihrem Vater sehr ähnlich wahrnahm, und den sie oft als ähnlich schwach und hilflos erlebte wie diesen. Es ging also natürlich nicht bloß darum, sich mit alten Problemanteilen zu versöhnen, sondern sich über 20 Jahre »Fehlverhalten« zu verzeihen. Erst als sie nach und nach begriff, wie viel Power und positive Energie im Verhalten der 12-Jährigen steckte, wie sie mit aller Kraft versucht hatte, sich zur Wehr zu setzen, dass es also auch um positive Ziele und Werte ging, war es allmählich möglich, diese Teile zu integrieren und positiv für eigene Ziele zu nutzen.

Mit den Worten der Patientin:

»Ich begriff, mit welcher Energie ich früher um Verständnis gerungen habe, und dass ich bis heute mit dem Essen streike, wenn ich mich nicht verstanden fühle ... ich habe so eine sprachlose Art entwickelt zu sagen: Hör mir zu! Ich brauche Zuwendung! Als 13-Jährige habe ich mich so an meinen Vater gewendet: Frag doch mal, wie's mir geht! ... was er aber nicht tat, allerdings nicht, weil er mich nicht liebte, sondern wegen seiner Unsicherheit meinem Alter gegenüber und meiner aufkommenden Weiblichkeit. In meiner Ehe habe ich das immer irgendwie fortgesetzt, lange Zeit, ohne zu verstehen, was ich da eigentlich tue ... Der Hinweis, sich mit der 13-Jährigen zu verbünden, war super ... sie hat die Power, und ich habe das Wissen! ... Ich konnte anfangen, deutlicher zu formulieren, was ich wirklich wollte und aufzuhören, mich für alles zu kritisieren ... ich begriff mit einem Mal, dass ich nicht dafür verantwortlich war, wenn mein Vater mich nicht verstand, wenn ich nicht so einen tollen Ehemann hatte, wie ich mir erträumt hatte usw. ...«

Hier wird deutlich, wie vielfältig vernetzt eine langjährige Symptomatik sein kann und wie viele Persönlichkeitsbereiche und Verhaltensweisen dadurch eingeschränkt sein können. Die Funktion der Angstsymptome als eine konstituierende Bedingung für eine als sehr einengend empfundene Partnerschaft verlor zunehmend an Bedeutung, je mehr die Patientin sich (zunächst mehr auf vor-/unbewusster, später mehr und mehr auf bewusster Ebene) mit den Bedingungen und Auswirkungen der Symptome auseinandersetzte. Kurz: Die Symptome verschwanden einfach nach und nach, und so war es für die Patientin zu ihrer eigenen Verwunderung überhaupt kein Problem mehr, (allein!) in den Urlaub zu fliegen und andere Dinge zu unternehmen, wie z. B. im Urlaub einen Tauchkurs (!) zu machen. Anlässlich des Tauchkurses hatte die Patientin noch eine echte Bewährungsprobe zu bestehen: Nachdem es ihr relativ problemlos möglich war, auch mit Sauerstoffflasche zu tauchen, war es für sie dann absolut unmöglich, das Wechseln der Atemmaske (was aus Sicherheitsgründen beim Tauchen in größere Tiefen eingeübt wird) auszuführen. Beim Proben im Pool erlebte sie jedes Mal heftige Panikattacken beim Versuch, die Maske zu wechseln. Ziemlich frustriert war sie nahe daran, aufzugeben, als ihr einfiel, wie sie in der Therapie ihre Ängste jeweils bestimmten Entstehungsbedingungen zuordnen konnte. Also versuchte sie auf ihrem Hotelzimmer, mit Selbsthypnose den Dingen auf die Spur zu kommen. Sie berichtete, wie sie sich sehr rasch daran erinnert habe, wie ihr Vater mit ihr ins Krankenhaus gefahren sei, nachdem ihr Bruder mit dem Deckel einer Truhe ihr einen Finger fast zerquetscht hatte. Der Arzt in der Aufnahme habe sich die Sache angesehen und gemeint:

»Das sieht aber sehr übel aus, vielleicht müssen wir den Finger amputieren.« Der Vater sei daraufhin grün im Gesicht geworden und habe fluchtartig den Raum verlassen. So sei das kleine Mädchen in seiner Not und Angst sich selbst überlassen gewesen, es sei ihr eine Maske (vermutlich mit Lachgas) aufgesetzt worden, das sei das Letzte gewesen, an das sie sich erinnern könne. Somit sei ihr augenblicklich klar gewesen, dass das Aufsetzen der Maske eng verknüpft war mit absoluter Hilflosigkeit (allein gelassen werden) und Panik (Angst, den Finger zu verlieren oder Schlimmeres). Sofort habe sie sich, indem sie ihre Panik zuordnen konnte, von der Angst beim Tauchen distanzieren können. Der Maskenwechsel sei dann mit einiger Übung problemlos gelungen, und sie habe es sehr genießen können, in 30 Meter Tiefe zu schweben, unter sich noch einige Hundert Meter Wassertiefe!

Damit war für die Patientin klar, dass sie ihre Angstgeschichte tatsächlich überwunden hatte und endlich »frei von Ängsten« würde leben können. Denn schließlich hatte sie sich bewiesen, dass sie bei auftauchenden unangemessenen Angstreaktionen die Dinge selbst managen konnte.

Evaluation

Die gesamte Behandlung erstreckte sich über einen Zeitraum von ca. eineinhalb Jahren. Da die Patientin eine relativ weite Anfahrt hatte, wurden aus ökonomischen Gründen häufig Doppelstunden mit relativ großen Abständen (2–4 Wochen) vereinbart, was sich zunehmend als großer Vorteil herausstellte, weil die Patientin offensichtlich für viele Aspekte eine längere Verarbeitungszeit benötigte, eine Frequenz von wöchentlichen Terminen hätte dazu nicht ausgereicht. Insgesamt fanden in dieser Zeit 29 Behandlungstermine statt. Neun Monate nach dem letzten Termin ist die Patientin weiter frei von Angstsymptomen.

Während der gesamten Behandlungsdauer nahm der Einsatz der Hypnose einen zentralen Platz ein. Fast in jeder Sitzung wurde mit hypnotischen Techniken gearbeitet. Die allgemein und grundsätzlich leitende Überzeugung war dabei, dass all die so irrationalen und z. T. überaus heftigen und extrem einschränkenden Ängste durchaus ihren Sinn oder Ihre Funktion haben bzw. hatten, und dass die Patientin in der Lage war, diese zu verstehen (die »Sprache des Symptoms« zu entschlüsseln), wenn sie sich auf ihre unbewussten Fähigkeiten verließ, und dass sie im Weiteren über ausreichende Ressourcen verfügte, um angemessene Lösungen zu finden. Das sog. »Unbewusste« dient hier also als »Tertium« im therapeutischen Prozess, das mittels ideomotorischer Signale (Armlevitation) mit dem Bewussten der Patientin und des Therapeuten kommuniziert. Grundsätzlich wird davon ausgegangen, dass es über alle notwendigen Informationen verfügt, um konstruktive Veränderungen zu initiieren. Dem Therapeuten kommt dabei im Wesentlichen die Aufgabe zu, diesen Kommunikationsprozess zu moderieren, d. h. auf relevante Fragen zu fokussieren und u. U. dafür zu sorgen, dass die Patientin schwierigen Fragen nicht ausweicht. Ein ganz wesentlicher, sozusagen nebenher erzielter Begleiteffekt bestand darin, dass die Patientin nach und nach begann, die Angstsymptome zwar weiter als etwas durchaus Unangenehmes zu empfinden, aber gleichzeitig auch als eine Informationsquelle zu verstehen. Der ineffektive, nutzlose Kampf gegen die Symptome konnte allmählich aufhören, und das Auftreten von Angstsymptomen konnte verstanden werden als ein Hinweis, dass im inneren System etwas nicht gut eingepasst oder balanciert ist. In diesem Fall wird das sehr schön dadurch illustriert, dass die Patientin die Therapie im letzten Schritt notgedrungen selbst in die Hand nimmt.

Warum Hypnose?

Grundsätzlich eignet sich Hypnose in hervorragender Weise zur Behandlung von Angststörungen und zwar aus mehreren Gründen:

- Angstpatienten sind meist sehr gut hypnotisierbar. Das ist leicht zu verstehen, wenn man sich vor Augen hält, dass sie beim Erleben einer Angstreaktion in kürzester Zeit in einen stark veränderten Zustand – vegetativ, motorisch, emotional, kognitiv – wechseln und das ganze Geschehen absolut unwillkürlich, dem bewussten Zugriff entzogen, abläuft. Die beobachteten Reaktionen lassen sich allesamt auch als hypnotische Phänomene beschreiben (Unwillkürlichkeit, Dissoziation, Zeitverzerrung, Katalepsie usw.), mit anderen Worten: Die Symptome und die hypnotische Reaktion sprechen dieselbe »Sprache«, so dass es Angstpatienten in der Regel leicht zu vermitteln ist, dass sie bereits über gute hypnotische Fähigkeiten verfügen, und dass es nunmehr lediglich darauf ankommt, diese Fähigkeiten konstruktiv zu nutzen.
- Mehr als bei anderen Symptomen fällt bei Angstpatienten eine ausgeprägte Tendenz zur Selbstabwertung auf. Sie finden sich feige, blöd, schwach usw., weil sie ihre Ängste nicht in den Griff bekommen und sind dadurch in einen aussichtslosen Kampf mit sich selbst verstrickt. Mit hypnotischen Techniken ist es in aller Regel sehr rasch und leicht möglich, die Patienten mit dem Symptom »in Kontakt« zu bringen, d. h. die symptomatische Reaktion in der Therapie unter kontrollierten Bedingungen ablaufen zu lassen. Sobald das gelingt, sind zwei Auswirkungen zu beobachten: zum einen können die Patienten erkennen, dass die Symptome durch aus nicht unkontrollierbar sind, zum anderen wird ein Einstieg in ein verbessertes Verstehen möglich, nämlich dass die Symptome in ihrem Kontext nicht irrational oder verrückt sind, sondern ihren guten Sinn haben (oder hatten).

- Vor dem Hintergrund dieses erweiterten Verstehens lassen sich in aller Regel unmittelbar Lösungen entwickeln. Man könnte – etwas verkürzt – sagen: Das Problem, in seinem Kontext verstanden, bietet selbst die Lösung an. In vielen Fällen ist eine »Neusortierung« schon ausreichend, d. h. das Wissen, dass die Symptome in einem bestimmten Lebensabschnitt ihren Sinn hatten, wirkt entlastend und trägt dazu bei, die aktuelle Situation neutraler wahrzunehmen, was im Weiteren dazu führt, dass aufkommende Stresssymptome rasch wieder abnehmen. Andere Lösungsschritte beschäftigen sich damit, alte unerledigte Themen oder Fragen ab zuschließen, hier sind – wie im oben dargestellten Fall – häufig vorkommende Themen Schuld- oder Verantwortungsfragen.

6 Aufrecht wie eine Palme

Agnes Kaiser Rekkas

Hypnotherapie bei Skoliose mit chronifiziertem Schmerz

An einem Supervisionswochenende im Rahmen des von mir geleiteten Ausbildungscurriculums der Deutschen Gesellschaft für Hypnose (DGH) überrascht uns eine Teilnehmerin – die ich hier Anna nenne – mit einer interessanten Falldarstellung: Es handelt sich um ihre eigene Selbsttherapie zur Beeinflussung heftiger, durch eine Skoliose verursachte Schmerzzustände. Gerade sie, die den Möglichkeiten der klinischen Hypnose und Hypnotherapie anfänglich sehr skeptisch gegenüberstand, berichtet zum Erstaunen aller über frappierende Erfolge. Wir supervidieren ihren »Fall« in der Gruppe und legen mit Mesmerschem Streichen Hand an, während sie von uns Suggestionen für Entlastung, Wohlbefinden und Aufrichtung erhält. Mit großem Interesse verfolgen wir den weiteren Verlauf, der sowohl in Bezug auf ihre körperliche Reaktion als auch auf die veränderte psychische Haltung gegenüber ihrem Krankheitsbild überaus spannend und lehrreich ist. Es wird deutlich, wie sinnvoll Hypnose parallel auf der körperlichen und seelischen Ebene zur Wirkung kommen kann. In dieser Fallstudie haben wir es mit einer Form der essenziell idiopathischen, also anlagebedingten Skoliose zu tun, deren Genese vermutlich in einer Störung des Skelett- und Muskelaufbaus durch ein neuromuskuläres Ungleichgewicht liegt. Idiopathische oder sog. juvenile Skoliosen werden – wie auch bei unserer »Patientin« – zumeist im Wachstumsschub um das 6./7. Lebensjahr erstmals diagnostiziert.

Eine Skoliose (skolios, griechisch: schief, krumm, verdreht, gebogen) bedingt Beschwerden und Behinderungen, die nicht nur statisch-orthopädischer Art sind. Die Bedingungen bei einem Menschen mit einer Skoliose, die in den meisten Fällen – wie bei jeder statischen Fehlstellung – auch noch einen gewissen progredienten Verlauf aufweist, sind äußerst komplex. Während beim Gesunden die Wirbelsäule wie der Segelmast eines Schiffes von Halteseilen in Form kräftiger Muskeln und Bänder flexibel im Lot gehalten wird, muss der Skoliosepatient sowohl physisch mit der zunehmenden Seitausbuchtung und Verwindung seiner Achse kämpfen, als auch geistigseelisch die Veränderung seines Körpers »verschmerzen«. Damit meine ich nicht nur die Kränkung durch den sich entstellenden Körper, sondern die oftmals panisch erlebte Bedrohung, mehr und mehr aus dem Lot zu geraten und die Mitte zu verlieren, wie uns Annas Bericht im Weiteren einfühlbar veranschaulichen wird. Die Sicht der Welt beginnt sich zu verändern. Die optische Perspektive rutscht tiefer, vielleicht schrägt sich sogar das Gesichtsfeld durch eine Ausschwingung der Skoliose im HWS Bereich, die Erfahrung der Umgebung kippt und verdreht sich. Was diese Veränderung im Innerpsychischen auslöst, lässt sich vom Gesunden nur vage erahnen. Die ungeheure Anstrengung des Ringens um Halt und das mental-psychische Entgegenrudern gegen die sich nicht nur auf die physische Ebene auswirkende Verkürzung und Torquierung mit der möglichen sekundären Depression prägt die Persönlichkeit des Skoliosepatienten.

Die Symptomatik ist in der Regel abhängig von der Stärke und Lokalisation der Abweichungen der Wirbel aus dem Lot, insbesondere der Brustwirbelsäule, der Zahl und Art der beteiligten Wirbel und der Bögen, dem Grad und der Stärke der Rotation und Buckelbildung, der Schwere der Versteifung, der Laxheit der Bänder, der Art und Stärke des Beckenschiefstandes, der individuellen Belastbarkeit in Bezug auf Schmerz und psychische Bedeutung des Leidens.

Die Schmerzen und subjektiven Beschwerden psychischer und/oder psychosomatischer Art des Patienten sind therapeutisch schwierig zu fassen und zu beeinflussen. In Annas Worten: »Über mir hing ständig das Damoklesschwert: Wie geht's weiter?« Hier kann nun aber – wie im Weiteren ausgeführt – die leichthändige Hebelkraft der Hypnose erfolgreich zum Einsatz kommen. Der Bericht möchte auch ermutigen, hypnotherapeutische Interventionen – und speziell gezielte Selbsthypnose – zum Wiedergewinn von Wohlbefinden, zur Steigerung der allgemeinen Leistungsfähigkeit und Selbstsicherheit anzuwenden.

Der Fall

Anna ist Diplompsychologin (wie die Autorin war sie vor dem Psychologiestudium Physiotherapeutin) und Teilnehmerin an einem Curriculum der Deutschen Gesellschaft für Hypnose in München, zum Zeitpunkt der schriftlichen Niederlegung 35 Jahre alt. Die im sechsten Lebensjahr diagnostizierte schwergradige Skoliose war in den letzten 30 Jahren in verschiedenem Ausmaße progredient. Seit dem 16. Lebensjahr besteht eine phasenweise chronifizierte Schmerzsymptomatik, vornehmlich im Bereich der Lendenwirbelsäule und im Bereich des rechten Iliosakralgelenks. Vom zehnten bis einundzwanzigsten Lebensjahr geht Anna täglich zur Physiotherapie, danach intermittierend, seit einigen Jahren erhält sie nur noch passive Therapien wie Manuelle Therapie, Osteopathie, Fango/Massage, Elektrotherapie und Analgetika.

Eine Akupunkturbehandlung bewirkt eine längere schmerzreduzierte Periode, aber ab Frühling 2001 verstärken sich die Beschwerden wieder. Anna leidet unter Schmerzen, die sich »wie entzündet« anfühlen, vor allem im Bereich der rechten Gesäßmuskulatur, teilweise ausstrahlend in Richtung Oberschenkelaußenseite, was nur humpelndes Gehen erlaubt. Eine entzündungshemmende/schmerzstillende Medikation (intramuskuläre Spritzen) und Osteopathie bringen kaum Erleichterung. Zeitweises Training im Fitnessstudio nach einem fein abgestimmten Programm soll dem Muskelabbau entgegenwirken.

Symptomatik und subjektives Beschwerdebild zu Beginn der Hypnosebehandlung: Chronifiziertes Schmerzsyndrom, fortschreitender Haltungsverfall, allgemein erschwerte Therapierbarkeit. Die Schmerzen treten verstärkt morgens auf. Anna erwacht vor

Schmerzen, kann dann nicht richtig durchatmen, da Schmerzen im Rippenwirbelgelenksbereich mit Ausstrahlung nach vorne empfunden werden. (»Ich konnte weder richtig atmen noch mich bewegen.«) Die Wirbelsäule fühlt sich an, als ob sie aus mehreren, nur lose miteinander verbundenen Teilstücken besteht, die auseinanderzubrechen drohen. Zeitweise halten sich die Schmerzen über den ganzen Tag. Wenn während des Tages viel sitzende Tätigkeit erfolgt, verstärken sie sich sogar. Anna spürt einen zunehmenden Haltungsverfall, sie gerät ihrem Gefühl nach immer mehr aus dem Lot, spürt nicht mehr, wo ihre »Mitte« ist. Ihre angestrengt aktiven Bemühungen, die Haltung zu korrigieren, bleiben nur von kurzer Wirkung.

Angeregt durch Inhalte der Ausbildungseinheit »Selbsthypnose« und motiviert durch die Lektüre von »Selbsthypnose – Ein Handbuch zur Selbsttherapie«,[57] will Anna herausfinden, ob sie ihre Schmerzen mit Hypnose – wie sie damals noch sagt – »kontrollieren« kann. Die Chancen für eine Verbesserung schätzt sie anfangs eher pessimistisch ein.

Hypnose

Erste Selbsthypnose im »Probelauf«

Durch ihre morgendlichen Schmerzen animiert, versetzt sich Anna anfangs gleich nach dem Aufwachen in Trance. Sie wendet einfach an, was sie in der Hypnoseausbildung gelernt hat: Augenfixation, beruhigtes und verzögertes Ausatmen begleitet von dem Satz »Ich lasse los, ich entspanne mich …«, Erfühlen des Körpers auf der Matratze, sukzessives Entspannen aller Körperteile, Zählen von eins bis zehn, Handlevitation. Da sie in ihrem ersten Beruf als Physiotherapeutin zeitweise in einem Thermalbad arbeitete und um die heilende Wirkung dieses »besonderen Wassers« weiß, imaginiert sie folgende Szene:

Nahe der Spitze ihres Kreuzbeines ist eine Öffnung, durch welche in Wellenbewegungen wohltemperiertes Thermalwasser ein- und wieder ausströmt, … ein- und wieder ausströmt, … ganz im Rhythmus ihrer Atmung. Dieses Thermalwasser umspült die Wirbelkörper, die Bandscheiben und Ligamente und erzielt damit Linderung des Schmerzes. Verhärtungen lösen sich aus dem Gewebe, dieses wird schmiegsamer, der skoliotische Rücken erfährt Reinigung und Entlastung. Darauf stellt sich Anna vor, ihren gesamten Körper in Thermalwasser zu baden und dabei von einer leichten Strömung sanft hin- und hergewiegt zu werden. Weiterhin strömt Thermalwasser über die Öffnung in der Kreuzbeingegend, welche mittler weile faustgroß geworden ist, ungehindert ein und aus und flutet letztendlich von dort in die Muskelpartien. Die Schlacken in den Muskeln werden als Körnchen visualisiert, welche vom Wasser aufgelöst und dann abtransportiert werden. Von oben beginnend konzentriert sie sich zuerst auf Schulter- und Nackenmuskulatur, dann auf die gesamte Länge des Rückens, wonach sie ihre gedankliche Aufmerksamkeit auf die Hüft- und Beinmuskulatur lenkt. Sie hört das Glucksen des Wassers und spürt die sanfte Wärme sowie das leichte Fluten des Wassers.

Nachdem sie ein Gefühl von tiefer Entspannung erlebt hat, beendet sie ihre Übung, nicht ohne sich vorher eine posthypnotische Suggestion zum Andauern der im Laufe

57 Alman, B. M. u. P. T. Lambrou (1996): Selbsthypnose. Ein Handbuch zur Selbsttherapie. Heidelberg (Carl-Auer).

der Hypnose tatsächlich eingetretenen Schmerzreduktion auch nach der Trance gegeben zu haben.

Anna ist von der Wirkung dieses »Testballons« außerordentlich angenehm überrascht, da sich zusätzlich zu einem Gefühl der Geschmeidigkeit der Muskulatur und der Atmungsfreiheit auch weitgehende Schmerzfreiheit eingestellt hat. Weil ihrem Eindruck nach noch etwas wie ein elastischer Halt im Rücken fehlt, nimmt sie sich für die nächste Selbsthypnose vor, als Sinnbild eines starken, biegsamen und dabei doch kaum zu brechenden Stabes ein Bambusrohr zu imaginieren.

Zweite Selbsthypnose, Variation

Am zweiten Tag übt sie mit der gleichen therapeutischen Visualisation wie beim ersten Mal, allerdings im Sitzen. In ihrer Imagination »räumt« sie diesmal die gesamten Wirbelkörper aus und setzt im Anschluss daran den Bambusstab ein, der als Wirbelsäule fungieren soll. Dabei wird der Rücken in der Vorstellung leicht gestreckt.

Wenn auch keine vollständige, wird doch eine wesentliche Schmerzlinderung erreicht. Ihr Rücken fühlt sich straff an und lässt sich zu ihrem Erstaunen wesentlich leichter aufrecht halten.

Nun möchte sie es wissen. Sie will ausprobieren, wie sie auf Dauer größtmögliche Schmerzfreiheit erlangen kann. Als weitere Ziele deklariert sie vertieftes Vertrauen in ihre Belastbarkeit sowie Auflösung ihrer Ängste bezüglich zukünftiger, möglicher Komplikationen im Wirbelsäulenbereich. Ehrgeizig und diszipliniert macht Anna die nächsten Tage so häufig wie möglich die Selbsthypnoseübung. Treten Schmerzen während ihres Berufsalltages auf, gelingt es ihr, auf ihrem Bürostuhl kurz in Hypnose zu rauchen und dabei der schon vom Erfolg gekrönten Vorstellung, von Thermalwasser durchflutet und per Bambus zentriert und aufgerichtet zu werden, nachzugehen. Auch wenn diese Übung nur für Minuten praktiziert wird, fühlt sie auf einmal Wärme im Rücken und deutliche Erleichterung. Nur gut, dass niemand außer ihr das Glucksen des Wassers hört ...!

Supervision: Anregungen, Ideen und Suggestionen

In der vier Wochen später stattfindenden Supervision erhält sie als Erstes uneingeschränkten Applaus für den schon erreichten Erfolg und wird ermutigt, weiterhin konsequent Selbsthypnose zu praktizieren. Die Supervisionsrunde gibt ihr für die therapeutische Trance verschiedene Anregungen:

- Ausüben der Selbsthypnose am besten morgens und abends für ca. 10 Minuten an fünf Tagen in der Woche. Sollte dies nicht möglich sein: am Spätnachmittag und abends kurz.
- Um einen Gewohnheitseffekt und damit ein Verschleißen der hilfreichen Bilder zu vermeiden, soll sie intervallweise pausieren: z. B. fünf Tage Selbsthypnose,

dann zwei Tage Pause, oder drei Wochen Selbsthypnose, dann eine Woche frei. Auch soll einer Erschöpfung durch zu viel Engagement vorgebeugt werden.

- Vorstellung der Aufreihung der Wirbelkörper wie eine Perlenkette
- Visualisation von geschickten »physiotherapeutischen Händen«, die peu à peu die Wirbel in die richtige Position bringen
- Nutzen ihrer (physiotherapeutischen) Kenntnisse über die pathologischen neuronalen Veränderungen zur Verbesserung der energetischen Versorgung der Muskulatur in der Konkavität, bzw. Entlastung der auf der Konvexität liegenden Muskulatur
- Revision der vom Kleinhirn übernommenen Wahrnehmung der pathologischen Neigung und Verwindung der Wirbelkörper als richtig (mithilfe ideomotorischer Arbeit)
- Suggestionen für die Mobilisation des Körpergedächtnisses bezüglich der früheren gesunden Position »Wirbelsäule im Lot«. Diese Erinnerung wiederum im Kleinhirn verankern.
- Außerdem erfolgt noch eine Gruppenintervention für Anna, die auf der Hypnoseliege in unserer Mitte liegt: Induktion sehr tiefer Trance über Mesmersches Streichen und Beruhigung und Energetisierung durch ‚Handauflegen' auf die schmerzhaften Bereiche.

Formulierte direktive Suggestionen:

- Der gesamte Rücken ist gut durchblutet und warm.
- Die Muskeln entspannen sich, die Nerven beruhigen sich.
- Druck löst sich auf, alles hat genügend Raum.
- Entzündungen klingen ab.
- Schmerz schwindet, Wohlgefühl stellt sich ein, Stabilität wächst.
- Die Wirbelsäule, ja das gesamte Skelett erholt sich.
- Das Körpergedächtnis erinnert sich an aufrechte Position, an korrekt sitzende Wirbel.
- Physiotherapeutisch wirkende Hände entdrehen und richten vorsichtig die Wirbel.
- Ein gesunder Tonus hält auf gesunde Art und Weise.
- Das Kleinhirn nimmt diese Korrektur als gesund und normal an.
- Dieser Vorgang wird mit dem inneren Auge interessiert verfolgt.
- Die guten Bilder und das gute Gefühl werden gespeichert.
- In Selbsthypnose wird dieser gesundende Vorgang von alleine wieder lebendig.
- Das Vertrauen in den Körper und seine Leistungsfähigkeit vertieft sich bei jeder kommenden Selbsthypnose.

Als Ergebnis dieser Interventionen verspürt Anna tiefe Entspannung und ein selten erfahrenes Wohlgefühl sowie große Schmerzreduktion, ein subjektives Gefühl von natürlicher, ungezwungener, Aufrichtung, ein Gefühl von Energie und Vitalität, ein Gefühl des Vertrauens, Entspannung im Solarplexusbereich, Geschmeidigkeit im Thorax, erleichterte Atmung und die Erkenntnis: Berührung durch Mesmersches Streichen verdeutlicht das Bedürfnis (in Annas Wort: den »Hunger«) des Rückens nach liebevoller Zuwendung. Der innere Kampf gegen den Rücken schadet, denn was der Rücken eigentlich braucht, ist diese liebevolle Aufmerksamkeit!

Erst im Nachhinein wird deutlich werden, dass die Vorschläge der Supervision die typischen Hypnose-Kriterien des Geschehenlassens, der Hingabe, der Verselbständigung von Vorgängen nicht genügend betonen. Vermutlich entstanden die Anregungen für aktive Visualisierung anatomischer Korrektur und physiologische Haltung eben im Zusammenspiel mit der Person Anna, die so gewohnt war, an sich zu »arbeiten«, sich zu halten, sich zu strecken, den Schmerz zu »beherrschen«. Die schöne Übung Hypnose-Anleitung mit Verwendung ideomotorischer Bewegung »Sammeln und Ausleeren«, bei der man Schmerz einfach ausfließen lässt, ist uns gar nicht eingefallen. Aber Anna wird später selber darauf stoßen und auch entdecken, dass sie alles einfach leichter haben kann.

Weiterer Verlauf: Drei Wochen nach dieser Intervention stellt Anna fest, dass sich ihr Anspruch von völliger Schmerzfreiheit nicht erfüllt. Immerhin ist es ihr aber möglich, in den meisten Fällen eine zur Ausgangssituation ca. 30 %ige Schmerzreduktion zu erreichen, bzw. den Schmerz nach Überlastung wieder zu reduzieren. Das gute Gefühl der Vitalität zu reaktivieren, fällt ihr ohne therapeutische Begleitung von außen schwer, und die Visualisation der physiotherapeutischen Hände, die die Wirbelsäule richten, löst sogar Verkrampfungen aus, was sich damit erklären mag, dass sie jahrelang so mühsam – und das mit mäßigem Erfolg – um die Aufrichtung ihrer Wirbelsäule gekämpft hatte. (So wurde ihr auch bei der Berufswahl die Ausbildung zur Physiotherapeutin empfohlen, um sich noch besser korrigieren zu lernen, was nach meiner eigenen Erfahrung bei der Schwere der Arbeit, verbunden mit oft hohem Körpereinsatz absolut kontraindiziert gewesen ist.) Jeder weitere willentliche Einfluss bewirkt bei ihr verständlicherweise nur noch eine weitere Anspannung und Verhärtung. So kann sie in der Hypnose zwar für die Bewältigung der Schmerzen das Thermalwasser seine Aufgabe übernehmen lassen, sobald sie aber diese an sich zwanglose Übung auf zwanghafte Art, d. h. zu oft oder mit zu hohem Anspruch, ausübt oder eine gewisse Aktivität visualisiert, gerät sie unter Druck, Druck, der wiederum auf dem Rücken lastet. Sie erkennt: »Ich versuche also mal wieder, bei meinem Rücken etwas zu erzwingen und kämpfe gegen seinen Unwillen, sich aufzurichten. Das ist, als ob ich im Ungleichgewicht der Muskelspannung gefangen wäre. Gebe aber nicht auf.« Auch bei dem letzten Satz schwingt immer noch die Durchhalteparole mit. Dieser oben ausgeführte psychische Mechanismus wird Anna besonders deutlich, als sie einen Rückfall erleidet. Zu ihrer Enttäuschung lässt sich nämlich die schon erreichte Verbesserung nicht aufrechterhalten.

Die psychotherapeutische Selbsthypnose

Während einer eher psychotherapeutisch orientierten Selbsthypnose, in der sie sich selbst (man könnte auch sagen, ihrem Unbewussten, da sie ideomotorisches Signalisieren benutzt) die Frage stellt, warum das alles so ist, werden ihr die Durchhalteparolen, mit denen sie sich selber traktiert, deutlich. Sie stellt sich zu sehr unter Druck, will den Schmerz kontrollieren, die Lage bewältigen, die Situation in den Griff kriegen, nicht aufgeben. Das hypnotherapeutische Geschehenlassen, den Körper erinnern lassen, die unbewusste Intelligenz für sich arbeiten lassen, den Rücken liebevoll in Licht und Wärme tauchen u. Ä. kann sie sich nicht erlauben. Sie kann sich der Hypnose nicht richtig hingeben, noch nicht ...

In Annas Worten: »Man lernt in seiner Patientenkarriere ja immer, dass man den Schmerz bekämpfen muss. Man entwickelt eine ungeheure Angst vor dem Let it go. Daher findet sich bei so vielen Skoliosepatienten ein insgesamt gesteigerter Tonus und entsprechend auf der psychischen Seite das gleiche Problem: dieses Nicht-Loslassen-Können aus der Angst, die Kontrolle zu verlieren und hinterher mit einer Spondylolyse, einem Wirbeldrehgleiten oder ähnlich Schlimmem dazustehen.«

Bei jeder größeren Anforderung, jedem Streit oder Konflikt, halst sie – natürlich unbewusst – dem armen Rücken den Stress auf, projiziert dorthin allen Ärger, alle Pein, und er, er reagiert mit Verspannung und Schmerz. Während der Trance erfährt sie Einsicht in diese sich verselbstständigte Strategie und erwirbt vermehrtes Verständnis für ihre »Wirbelsäulen-Seelenachse«.

Von alleine entsteht vor ihrem inneren Auge das Bild einer Mülldeponie, und sie weiß auf einmal: »Der Rücken ist so richtig meine Abfallhalde, auf ihm lade ich alles ab, jeden Stress, jeden Ärger.«

Aber, wozu ist die Hypnose gut? Richtig! Zum Austausch innerer Bilder! Und weshalb und wie nun diese neuen positiven Bilder heilsamen Einfluss nehmen können, belegt die neuropsychophysiologische Forschung. Johann Caspar Rüegg schreibt in Psychosomatik, Psychotherapie und Gehirn zur neuronalen Plastizität:

> »Durch positive Gedanken, Worte und Vorstellungen aber können – wie bereits besprochen neuronale Netzwerke verändert und damit ›Top down‹-Mechanismen in Gang gesetzt werden, welche die Effekte von krank machenden negativen Vorstellungen und Fiktionen kompensieren. Wie wir heute wissen, gibt es sogar direkte deszendierende Bahnen vom Neokortex (Präfrontal- und Inselkortex) zum Hypothalamus bzw. zu den ›sympathischen Zentren‹ der Medulla oblongata, ja sogar zu präganglionären Sympathikusneuronen im Rückenmark. Damit sind die Wege vorgezeichnet, auf denen neuronale Aktivitäten des Cortex cerebri auf das Soma einwirken könnten, etwa bei Autogenem Training und anderen autosuggestiven Therapien«.[58]

So räumt Anna in tiefer Hypnose ihre »Abfallhalde« auf, säubert sie, bepflanzt sie und überlässt sie dann dem natürlichen Sonnenschein und dem erquickenden Regen, bis eine prachtvolle Parklandschaft entsteht. Anna gelingt es, ihre Selbsthypnose so zu

58 Rüegg, J. C. (2001): Psychosomatik, Psychotherapie und Gehirn – Neuronale Plastizität als Grundlage einer biopsychosozialen Medizin. Stuttgart (Schattauer).

variieren, dass sie im Laufe der nächsten Monate nahezu schmerzfrei wird. Außerdem baut sie in ihre Hypnosen immer wieder Elemente der Ausbildung ein, die ihr gerade passend erscheinen, wie die Übung zur Steigerung des Selbstwertes der Selbstakzeptanz und inneren Wertschätzung: »Schön, dass Du da bist!« Die Sätze werden vom Therapeuten vorgesprochen und/oder vom Patienten in der Ich-Form im Stillen gesprochen:

Schön, dass ich da bin! Ich bin willkommen! Ich bin für mich da!

Ich bin richtig!

Ich muss nichts beweisen! Ich bin wichtig!

Ich glaube an mich!«

Was macht sie sonst noch anders? Anna berichtet: »Am liebsten und effektivsten praktiziere ich die Hypnose in Rückenlage. Mittlerweile reichen wenige Atemzüge für die Hypnoseinduktion, die ich mit der Handlevitation vertiefe. Dann mache ich die in der Ausbildung erlernte Übung »Bodyscan«, deren Ziel eine Hypnose-Induktion über Entspannung, Beruhigung, Entwicklung des Gefühls von Geborgenheit und Getragenwerden, ideale Übung für Selbsthypnose ist.« Das auftauchende Bild, wie es auch sei, wird akzeptiert, denn dadurch kommt im Weiteren die positive Veränderung. Der innere Zustand wird ruhiger und gelassener, die Trance bildet sich von alleine und das körperliche Befinden verbessert sich spontan in nur wenigen Atemzügen.

»Ich stell mir vor, wie ein Scanner über den Körper fährt, ... vom Scheitel bis zur Sohle ... ganz langsam und ruhig ... er fängt vom Scheitel an ... Dabei registriert er alles haarfein: Kühle – Wärme, Enge – Weite, Anspannung – Entspannung, alle Farben des Körpers ...

Der Scanner macht das ganz von alleine, ... fährt an einem hinunter, ... er tastet das Gesicht ab, womit es sich gleichzeitig entspannt, erst mal die Stirn ... dann die Augen, bis sie ganz glatt und gemütlich in ihren Augenhöhlen liegen ... wie zwei ruhige klare Seen, ... die Augenmuskeln ganz glatt und entspannt, ... sanft fährt er über die Wangen. ... Sie werden ganz glatt und entspannt, ... die Nasenpartie, ... die Mundpartie, die Kehle frei und entspannt, ... die Halsmuskeln, ... der Nacken gelöst ... und ich kann es geradezu spüren, wie der Scanner tiefer und tiefer den Körper entlangfährt, ... die Schultern entspannt ... die Brust, ... die Oberarme, ... die Unterarme, ... die Hände, ... den Bauchraum, ... das Becken, ... die Oberschenkel, ... die Hüften, ... die Beine, ... die Unterschenkel, ... die Füße ... alle Verspannungen lösen sich, ... das körperliche Befinden wendet sich zum Positiven ...

Und ich sinke tiefer und tiefer in Hypnose, ...bis ich ganz vollkommen ruhig werde ... vollkommen ruhig von den Haarspitzen bis zu den Zehenspitzen ... vollkommen ruhig. Ich fühle mich wohl.

Ich sinke tiefer und tiefer ... wie in eine wunderbare weiche Wattewolke, die mich stabil trägt!

Vielleicht ist es ja eine rein weiße Wolke, in der ich wohlig ruhe, vielleicht eine gold durchstrahlte Wolke, wie sie bei Sonnenuntergang am Himmel schwebt ... in herrlichen goldrosigen Farben, ... und ich liege darin ... so wohlig gehalten und entspannt von Scheitel bis zur Sohle und fühle diese flauschige Weichheit, die auch Halt gibt ...

Alles ist so leicht und so angenehm ...

Ich präge mir nun das schöne Bild sehr gut ein, der Körper speichert das Wohlbefinden.

Und in meiner nächsten Selbsthypnose werden Bilder und Gefühle von alleine wieder lebendig ...!«

Was Anna weiterhin in der hypnotischen Trance mit Erfolg praktiziert:

- die Spülung mit Thermalwasser und das Auswaschen der Rückenmuskulatur, »Energetisierung« und damit »Vitalisierung« der benachteiligten Bereiche,
- die Vorstellung, von einer Art magnetischen Kraft in die Länge gezogen zu werden, dabei die richtige Mitte wieder besser zu spüren, aufrechter zu werden, ohne daran selbst arbeiten zu müssen,
- Visualisierung von Spannkraft der Muskulatur, z. B. wie die Sehne eines Bogens, gespannt und doch dehnbar,
- Vorstellung der Wirbelsäule als Fiberglasstab im Sinne einer Kombination von Flexibilität, äußerster dynamischer Belastbarkeit und Aufrichtung.

Neuer Umgang mit dem Körper

Anna: »Als Alternative gefällt mir sehr gut eine Intervention, die ich von Brian Alman, der ursprünglich selber über eine schwere und schmerzhafte WS-Problematik zur Hypnose und damit zu M. H. Erickson kam, gelernt habe. Nach der Induktion und dem allgemeinen Bodyscan wende ich mich innerlich dem Rücken bzw. den schmerzenden Gebieten zu und drücke ihnen echt empfundene Dankbarkeit aus. Ich frage nach Botschaften, die mir in meiner Selbstheilung hilfreich sein können.

Dabei nutze ich gerne Almans englische Formulierungen, da sie einfach sind und wohltuend im Ohr klingen: »Thank you! Please relax! Thank you for working so well all these years. I know you have been working so hard. If there is anything you want to say to me, do so. I am totally open right now.« (Bei Alman heißt es vor dem »If there ...« noch: »I am sorry I have been ignoring you.«) Das vergesse ich meistens. Also, wenn man mich fragt: eine waschechte Freudsche Fehlleistung, da ich den Rücken, wann immer es mir möglich war, ignorierte. Das ist wohl ein Systemfehler bei mir. Den Teil »Thank you! Please relax!« wiederhole ich so oft ich möchte und bis ich das Gefühl habe, diese Botschaft ist authentisch und angekommen. Ich kann nur sagen, dass dies für mich lange Zeit das Schwierigste war, aber es fühlt sich so an, als sei es auch das Wichtigste gewesen.

Nach dem letzten Satz warte ich in Hypnose ab, ob sich möglicherweise ein Bild einstellt, welches in Verbindung mit dem momentanen Schmerz stehen könnte. Zeigt sich z. B. eines meiner üblichen Muster, in meinem Lebenskontext zu viel Kontrolle ausüben zu wollen, sage ich mir in Hypnose: »Ich lasse das los und entspanne mich noch tiefer, ich lasse es gehen« o. Ä. Meine Worte unterstütze ich mit verstärktem oder seufzendem Ausatmen.

Abgeschlossen wird die Hypnose durch ein Bild von Kraft und Lebendigkeit für den Rücken; sehr gerne nehme ich da ein glitzerndes, gelb-gold-oranges Licht, das sich über den Rumpf oder den ganzen Körper ausschüttet, ein sehr lebendiges, neugieriges und kitzeliges Licht; das selbst bis in die kleinsten Winkel strahlt. Dieses Bild lasse ich so lange wirken, bis ich sicher bin, dass es nirgendwo mehr dunkle, tote Ecken in meinem Rücken gibt und sich alle Strukturen ganz wach und wohlig anfühlen.

Danach strecke ich mich durch und öffne die Augen.«

Hypnotherapeutische Fantasiereisen

Anna: »Damit ich mir nicht immer selber etwas ausdenken muss, nutze ich gerne Anleitungen von hypnotherapeutischen Fantasiereisen. Mit Vorliebe höre ich dafür die CDs von Kaiser Rekkas.[59] Sie lösen bei mir durch die metaphorischen Bilder eine außerordentlich tiefe Hypnose und Wohlbefinden aus. Auch habe ich den Eindruck, als ob durch die darin verschlüsselt enthaltenen Suggestionen eine Menge unbewusst psychotherapeutischer Arbeit in Gang kommt. In sehr tiefe Hypnose mit absoluter Entspannung und Konzentration auf therapeutische Vorgänge komme ich mit der CD »Raggedy Ann«. Ab und zu genieße ich eine »Sonnenstrahldusche«, wovon weiter unten ein kleiner Ausschnitt im Wortlaut folgt, oder ein Bad im »Lichtersee«, alles aus der Sammlung »Seifenblasen«. Sobald sich Druck oder Schmerz ankündigt, befreit mich sehr effektiv die Übung »Sammeln und Loslassen« auf der CD »Wie von Zauberhand«. Unter ihrer Anleitung sammle ich alles Ungemütliche in meinen geöffneten Händen wie in zwei Schalen. Da kann alles hineinfließen: dumme Gedanken, ich meine damit Sorgen, Stress, Verspannung, Angst und natürlich Schmerz. Während ich tiefer und tiefer in Hypnose sinke, fangen meine Hände – durch die Suggestionen angeregt – an, sich mit typischen Trancebewegungen, den ideomotorisch unwillkürlich ruckartigen Bewegungen, langsam zu drehen und lassen den ganzen Ballast nach und nach herausfließen. Das ist eine enorme Wohltat! Besonders folgende Passage gefällt mir.«

Und wie ist es erbaulich, am Strand zu wandern, den Blick auf das unendlich weite Meer gerichtet,

in die Ferne, da wo Himmel und Wasser zusammenfinden ...

Dabei Sand in den Händen zu halten und ihn ganz langsam, sachte herausrieseln zu lassen ...

Und der Winde trägt ihn davon, ... spielerisch, ... luftig, ... erleichternd ... gut, sehr gut

Und Sie beobachten, was von alleine passiert und lernen, nicht wissend, dass Sie lernen,

und spüren nach, wie sich der Körper jetzt anders anfühlt, auch das Herz, die Seele, und wie es im Kopfleichter und klarer wird.

Und warum sollten Sie das nicht genießen?

59 Kaiser Rekkas, A. (1998): Wie von Zauberhand ... CD mit drei hypnotherapeutischen Übungsanleitungen zum Buch »Klinische Hypnose und Hypnotherapie«. Heidelberg (Carl-Auer); Kaiser Rekkas, A. (2000): Seifenblasen. Vier hypnotische Anleitungen für psychosomatische Krankheitsbilder. Heidelberg (Carl-Auer).

Gut!

So eröffnet sich ein neuer Weg, ein neues Bild und neue Möglichkeiten, und die Sonne kann jetzt auch dahin scheinen, wo früher Schatten war. Überall sonnendurchflutet warm ...

Überwindung der sekundären Depression: Oftmals schleichen sich wegen der erfahrenen Ausweglosigkeit bei chronischem Leiden und progredientem Verlauf zunehmende Resignation und depressive Verstimmung ein. Die sekundäre Depression ist wie ein Schatten, den die Krankheit wirft. Anna löst diesen Schatten während ihrer Therapie mehr und mehr auf.

Anna berichtet: »Über diese einfachen Methoden habe ich jetzt schon eine ganze Weile sehr effektiv Schmerzkontrolle erreichen können und vor allem gelernt, dass Schmerzgeschehen nicht hingenommen werden muss, weil man eben »so krumm gewachsen« ist, oder dass man mit Brachialgewalt dagegen angehen muss. Es ist immer noch etwas ganz Neues, dem Schmerz mit solch sanften Methoden zu begegnen. Auch merke ich, dass es mir psychisch viel, viel besser geht. Ich fühle mich wesentlich wohler und stabiler, depressive Verstimmungen, die mir früher ganze Tage vergällt haben, treten nicht mehr auf.«

Die Situation während der Schwangerschaft: Der mit den hypnotherapeutischen Interventionen erreichte Erfolg beschwingt Anna, und sie erfüllt sich ihren größten Traum: ein Kind. Als sie mich Anfang Oktober 2002 anruft, lässt sie mich wissen, dass sie in der 19. SSW ist. Sie hat nur ein Problem, der Muttermund ist schon leicht offen. Ich gebe ihr im Gespräch reichlich Suggestionen, dass sie, wenn sie ihre Schmerzen besiegen konnte, wohl doch noch ihren Muttermund schließen könne und erzähle die Geschichte eines Kollegen, der bei einer Patientin mit gleicher Problematik in tiefer Trance erreichte, dass der Muttermund sich schloss und geschlossen blieb, ... bis diese Patientin ihn Monate später anrief und ihn um nochmalige Hilfe bat. Der Geburtstermin war schon vierzehn Tage überschritten (persönlicher Bericht von Dr. Fuchs aus Israel auf dem Europäischen Kongress für Hypnose in Jerusalem, 1994). Anna »bastelt« sich aus dieser suggestiv wirkenden Anregung wieder die passende Selbsthypnose.

Die freudige Nachricht wird im Familien- und Freundeskreis zu Annas Enttäuschung jedoch ambivalent aufgenommen. So hatte auch Annas Mutter aufgrund der Begleitung der Tochter auf ihrem langen Leidensweg und der ungünstigen Prognose seitens der verschiedenen Orthopäden eigentlich gehofft, Anna werde keinen Kinderwunsch entwickeln. Lautete doch der Tenor der Mediziner: »Wir können nur hoffen, dass sie so leicht wie möglich bleibt und jede zusätzliche Anstrengung/Belastung der Wirbelsäule vermeidet. Was eine Schwangerschaft betrifft, so ist nicht sicher zu sagen, ob die Wirbelsäule dies schadlos überstehen wird. Natürlich wäre es besser, sie würde darauf verzichten.« Auch Anna selbst war nicht sicher in Bezug auf die Tragfähigkeit ihrer Wirbelsäule, da diese sich in den letzten anderthalb Jahren ja als relativ wenig belastbar erwiesen hatte und nicht abzusehen war, wie die zu erwartende Gewichtszunahme sich auf das Skelett auswirken würde.

Aufgrund einiger körperlicher Schwierigkeiten durfte Anna bereits ab Beginn der Schwangerschaft keinen Sport mehr treiben, wodurch der durch das Fitnesstraining erreichte Muskelaufbau nicht gehalten werden konnte. Es gab auch keine andere Möglichkeit der gesunden, kompensierenden Belastung. Sauna und entspannende Vollbäder waren auch nicht erlaubt. Zudem hatten die Probleme in der Arbeit zugenommen. In früheren Zeiten hätte sie ihrer Einschätzung nach unter solchen Bedingungen mit Sicherheit starke, durch die Skoliose bedingte Schmerzen bekommen. Durch die Aufregung und nervliche Anspannung traten aber immer wieder vorzeitige Wehen auf, die durch den Austritt aus der Arbeit in der 29. SSW spontan aufhörten. Entgegen aller Erwartung stabilisierte sich die Situation, und der komplikationslose Verlauf der Schwangerschaft war erstaunlich, wobei sicher die Vorfreude auf das Kind eine große Rolle spielte. Anna hatte bis zum Ende der Schwangerschaft keine Veranlassung, ihren Orthopäden aufzusuchen. Selbsthypnose wurde ca. zwei- bis dreimal pro Woche intensiv plus in den Alltag eingestreuter kleiner Hypnosen bei Bedarf eingesetzt. Der Schmerzpegel reduzierte sich insgesamt weiter, sowohl was Dauer als auch Häufigkeit des Schmerzauftretens anbelangte.

Anna berichtet: »Ich entwickelte innerhalb der Schwangerschaft langsam ein echtes Vertrauen in die Belastbarkeit meiner Wirbelsäule. Dieses Vertrauen bei der gleichzeitig sich vollziehenden Körperveränderung ist jedenfalls ein umwerfend neues Gefühl, da es mir ja gar nicht möglich ist, etwas im üblichen Sinne mit den Rücken zu tun, was früher der »Vertrag« zwischen mir und meinem Rücken gewesen war. Mechanisch zu denken, zu arbeiten und zu therapieren fällt bei mir jetzt aber schon lange weg.«

Evaluation

Inzwischen sind zwei Jahre verstrichen. So lassen sich im Rückblick Fehler erkennen, der therapeutische Effekt einstufen und die hilfreich eingesetzten Techniken vor allem in der Langzeitbeobachtung objektivieren, zumal eine komplikationslose Schwangerschaft während dieses Zeitraumes bei einem gravierenden Befund die Wirksamkeit der Hypnose verdeutlichen. Die spontane Reaktion dieser Kollegin auf die Anfrage zur Mitarbeit an diesem Artikel lautete: »Ich freue mich sehr, dass über dieses Thema etwas geschrieben wird, weil es bei der Diagnose Skoliose eine große Anzahl von chronischen Schmerzpatienten gibt. Der stete Kampf gegen die Skoliose, d. h. eigentlich gegen den Rücken ist ja so anstrengend und zugleich so entmutigend! Mithilfe der Hypnose kann sich das Blatt aber wirklich wenden.« Als ich wenige Tage darauf eine ausführliche Reflexion ihrer Selbsttherapie erhalte, die unter »Anna berichtet« im Text eingefügt ist, ergänzt sie: »Erst während des Schreibens ist mir bewusst geworden, wie sehr der innere Prozess durch Selbsthypnose ins Fließen kommt, sich immer wieder den Bedürfnissen anpasst und wie dynamisch alles abläuft.«

Anna zeichnet in einer Art Rückschau ihr persönliches Resümee der Hypnosebehandlung: Unmittelbare Effekte: Entspannung und inneres Distanzieren vom Schmerzgeschehen, das mit sinkender Schmerzintensität und Effektdauer ausgebaut werden konnte; erfreute Feststellung mehr oder weniger lang andauernder schmerzfreier Intervalle.

Mittelbare Effekte: sinkende Schmerzintensität und »Beherrschung« des Schmerzgeschehens; insgesamt positiver gestimmte Einstellung zur WS-Veränderung; Schmerzphasen nun wieder abwechselnd mit schmerzfreien Phasen.

Längerfristige Effekte: ansteigende Gelassenheit gegenüber dem weiteren Verlauf der Situation bezüglich des Rückens; Wissen, dass sie über ein Mittel verfügt, was sie nicht hilflos/ratlos lässt; Jetzt nahezu schmerzfreie Tage; Wachsende psychische Stabilität.

Warum Hypnose?

Als Ergebnis des vorliegenden Fallbeispieles dürfen wir zu dem Schluss und der Hoffnung kommen, dass Hypnose beim Erscheinungsbild des Skolioseschmerzes unter guten Bedingungen und abhängig vom Engagement des Patienten zu erfreulichen Resultaten bezüglich Schmerzbewältigung oder -minimierung, körperlicher Belastbarkeit und psychischer Stärke führen kann. Das basiert auf fünf Elementen:

- Spezifizierte Intervention: Mit dem Hypnotherapeuten ist eine maßgeschneiderte, persönliche Selbsthypnose auszuarbeiten, die sowohl den Menschen in seiner Individualität und seinen Talenten anerkennt als auch den spezifischen Befund genau berücksichtigt.
- Verfügbarkeit: Diese Selbsthypnose kann leicht in den normalen Arbeitsalltag eingebunden werden. Ein Therapeut ist, zumindest nach einiger Zeit, unnötig, wodurch eine große Unabhängigkeit entsteht, die viele Patienten vorher gar nicht kannten. Im Weiteren können auch Standardanleitungen auf CDs, wie die oben erwähnten, sehr gewinnbringend zum Einsatz kommen.
- Mit dem Praktizieren von Selbsthypnose kommt nach und nach die Erkenntnis, das Geschehen im Rücken nicht mehr als ein autonomes zu erleben, welches man zu erleiden hat, sondern dass hier etwas wächst, was »Meisterung« genannt werden kann und auf jeden Fall mit einer Ich-Stärkung einhergeht. Auch dies ist für viele eine ganz neue und positive Erfahrung, die das Verhältnis zum eigenen Körper, welches häufig im Gesamten stark beeinträchtigt ist, zum Rücken, seiner Funktion und seiner Belastbarkeit von Grund auf verbessert. Hier wird das Gefühl von Veränderbarkeit erlebt, was endgültig den Schatten einer möglichen sekundären Depression verscheucht, zumal, wenn immer wieder eine energetisierende »Sonnenstrahldusche« Körper und Seele durchrieselt ...

Annas Lieblingspassage:

»Sie erfahren, wie Ihr Körper sich strafft und aufrichtet.

Und wenn der Körper sich aufrichtet, richtet sich auch die Seele auf. So stehen Sie da, aufrecht wie eine Palme, sonnendurchflutet, und der Himmel umhüllt Sie schützend mit lichtblauem Gewand, während die grüne Tragfläche Sie erdend hält.«

Ich bedanke mich bei Herrn Dr. Lebrecht Kaiser (†), Facharzt f. Orthopädie und orthop. Chirurgie, Hessisch Lichtenau für die fachmedizinische Beratung.

7 Ist der Wasserhahn auch zu?

Norbert Loth

Hypnose bei einer Zwangsstörung

An dem Fallbeispiel eines 34-jährigen Klienten mit einer Zwangsstörung soll der Einsatz von dissoziativen Hypnosetechniken im Rahmen einer kognitiven Verhaltenstherapie aufgezeigt werden: Dieses Vorgehen führte zu einem weitgehenden Verschwinden der Zwangssymptomatik. Das generelle Ziel der hypnotischen Behandlung waren der Aufbau und die bewusste Verankerung von grundlegendem Vertrauen in das eigene Erleben, Denken und Handeln.

Der Fall

Der teuer gekleidete 34-jährige leitende Angestellte gab sich im Erstgespräch sehr freundlich und redegewandt: Er leide seit sechs Monaten wieder verstärkt unter Kontrollzwängen und müsse wiederholt nachprüfen, gelegentlich 10–15 Mal, ob die Wasserhähne zu oder die Herdplatten ausgeschaltet sind. Außerdem träten Schuldgefühle in Form von Zwangsgedanken und das Gefühl eines möglichen Versagens des Blutkreislaufes oder des Herzens auf, verbunden mit der Angst, dies könne zu unkontrollierbarem Verhalten führen. Er ordne und repetiere gedanklich die Vergangenheit, die Gegenwart und die Zukunft. Er könne diese Zwänge nie ganz unterdrücken. Versuche er es, so entstehe eine unerträgliche Spannung und Angst. Die Zwänge traten zum ersten Mal auf, als er zwei Jahre vorher eine neue verantwortliche Stellung übernahm und seine Mutter im gleichen Jahr verstarb. Die Zwänge verhinderten das Einbringen seiner vollen Arbeitskraft. Er werde den Anforderungen an seine Position nicht mehr gerecht. Deshalb suche er zum ersten Mal um therapeutische Hilfe nach.

Die Kindheit war geprägt durch häufige berufsbedingte Umzüge der Eltern. Dies erschwerte ihm den tieferen Kontakt zu Freunden. Er habe sehr darunter gelitten. In Gemeinschaft mit Gleichaltrigen sei er der liebenswerte und lustige Clown gewesen, der seine sehr guten Schulleistungen gerne herunterspielte, um nicht als Streber zu gelten. Die überbehütende Mutter sei eine gewissenhafte, ordentliche Hausfrau gewesen, deren Erziehungsstil streng und moralisch war. Er durfte vieles nicht, was anderen Kindern erlaubt war. Seine Eltern sollten stolz sein können auf ihr gut erzogenes Kind. Der heute 63-jährige Vater ist ein beruflich sehr erfolgreicher Vertriebsmanager in einem großen Konzern, kerngesund, sportlich aktiv.

Der Patient hat eine sehr hohe Leistungsmotivation und schloss sein Betriebswirtschaftsstudium in kurzer Zeit erfolgreich ab. Danach konnte er sofort in verantwortlicher Position seine berufliche Karriere starten. Nachdem er zum ersten Mal seine Stelle wechselte, traten Ängste, sich zu blamieren auf, die von Schweißausbrüchen und Herzklopfen begleitet waren. Nach einem weiteren Stellenwechsel und dem plötzlichen Tod der Mutter verstärkten sich die Versagensängste, die ersten Kontrollzwänge und Zwangsgedanken traten auf. Durch extreme Kontrollrituale und komplizierte und zeitaufwändige Gedankengebäude war es ihm möglich, seine Ängste und Schuldgefühle in einem erträglichen Rahmen halten. Da aber ein erneuter Stellenwechsel die Symptomatik und den Leidensdruck dramatisch ansteigen ließ, und ihm das berufliche Aus drohte, begab er sich sofort in nervenärztliche und psychotherapeutische Behandlung.

Verhaltensanalytisch stellt sich die *Mikroebene* folgendermaßen dar: Symptomauslösende Situationen sind der morgendliche Tagesbeginn im eigenen Haushalt, die Fahrt mit dem Auto zur Arbeit, abends das Verlassen der Firma und der Heimweg.

Er denke: »Ich muss mir jeden Handlungsschritt genau einprägen, darf nichts vergessen oder übersehen. Am besten repetiere ich alles ständig, um nichts zu übersehen.« Er fühle sich angstvoll, extrem angespannt und müsse, um diese Spannung zu reduzieren, fortwährend sämtliche Handlungsabläufe und Arbeitsprozesse gedanklich wiederholen, was diese Gefühle kurzfristig erträglich mache. Körperlich befände er sich in einem erhöhten Muskeltonus, mit schweißigen Händen, ruhelosen Bewegungen und hastigem Sprechen. Verhaltensexzesse sind seine ständigen Bemühungen, alles 100 %ig zu erinnern. Verhaltensdefizite bestehen im fehlenden Risikoverhalten.

Auf der *Makroebene* zeigte sich: Bisher hatte der Patient noch mit normalpsychologischem Leistungsstreben sichere Abläufe von häuslichen und beruflichen Situationen herstellen können. Nach mehreren Karrieresprüngen, die mit höherer Verantwortung verbunden sind, verstärkte sich der psychische Druck. Ihm ist der rasche Aufbau eines Gefühls dafür, dass nichts Schlimmes passieren würde, was er nicht verantworten könne, nicht möglich. Die Angst, der Firma oder anderen Menschen zu schaden, konnte er nur noch durch permanentes gedankliches Kontrollieren aller Handlungsabläufe in Schach halten.

Zusammenfassend lässt sich das individuelle verhaltenstherapeutische bzw. lerntheoretische Störungsmodell wie folgt formulieren:

Stimmulus/Auslöser: Der Patient übernahm erneut eine schwierige berufliche Aufgabe, die er nicht mehr unter Kontrolle bringen konnte, bei gleichzeitiger starker emotionaler Belastung durch den plötzlichen Tod der Mutter.

Organismusvariable: Er war habituell darauf eingestellt, durch perfekte Pflichterfüllung und Ordnung Übersicht über die Auswirkung seines Handelns zu wahren. Gelang ihm dies nicht, so steigerte er sich in völlige Hektik hinein. (Symptom)

Nun war ein großer Teil des Tages durch gedankliches Kontrollieren und wiederholtes Überprüfen seiner Handlungen und Arbeitsprozesse in Beschlag genommen. Dadurch verlor er noch mehr den Überblick.

Reaktion: Er erlangte keine Sicherheit über die Fehlerlosigkeit einer gerade abgeschlossenen Kontrolle und musste deshalb von vorne beginnen.

Konsequenzen: Nach den Kontrollzwängen hatte er kurzfristig den Eindruck ausreichender Gewissheit, keinen unkorrigierbaren Fehler begangen zu haben. Sobald er sich aber anderen Handlungsabläufen in der Arbeit oder im Haushalt zuwenden wollte, traten die Zweifel wieder auf, und er musste sich gedanklich durch komplizierte Beweisführungen erneut beruhigen.

Der Patient ist ein begeisterter Motorradfan und hat vor der Erkrankung einen großen Teil seiner Freizeit mit der Pflege seines Motorrades verbracht. Heute hat er keine Zeit mehr dafür, weil er sehr spät von seiner Arbeit nach Haus zurückkehrt und auch im Privatbereich sehr viel Zeit für seine Kontrollzwänge braucht. Seine Lebenspartnerin erledigt im Wesentlichen allein den Haushalt und lässt ihn »zum Entspannen« exzessiv im Internet surfen, Musik hören oder fernsehen.

Gesamtziel war es, den Patienten von seinen Zwängen und seiner Anfälligkeit für Zwangssymptome zu befreien, berufliche Stresssituationen sowie hypochondrische Ängste abzubauen. Prognostisch günstig war der relativ kurze Verlauf der Zwangsstörungen, eine neue Lebensgefährtin und abzusehende berufliche Veränderungen. Der Patient ist überdurchschnittlich intelligent, besitzt ein stabiles familiäres Netzwerk und bringt eine große Therapiemotivation mit.

Die ersten drei Sitzungen wurden für eine ausführliche Anamnese und Exploration der Lebensgeschichte genutzt. Obwohl dieser Therapieabschnitt vordergründig der verhaltens- und hypnotherapeutischen Diagnostik diente, wurden durch das Nachfragen der persönlichen Problemlösungsversuche beiläufig unbewusste Strategien ins Bewusstsein gehoben und verstärkt.

Hypnose

»Ist Ihnen schon mal bewusst aufgefallen, wie Sie etwas Wichtiges oder vielleicht auch Ihren Zwang vergessen haben? ... Und wie erinnern Sie, dass Sie etwas Unangenehmes vergessen konnten? ... Ist es nicht schön, dass wir manches vergessen können. Jeder hat sich schon mal verletzt und den Schmerz vergessen, nachdem die Wunde verheilt ist. Etwas, das Sie wissen sollten, ist, dass Erinnern und Vergessen eine unbewusste Leistung ist, die jedem Menschen – auch Ihnen – jederzeit zur Verfügung steht. Vielleicht ist Ihnen auch bekannt, dass jedes Ritual – auch ein Zwangsritual – gute Seiten hat. Durch das Wiederholen eines Bewegungsablaufes, wie z. B. beim Fußballspielen oder Erlernen eines Musikinstruments werden wir immer geübter und brauchen über die einzelnen Bewegungen nicht mehr bewusst nachzudenken, denn früher oder später geht es wie von selbst, und wir können uns freuen an einem gelungenen Torschuss oder einem guten Klang des Instrumentes, das wir spielen. Lassen Sie uns ein bisschen über Ihr persönliches Sicherheitsbedürfnis reden, und was Sie sich sonst noch wünschen.«

An dieser Stelle bietet sich die bewusste Fokussierung des Patienten auf seine positiven lebensgeschichtlichen Erfahrungen im Zusammenhang mit der Befriedigung seiner vitalen Grundbedürfnisse wie: Lustsuche, Unlustvermeidung, Kontrollbedürfnis, Vertrauen und Sicherheit, emotionales Bindungsbedürfnis, Gefühl der Freiheit sowie Unabhängigkeit und Selbstwertsteigerung.

In diesem Kontext wurde auch eine Reihe von persönlichen Alltagserfahrungen eruiert, die hypnotischen Charakter haben. Dem Patienten ist selbst aufgefallen, dass er bei der Reparatur oder beim Putzen seines Motorrades seine Alltagssorgen und Ängste vergaß und wie ein Kind tief versunken im Spiel kein Gefühl für die vergangene Zeit hatte. Stunden vergingen wie im Flug. Ähnlich ist sein Erleben, wenn er fernsieht oder Musik hört. Dabei vergisst er alles um sich herum und ist entspannt. Diese explorierten Erfahrungen werden später im Hypnosetraining zur Einleitung der Hypnose und darüber hinaus auch als »positive Ankersituation« im Sinne eines Signalreizes für unbewusste therapeutische Ressourcen genutzt.

Nach der verhaltensanalytischen Exploration des Problem- und Lösungsverhaltens hinsichtlich der Zwänge und psychosomatischen Beschwerden wurde dem Patienten in der vierten Sitzung der Behandlungsplan in Form einer therapeutischen Geschichte mit eingebetteten Suggestionen vermittelt:

»Nachdem ich Sie jetzt so viel gefragt habe, und Sie mir vieles aus Ihrem Leben erzählt haben, können Sie sich jetzt ausruhen, und ich werde Ihnen erzählen, wie ich mir Ihre Behandlung vorstelle. Die meisten, die zu mir kommen, wissen relativ wenig über Hypnose, sind gespannt, neugierig und möchten zunächst ausführlich über die Wirksamkeit und das Vorgehen informiert werden. Ich denke, Sie wollen das sicher auch. Oder nicht? ... *(Patient nickt)* Gut! ... Und Sie werden erstaunt sein, wie selbstverständlich und natürlich und angenehm hypnotische Erlebnisse sind. Danach lernen Sie, wie Sie auf die angenehmste und persönlichste Art und Weise in Trance gehen und die unterschiedlichsten hypnotischen Erfahrungen sammeln können. Hypnotische Trance ist ein Zustand, in dem Sie Ihre ganzen geistigen, psychischen und körperlichen Möglichkeiten nutzen zum Erlernen neuer Sichtweisen und zur Veränderung von Verhaltensmustern ohne Einschränkungen und Behinderungen der bewussten Zweifel.«

Die generellen Ziele der hypnotischen Behandlung sind der Aufbau und die bewusste Verankerung des Vertrauens in das eigene Fühlen, Denken, Handeln und Erleben. In den nächsten sechs Sitzungen wurden dem Patienten grundlegende Hypnoseerfahrungen wie Hand- und Armlevitation und idiomotorisches Signalisieren (z. B. Fingersignale) vermittelt. Unter Hand-Armlevitation versteht man das unwillkürliche und reflexhafte Anheben des Armes aufgrund eines selbst- oder fremdsuggerierten Bewegungsablaufes. Nach dem sogenannten »Carpenter-Effekt« induziert die Vorstellung eines Bewegungsablaufes die Bewegung selbst. Wird eine induzierte reflexhafte Bewegung (Idiomotorik), z. B. das Zucken eines Fingers, mit Antwortkategorien wie »Ja« und »Nein« verkoppelt, spricht man von idiomotorischen Signalen oder Fingersignalen, die die direkte Kommunikation mit dem »Unterbewusstsein« ermöglichen.

»In den nächsten Sitzungen wünsche ich mir, dass Sie die unterschiedlichsten hypnotischen Phänomene entdecken und dabei auf spielerische Weise, ganz zwanglos und selbstverständlich sich Ihren unbewussten Fähigkeiten anvertrauen können. Denn eines, was Sie wissen sollten ist, dass Sie unbewusst mehr wissen als Ihnen bewusst ist«.

Eine Schlüsselerfahrung in dieser Behandlungsphase ist: den hypnotischen Zustand als angenehme, vertraute, natürliche, Sicherheit gebende und heilende Erfahrung im Bewusstsein des Patienten zu verankern. Im Hypnosetraining lernt der Patient während der Einleitung der Hypnose, dass er bewusst »nichts tun muss«, damit »unbewusstes, spontanes Tun« leichter und sicherer geschehen kann. Wichtigste therapeutische Metapher ist dabei, die Schutzfunktion der körperlichen Reflexe als Grundmuster unbewussten Reagierens zu vermitteln, um auf diese Weise das Vertrauen in die unbewusste Kontrolle zu vertiefen.

Um die Hypnoseerfahrung zu stabilisieren und zu vertiefen, ist die Dissoziationstechnik ein sehr geeignetes Vorgehen. Unter Dissoziation wird hier die Fähigkeit verstanden, Information zu verarbeiten und auf sie zu reagieren, ohne dass sie bewusst wahrgenommen wird. Diese Fähigkeit ermöglicht die Reintegration von verschiedenen auch abgespaltenen Ich-Zuständen und Kontrollfunktionen.

Dabei hat sich folgende Dissoziationstechnik sehr bewährt: Der Patient sitzt aufrecht in einem normalen, aber etwas unbequemen Besprechungsstuhl (Holz, wenig gepolstert, mit Arm- und Rückenlehnen) und blickt in Richtung Therapeut:

»Ich wünsche Ihnen, dass Sie Ihre ersten Hypnose-Erfahrungen hier auf angenehme Weise in diesem etwas unbequemen Stuhl erlernen. Später können Sie, wenn Sie wollen, diese Erfahrungen auf der Entspannungsliege, die hinter Ihnen steht, vertiefen. Zunächst möchte ich Sie bitten, Ihren linken Arm, wenn Sie Rechtshänder sind, mit dem Ellenbogen auf der Armlehne abzustützen und sich einen Punkt auf der linken Hand oder den Fingern auszuwählen, den Sie bequem sehen können. Gut, ... hab' ich also richtig vermutet, dass Sie Rechtshänder sind. Gleichzeitig während Sie auf den Punkt auf Ihrer linken Hand schauen, können Sie noch mehr hier im Raum betrachten. Sie sehen mich hier sitzen, wie ich auf gleiche Weise den linken Arm aufgestützt habe und Ihnen eine kleine Demonstration in Selbsthypnose anbieten kann. Aber Sie sollten auf das, was ich hier tue, nicht im Einzelnen achten. Sie können es als Ganzes überblicken und wissen, dass ich hier sitze und Sie in Ihren hypnotischen Lernerfahrungen begleite ... Während Sie jetzt auf den Punkt auf Ihrer linken Hand schauen und gleichzeitig die ganze Hand und noch mehr im Auge behalten, achten Sie darauf, dass Sie an dieser Hand und dem ganzen Arm bewusst nichts tun. Während Sie dort bewusst nichts tun und vorerst Bewegungslosigkeit und Ruhe in dieser Hand und dem ganzen Arm spüren, umso erstaunter können Sie dann sein, wenn Sie nachher auf unbewusster Reflexebene reagieren, und der Arm sich wie von selbst ruckartig Stück für Stück nach unten senkt, bis die Hand und der Arm einen Ruheplatz auf der Stuhllehne gefunden haben ... Gleichzeitig bitte ich Sie jetzt, während sie den Punkt auf der linken Hand beobachten, auf der anderen Seite, rechts, die rechte Hand mit dem rechten Arm ganz bewusst und ganz langsam zu heben. Vielleicht so langsam und so bewusst, wie sie noch nie in Ihrem Leben den rechten Arm gehoben haben. Ganz langsam und bewusst, damit Sie an der linken Hand, den Unterschied, die bewusste Ruhe und bewusste Bewegungslosigkeit genau spüren können.«

Diese Dissoziationstechnik hat den Vorteil, dass man auf der wachbewussten Erfahrungsebene beginnt und dem Patienten (insbesondere bei einer Zwangsstörung) viele Kontrollmöglichkeiten anbietet und ihn gleichzeitig neugierig macht, sich von unbewussten reflexartigen, d. h. spontanen und gezielt/geplanten Reaktionen überraschen zu lassen. Außerdem konfrontieren die verwirrenden Anweisungen sein bewusstes Kontrollbedürfnis, und seine unbewusste Fluchtreaktion führt in der Regel zu einer Vertiefung der hypnotischen Reaktion.

In den nächsten zehn Sitzungen wurde dem Patienten vermittelt, wie er bei den ersten Anzeichen von zwanghaftem Kontrollverhalten das ideomotorische Fingersignal als Zeichen für unbewusste Kontrollunterstützung nutzen kann, indem er sein Unbewusstes befragt, ob es bereit ist, die Kontrolle für ihn zu übernehmen. Die symptomorientierte Behandlungsstrategie des bewussten und unbewussten Lernens ging von der Konfrontation mit den vermiedenen Problemen aus, um neue Umgangsmöglichkeiten auf beiden Bewusstseinsebenen erproben zu können.

Die Reaktionsverhinderung entstand, indem der Patient sich im Wachzustand erlaubte, sein Unterbewusstsein zu befragen, bevor er zwanghaft reagierte. Er hatte jetzt eine Alternative im Sinne von: »Ich brauche bewusst nichts tun, weil mein Unbewusstes es besser kann.« Die positive Zustimmung durch ein ideomotorisches Fingersignal baute ein vertieftes Vertrauen in die eigene Kontrollkompetenz und Sicherheit auf. Sobald der Patient bewusst wahrnahm, dass ein automatisch neutralisierendes zwanghaftes Gedanken- oder Handlungsritual gestoppt war und der Erfolg durch ein unbewusstes Fingersignal bestätigt wurde, fühlte er sich befreit, und er konnte sich von der zwanghaften Aufgabe lösen, indem er sie bewusst nicht löste, sondern an das sogenannte Unbewusste delegierte.

Das verhaltenstherapeutische Expositionstraining im Wachzustand und in tiefer Hypnose wurden bis zum Löschen der Zwangssymptome für folgende auslösende Situationen: Wasserhahn, Weg zur Arbeit mit Auto, Büro verlassen, Weg zurück nach Hause nur einmal kombiniert angeboten. Die bewusste Konfrontation (in sensu) mit angstauslösenden Situationen konnte trotz Entspannungstechnik und abgestuftem Vorgehen nur ein- bis zweimal exponiert werden. Nach diesem Fortschritt war der Patient nur noch an Hypnoseerfahrungen interessiert, bei denen er sich schnell und tief körperlich und psychisch entspannen und ein Maximum an innerer Sicherheit und Freiheit erleben konnte. Bewusste Selbstkontrollübungen zur Verhinderung der Zwangskontrollen mit dem Ziel, dem resultierenden Discomfort die zwangsinduzierende Wirkung zu nehmen, hatten wenig Erfolg. Ebenso eingeschränkt wirkungsvoll waren die bewussten Entscheidungsübungen: ein festgelegtes Restrisiko in Kauf zu nehmen und zu verantworten.

Evaluation

Nach circa 22 Sitzungen wurde monatlich noch eine Doppelsitzung mit tiefer Hypnose durchgeführt. Der Patient hatte bald keinen Bedarf mehr, inhaltlich über Zwangsgedanken und -handlungen zu sprechen. In der 31. Sitzung berichtete er über ein fast normales Kontrollverhalten (ein- bis zweimal), und die Restsymptomatik war für ihn akzeptabel.

In der katamnestischen Befragung nach sechs Monaten gab der Patient keine Verschlechterung an, sondern sein Zustand hatte sich stabilisiert und ist eher noch besser geworden. Generell hat sich seine berufliche Situation entspannt, und er befindet sich in einer zufriedenstellenden Lebenssituation.

Warum Hypnose?

Die Beobachtung, dass die Patienten während der Ausübung ihrer Zwangsverhaltensweisen deutliche Anzeichen von dissoziierten Bewusstseinszuständen zeigten und wie in Trance handelten, veranlasste mich, spezielle dissoziative Hypnosetechniken in die Behandlung zu integrieren. Wesentliche Aufgabenstellung dabei war, dem Patienten möglichst schnell eine zuverlässige und wiederholbare Erfahrung über die Effektivität unbewusster Kontrolle zu vermitteln. So ließ sich an diesem Fallbeispiel demonstrieren, wie der Einsatz von dissoziativen Hypnosetechniken im Rahmen einer kognitiven Verhaltenstherapie zu einem weitgehenden Verschwinden der Zwangssymptomatik führte.

8 Ich habe gelernt, dass ich ich bin

Ortwin Meiss

Hypnotherapie in der Arbeit mit einer sexuell missbrauchten Patientin

Die Behandlung der Patientin blieb insgesamt unter 20 Stunden, was für ein derartig schwieriges und komplexes Thema, wie die Verarbeitung eines schweren sexuellen Missbrauchs durch einen nahen Angehörigen, eine ungewöhnlich kurze Zeit ist. Die Beschreibung des therapeutischen Vorgehens stützt sich auf Videoabschriften. Die wichtigsten Schritte der Aufarbeitung der traumatischen Erfahrung sowie das Nachholen wichtiger nicht gemachter Lebenserfahrungen wie eine liebevolle Vaterbeziehung und eine unbelastete Pubertät werden beschrieben. Die Therapiesitzungen erfolgten in der Aufarbeitungsphase (Sitzung 1–5) in wöchentlichen Abständen. Für das Nachholen nicht gemachter Erfahrungen (ab 6. Sitzung) brauchte es mehr Zeit, um das neu Erfahrene zu integrieren. Im vorliegenden Fall wurde mit zweiwöchigem bzw. dreiwöchigem Abstand gearbeitet.

Der Fall

Voraussetzung für das im Folgenden beschriebene Vorgehen ist eine gute soziale Eingebundenheit der Patientin in ein sicheres, unterstützendes Umfeld und eine relativ gute psychische Stabilität. Als glücklicher Umstand erwies sich, dass die Patientin auf ausdrückliche Empfehlung ihrer besten Freundin kam, welche bei mir ebenfalls in Therapie gewesen war. Sie hat den Therapieprozess der Freundin begleitet und schon im Vorfeld eine positive Übertragung entwickelt. Das Eingangssymptom, aufgrund dessen sie selbst Hilfe suchte, war ihr chronischer Vaginismus, für den sie keine Erklärung hatte. (Die Patientin wurde auf ihren ausdrücklichen Wunsch hin geduzt.)

Hypnose

1. Sitzung: Aktivierung des inneren Musters, das zum Symptomverhalten führt.

TH Du hast beschrieben, dass du bei den Freunden, die du hattest und sich dir genähert haben, Spannungen bekommen hast. Was hast du denn überhaupt gespürt? Also, wie konnte man dich dazu bringen, dass du dich so verkrampft hast?

PA Wenn ich mit meinem Freund intim geworden bin, war das alles schön und ich war mit Sicherheit auch sexuell erregt. Aber sobald das irgendwas mit meiner Vagina zu tun hatte, war es vorbei.

TH Die sexuelle Erregung auch?

PA Ja, und ich merkte, wie mein Unterleib sich verkrampfte, sich zusammenzog. Und wie ab dem Moment der Begriff Gewalt auftauchte, ohne dass der Mann gewalttätig war.

(Dies ist ein Hinweis, darauf, dass die Patientin etwas aktiviert, was mit der tatsächlichen Situation nichts zu tun hat. Die kognitive Interpretation der Situation passt nicht zum emotionalen Erleben. Der Patientin ist bewusst, dass die Gewalt-Assoziationen nicht angemessen sind, sie empfindet aber anderes.)

TH Ich werde dich bitten, in der Vorstellung in eine dieser Situationen zu gehen, d. h. dir irgendwas aus deiner Erinnerung zu wählen, wo das so gelaufen ist. Es wäre gut, wenn du dann erst einmal zu dem Zeitpunkt gehst, wo es noch angenehm gewesen ist. Du bist sexuell erregt und eigentlich ist alles okay. Dann lassen wir das einmal schrittweise weiterlaufen und schauen mal, was wir an der Stelle finden, wo es kippt, wo die sexuelle Erregung umkippt in die Verkrampfung. Verstehst du, was ich meine?

PA Ja, also was passiert, wenn ich sexuell aktiv werde?

TH Wie du sagst, ist es bis zu einem gewissen Punkt angenehm. Und dann muss ja irgendetwas passieren. Es ist ja nicht so, dass die Scheidenmuskulatur sich von selber verkrampft, da muss sich ja irgendwas in dir abspielen. Du musst es irgendwie herstellen, indem dir eine bestimmte Vorstellung kommt oder eine Erinnerung, du vielleicht irgendetwas zu dir sagst. Es können unterschiedliche Dinge sein, und wir schauen einfach mal, was es ist.

(Diese Erklärung dient dazu, die Patientin auf den nun folgenden Therapieprozess vorzubereiten und sie zur Mitarbeit zu bewegen. Der Patient sollte wissen, was der Therapeut beabsichtigt. Dies schafft Sicherheit und ermöglicht ihm, den nachfolgenden Instruktionen leichter zu folgen.)

PA *(nickt und signalisiert Zustimmung)*

TH Mach es dir bequem, so dass du spüren kannst, wie der Sessel dich hält, und schließe die Augen.

(Hier gibt es bei vielen sexuell missbrauchten Patienten Probleme. Ist der Patient nicht in der Lage, die Augen zu schließen, kann mit offenen Augen gearbeitet werden. Manchmal kann durch die Veränderung der Rahmenbedingungen (größerer Abstand zwischen Therapeut und Patient, eine Decke zum Zudecken etc.) eine Bereitschaft für den Augenschluss entstehen.)

TH Nimm dir Zeit und allen Raum für dich, und erlaube dir, dich wichtig zu nehmen. Und nimm dir Zeit, alle Zeit die du brauchst. Wodurch es einfach ist, deine Aufmerksamkeit in deinen Körper zu lenken und die unterschiedlichen Bereiche deines Körpers wahrzunehmen. Und du weißt, dass es für dich Bereiche in deinem Körper gibt, die für dich angenehm und leicht zugänglich sind. Wo du angefasst werden magst, und magst, dass man dich berührt. Und dass es andere Bereiche gibt, die für dich sehr viel problematischer sind, und ein Bereich ist es besonders.

Ich möchte, dass du damit beginnst, dich an eine schöne Situation zu erinnern, wo du mit deinem Freund intim bist, und er dich berührt, in den Bereichen, wo du es angenehm findest. Du merkst, dass dich das erregt, ein sehr gutes Gefühl. (Diese Aussagen beziehen sich alle auf die vorangegangenen Schilderungen der Patientin.)

Und stell dir vor, wie es immer angenehmer wird, wie du dir vorstellst, dass seine Hand dich an den Stellen berührt, wo du es magst. Lass es angenehmer und angenehmer werden, ... und dann stell dir vor, seine Hand würde langsam beginnen, den Körper hinabzuwandern, hin zu dem Bereich, wo es problematisch ist. Lass das ganz langsam geschehen und schau einfach, was genau geschieht, so als würde sich das alles hinziehen, wie in Zeitlupe.

(Auch hier wird für die Tranceinduktion das Hineinführen in die Problemsituation verwendet. Die Vorstellung, alles in Zeitlupe zu erleben, ermöglicht vielen Klienten die Prozesse bewusst nachzuerleben, die sonst automatisch und zu schnell für das Bewusstsein ablaufen.)

Und was genau geschieht in dem Moment, wo du merkst, dass diese angenehme Erregung sich beginnt zu verändern? Sei neugierig, was für Gefühle kommen und Vorstellungen entstehen, oder ob du etwas hörst oder vielleicht etwas zu dir selber sagst. Und was genau geschieht?

Pa Ich will das nicht. (Die Klientin beginnt sich zu verkrampfen und in einer Ausweichbewegung das Gesicht und den Körper wegzudrehen.)

Th So ein Gefühl, ich will das nicht. Und spür das einfach und das ist sehr unangenehm, nicht wahr?

Pa Ich will das nicht, das tut weh.

Th Du kannst es nicht. Es tut weh, und es ist unangenehm?

Pa Ja. Und dass ich immer froh bin, wenn es vorbei ist.

Th So, dass du immer froh bist, wenn es wieder vorbei ist. Und so wie du das da spürst, mit dem Gedanken, ich will das nicht, weißt du vielleicht, dass man sich sehr unterschiedlich alt fühlen kann. Manchmal fühlt man sich erwachsen und manchmal fühlt man sich jünger. Wie alt fühlst du dich da?

Pa Ich fühl mich jung.

Th Und wenn du diesem Gefühl ein Alter geben würdest, wie alt bist du da, welches Alter passt?

Pa *(sagt ziemlich schnell)* Ich weiß es nicht.

(Aus den Reaktionen der Patientin kann man schließen, dass es sich um ein schwerwiegenderes Trauma handeln muss, so dass es nicht passend ist, in der ersten Sitzung das Geschehene weiter zu explorieren. Dem entsprechend wird an dieser Stelle abgebrochen und gleichzeitig mit den folgenden Sätzen die weitere Exploration in den nächsten Sitzungen vorbereitet.)

Th Das ist eine starke Körperreaktion, die du da spüren kannst. Und du spürst, wie dicht du da dran bist, dass es nur ein kleiner Schritt ist, bis du weißt, was da ist, was da geschieht. Und weil es so ein kleiner Schritt ist, kannst du dich entscheiden, dann wenn es für dich stimmt, vielleicht beim nächsten Mal oder später diesen Schritt zu tun. Es ist nicht nötig, das alles auf einmal zu tun und sich damit zu überfordern, ... denn du weißt, es ist ein kleiner Schritt.

2. Sitzung: Nachbesprechung der 1. Sitzung und Information über den Therapieverlauf

Die Rahmenbedingungen der Therapie werden noch einmal geklärt, und das therapeutische Konzept wird erläutert. Die Patientin erwähnt, dass sie beim letzten Mal nicht ganz aufrichtig war, als sie behauptet habe, sie wisse nicht, wie alt sie sich gefühlt habe. Sie habe dies gesagt, um das Geschehen zu stoppen. Es wird darüber gesprochen, dass es in der ersten Sitzung vermutlich zu schnell gegangen ist, und dass sie entscheiden kann, wann sie und ob sie wissen will, was sie so stark behindert. Der Verdacht eines Missbrauchs wird bewusst nicht angesprochen, um die Patientin nicht in eine bestimmte Richtung zu lenken. Sie berichtet unaufgefordert über den Alkoholismus in ihrer Ursprungsfamilie.

3. Sitzung: Erstes Wiedererinnern traumatischer Erfahrungen

PA Ich würde heute gerne wissen, was da ist.

TH Gut wir können ja mal vorsichtig schauen, was dir da kommt. Wir brauchen ja nicht darüber diskutieren, ob das, was du glaubst zu erinnern, auch so gewesen ist.

PA In Ordnung.

Über die Affektbrücke gerät sie in eine frühe Erinnerung, wo sie einen körperlichen Übergriff ihres Vaters erlebt. Sie windet sich im Stuhl und fleht mit kindlicher Stimme: »Bitte lass mich gehen!«

Nach der Trance wirkt sie erschöpft und geschockt. Ich sage ihr, dass es jetzt nicht an der Zeit sei, zu entscheiden, ob diese Erinnerungen sich wirklich auf stattgefundene Ereignisse beziehen.

Bei sehr frühen Erinnerungen (vor dem 4./5. Lebensjahr) ist es meist nicht entscheidbar, ob das Erinnerte wirklich den stattgefundenen Ereignissen nahe kommt. Leicht kommt es zu Generalisierungen und Übertragungen auf nicht beteiligte Personen. Bei später datierten Erinnerungen können die Erfahrungen meist in klarem Bezug zu biographisch gesicherten Ereignissen gesehen und klar zugeordnet werden. Am Ende der Trance fragte ich die Patientin, wann es ihr gelungen sei, diese Übergriffe zu stoppen, und sie sagt: »Mit 14.«

4. Sitzung: Wieder-Aktivierung der Traumatischen Erfahrung

TH Das letzte Mal habe ich dich ja ziemlich gefordert. Wie ging es dir danach?

PA Ich bin abends nach der letzten Sitzung krank geworden. Eine Erkältung mit Halsschmerzen. Ich bin sonst nicht so anfällig für Erkältungen.

TH Das ist keine untypische Reaktion.

PA Was auch ganz stark da ist, dass ich das körperliche Gefühl, was ich hier habe, das körperliche Erleben, dass ich das kenne. Mein Kopf bietet mir wenig an Bildern oder Erinnerungen. Aber mein Körper scheint irgendetwas zu wissen.

(Patienten, die traumatische Erinnerungen abgespalten haben, erleben oft anfangs nur Körpererinnerungen bevor in einer zweiten Phase die dazugehörigen bildhaften, auditiven und emotionalen Erinnerungsanteile bewusst werden.)

TH Mir war ja klar, dass ich dich letztes Mal sehr gefordert habe, wobei ich dir auch Angebote gemacht habe, auszusteigen. Du hast dich entschieden, dran zu bleiben. Ich möchte es aber nicht überziehen, deswegen die Frage, wie viel soll es heute sein? Ist es überhaupt richtig, schon den nächsten Schritt zu machen, oder ist es für dich wichtig, dass wir eher langsam machen?

PA Dieses körperliche Erleben, das ich hier habe, ist zwar grausam, aber es ist schon ok. Schwierig sind die Fragen, die du stellst, dann fühle ich mich manchmal unter Druck. Das ist ein seltsames Gefühl, warum stellt er jetzt Fragen? Ich könnte antworten, aber ich trau meiner Antwort nicht.

TH Es ist gut, wenn du weißt, dass du die Fragen beantworten kannst oder auch nicht. Wie du willst. – Wenn du sie nicht beantwortest, ist das für mich eine Botschaft, dass du mehr Zeit brauchst, dann habe ich sie. Wenn der Druck zu stark wird, dann kannst du aussteigen, das kannst du bestimmen.

(Wieder wird dem Patienten die Freiheit gegeben, den therapeutischen Prozess zu steuern.)

PA Ich hab den Eindruck in den Momenten, dass ich gar nicht weiß, was für mich gut ist und welche Zeit ich brauche. Das ist für mich alles so neu. Mit der Freiheit kann ich gar nicht umgehen.

(Gibt die Verantwortung an den Therapeuten zurück und die Erlaubnis, die Therapie weiter zu gestalten.)

TH Wenn ich mir die Situation vor Augen halte, dann bist du ja Freiheit nicht gewöhnt. Wie sollst du dann wissen, dass jemand ein Nein auch akzeptiert?

(Das impliziert, dass ich jedes Nein akzeptiere und ihr die Freiheit gebe, Nein zu sagen. Ich gebe ihr damit ein Stück Verantwortung wieder zurück. Es ist wichtig, dass der Patient aktiv an der Gestaltung des therapeutischen Geschehens beteiligt ist. Anderenfalls entsteht durch eine passive Haltung die Gefahr einer unkontrollierten Reaktivierung der mit dem Trauma verbundenen Beziehungsdynamik.)

TH Was meinst du also, was heute der nächste Schritt sein könnte?

PA Ich habe schon das Gefühl, dass es kein Zurück mehr gibt.

TH Sondern du willst es wissen.

PA Ja, ich denke schon.

TH Gut, wir haben verschiedene Möglichkeiten. Wir schauen einfach, wie viel kommt, so dass du dich irgendwann nicht mehr fragen musst, was gewesen ist. – Gut, mache es dir bequem und schließe die Augen. Das Erlebnis vom letzten Mal war für dich sehr anstrengend und du hast gemerkt, wie leicht es für dich ist, dir diese Gefühle einfach noch mal gegenwärtig zu machen, wie intensiv diese Gefühle sind und wie leicht auslösbar, dadurch dass du dir vorstellst, dass eine Hand, die dich berührt, in Bereiche kommt, wo du automatisch beginnst dich zu verspannen. Und dass es mit Emotionen verbunden ist, dass man dich gehen lassen soll. Dass das da ist wie eine Bitte. Bitte lass mich gehen.

(Diesen Satz formulierte die Patientin in Trance in der dritten Sitzung. Er wirkte wie ein Auslöser für die Erinnerung an den Übergriff. Die Patientin verkrampfte sich und begann sich wegzudrehen.)

Und du merken kannst, wie diese Gefühle wieder entstehen und du dich wieder klein werden lassen kannst, und diese Gefühle verbunden sind mit dem Gefühl, klein zu sein. Bitte lass mich gehen. Und heute genauer zu sehen, was da geschieht.

(Die wichtigste Aufgabe des Therapeuten ist in der Phase, in welcher der Patient eine traumatische Situation wieder erlebt, ihn zu begleiten, zu verstehen und Position für ihn zu beziehen. Die zentrale Botschaft ist: Du bist okay, das was du erlebt hast, ist für alle Menschen furchtbar.)[60]

Th Und ich weiß, dass es das alles nur noch schlimmer macht, wenn man auch noch deutlich sieht, was da geschieht. Aber manchmal ist es wichtig, dass man es noch einmal sieht, damit man es auch wirklich glaubt. Wo geschieht das?

(Diese Aussage soll die Patientin motivieren, an dieser Stelle nicht abzubrechen, sondern die Erfahrung zu vervollständigen. Im hypnotherapeutischen Austausch wird die Missbrauchssituation genauer recherchiert.)

Th Und schau es dir soweit an, dass du weißt, wie es war. Und du kannst mir soviel erzählen, wie du magst, wie für dich wichtig ist, dass ich das weiß. Und magst du mir sagen, was er tut?

(Der Patientin wird ein Ausstieg aus dieser Erfahrung angeboten. Die Formulierung: »... dass du weißt, wie es war« rückt das Geschehen in die Vergangenheit und schafft Distanz. Es wird betont, dass sie entscheidet, wie viel sie erzählen möchte. Gleichzeitig wird die Bereitschaft signalisiert, sie weiter zu begleiten. Die Patientin fährt fort und bleibt weiter mit dem Geschehen assoziiert.)

Pa Er sagt immer, komm, komm mach.

Th Mach. Und was sollst du machen?

Pa Ich soll mich nicht so anstellen.

(Durch solche Äußerungen des Täters entsteht Verwirrung bei den Opfern. Es ist wichtig als Therapeut hier eine eindeutige Uminterpretation des Geschehens zugunsten des Opfers zu fördern und das Opfer zu ermutigen, den eigenen Gefühlen zu trauen.)

Th Du sollst dich nicht so anstellen, dass der behauptet, du stellst dich an. – Und du weißt es besser! Und es ist ein Verbrechen, was da geschieht. Und deine Gefühle sind richtig. Und er behauptet, es sei nicht so schlimm und du würdest dich anstellen. Du würdest dich anstellen dabei, dass er dich missbraucht.

Pa (mit kindlicher Stimme) Aber er hat mich doch lieb.

Th Und sagt er das?

Pa Ja. Er kommt ja auch immer zu mir ...

Th Weil er dich angeblich so lieb hat. Und dabei benutzt er dich für seine Bedürfnisse. Wenn das Liebe ist, dann kann man drauf verzichten, nicht wahr? Und es ist keine Liebe, wenn Eltern Kindern so was antun.

Pa (reagiert zögernd ohne diese Aussage zu bejahen, was bedeutet, dass es ein Problem ist, auf Zuwendungen des Vaters zu verzichten)

Pa (nach kurzer Pause) Der kommt jeden Abend.

Th Der kommt jeden Abend. Es wiederholt sich jeden Abend. Und passiert noch mehr? Und es ist nicht so wichtig, dass ich das weiß, es ist wichtig, dass du das weißt. Und du hast die Freiheit, es mir zu sagen oder nicht, ganz wie du willst. Schau es dir an, so dass du wirklich weißt, es ist vollständig. Und wenn etwas vollständig ist, weiß man, dass man nicht noch mehr rausholen muss, nicht noch mehr da ist.

60 Herman, J. (2003): Die Narben der Gewalt. Paderborn (Junfermann).

(Bei der Bearbeitung traumatischer Erlebnisse ist es wichtig, die schlimmsten und belastendsten Erfahrungen zu bearbeiten. Sind die schlimmsten Erfahrungen durchgearbeitet, generalisieren die positiven Effekte auf die anderen weniger schlimmen Erfahrungen, ohne dass man diese noch einmal bearbeiten muss. Sind nur die weniger schlimmen Ereignisse bearbeitet und die Schlimmsten unbearbeitet, ist der therapeutische Erfolg gering.[61] Die Patientin schildert daraufhin begleitet von heftigen Körperreaktionen ihre schmerzlichen Erfahrungen.)

PA Und dann lässt er mich alleine da liegen. Und ich schlaf nicht ein.

TH Und du kannst nicht schlafen. Wie soll man schlafen, wenn so was passiert ist. Welcher Mensch kann schlafen, wenn er so missbraucht worden ist. Wenn einem solche Gewalt angetan wird und man Dinge tun muss, die absolut widerlich sind. Und dann noch der eigene Vater, der behauptet, er habe einen lieb und meint, man solle sich nicht so anstellen. Und wie soll man schlafen, wenn man weiß, morgen kommt der wieder. Und man nicht weiß, was man tun kann, damit das endlich aufhört.

(Die Formulierungen: »Welcher Mensch kann schlafen, ...« »Wie soll man schlafen ...« betonen, dass die Patientin reagiert wie andere Menschen auch. Indirekt wird vermittelt: Du bist normal, du bist in Ordnung, du reagierst normal, du gehörst zu denen, die normal sind. Das Problem ist der Vater.)

PA Wenn er nur sterben würde.

TH Dass du dir am liebsten wünschst, dass er tot ist, dass du endlich befreit bist davon. Und das ist ein sehr verständlicher Wunsch, den jeder hat in so einer Situation, dass man am liebsten wünscht, dass so jemand tot ist, dass man endlich befreit ist davon, dass das endlich aufhört.

Solche Wünsche sind ein Tabubruch und lassen schnell Schuldgefühle entstehen.

Wenn dies aber Wünsche sind, die jeder in einer solchen Situation hat, dann ist man nicht schuld, sondern die Situation ist maßgeblich für diese Wünsche.

PA Der kann doch zu meiner Mutter gehen.

TH Ja, warum kommt er zu dir? Warum lässt er dich nicht in Ruhe?

PA Ich weiß nicht.

TH Und ich möchte, dass du weißt, dass das, was dir da angetan wird, ein Verbrechen ist, und mit das Schlimmste ist, was man einem Kind antun kann. Dass der dich da richtig quält und das jeden Abend.

(Missbrauchte Patienten sind oft sehr unsicher in der Bewertung der gemachten Erfahrungen. Da viele Vermischungen wie in dem vorliegenden Fall zwischen Liebe und Missbrauch stattgefunden haben, ist eine Aufgabe des Therapeuten, hier wieder Klarheit zu schaffen. Bei jeder Bewertung sollte man die Reaktion des Patienten im Auge zu haben. Stimmt der Patient den Äußerungen z. B. durch Nicken zu, kann man fortfahren. Ist der Patient irritiert, sollte man mit eigenen Bewertungen zurückhaltend sein.)

Und das ist das Gegenteil von dem, was man unter Liebe und Achtung versteht. Und dass das kein Vater ist, denn ein richtiger Vater schützt seine Tochter und achtet sie und

61 Hofmann, A. (1999): EMDR in der Therapie psychosomatischer Belastungssyndrome. Stuttgart (Thieme).

liebt sie. Das ist kein Vater, das ist ein besoffener Egoist, der nur sich selbst sieht und seine Tochter missbraucht.

(Es ergibt sich nun die Frage, wie man einen Patienten aus einer solchen schrecklichen Erfahrung so wieder zurückführen kann, dass er sich von den erinnerten Ereignissen wieder entfernen kann.)

Th Und schau einfach, ob es das erst einmal war, was für heute wichtig war. Und es ist gut zu wissen, irgendwann warst du in der Lage, es zu beenden.

(Das Geschehen wird sprachlich wieder in die Vergangenheit gerückt. Dass es beendet ist, wird betont. Mehr derartige Techniken auf der Website)[62]

Und es vielleicht wichtig ist, es heute alles noch einmal nacherlebt zu haben, um es beim nächsten Mal mit all dem Abstand umso klarer sehen zu können, zu sehen, was man da alles durchlitten hat.

(Hier wird die nächste Sitzung vorbereitet. Spricht man am Ende einer Sitzung an, was man in der nächsten machen will, bereitet der Patient sich unbewusst darauf vor. z. B. »... es beim nächsten Mal mit all dem Abstand zu sehen«. Oft ist es dann erstaunlich einfach, das angekündigte Ziel zu erreichen.)

Dass man sich fragen kann, wie hat man das überlebt? Dass man so etwas durchhalten kann, so was Furchtbares, Grausames und warten musste auf den Moment, wo man es beenden konnte, es geschafft hat, sich zu wehren. Und es irgendwann wichtig sein kann, zu wissen, wie man das geschafft hat.

(Die Kompetenzen der Patientin werden angesprochen.)

Und du heute erst einmal einen weiteren großen Schritt getan hast, dich davon zu befreien, was dich so lange behindert und nicht zuzulassen, dass der weiterhin dein Leben versaut und das hinter dich zu bringen, was da nicht zu dir gehört, was der gemacht hat. Denn es wird irgendwann wichtig sein, dass du bemerkst, dass du in Ordnung bist. Und derjenige, der nicht in Ordnung war und nicht in Ordnung ist, ist dein Vater. Denn jedes Kind würde so reagieren. (Wieder die Botschaft: Du bist in Ordnung!)

Und dann nimm dir Zeit, das für dich erst einmal so abzuschließen und nimm dir wirklich Zeit, so dass du entscheidest, wie viel Zeit du brauchst. Sodass du dir vertrauen kannst. Denn du selbst weißt irgendwo am besten, was richtig für dich ist, dieses innere Wissen wiederzufinden. Denn jedes Kind findet das widerlich, was du da erlebt hast.

(Die Formulierung, »du kannst dir vertrauen und weißt irgendwo am besten, was richtig für dich ist«, zielt auf die Aktivierung eines inneren Suchprozesses nach diesem inneren Wissen.)

Und es ist leichter, sich zurückzuorientieren, wenn man weiß, dass es irgendwann besser werden wird und man lernen wird, es abzuschließen, und dass man sich Zeit nehmen kann, dass so etwas Zeit braucht. Eine positive Zukunft wird entworfen. Dies ist insbesondere für traumatisierte Patienten wichtig, die in der Aufarbeitungsphase das Trauma nacherleben.[63]

Und es ist angenehm zu spüren, wie man langsam ruhiger wird, wieder mehr zu sich selber findet.

Pa (Öffnet sichtlich erschöpft die Augen)

62 Meiss O.: Beendigung offener Sitzungen 1 u. 2 auf der web-site www.mei-hamburg.de im Log In.
63 Meiss, O. (1990): Zeitprogression. *Hypnose und Kognition* 7 (2): 26–33.

TH Das war ziemlich konkret, nicht wahr?

PA Ja. Das war ganz konkret.

TH Ist es jetzt leichter für dich, dir zu glauben?

PA Ja. Da war auch zwischendrin eine Situation, die ich später immer erzählt habe als Traum, meinen Freunden, weil ich es nicht glauben konnte.

TH Wo du so getan hast, als sei es ein Traum?

PA Ja, als sei es ein Traum. – Das ist irgendwie so unvorstellbar. Und ich bin froh, dass ich dort nicht mehr wohne, in der Nähe von zu Hause.

TH Das glaub ich. Gut, dass du genug Abstand hast. Ich denke, es ist jetzt noch zu früh, dass du darüber nachdenkst, was das für Konsequenzen hat für den Umgang mit deiner Familie.

PA Das interessiert mich auch gar nicht.

Nach einer solchen Sitzung sollte man die Patientin davon abhalten, eine Konfrontation mit dem Täter zu suchen. In diesem Stadium der Therapie ist sie nicht stabil genug, um dies durchzustehen, zudem leicht zu verunsichern in ihrem Standpunkt, ihrer Wahrnehmung und Einschätzungen. Man sollte keinen großen Abstand zur nächsten Sitzung entstehen lassen und für die Patientin in der Zwischenzeit erreichbar sein, um eventuelle Krisen und Einbrüche aufzufangen.

5. Sitzung: Uminterpretation und Neubewertung der traumatischen Erfahrungen

TH Wie ging es dir seit der letzten Woche?

PA Eigentlich gut, ich fühle mich befreit und ziemlich sicher. Es wird dann eng, wenn ich an meine Familie denke.

TH Es ist gut, dass du erst einmal zurückhaltend damit bist, deine Familie da einzubeziehen. Vor allem zu einem Zeitpunkt, wo du selbst noch unsicher bist.

PA Und was auch so toll war nach der letzten Sitzung, ich habe einem Freund einen Brief geschrieben, dem ich das alles einmal erzählen wollte, wie das hier so war, und plötzlich war das wie beim letzten Mal, ich habe nur noch geweint und geweint und da war ich irgendwie froh drüber.

TH So, dass es etwas war, was du wieder finden konntest.

PA Und was sich so bestätigt. Was ich so allein provozieren kann und nachemotionalisieren kann. Das war für mich ein ganz wichtiges Erlebnis. Ein Stück Unabhängigkeit zur Therapie. Dass ich nicht das Gefühl habe, das war jetzt hier alles und verschwindet irgendwann. Das Ganze war beim letzten Mal sehr konkret, wie ich mich gesehen habe, war ich 12, 13, 14, umso plastischer war das auch.

TH Es ist ja eine merkwürdige Angelegenheit, dass deine Mutter nichts gemerkt haben soll.

PA Das ist eine sehr merkwürdige Angelegenheit.

Die folgende Sitzung soll der Patientin helfen, das Erlebte einzuschätzen und die Kontextbedingungen der stattgefundenen Ereignisse zu erkennen und Distanz zu dem damaligen Geschehen zu bekommen. Die Einschätzung des Erlebten ist für die Patientin nur schwer möglich, wenn sie das Erlebte noch einmal assoziiert erfährt. Assoziiertes Nach-Erleben ist oft notwendig, um die körperlichen und psychischen Abspaltungen aufzuheben.[64] Der Blick auf das Geschehen aus einer Beobachterperspektive ermöglicht dem Patienten eine veränderte Bewertung der Ereignisse und eine Neubewertungen der eigenen Person. Um zu verhindern, dass die Patientin noch einmal in dem traumatischen Erlebnis versinkt, wird in der Tranceinduktion eine Beobachterperspektive vorgegeben.

TH ... und nimm dir all den Raum, den du erst einmal brauchst, um dich wichtig zu nehmen, so dass sich innere Vorstellungen und Bilder entwickeln, die du für dich nutzen kannst. Und du dich gut erinnern kannst, an die Art und Weise, wie du auf diese schnelle Art einen Zugang gefunden hast, zu diesen Gefühlen und diesen Erinnerungen. So dass du dir vorstellen kannst, wie eine Frau aussieht, die allein bei der Vorstellung, dass sie in bestimmten Bereichen berührt wird, so eine Panik bekommt.

Und du weißt, dass diese Panik auf etwas beruht aus der Vergangenheit dieser Person, auf dem, was diesem Kind von damals angetan wurde, diesem Kind, das diese Person war und dem damals so wehgetan wurde. Das in dieser Familie lebt und abends in diesem Kinderzimmer ist, hinter dieser Glastür. Und die ganze Zeit Angst hat, dass der Vater kommt.

(Hier wird die Klientin nicht direkt angesprochen, sondern von dem Kind gesprochen, das all dies erlebt. Dadurch wird indirekt die Beobachterperspektive gefördert und verhindert, dass die Klientin erneut in das in der vorangegangenen Sitzung Erlebte hineinrutscht. Gleichzeitig wird das Vergangene wieder in die Gegenwart gerückt.)

TH Schau dir von außen dieses Kind an, in welcher Situation es da ist, wo es da alleine liegt und soviel Angst hat und sich fürchtet, dass der Vater kommt und betrunken ist! Schau, wie es ihm geht! Und in welcher Situation befindet sich das Kind? Kannst du das sehen?

PA (nickt) Es liegt im Bett und schlägt immer mit dem Kopf in das Kissen und summt.

TH Summt ein Kinderlied oder irgendwelche Töne vor sich hin?

PA Irgendwelche Töne.

TH Lenkt sich damit ab?

PA Ja.

TH Es lenkt sich damit ab, damit nicht zu viele Angstvorstellungen kommen.

PA (nickt) Aber es hält auch immer wieder an und guckt, ob das Licht angeht.

TH Andere Kinder, die Angst haben, gehen zu ihrer Mutter. Warum geht das Kind nicht zu seiner Mutter? (Patientin denkt angestrengt nach und findet erst keine Antwort.)

TH Geht das nicht?

PA Nein, das geht nicht.

64 Van der Kolk, B. (2000): Traumatic Stress. Paderborn (Junfermann).

TH Was würde passieren, wenn es aufstehen würde, zur Mutter gehen und sagen würde, ich hab Angst?

PA Nee, die Mutter, die würde es zurückschicken. Die kümmert sich da nicht drum.

TH Und was würde passieren, wenn das Kind sagt, ich hab Angst, dass Papa in mein Zimmer kommt?

PA Dann würde sie wütend werden.

Th Da wagt man sich kaum zu sagen, der tut so komische Sachen. Da würde sie sagen, ach Quatsch?

PA Ja. Erzähl keine Geschichten!

TH Weißt du, was sie tut, wenn das Kind in seinem Bett ist und der Vater dann irgendwann kommt?

PA (offenbar selbst überrascht) Sie lutscht Daumen.

TH Sie tut was?

PA Sie lutscht am Daumen. Sie lutscht am Daumen.

(Hier zeigt sich die Umkehrung der Rollen innerhalb der Familie. Während die Tochter vom Vater missbraucht und in die Rolle der Mutter gedrängt wird, regrediert die Mutter auf ein kindliches Entwicklungsstadium. Dies zeigte sich auch in anderen Situationen. So wies die Klientin im Alter von 16 Jahren die Mutter in eine Klinik zu einem Alkoholentzug ein. Die Rollenverteilung in der Familie passte zu der Berufswahl der Patientin. Sie wählte einen helfenden Beruf.)

TH Das sieht so aus, als wäre sie das Kind.

PA Ja – sie schimpft mit dem Vater, dass er so viel getrunken hat und nicht immer zu den Kindern ins Zimmer gehen soll, wenn er getrunken hat. Die müssen ja schlafen, die müssen in die Schule.

TH Das ist alles, was sie tut?

PA Hmm. – Sie hat auch immer die Tür auf vom Schlafzimmer.

TH Was würde denn passieren, wenn man da als Kind schreit, steht sie dann auf?

PA Nee. Sie ruft nach dem Vater, dass er kommt. – Der regt sich auf, dass er gerufen wird, dass er gestört wird. Er schimpft auf die Mutter, dass sie ihm nichts zu sagen hat, und dass er, auch wenn er getrunken hat, auf sich allein aufpassen kann. – Aber er geht immer nur zu dem einen Kind. Die Kinder haben ein Doppelbett, ein Etagenbett. Und das kleine Kind liegt oben und das größere liegt unten. Unten ist das wie eine Höhle, und er geht immer in die Höhle.

TH Das Kind oben regt sich nicht? Es ist wahrscheinlich froh, dass es der Vater nicht beachtet.

PA Hmm.

TH So, dass das Kind, zu dem er geht, völlig alleine gelassen wird. Was ist mit dem Bruder?

PA Der ist im anderen Zimmer. Der hört das Kind immer mit dem Kopf schlagen. Und lacht darüber.

(Die Patientin hatte zur Bewältigung ihrer Gefühle, Spannungen und Ängste einen Jaktismus, wie er auch bei hospitalisierten Kindern zu finden ist, entwickelt. Sie schlug bis zu zwei Stunden lang mit dem Kopf in ihr Kopfkissen, um sich zu beruhigen. Dieses Symptom zeigte sie bis zur 10. Sitzung. Die Rolle des Bruders erweist sich als wichtig, um ein vollständiges Bild von dem Geschehen in der Familie zu bekommen.)

TH Der findet das albern oder komisch?

PA Ja. Er findet das nicht normal.

TH Welches Verhältnis hat das Kind zum Bruder?

PA Kein gutes. Der Bruder macht immer Dinge, die der Vater verboten hat.

TH Was hat das Mädchen damit zu tun?

PA Das muss es ausbaden. Nee, das stimmt nicht. Das fühlt sich verantwortlich.

TH Warum können das Bruder und Vater nicht untereinander regeln? Das Mädchen wird verantwortlich gemacht, nicht wahr?

PA Ja, der Vater macht das Mädchen verantwortlich. Er appelliert an die Vernunft.

Th An die Vernunft des Bruders oder des Mädchens?

PA Des Mädchens.

TH Was hat die Vernunft des Mädchens mit dem Verhalten des Bruders zu tun?

(Die Parentifizierung der Patientin wird hier deutlich. Der Vater macht sie zur Aufsichtsperson für seinen Sohn, was diesen erniedrigt, wenn seine jüngere Schwester zu seiner Aufpasserin gemacht wird, was gleichzeitig das Verhältnis zwischen Schwester und Bruder vergiftet. Ihr Bruder wurde drogensüchtig.)

PA Er traut meinem Bruder nichts zu und ist enttäuscht von ihm, und er erwartet auch nichts anderes. Aber das Mädchen darf ihn nicht enttäuschen, und es enttäuscht ihn auch nicht.

TH Das ist wie jemand, der einem sagt, dass er die ganze Hoffnung in einen gesetzt hat.

PA Ja, du bist doch mein schlaues Kind, mein intelligentes Kind.

(Hier wird deutlich, wie der Vater es schafft, die Tochter zu binden, indem er sie lobt und sie als besonders intelligent und schlau herausstellt.)

PA Sie ist immer die Beste. Aber sie mag das nicht. Sie will nicht immer die Beste sein.

TH Dadurch ist etwas zwischen ihr und den anderen. Der Vater versucht sie auf seine Seite zu ziehen.

PA Ja. Und manchmal stellt sie sich dann bewusst dumm. Aber dann hält sie es nicht aus.

(Weiterhin wird deutlich, dass es ihr nicht gelingt, aus der ihr zugedachten Rolle auszubrechen, da sie in einer anderen Rolle nicht bestätigt wird. Das hält sie dann nicht aus.)

PA Sie will dem Bruder auch eine Chance geben.

TH Und der nutzt sie nicht.

PA Nein. Manchmal ist es auch ungerecht, dass der Vater dem Mädchen Recht gibt, obwohl sie nicht Recht hat, um zu zeigen, dass das Mädchen klug und seine Lieblingstochter ist. Meine Mutter sagt dann, das ist ungerecht, der hat auch in der Küche geholfen, aber der Vater hört nicht drauf.

TH Das ist eine verzwickte Situation für das Mädchen. Der Vater treibt einen Keil zwischen sie und die anderen, zieht sie auf seine Seite und behauptet, sie sei seine Lieblingstochter, und benutzt sie, um seinen Sohn herabzusetzen, benutzt sie, indem er sie sexuell missbraucht. Bevorzugt sie und macht all das nur aus eigenem Interesse. Und macht nichts, was das Mädchen wirklich will, nämlich eins von vielen Geschwistern sein.

(Es ist eine oft benutzte Strategie von Tätern, das Missbrauchsopfer anscheinend zu bevorzugen. Dies lenkt vom Missbrauchsgeschehen ab. Weiterhin fühlt das Opfer sich oft verpflichtet, auf Grund der »Geschenke und Wohltaten« des Täters diesem ebenfalls gefällig zu sein. In dem vorliegenden Fall hat die Bevorzugung weiterhin den Effekt, dem Opfer die Solidarität der Familie zu entziehen.)

PA Der blamiert sie auch immer. Denn jeder weiß, dass sie nicht immer die Beste ist. Und jeder merkt, dass es ungerecht ist, wie er entscheidet. Das ist dann peinlich.

TH Das ist dem Mädchen peinlich. Und ich möchte, dass du weißt, dass das peinlich für den Vater ist.

(Für den therapeutischen Erfolg ist es jetzt notwendig, dass auch das innere Kind von den Wahrnehmungen des erwachsenen Beobachters profitiert. Verknüpft sich das neue Wissen nicht mit der kindlichen Struktur, kann es geschehen, dass der Patient dann, wenn er spontan regrediert, wieder in das alte Muster zurückfällt.)

TH Ich möchte, dass du dir erlaubst alles, was du da sehen kannst, dem Mädchen zu erzählen, ihm sagst, dass sie da ausgebeutet wird und sie richtig fühlt, wenn sie sich unwohl fühlt, wenn der Vater sie lobt. Dass er das nur macht, aus eigenem Interesse. Und dass sie sicherlich intelligent ist, und der Vater das schamlos ausnutzt, um sie auf seine Seite zu ziehen. Wenn sie das verstanden hat, und du spüren kannst, dass sie dir glaubt, dann fühl mal, was das für ein Unterschied macht für dieses Mädchen.

PA Das Mädchen freut sich. Sie ist frei. Und sie hat keinen Druck mehr. Es erwartet auch keiner etwas von ihr. Und sie darf auch böse sein. Und sie hüpft vor Freude.

(Die Patientin ist durch die Rollenzuweisung verstrickt, gebunden und an ihrer freien Entfaltung gehindert. Die Umdeutung und Neuinterpretation der Ereignisse ermöglicht wieder Bewegungsfreiheit.)

Da die für die Therapiestunde vorgesehene Zeit nun abgelaufen ist, werden posthypnotische Suggestionen gegeben. Dann versuche ich, die Patientin zu reorientieren.

TH Erlaube dir, diese Freiheit für einen Moment deutlich zu spüren, so dass du sie wieder findest, wenn du über Straßen gehst oder Bürgersteige oder Treppen hinunter. Dass alles dich erinnert an diese Freiheit. So dass du es erst mal so lassen kannst, wie es jetzt ist, und dann zurückkommen kannst.

(Die Patientin ignoriert vollständig die Aufforderung zur Reorientierung und verharrt in ihrer Trance, da sie eine weitere wichtige Erfahrung macht. Die Patientin nimmt die beim Abschluss der vorherigen Sitzung gegebene Erlaubnis, selbst zu entscheiden, wie, wann und auf welche Weise sie zurückkommt, offensichtlich ernst, und entscheidet sich entgegen der Aufforderung, ihren therapeutischen Prozess zu vervollständigen. Dabei zeigt sie eine erstaunliche Eigenständigkeit.)

PA Das Mädchen bewegt sich ganz anders. Sie hat so viel Spaß mit ihren Beinen, und sie hüpft und ... (beginnt vor Rührung zu weinen)

TH Und es rührt dich richtig, nicht wahr?

PA Ja. Und sie traut sich auch, wenn sie spielt, die Beine ganz weit auseinander zu machen. Und sie kann auch fast Spagat machen.

(Die Bedeutung und das Gewicht dieser Aussage wird deutlich, wenn man sich an das Eingangssymptom Vaginismus erinnert. Beim Nacherleben des Traumas presste sie heftig die Beine zusammen, um ihren genitalen Bereich zu schützen. Nun spricht sie von der Beweglichkeit der Beine und entwickelt spontan die Vorstellung, die Beine zu spreizen, um einen Spagat zu machen.)

PA Die Beine gehören ihr, und sie freut sich über ihre Beine.

(Die Äußerung erinnert an die Beschreibung vieler traumatisierter Patienten, dass sie bestimmte Körperteile als fremdbesetzt und nicht als zu sich gehörig empfinden.)

TH Spür einfach, wie es ist, zu wissen, die Beine gehören dir. Du kannst Spagat machen. Es ist gut zu wissen, dass du dieses Gefühl von diesem Mädchen mitnehmen kannst, als dein Gefühl. Als das, was du lernen kannst, diese Beweglichkeit, diese Fähigkeit, dass man sogar Spagat machen kann.

(Sie reorientiert sich spontan.)

TH Toll, da hast du schon einen Schritt in die Richtung gemacht, wo wir hin wollen.

PA Das war sehr angenehm, diese objektive Betrachterperspektive einzunehmen. Dass man das sehen kann, aber dass es nicht wehtut. Dass ich das nicht so nacherlebe, das ist toll. Wenn ich das Mädchen von außen sehe, sehe ich deutlich, warum es nicht geklappt hat, gerade mit den Beinen. Spagat machen, das wollte sie immer. Und jetzt das Gefühl, Spagat zu machen, das ist für mich so etwas ganz Wichtiges.

6. Sitzung: Erstes Nachholen von nicht gemachten Erfahrungen (Kindheit)

In der Arbeit mit traumatisierten Patienten wird oft übersehen, dass die Patienten nicht nur unter den traumatischen Erfahrungen leiden. Sie leiden auch darunter, dass sie bestimmte Erfahrungen nie haben machen können. Wächst jemand in einer Familie auf, wo er über Jahre missbraucht wird, so fehlt ihm die Erfahrung von liebevollen, sicheren, schützenden und verlässlichen Beziehungen. Eine normal verlaufende Pubertät und das vorsichtige, schrittweise Annähern an Sexualität sind unmöglich. Dies ist aber für die psychosexuelle Entwicklung von entscheidender Bedeutung. Hier gibt es zum hypnotherapeutischen Ansatz wenig Alternativen.[65] Die nun beschriebene Sitzung zeigt die Neukonstruktion von Erfahrungen, welche die Patientin in ihrer Kindheit und Jugend nie gemacht hat.

TH Die vorletzte Sitzung war sicher anstrengend, die letzte nicht so, das war ein Schritt daraus.

65 Erickson M. u. E. Rossi (2000): Der Februarmann. Paderborn (Junfermann).

Pa Ich hatte das Gefühl, es ist ein bisschen weg, nicht mehr so aktuell. Ich hatte Angst, dass ich es vergessen könnte. Es war so plastisch hier. Was für mich wichtig war, war die Rolle meiner Mutter.

Th Was deutlich geworden ist, dass die ganzen Rollen durcheinandergeraten sind. Ich fand es bezeichnend, dass du sagtest, meine Mutter hat am Daumen gelutscht.

Pa Ja, ich sehe das Bild vor Augen, aber als Kind kann man das ja nicht interpretieren. Aktuell muss ich sagen, was ich als starke Spannung empfinde ist, dass ich so Heimat verloren habe.

Th Deshalb schafft man als Kind keine Abgrenzung und übernimmt die Rollen, die einem angeboten werden, und verzerrt die Realität. Du hast Teile deines Körpers abgespalten, um das auszuhalten. Und ich finde wichtig, dass du eine neue Heimat findest. Die alte, die kannst du nicht mehr gebrauchen.

Pa Die mag ich auch nicht mehr.

Th Als Kind beobachtet man ja auch andere Familien und sieht vielleicht Eltern, die das Kind schützen und ihm Orientierung geben. Familien, wo man sieht, da geht es richtig gut. Kennst du jemanden, wo du das sagen würdest?

Pa Ja die beste Freundin von Kindergartenzeiten. Ich weiß auch, ich war immer bei ihr. Sie hat ihrem Vater einen Kuss gegeben und auch ihrer Mutter.

(Ein Zeichen dafür, dass die Eltern ein Paar auf der Eltern-Ebene sind und das Kind sich auf einer anderen befindet.)

Und der war auch so groß und so stark und hat einen so richtig beschützt, und der konnte auch mich gut leiden und war immer so witzig.

(Dies ist ein Glücksfall für die Therapie. Zum einen erklärt sich, warum die Patientin, trotz der schlimmen Erfahrungen mit ihrem leiblichen Vater, so schnell eine positive Beziehung zu mir aufbauen konnte. Wie erwähnt war ihre augenblicklich beste Freundin bei mir in Therapie. Zum anderen zeigt sich hier eine Ressource, die für das Nachholen fehlender Erfahrungen genutzt werden kann.)

Th Es ist sicher wichtig, das du einen Zugang zu den Gefühlen bekommst, die eine Tochter einem Vater gegenüber mitbringt. Daran können wir heute arbeiten. (Ende des Vorgesprächs und Tranceinduktion)

Th So, dass du es dir einfach bequem machst und Raum nehmen kannst für dich selbst. Und es erleichternd ist, wenn man weiß, man hat den größten Teil der Arbeit, die schwer und schwierig war, schon getan. Man kann jetzt beginnen, den Weg frei zu machen zu neuen Gefühlen. Und gleichzeitig die Erfahrungen zu nutzen, die man schon gemacht hat. Du dich an Personen erinnern kannst, die dir wohl gesonnen waren, und die dich beschützt haben. Und dass es ganz klar ist, dass wenn man keinen Vater hat, der einen achtet und beschützt, dass man sich dann einen anderen sucht, bewusst oder unbewusst. So wie du dir diesen Vater deiner Freundin ausgesucht hast. Als jemanden, der dich respektiert, wo man merkt, es gibt noch eine andere Art, wie Väter mit Töchtern umgehen.

(Die Behauptung, dass es normal ist, dass man sich bewusst oder unbewusst einen anderen Vater sucht, reduziert mögliche Schuldgefühle, dass man einen anderen dem leiblichen Vater vorzieht.)

Und nimm dir die Freiheit, das zu tun, was Kinder ohnehin schon in Ansätzen tun, nämlich dir vorzustellen, dass das deine richtige Familie ist, und dir vorzustellen, wie es wäre, in dieser Familie aufzuwachsen. Und nimm wahr, wie es ist, in so einer Familie Kind zu sein mit einer Mutter, die wirklich Mutter ist und einem Vater, der seine Tochter schützt. (Der Klientin beginnen die Tränen zu laufen.) Es ist okay, wenn einen das bewegt und man spürt, dass Tränen kommen, weil einen das rührt. Wahrzunehmen, wie das ist, eine Familie zu haben, eine Familie, die Grenzen wahrt, und man spürt, man wird respektiert, man wird gesehen in seinem Ja und in seinem Nein. Man wird wahrgenommen als Person. Und was ist das für ein Gefühl, wenn man in so einer Familie aufwächst?

PA Das ist ein freies Gefühl. Ich kann so laut lachen, wie ich will. Und die lachen alle mit mir. Und die lachen gerne mit mir und die lachen auch über mich, weil die mich gerne haben. Und man wird ernst genommen. Wenn ich was erzähle, hört mir jeder zu. Und sie sind auch für mich da.

TH Sie sind für dich da, wenn du sie brauchst.

PA Und die sind interessiert an mir. Und die passen auch auf mich auf. – Die beschützen mich auch.

TH Und die beschützen dich, und da kannst du Kind sein.

PA Und da kann mir auch nichts passieren. Und die passen auch nachts auf mich auf.

TH Und dieser Vater würde dich verteidigen, wenn irgendwas wäre, nicht wahr?

PA (nickt) Er beschützt mich. An seine Tochter darf niemand ran. Und die Mutter passt mit auf. Und sie guckt nach, wenn das Kind im Bett liegt, ob es friedlich schläft und macht dann leise die Tür zu.

TH Das Kind ist geschützt und weiß, Mutter passt auf und Vater passt auf. Und wenn man weiß, jeden Tag ist das wieder so, man kann so aufwachsen, dann entsteht eine Ruhe, ist das richtig?

PA (nickt) Und ein Glück.

TH Und spür es einfach, wie es ist, zu wissen, jeden Tag bist du so geschützt. Du kannst dich darauf verlassen, dass dein Vater dich schützt und deine Mutter, dass beide auf dich aufpassen und dir sagen: Schön, dass du da bist. Und dann spür einfach mal in deinen Körper, wie der das findet.

PA Das ist warm und weich und mollig.

TH Ist warm und weich und mollig. Und erlaube dir, dieses Gefühl einfach zu genießen. Und es ist nicht nötig, mit dem bewussten Verstand zu wissen, wie man dieses Gefühl mitnimmt in den Alltag. Wenn man manchmal einfach so da sitzt und der Körper und das Unbewusste erinnern sich, an dieses angenehme Gefühl. Dass man manchmal, wenn die Sonne scheint, ganz automatisch erinnert wird an die Wärme, Geborgenheit und Lebendigkeit. Und dass einen Blumen, die wachsen und Bäume, die grün werden, daran erinnern können an dieses innere Wissen, dass diese Familie werden kann zu deiner inneren Familie, Schritt für Schritt. Als deine neue Heimat, die du findest, mehr und mehr. Wenn du auf dem Weg bist, wirst du bemerken, wie du wieder wacher wirst. Und nimm dir Zeit.

(Auch in der darauffolgenden Sitzung geht es um das Nachholen von nicht gemachten Erfahrungen, wie Abgrenzung und Selbstbestimmung in der Pubertät.)

10. Sitzung: Arbeit mit Zeitprogression
Die Patientin berichtet, dass sich vieles gebessert hat, sie aber nach wie vor abends unter ihrem Jaktismus leidet und ihren Kopf ins Kopfkissen schlägt, um einschlafen zu können.

Da sich kein konkreter Anhaltspunkt ergibt, was sich in ihrem Leben ändern oder entwickeln kann, damit dieses Verhalten aufhört, biete ich ihr eine von Erickson entwickelte Technik an, die heute unter dem Begriff Zeitprogression bekannt ist. Hier führt man die Patientin in eine Zeit, wo sie das Symptom hinter sich hat, also eine Problemlösung bereits gefunden hat, um dann zu schauen, was sich verändert hat.[66]

TH Und sei neugierig, was sich verändert hat und was du wahrnehmen kannst. Und was nimmst du wahr, da wo du frei bist, von diesem Jaktieren?

PA Es ist alles viel langsamer. Und es kommt vieles auf mich zu, was ich nicht mehr kontrolliere. – Es ist alles auch viel chaotischer, und ich habe viel mehr Energie, neue Dinge zu machen. Und die Dinge kommen auf mich zu. Und es geht auch vieles schief, aber es ist nicht schlimm.

TH So, dass du merkst, es darf etwas schief gehen, du darfst Fehler machen.

PA Und die Leute sind auch ganz anders zu mir.

TH Was hat sich verändert?

PA Es ist wie beim Marionettentheater. Ich habe vorher immer die Figuren und die Fäden in der Hand gehabt, und jetzt spiele ich mit.

Vorher hat die Klientin die Welt aus der Beobachterposition betrachtet, jetzt nimmt sie daran teil. Nach der Sitzung verschwindet das Jaktieren. Offensichtlich hat die Patientin erkannt, dass sie es nicht mehr braucht.

Evaluation

Abschluss-Gespräch

PA Und es sind so viele Dinge, die hier so gut gelaufen sind. Normalerweise hätte ich mich in einen männlichen Therapeuten verliebt. Das wäre einfach so passiert, wie ich mich in alle Lehrer verliebt habe oder in andere, die mich gestützt haben. Das ist einfach nicht passiert, vielleicht wegen deiner guten Arbeit, aber auch wegen mir. Wo ich einfach wusste, dies ist eine Form von Hilfe, die ich annehmen kann, und die ist so neutral.

Ich habe auch keine Abhängigkeit hier gespürt. Vielleicht in den ersten Monaten, wo ich öfters kam und ich manchmal dachte, das hältst du jetzt nicht mehr aus. Das sind so Dinge, die ich hier gelernt habe: Dass ich ich bin! Und dass ich nichts mehr mit mir machen lasse.

Mit diesem Satz steht die Patientin auf und verabschiedet sich.

---

66 Meiss, O. (1990): Zeitprogression. *Hypnose und Kognition* 7 (2): 26–33; Erickson, M. (1995): Pseudoorientierung in der Zeit. In: E. L. Rossi (Hrsg.): Gesammelte Schriften von Milton Erickson. Heidelberg (Carl-Auer).

Warum Hypnose?

Die in diesem Beitrag vorgestellte therapeutische Arbeit nutzt vornehmlich die Affektbrücke[67] als Zugang zu den weitgehend unbewussten, traumatischen Erfahrungen der Patientin. Darüber hinaus ist es möglich, mit den dissoziierten Anteilen über ideodynamische und ideomotorische Prozesse ohne Beteiligung des Bewusstseins zu kommunizieren.[68] Dieses Vorgehen erlaubt ein schrittweises Bewusstwerden der traumatischen Erfahrungen und eignet sich vor allem dann, wenn eine direkte Konfrontation mit den belastenden Erinnerungen den Patienten überfordert. So wenig wie klassische autoritäre Hypnoseformen anwendbar sind, so geeignet sind die aus der Tradition Milton Ericksons hervorgegangenen indirekten hypnotherapeutischen Ansätze, die auf permissive, patientenzentrierte Weise dem Patienten ein Maximum an Kontrolle über den Therapieverlauf und die therapeutische Beziehung ermöglichen und ihn wertschätzend, behutsam und rücksichtsvoll mit den abgespaltenen und verdrängten Erinnerungen in Kontakt bringen, um dann mit ihm gemeinsam Lösungen für seine Probleme zu erarbeiten.

Es ist ohne Probleme möglich, andere Verfahren (Screen-Technik, EMDR, Genogramme oder verhaltenstherapeutische Übungen) mit dem hypnotherapeutischen Vorgehen zu verbinden. Die Erfahrung zeigt, dass sich beispielsweise sexualtherapeutische Methoden nach Masters und Johnson nach der Aufarbeitung des Traumas zur Veränderung der sexuellen Reaktionen gut eignen. Vor der Aufarbeitung des Traumas aktivieren die gleichen Übungen die Symptomatik, und die Patienten reagieren mit zunehmender Angst auf die Übungen.

Von verschiedener Seite sind Bedenken gegen den Einsatz von Hypnose und hypnotherapeutischen Verfahren in der Arbeit mit sexuell missbrauchten Patienten geäußert worden. Einige Autoren vertraten die Ansicht, Hypnose sei völlig kontraindiziert, da sie bei missbrauchten Patienten unkontrollierte Erinnerungen an die sexuellen Übergriffe aktiviere. Zutreffend ist dies für die klassischen Formen der Hypnose und die Bühnenhypnose, wo der Patient mit einem autoritären Stil in die Hypnose »hineingezwungen« wird und die entstehenden Trancephänomene den Glauben des Patienten an die Macht des Hypnotiseurs voraussetzen. Viele Patienten erleben diese Form der Hypnose als Verlust der Selbstkontrolle. Traumatisierte Patienten, die ein Beziehungstrauma erlitten haben und anderen Menschen wenig Vertrauen entgegenbringen, empfinden einen autoritären Stil als Übergriff, und entwickeln Assoziationen zu den erlebten traumatischen Erfahrungen. Dies kann zur Aktivierung der mit dem Trauma verbundenen Ängste und Panikzustände und einer heftigen Übertragungsreaktion führen, in welcher der Hypnotiseur mit dem Täter verwechselt wird.

---

67 Watkins J. u. H. Watkins (2004): Egostates. Heidelberg (Carl-Auer); Phillips, M. u. C. Frederick (2003): Handbuch der Hypnotherapie bei posttraumatischen und dissoziativen Störungen. Heidelberg (Carl-Auer).

68 Rossi E. a. D. Cheek (1994): Mind Body Therapy. New York (W. W. Norton).

Ein weiterer Vorbehalt gegen den Einsatz von Hypnose bezieht sich auf die Suggerierung von falschen Erinnerungen. Ohne Zweifel sind Patienten in Hypnose empfänglicher für Suggestionen und suggestive Fragestellungen. Gerade die Hypnose-Forschung hat auf die Problematik von einsuggerierten, konstruierten Erinnerungen immer wieder hingewiesen. Gleichfalls weiß man aus den Untersuchungen von Zeugenbefragungen, wie Erinnerungen durch bestimmte Fragestellungen manipuliert werden können, ohne dass die Zeugen in Hypnose sind. Die Meinung, dass man sich des Problems der durch Therapeuten geschaffenen Erinnerungen entledigen kann, wenn man nur keine Hypnose verwendet, ist naiv. Es ist vielmehr notwendig, in Explorationsphasen jegliche suggestive Fragen und suggestiv wirkende Rahmenbedingungen zu vermeiden und die Patienten darauf hinzuweisen, dass Erinnerungen keine Videobänder sind, die man sich nur erneut wieder anschaut. Bestenfalls erinnern wir das, was wir wahrgenommen und wie wir das Wahrgenommene interpretiert haben. Der Verzicht auf suggestive Fragen in der Explorationsphase und ein behutsamer Umgang mit den aufsteigenden Erinnerungen ist eine Voraussetzung, um mit Patienten zu arbeiten, bei denen es Hinweise auf einen Missbrauch gibt, da der Therapeut nicht nur Verantwortung für den Patienten, sondern auch für dessen soziales Umfeld trägt und verhindern muss, dass jemand fälschlich verdächtigt wird.

9 Die gezeichnete Frau und der Schmerzclown

Georg Milzner

Hypnotherapeutische Behandlung von Unterleibsschmerzen

Der nachfolgend geschilderte Fall zeigt die Anwendung von Hypnotherapie bei einem Fall von chronischen Schmerzen. Es wird sichtbar, wie zunächst eine Perspektive des Gesundens (»suggestiver Raum«) sowie die freundliche Beziehung der Patientin zu sich selbst im Vordergrund stehen. Sodann zeigt die Studie, wie eine Selbstdiagnostik auf dem Umweg über die Symbolisierung der Schmerzen möglich wird und wie der Selbstkontakt in Trance dazu beiträgt, dass die Schmerzen überflüssig werden und verschwinden. Hypnotherapie wird in dieser Studie als ein Therapieverfahren vorgestellt, dessen hauptsächliche Stärke in einer Verbesserung der Selbstorganisation und der Selbstbeziehung liegt.

Der Fall

Was mag sich da eingegraben haben, fragte ich mich, als ich zum ersten Mal in ihr Gesicht blickte. Denn wenn ich je ein Gesicht gesehen hatte, das von der Leidens-Erfahrung gezeichnet war, dann war es dieses hier vor mir. Wie aus Holz geschnitzt, ja, aber nicht aus gewöhnlichem Holz. Als hätte, ehe einer zu schnitzen begann, der Blitz eingeschlagen. Eine Haut von unterschiedlichen Brauntönen, viele Falten. Einige davon tiefer, eher Risse als Falten; Risse, die sich von den Nasenflügeln abwärts zogen und, in der Nähe des Kinns angekommen, wieder herauf, so dass es schien, sie habe zwei pfeilförmige Schmucknarben rechts und links.

Assoziationen sind aufschlussreich. Frau N. erinnerte mich zuerst an eine alte Indianerin, dann an den von David Cheek und Ernest Rossi[69] vorgestellten Fall einer Mormonin, die sich von Gott gestraft glaubte. Tiefstes metaphysisches Leid. Doch in jenem Fall gab es ein auslösendes Ereignis, das benannt werden konnte, als die Mutter nämlich, mit ausgestrecktem Finger auf ihre Tochter weisend, gerufen hatte: »Some day god will punish you for this, you are not a good Mormon.« Bei Frau N. – ich nehme dies vorweg – tauchte, als wir uns ihrer Lebensgeschichte zuwandten, niemals ein vergleichbares Ereignis auf. Und doch war immer wieder dieser Ausdruck von entsetzlichem Wissen da. Jawohl – Wissen. Hier lag der Unterschied. Die Mormonin glaubte sich verdammt. Frau N. aber sah aus, als hätte sie einmal wie Dante in die Hölle geblickt und nichts könne ihr das Entsetzen nehmen über das, was sie dabei erfuhr, denn es habe sich ihr für immer eingegraben.

69 Cheek, D. B. a. E. L. Rossi (1988): Mind-Body Therapy. Methods of ideodynamic healing in hypnosis. London/New York (Norton).

Wie um zu dieser Ausstrahlung von Schrecken einen Kontrapunkt zu setzen, war Frau N. förmlich, prüfend, sehr gepflegt. Sie wurde von einem dezenten Parfümduft umschwebt, und ihre Schuhe glänzten, obgleich sie keinen repräsentativen Beruf ausübte, sondern Hausfrau war, auch an staubigen Sommertagen. Man spürte, dass Frau N. Disziplin besaß, Rückgrat sozusagen. Sie hielt sich aufrecht, so dass sie mit ihren kurzen, bereits grauen Haaren (sie mochte etwa Mitte vierzig sein) und der hageren, etwas eckigen Gestalt einen preußischen Eindruck machte. Sie sah mir in die Augen, und ihr Händedruck war fest, als wir die erste Sitzung beendet und alle nötigen Formalitäten hinter uns gebracht hatten.

Einmal in die Hölle geblickt? Nein, täglich hatte sie, wie sie sagte, mit der Hölle Kontakt. Denn Frau N. litt unter Schmerzen. Schmerzen im Unterleib. Dort, wo es »peinlich« sei. Das Wort »peinlich« erschloss sich in seiner Doppelbedeutung: Schmerzhaft und beschämend zugleich. Täglich waren sie da, diese Schmerzen. In ihrer Entstehung ungeklärt, enorm stark, wühlend, brennend, reißend und manchmal, wie Frau N. sagte, auch alles zugleich. Nein, wirklich weg waren die Schmerzen nie, außer im Schlaf. Mit dem Erwachen waren sie da, alte, grausame Bekannte.

Alt? Wann hatten sie denn begonnen?

Vor vier Jahren? Fünf Jahren? Da gab es keinen klaren Zeitpunkt. Vielleicht einen ungefähren?

Nein. Wie Nebel waren die Schmerzen gleichsam »aufgezogen«; unmöglich zu sagen, wann sie schon »da« waren und wann noch nicht.

Untersuchungen?

Es war geröntgt, geschallt und gespiegelt worden: ohne Befund. Unterschiedliche Medikation war erfolglos geblieben. Außerdem hatte es diverse Eingriffe gegeben, vom einfachen »Aufmachen und Nachgucken«, wie Frau N. es nannte, bis hin zur Entfernung eines Stücks Darm.

In einer tiefenpsychologisch orientierten Therapie, die der Hausarzt nahe gelegt hatte, war von der Psychologin insbesondere die Mutterbeziehung thematisiert worden. Diese sei von Gefühlskälte und Verständnislosigkeit gegenüber den kindlichen Bedürfnissen gekennzeichnet gewesen. So habe Frau N. versucht, sich durch Mitarbeit im Haushalt sowie durch Gehorsam die Liebe zu verdienen, die es als mütterliche Vorleistung nicht gab. Gewiss, der Vater sei herzlicher gewesen, aber eben – der Zeit entsprechend – auch wenig anwesend.

Die erste länger dauernde Beziehung zu einem jungen Mann hatte dann unmittelbar in die Ehe hineingeführt, in der Frau N. jetzt noch lebte. War sie befriedigend, schuf sie ein Gefühl von Halt? Ersteres nicht immer, Letzteres ja. Man müsse sich arrangieren, sagte Frau N., das sei überall so. Ihr Mann sei immerhin geduldig mit ihren Schmerzen und zeige sich nur selten entnervt. Dass er schlampig sei – nun gut, ihr als Hausfrau gefalle das nicht, aber sie habe sich daran gewöhnt. Und dass er sich mehr für Fußball interessiere als für Arbeit und Liebe, nun, das sei vermutlich bei vielen älteren Ehen so. Und so lange es nur Fußball war und er nicht zu saufen anfing oder sie prügelte ...

Wie stark schätzte Frau N. die Schmerzen ein, wenn sie sich eine Skala von 1 bis 10 dachte und 10 das Maximum bedeutete? Oft bei 8, erklärte Frau N., manchmal bei 9, aber es gab auch die 10, den nicht mehr zu steigernden Schmerz, in dem sie sich den Tod herbei wünschte. Hinzu käme als besondere Pein die wiederkehrende Erfahrung, Hoffnung aufzubauen, welche jäh endete. Das sei bei der genannten Operation so gewesen. Sie habe diese riskiert und gehofft, danach Ruhe zu haben. Dann aber sei sie aus der Narkose erwacht und – man sah Frau N. das Grauen an, als sie die Erfahrung beschwor – da waren sie wieder, die Schmerzen, ganz wie zuvor! Es hatte viel Mühe gekostet, danach neue Hoffnung aufzubauen, neue Risikobereitschaft für neue Therapien. »Heute würde ich in Scheiße tauchen, wenn es nur hülfe!« erklärte sie mir, wobei sie die Stimme dämpfte, als sie das Kraftwort benutzte.

Eine unlängst angetretene Kur in einer psychosomatischen Klinik hatte, obgleich die Schmerzen auch dort unverändert geblieben waren, zumindest neue Hoffnung wecken können. Der behandelnde Arzt nämlich hatte Frau N. empfohlen, sich nach der Kur an die Schmerz-Ambulanz zu wenden. Dort werde man mehr machen können. Tatsächlich nahm man sich dort Zeit, veränderte dann abermals die Medikation und empfahl ein Entspannungstraining. Und legte Frau N. endlich nahe, zu mir zu kommen und eine Hypnotherapie zu beginnen.

Vorinformationen besaß sie nicht. Was HypnotherapeutInnen taten, war ihr schleierhaft. So erläuterte ich ihr zu Beginn der Therapie in einigen Worten, dass Hypnotherapie ein Verfahren sei, mit dessen Hilfe mit unbewusstem Wissen Kontakt aufgenommen werden könne. Dies unbewusste Wissen werde helfen können, um die Schmerzen irgendwann hinter sich zu lassen.

Skeptischer Blick. Wie denn das gehen solle?

Durch die Nutzung von kleinen Versenkungszuständen, sogenannten Trancen, in denen die Interaktion der Hirnhälften anders und das unbewusste Wissen gleichsam »näher« sei. Was aber meinte ich mit »unbewusst«?

Nun, unbewusstes Wissen war zunächst all jenes Wissen über sich selbst, das Frau N. aktuell nicht im Bewusstsein hatte. Sodann alle Information, die ihr Organismus während ihrer Lebenszeit über sich selbst gesammelt hatte.

Ziemlich viel. Das sei möglich?

Da dies Wissen zweifellos vorhanden sei, ja. Durch Hypnose?

Durch Hypnose, ja. Die Fähigkeit, in Trance eigene Potenziale zu aktivieren, sei im Übrigen erlernbar, so dass wir ruhig davon ausgehen sollten, dass es einige Sitzungen dauern könne, bis sich ihr in Trancen das eigene Selbstwissen mehr und mehr erschlösse.

Bereits die ersten Dialoge zwischen Therapeut/innen und Klient/innen sind hypnotherapeutisch geprägt. Was man miteinander beschließt und wie man das tut, welche Informationen man gibt und welche Themen man in den Mittelpunkt stellt, all dies ist im Grunde suggestiver Art und bewirkt so einen »hypnotischen«, die Aufmerksamkeit verengenden Effekt. Meine Erläuterungen dessen, was Hypnose sei und vermöge, waren zugleich Information und Suggestion, therapeutischer Ansatz und Weltanschauung.

Hypnotherapie, erklärte ich, sei nach meinem Verständnis die Therapieform, die mit den Mitteln der Suggestion, der Nutzung von veränderten Bewusstseinszuständen (insbesondere Trance-Zuständen), sowie mit der Idee eines kompetenten Unbewussten arbeite. Sie verfüge weder über ausformulierte Persönlichkeits- noch über Krankheitstheorien und sei insofern überaus wandelbar. Dies erweise sich angesichts der Vielgestaltigkeit mancher Probleme (Frau N. nickte hier heftig) als hilfreich, denn es ermögliche eine Vielzahl von Zugängen, die gewissermaßen »mit leichter Hand« ausgetauscht werden könnten.

Viele Möglichkeiten?

Sehr viele?

Das klang gut in ihren Ohren. Kein Gurutum ...

In einer Therapie gibt es so etwas wie Glaubens-Systeme, die Therapeut/in und Klient/in miteinander erzeugen. Man könnte auch von einer Sphäre gemeinsamer Erwartungen sprechen. In meiner eigenen von der Hypnose beeinflussten Theoriebildung hat diese Sphäre den Namen »suggestiver Raum«.[70] Geht man davon aus, dass in einer Therapie nur das auf Dauer werden kann, was die Vorstellung von Therapeut/in und Klient/in auch zulässt, dann ist diese Sphäre, dann ist dieser »suggestive Raum« für den weiteren Therapieverlauf von entscheidender Bedeutung.

Es galt also, den »suggestiven Raum« für Frau N. positiv zu gestalten. Dazu gehörte vor allem das Aufbauen von guten und zugleich realistischen Erwartungen, die an die Stelle bisher gemachter Erfahrungen treten sollten. Auch erwiesen sich unterschwellige Suggestionen aus vorangegangenen Behandlungen als problematisch. Frau N. hatte verschiedentlich Botschaften gehört wie: Damit müssen Sie leben!, was für sie dann gleichbedeutend gewesen war mit: Daran wird sich nichts ändern. Auch war der Begriff »austherapiert« gefallen, was natürlich nicht geht, für Frau N. aber die Überzeugung geformt hatte, alles, was nun noch komme, sei eigentlich keine Therapie mehr ... Von der ersten Stunde an streute ich in die Therapie Sätze ein wie: »Schmerzen kann man verwandeln.« Oder: »Kein Schmerz muss so bleiben, wie er ist.« Fundiert wurden solche suggestiven »Behauptungen« durch Sätze wie: »Sie haben so lange ohne dies Leiden gelebt, da wird sich Ihr Organismus erinnern können, wie es sich anders anfühlt.« Endlich gab ich der Therapie eine betont konstruktive Richtung, indem ich erklärte: »Es gilt eine Änderung herbeizuführen, die das Leben selbst verbessert, wobei nur der leib-seelische Organismus selbst weiß, welche.«

Hypnose

»Sie schließen die Augen und lassen Ihre Aufmerksamkeit allmählich von außen nach innen gehen. Sie hören meine Stimme und sie spüren den Stuhl, auf dem Sie sitzen, nun deutlicher ... Sie sind ganz sicher gehalten und können sich schwer werden lassen ... So schwer Sie mögen ... Sie fühlen den Halt und Sie sind sicher, ganz sicher ...«

70 Milzner, G. (2001): Die Poesie der Psychosen. Zur Hypnotherapie des Verrücktseins. Bonn (Psychiatrie-Verlag).

Frau N., deren Augenlider zunächst noch geflattert hatten, saß nun vollkommen ruhig da. Der bittere Ernst war langsam aus ihrem Gesicht gewichen und sie wirkte wie geglättet. Ich empfand eine Ahnung davon, wie Frau N. auch sein konnte: Ruhig, gesammelt, zwar nicht frei von Leid, aber von jenem *Übermaß* an Leiden befreit, das oft notwendige Neuorientierungen so schwer macht.

»Der Schmerz signalisiert, dass etwas nicht stimmt im Leben … In manchen Momenten haben Sie geahnt, dass Sie selbst alles das wissen, was nötig ist, ... um den Schmerz hinter sich zu lassen ... Und sie wussten, dass das, was in Ihrem eigenen Organismus entsteht, ... auch von Ihrem eigenen Organismus wieder verändert werden kann ... Vielleicht stellen Sie sich manchmal sogar vor, ... wie Sie sein werden, wenn Sie den Schmerz, der so lange Ihr Begleiter war ... hinter sich gelassen haben ... nur noch eine Erinnerung ... Und wie leben Sie nun, wo der Schmerz nur noch eine Erinnerung ist ...«

Da das Gehirn als ein vernetztes System über sich selbst orientiert ist, ist einem Menschen mutmaßlich alles Wesentliche über seinen Schmerz und die dahinterliegende Problematik bekannt. Auch weiß er vermutlich, welche Wege der Veränderung ihm gangbar sind. Indem man nun in Trance in eine Zukunft hineinführt, in der der Schmerz schon Vergangenheit ist, wird oft deutlich, wo die eigentlichen Lebenswünsche sitzen.

Oft schon, ja. Aber nicht bei Frau N. Der Versuch, mit ihr in Trance in eine schmerzfreie Zukunft zu gehen, scheiterte jämmerlich. Frau N. erläuterte, sie habe bei dem Versuch, sich selber zu sehen, wie sie sein werde, nur Hoffnungslosigkeit empfunden. Tiefe Hoffnungslosigkeit, denn da war nichts. Gar nichts. Was doch wohl bedeutete, dass ihr Unbewusstes auch nicht weiterwusste. Oder?

Zum Glück bedeutete es das nicht. Allerdings war der Weg, das unbewusste Wissen zu erlangen, falsch gewesen. Nun galt es, einen neuen Anlauf zu nehmen. Der amerikanische Hypnotherapeut Ernest Rossi, erläuterte ich, spreche von einem »Symptomen Pfad«, den man zu gehen habe. Und ein wesentlicher Wegweiser auf diesem Pfad sei nun gewesen, dass Frau N.s Unbewusstes sich dem Entwerfen einer schmerzfreien Zukunft vorerst verweigert habe. So mussten wir eine andere Zugangsform wählen. Möglicherweise lagen wir mit einer Zugangsform besser, die die Selbstbeziehung in den Vordergrund stellte.

»Sie legen sich eine Hand unten auf den Bauch und nun fühlen Sie den Atem ... Wie eine Mutter die Hand schützend auf den Bauch ihres Kindes legt, so haben Sie Ihre Hand sich selbst auf den Bauch gelegt ... Ihr Atem wird anders, tiefer und gleichmäßiger, ganz von allein ... Sie fühlen den Schutz und die Wärme der Hand ... Und auch die Hand fühlt etwas ... Im Atem, den die Hand fühlt, ist so viel Leben, so viel Lebenskraft ... Je länger die Hand auf dem Bauch liegt, desto tiefer entspannen Sie sich ... Ein Gefühl von guter Gelassenheit, Getragenheit vielleicht ... Sie sind ganz bei sich, mit sich vertraut und für sich da ... als wären Sie Mutter und Kind zugleich, und Sie spürten Ihr Bedürfnis genau so wie Ihre Fürsorge für sich selbst ...«

Wenn Menschen an chronischen Schmerzen leiden, entwickeln sie in der Folge oft ein schlechtes Verhältnis zu sich selbst. Sie geraten mit ihrem eigenen Körper, der ja sowohl Herkunft als auch Austragungsort der Schmerzen ist, in Konflikt. Innerhalb dieses Konflikts ist dann wenig Entwicklung möglich, denn die Beziehung zu sich selbst gestaltet sich meist nach dem Muster: Ich müsste weniger leiden, um mich selber mögen zu können.

Ausgehend von dem weit verbreiteten Wissen, dass kleine Kinder Gefühlskonflikte oft in Form von Bauchschmerz aktualisieren und dass die sanft streichelnde Elternhand den Bauchschmerz zu beheben mag, erläuterte ich Frau N. zu Beginn der zweiten Sitzung, dass ihr Schmerz möglicherweise eine Art »Hilferuf an sich selbst« sei, so dass sie nun beides sein müsse: Kind (das unter den Schmerzen litt) und Versorgerin (die sich um ein besseres Befinden kümmern sollte). Dann bat ich sie, ihre Augen zu schließen, und sprach in der oben angeführten Weise. Frau N. genoss diese Erfahrung sichtlich und berichtete hinterher, sie habe sich »ungewöhnlich entspannt« gefühlt.

Da die »Hand auf Bauch«-Trance anscheinend eine Zone des Ausruhens sein konnte, in der sie den Schmerz entweder gar nicht spürte oder aber zu ihm ein anderes Verhältnis aufbaute, wendete ich das Verfahren nun einige Stunden nacheinander jeweils im zweiten Teil der Sitzungen an. Die jeweils ersten ungefähr zwanzig Minuten waren dem aktuellen Befinden gewidmet. Wenn Frau N. über ihre Schmerzen in der Zwischenzeit klagte, dann hörte ich vor allem zu, denn es schien mir, sie entlaste sich damit und mache sich für Veränderungsschritte erst bereit.

»So bin ich sonst nie«, betonte sie am Ende der fünften Stunde, »ich empfinde eine andere Ruhe nach diesen Stunden. Ohne die schlimmen Erwartungen, die mich sonst immer plagen, wenn ich mal kurz zur Ruhe komme.«

Frau N. erhielt den Auftrag, sich nun mehrmals am Tag in sich selbst zurückzuziehen, die Hand auf den Bauch zu legen und leise zu streicheln. Auf diese Weise wurde die Aufmerksamkeit, die sonst oft beim Schmerz war und bliebe, positiv umgelenkt. Zugleich waren die »Hand auf Bauch«-Trancen ein Mittel, um den Selbstkontakt und die Selbstaufmerksamkeit in den Mittelpunkt unserer therapeutischen Arbeit zu stellen.

In der siebten Sitzung kam Frau N. mit der Frage, wie sie denn nun wissen solle, was in ihrem Leben zu ändern sei. Die Arbeit der letzten Wochen habe einiges bewirkt, gewiss, aber der Schmerz sei eben nicht *wirklich* fort, sondern nur *manchmal*. Oder – zugegeben – öfter. Offenbar reiche das aber noch nicht aus, was hier geschehen sei. Sie tue nicht genug, um wirklich zu gesunden.

Um der negativen Erwartungshaltung Frau N.s die Schärfe zu nehmen, erläuterte ich ihr die Idee, dass Schmerz vor allem ein Mittel der Selbstkommunikation des Organismus sei.[71] Ausgehend von der Annahme, dass kein Organismus ein Interesse habe, sich selber zu quälen – es sei denn um eines höheren Zieles willen –

71 Milzner, G. (1999): Schmerz und Trance. Die Hypnotherapie von Schmerzsyndromen. 2 Bände. Heidelberg (Carl-Auer).

lasse sich daraus ableiten, dass Schmerzen, die nicht von außen zugefügt würden, ihre Signalfunktion behielten, jedoch oft auf eine fundamentale Lebensveränderung hin zielten. Die aber müsse nicht schmerzhaft sein.

Wieder Skepsis.

Ob ich meinte, der Schmerz zeige, dass es ihr noch anderswo nicht gut gehe. Wahrscheinlich. Zumindest aber weise er darauf hin, dass etwas zu ändern war. Aber was?

Das ließ sich jetzt noch nicht sagen. Überhaupt wisse Frau N. das letzten Endes besser als ich. Wir brauchten Geduld.

Man habe ihr schon geraten, ihren Mann zu verlassen, der manchmal anstrengend sei. Meinte ich so etwas?

Da konnte ich nichts zu sagen, ich wusste es nicht.

Auch von der Mutterbeziehung war die Rede gewesen. Und dass sie positiver denken müsse.

Hatte sie das überzeugend gefunden?

Irgendwie ja. Das mit dem positiven Denken. Aber es war ihr nicht gelungen. Die Mutter war oft verständnislos gewesen, ja, natürlich. Aber das war doch lange her. Und ihr Mann, nun gut, er konnte sie mit seiner Fußball-Begeisterung nerven. Aber wenigstens war das ein bisschen Glück in seinem Leben, wo er doch schon diese Leidensfrau hatte.

Leidensfrau?

»Frau N.«, sagte ich, »ich weiß nicht, welche Lösung von denen, die wir hier gesammelt haben, die richtige ist. Vielleicht keine. Aber Ihr Unbewusstes, Ihr tieferes Wissen von sich selbst hat jede Information, die wir brauchen. Und eins ist sicher: Es wird nichts sein, was für Sie schlimmer ist als das, was jetzt ist.«

»Da haben Sie Recht«, sagte die Leidensfrau langsam.

»Ihr Unbewusstes ... weiß alles, was Ihr Bewusstsein wissen muss über den Schmerz ... seine Bedeutung ... sein Umfeld ... das Ziel, mit dem er entstand ... und Ihr Unbewusstes kann Ihrem Bewusstsein dies Wissen zugänglich machen ... indem es den Schmerz symbolisiert ... Ihnen ein Symbol schickt für den Schmerz ... eine Metapher, einen Vergleich ...«

Die Symbolisierung ist eine hypnotherapeutische Methode, die mit Schmerzleiden den bereits ganz früh verwendet werden kann, weil sie auch in leichten Trancen, quasi beiläufig nutzbar ist. Sie kommt dem Bedürfnis entgegen, über den Schmerz zu reden, denn die auftauchenden Symbole sind in aller Regel auch für die Patientinnen und Patienten überraschend und bieten Stoff für ein nachfolgendes Gespräch. Symbolisierung läuft zugleich der Tendenz, sich vom Schmerzerleben abzuspalten, zuwider. Denn indem die PatienInnen aus ihrem Unbewussten ein Symbol für den Schmerz auftauchen lassen, sind sie dem Schmerz ja zugewandt, ohne aber unter ihm zu leiden. Die alte Erkenntnis aus der Hirnforschung, dass man Schmerz spüren kann, ohne unter ihm zu leiden, wird hier beiläufig genutzt.

Zugleich wird der Haltung mancher schmerztherapeutischen Programme, den Schmerz möglichst zu ignorieren (was diesen meist chronifiziert), etwas Anderes entgegen gesetzt, nämlich die These: Nur Phänomene, denen man sich zuwendet, kann man verändern.

Die gefundene Symbolik ist oft nicht nur mit dem Schmerz, sondern mit dem Fühlen überhaupt sehr verbunden. Daher sind spontane Reaktionen wie Betroffenheit, Wut, Weinen oder auch Auflachen nicht selten. Wird dann in Trance das Symbol variiert, verändert die emotionale Zone sich mit. Die Veränderung des Symbols ist so zugleich eine Veränderung des Schmerzes oder ein Teil seiner Verarbeitung.

Wer etwa, um hier ein paar Beispiele für Schmerz-Symbole anzubringen, einen bohrenden Holzpfahl weicher werden lässt, geht hernach vielleicht weicher mit sich um; wer einem dürren Gewächs in Trance mehr Wasser gibt, nährt einen lange unterdrückten Lebenswunsch in sich; und wer einen Vogel aus einem Drahtverhau befreit, der erlaubt sich selbst in der Folge möglicherweise vermehrtes Umherschweifen.

»Das Symbol, das Ihr Unbewusstes Ihnen zeigt, kann ein Lebewesen sein ... ein Mensch, ein Tier, eine Pflanze, ein Fabelwesen ... vielleicht aber symbolisiert Ihr Unbewusstes den Schmerz auch als ein Ding ... oder eine Landschaft ... so viele Möglichkeiten gibt es in Ihrem Unbewussten ... und Sie sind bloß aufmerksam, ganz aufmerksam ... und beachten alles, was Ihr Unbewusstes Ihnen jetzt zeigt ... und wenn das Symbol bei Ihnen ist, dann nicken Sie, so dass ich es sehen kann.«

Warten.

Längeres Warten.

Dann ein sanftes Nicken, kaum merklich. Das Symbol war da?

Wieder Nicken.

Gut. Ich bedankte mich bei ihrem Unbewussten. Und ich bat Frau N., nun tief und bewusst zu atmen, dabei ruhig und entspannt zu bleiben, aber die Augen wieder zu öffnen und mit mir in Kontakt zu treten.

Sie sah mich an, ruhig. Ich lächelte.

Und? Erzählen Sie's mir?

Ein Stück Fleisch, an dem gezerrt, in das hinein Haken geschlagen und um das herum Netze fest gezogen wurden. Dann dasselbe Stück Fleisch, diesmal zerhackt.

Ein Stück Fleisch?

Nein, nicht wirklich Fleisch, das hatte sie nur zuerst gedacht, als es noch weit weg gewesen war. Nein, kein Fleischklumpen, vielmehr etwas Lebendiges. Frau N. verzog angewidert das Gesicht, als sie hervorstieß: »Ein Clownskopf. Ein Clownskopf, stellen Sie sich vor!«

»Beschreiben Sie ihn mir bitte, den Clownskopf«, sagte ich, nachdem Frau N., die geradezu empört wirkte von dem, was ihr Unbewusstes ihr da zugemutet hatte, sich gereckt und gedehnt hatte. Für einen Moment vertieften sich die Risse in ihrem Gesicht. Sie wirkte unschlüssig, lächelte kurz und – wie mir schien – etwas maskenhaft und blickte endlich wieder auf die nun schon vertraute Weise ernst.

»Grotesk. So wie ich nie sein wollen würde. Meinen Sie, das hat was mit mir zu tun?«

»Ich bin sicher.«

»Aber was denn bloß. So bin ich doch nicht ...«

«Bitte schließen Sie noch einmal die Augen und schauen Sie genau hin, was mit dem Clownskopf ist ...«

Frau N. nickte und sank wieder ein in ihre Trance. Konnte Sie ihn sehen, den Clownskopf?

Ja. Nicht mehr nur ihn, jetzt, den ganzen Clown. Wie wirkte er?

Er hockte da. Irgendwie trostlos.

Wenn sie genau hinschaute – was tat er, der Clown? Selbst tat er nichts. Aber da war ...

Was war da?

Diese Haken ...

Was war mit den Haken?

Man tat ihm weh ... Das sah grausam aus ... Ja, man quälte ihn! Wer tat das?

Nicht zu erkennen.

Und wie sieht der Clown aus, während man ihn peinigt? Unendlich traurig. So als wüsste er, dass ihm keiner hilft. Niemand hilft?

Nein.

Sie schlug die Augen auf, fixierte mich und schüttelte den Kopf.

»Das war aber anstrengend jetzt.«

Ich bestätigte mit einem Kopfnicken und ließ mir Zeit, ehe ich die folgende Frage stellte:

»Frau N., wie waren Ihre Gefühle, als Sie den Clown so sahen?«

Sie schnaufte empört. »Natürlich hätte ich ihm gern geholfen. Aber das war wie im Traum. Ich konnte nichts machen.«

Mit dem Hinweis darauf, dass es möglich sein werde, etwas zu machen und dass dies »Machen« auch auf den Schmerz einwirken werde, ging die achte Sitzung zu Ende.

In den nun folgenden Stunden stand die Arbeit am Schmerz-Symbol ganz im Vordergrund. Ich bat Frau N., die nun schon in dieser Praxis erfahren war, sich von mir in Trance begleiten zu lassen und mit dem Clown (manchmal ein Kopf, manchmal die ganze Gestalt) Verbindung aufzunehmen. Zu schauen, was mit ihm geschah oder was er tat. Und dann in Trance etwas zu tun, was ihr gefühlsmäßig richtig erschien.

Frau N. begann damit, dass sie die Haken – an denen nie zu erkennen war, wer den Clown eigentlich damit bedrohte – vom unglücklichen Clown fernhielt. Ihm einen Beschützer an die Seite stellte.

Wie sah der aus?

Eine Lichtgestalt wie ein Engel.

Dann gab sie ihm ein Tier zum Freund. Er sah nun glücklicher aus.

Und die Schmerzen? Sie traten von der zehnten Sitzung an abermals merklich seltener auf und waren auch weniger heftig. Ich ermunterte Frau N. weiterhin zu den »Hand auf Bauch«-Trancen, von denen sie gelegentlich schelmisch erklärte, sie habe das »Selbst-Bemuttern einfach vergessen ...« Konfrontiert mit dem Hinweis, es sei dann wohl auch nicht so nötig, stimmte sie zu. Nach vierzehn Sitzungen erlebten wir erstmals, dass die Schmerzen über einen längeren Zeitraum (neun Tage) gar nicht auftraten. Wir entschieden, die Termine nun nicht mehr wöchentlich oder zweiwöchentlich zu setzen wie zuvor, sondern flexibel. Frau N. wünschte sich, selbstständiger mit dem evtl. auftretenden Schmerz zu arbeiten, und wir verabredeten, sie könne in autonomen Trancen entweder durch die »Hand auf Bauch«-Methode einen emotional befriedigenden, tiefen und beruhigenden Selbstkontakt herstellen oder aber mit dem Schmerzgeschehen durch das Clowns-Symbol unmittelbar in Kontakt gehen und dann ändern, was in der symbolischen Widerspiegelung ihrem Gefühl nach zu ändern sei.

Hatte der Clown Frau N. nachhaltiger beeinflusst? Es schien so. Denn nach der achtzehnten Sitzung trat abermals eine Veränderung ein: Frau N., die nun meist schmerzfrei war, erschien mit ungewaschenen Haaren. Was bei anderen vielleicht zu vernachlässigen wäre, hatte hier den Charakter einer Botschaft, denn sie erläuterte fröhlich: »Heute sitze ich ungepflegt bei Ihnen. Ich war so spät dran, da habe ich darauf verzichtet, mir die Haare zu waschen. Müssen Sie jetzt mit leben, Herr Milzner!«

Was war inzwischen mit dem Clown passiert? Er arbeitete. Ganz normal.

Was arbeitete er?

Bügelte ein Hemd. Oder jetzt stand er in der Küche und kochte. Kaufte ein. Was tat er noch?

Manchmal war es kurz anders. Dann stellte der Clown sich in den Mittelpunkt – machte Blödsinn, Faxen und so. Auch konnte er aufmüpfig sein und einfach alles liegen lassen, wenn ihm danach war. Er kicherte und erlaubte sich Schlampereien.

Ob das Parallelen zu ihrem Leben aufwies?

Allerdings. Sie machte nicht mehr alles mit. Konnte Staub Staub sein lassen. Es ging ihr kurzum gut. Der Clown war ein Kumpel für sie geworden. Witzig, was? Und im Übrigen hatte sie beschlossen, dass es therapeutisch nun genüge, sie komme zurecht. Ob sie sich melden dürfe, wenn einmal etwas sei?

Frau N. meldete sich in der Folge nur noch einmal, ein halbes Jahr später. Die Schmerzen seien weiterhin ausgeblieben, von gelegentlichen kleinen »Episoden« abgesehen, die sie mit den eingeübten Trance-Methoden leicht beenden könne. Sie habe auch gemerkt, dass es ihr wirklich gut tue, ihrer Stimmung zu folgen und zu lassen, was sie partout nicht wolle.

Evaluation

Was ist nun abschließend von der hier geschilderten Therapie zu halten? Ist es wirklich angemessen, von Selbstdiagnostik, ja, von Selbstwissen zu sprechen, wo wir doch gewöhnt sind, vor allem der Fremdeinschätzung Wahrhaftigkeit zuzusprechen? Was war es, das wirkte? Denn eine deutliche Wirkung trat ja ein, die ein wenig begriffen werden will.

Drei Charakteristika der Hypnotherapie scheinen mir für die gelingende Therapie bezeichnend zu sein, die noch einmal abschließend genannt sein sollen.

Warum Hypnose?

Zunächst gestalten die Prinzipien der Suggestion einen therapeutischen Prozess von Anfang an und geben ihm eine positive Zielrichtung. Trance-Zustände ermöglichen dann, da sie zu verbesserter Interaktion der Hirnhälften führen, die Nutzung von Potenzialen, die im Wachzustand (besser: im Alltagsbewusstsein) unzugänglich blieben. Auch führen sie in einen anderen Kontakt mit sich selbst hinein. Was etwa die »Hand auf Bauch«-Konstruktion angeht, so ist sie natürlich auch eine Art Beziehungsangebot.[72] Es ist freilich eine Voraussetzung dieser Arbeit, dass man zuvor geklärt hat, inwieweit die Mutter- oder Vater-Beziehung nicht *zu* schlimm ist, um die Eltern-Funktion als eine positive in die Therapie mit hinein zu nehmen.

Endlich ist die Arbeit mit Symbolen eine zugleich spielerische und ganzheitlich-ernste. Sie ermöglicht eine Selbstdiagnostik und -modifikation gleichsam im Vorübergehen und hat dann auf der emotionalen Seite in der Regel Folgen, die von therapeutischer Seite gar nicht planbar wären. Es ist aber meist nur auf sehr unbefriedigende Weise möglich, einen Prozess, der auf der Symbolbildung fußt, im Nachhinein theoretisch zu unterfüttern.

Gewiss wäre es einfach, dem Clowns-Symbol deutend nachzugehen. Der Clown ist zum Lachen und das wollte Frau N. nicht sein. Er ist ein einsamer Unterhalter, seine Tragik ist zum Fürchten, wo sie nicht die Folge freier Wahl ist. Freilich hat die Weigerung, für andere auch die Witzfigur sein zu können, einen solchen Schub an Ernst zur Folge, dass daraus mit Leichtigkeit Leiden wird. Die Angst vor der Lächerlichkeit, die zum Leiden führt. Letzteres zum Gezeichnet-Sein. Vielleicht war es so. Vielleicht aber eben auch nicht.

Wenn ich hypnotherapeutisch arbeite, dann arbeite ich im Grunde theoriefrei, denn es ist nur eine Handvoll Annahmen, auf die ich mich stütze. Eine dieser Annahmen ist die, dass jedes Symptom mit einem unbewussten Wollen, einem Entwicklungsziel in Beziehung steht. Eine andere besagt, dass Trancen unsere natürlichen Medien sind, diesem Wollen näher zu kommen. Die dritte endlich fokussiert auf die Rolle der Symptombildung selbst: Ein Symptom wird vom Unbewussten gewöhnlich so gewählt, dass das Bewusstsein es nicht ignorieren kann und zum Handeln, zur Kurskorrektur gezwungen wird. Das meint, dass etwa Menschen, die viel Schmerz aushalten und dem keine Bedeutung beimessen, kaum an Schmerzleiden erkranken werden (denn diese könnten sie »wegstecken«). Vielleicht aber sind

72 Gilligan, S. G. (1999): Liebe dich selbst wie deinen Nächsten. Die Psychotherapie der Selbstbeziehung. Heidelberg (Carl-Auer).

sie an ihrer sozialen Rolle interessiert und bekommen dann etwas, was man sieht, zum Beispiel ein Gesichtsekzem. Andere wie Frau N. werden durch ihren Schmerz gleichsam wachgehalten, sie können ihn nicht ignorieren und müssen sich auf die Suche machen nach dem, was hilft. Gegenwärtig bündele ich diese Annahmen in einem Modell, das unter dem Namen »Selbstreizungstheorie« ausführlich dargestellt werden wird.

10 Soll sich wirklich was verändern? Oder: Es kommt doch anders als man denkt

Heide Oeverland

Behandlung einer 35-jährigen Patientin mit Nägelkauen und Dysthymie

Die Patientin wollte durch eine kurze hypnotische Intervention in der Lage sein, mit dem Nägelkauen aufzuhören. Da sie das Nägelbeißen aber sehr genoss, diente die Hypnose in diesem Fall zunächst einmal dazu, abzuklären, ob die Patientin wirklich dazu bereit ist, das Nägelbeißen einzustellen und unter welchen Bedingungen dies möglich ist. Das »Unbewusste« führte die Patientin in Trance in eine andere Richtung, als sie bewusst vorhatte: sie »wollte« eigentlich nur das Symptom beseitigen. Das »Unbewusste« zeigte ihr in Trance aber die Hintergründe des Symptoms oder – verhaltenstherapeutisch ausgedrückt – die auslösenden und aufrechterhaltenden Bedingungen und seine Funktion. Diese Erkenntnisse bewirkten in der Patientin das Aufgeben des Symptoms und motivierten sie zu weiterer therapeutischer Arbeit.

Der Fall

Die Patientin hatte meine Adresse über die MEG-Liste. Sie kam mit dem Wunsch nach Hypnose, weil sie sich das Nägelbeißen abgewöhnen wolle. Sie beiße schon seit ihrer Kindheit und würde dies gerne tun. Aber in der Arbeit könne sie sich in ihrer Position die bis zur Hälfte abgekauten Nägel nicht mehr erlauben, zumal ihr Chef auf eine Änderung dringen würde. Sie habe vor einigen Jahren eine Verhaltenstherapie gemacht. Damals sei sie kurz vor ihrem Uni-Examen gestanden und habe Depressionen und eine Lernhemmung gehabt. Diese sei erfolgreich behandelt worden, sie wolle nun nicht mehr alte Geschichten von früher aufrühren, sondern mit möglichst wenigen hypnotherapeutischen Sitzungen nur das Nägelbeißen verändern.

Die Patientin kam als zweites Kind eines Lehrers und einer Steuergehilfin zur Welt. Die frühe Kindheit sei unbeschwert verlaufen. Aber als sie vier Jahre alt gewesen sei, sei die Mutter an einer Muskeldystrophie erkrankt. Von da an habe eine Schwere auf der Familie gelastet; die Mutter sei nicht mehr belastbar und versorgend gewesen. Die Kinder hätten sich so verhalten müssen, dass sie nicht zur Last gefallen seien. Als sie 10 Jahre alt war, sei die Schwester bei einem Autounfall ums Leben gekommen. Seitdem habe sie sich völlig allein gefühlt und schuldig, weil sie noch am Leben war. Die Eltern seien in ihrem Schmerz nicht ansprechbar gewesen, keiner hätte sich um sie gekümmert und gefragt, wie es ihr eigentlich damit gehe.

Sie habe dann die Rolle übernommen, die Eltern zu stützen, habe eigene Bedürfnisse zurückgestellt und sich so verhalten, dass die Eltern keine Mühe mit ihr hatten. Sie habe die ruhigere Art ihrer verstorbenen Schwester angenommen, obwohl sie eigentlich lebhafter gewesen sei. Außerdem habe sie die Mutter zunehmend mehr versorgt und gepflegt. Die Eltern würden von ihr erwarten, die Mutter zu pflegen. Vor Ende des Studiums sei sie in eine Depression gefallen und habe nicht mehr lernen können, da sie das Studium nicht abschließen wollte, weil sie danach nach Hause hätte gehen sollen, um für die Mutter da zu sein. Sie habe durch die damalige Therapie gelernt, dies nicht zu tun, aber sie habe immer noch Schuldgefühle, dass sie ihr eigenes Leben lebe.

Nach Abschluss des Studiums und der Promotion machte sie noch Zusatzausbildungen, so dass sie nun in einer großen Firma im Pressereferat arbeitet. In dieser Position könne sie nicht selbst ein so offensichtliches Defizit wie heruntergebissene Nägel haben.

Seit drei Jahren ist die Patientin (mit einem gleichaltrigen promovierten Biologen) verheiratet. Die Ehe wird als sehr stützend beschrieben. Sie denke oft mit Schuldgefühlen an ihre Schwester, die eine glückliche Ehe nicht habe erleben können.

Genaueres Nachfragen bezüglich des Problemverhaltens ergab, dass die Patientin immer abends, vor allem wenn sie alleine ist, Nägel beißt. Sie erlebe dies als sehr genussvoll, es mache ihr Spaß, sie sei dann bei sich selbst. Bei unangenehmen Gefühlen, wie Ärger, Schuldgefühlen oder Niedergeschlagenheit fühle sie sich durchs Beißen getröstet und ruhiger. Bei diesen Überlegungen gibt die Patientin an, dass sie das Nägelbeißen eigentlich gar nicht lassen möchte, da es ihr so gut tue. Das einzig Negative daran sei der Druck durch den Chef und dass sie sich schäme, wenn ihr die Presseagenten auf die Nägel schauten.

Der Therapieprozess: Ich hatte der Patientin schon zu Anfang erklärt, dass es mir nicht möglich sei, ihr das Nägelbeißen wegzusuggerieren, wie sie sich erhofft hatte. Ich müsste im Verlauf der ersten Sitzungen durch die Sammlung von Informationen sehen, wo sich therapeutische Ansatzpunkte ergäben, sowohl für Hypnose als auch für verhaltenstherapeutische Interventionen. Bei der Informationsgewinnung war ich mit dem Nachfragen etwas zurückhaltend, da mir die Patientin den Auftrag zu einer kurzen Hypnotherapie »ohne erneutes Aufwühlen früherer Geschichten« gegeben hatte. Bei der genaueren Analyse des Problemverhaltens schien nun der erste Einsatz einer hypnotherapeutischen Technik angebracht. Ich besprach mit der Patientin, dass ich nicht wisse, ob wir mit einer Therapie am Nägelbeißen wirklich etwas verändern könnten, da sie die positiven Konsequenzen offensichtlich sehr genieße. Aber wir könnten diesbezüglich über Armlevitation abfragen, wie ihr »Unbewusstes« zu der Sache steht, ob sie das Beißen aufgeben kann oder beibehalten möchte. Die Patientin war damit einverstanden.

Sie nahm auf der Entspannungsliege Platz (eine Liege mit erhöhtem Oberkörperteil). Da sie noch nicht an Hypnose und Handlevitation gewohnt war, gab ich ihr eine »Starthilfe« und brachte ihren linken Unterarm in eine mittlere Position (ca. 45 Grad zur Unterlage) und ließ sie zunächst gegen isometrischen Widerstand nach oben drücken. Nach einer halben Minute verringerte ich den Druck und nahm meine Hand weg.

Hypnose

TH Der Arm wird sich nun mehr und mehr wie von alleine in dieser Position halten, als ob er am Handgelenk an einer unsichtbaren Schnur sanft nach oben gezogen und so gehalten wird, er wird sich immer fremder anfühlen, irgendwie anders als sonst, vielleicht spüren Sie auch leichtes Kribbeln oder sonst etwas.

PA Es fühlt sich irgendwie komisch an, so als ob er gar nicht mehr richtig zu mir gehört.

TH Schön. Dann fragen wir doch nun ihr Unbewusstes, ob das Nägelbeißen aufhören kann – oder nicht. Das Unbewusste hat alle bisherigen Erfahrungen gespeichert, es verfügt über alles Wissen über Sie, über all das, was Ihnen gut tut und auch um Ihre Fähigkeiten und Ressourcen. Lehnen Sie sich innerlich zurück und seien Sie einfach neugierig, wie Ihr Unbewusstes antworten wird, auf die Frage, ob das Nägelbeißen gehen kann oder nicht. Wenn es der Ansicht ist »Ja, es kann aufhören«, dann wird der Arm wie von selbst weiter nach oben gehen; wenn es der Ansicht ist »Nein, es kann nicht aufhören, zumindest im Moment nicht«, dann wird sich der Arm wie von selbst nach unten bewegen. Ihre Aufgabe ist nur, sich Zeit zu nehmen und neugierig abzuwarten, wie Ihr Unbewusstes antworten wird, ob der Arm nach oben oder nach unten geht.

Es folgten einige Minuten des Abwartens, wo ich ab und zu die Frage ans Unbewusste und die möglichen Antwortreaktionen wiederholte, trotzdem kam es zu keiner eindeutigen Bewegung des Unterarmes.

TH Können Sie Tendenzen in eine Richtung verspüren?

PA Der Arm will eher nach oben.

TH Gut. Es scheint, dass die Frage auch für ihr Unbewusstes nicht so leicht zu beantworten ist, aber der Arm will nach oben. Nehmen wir dies als Antwort, dass Ihr Unbewusstes durchaus meint, dass das Nägelbeißen aufhören kann. Vielleicht kann es Ihnen noch weiter helfen, indem es Ihnen mitteilt, was sich denn ändern müsste, damit Sie mit dem Nägelbeißen aufhören können. Lassen Sie sich Zeit, die Antwort wahrzunehmen. Vielleicht kriegen Sie eine klare Vorstellung davon in Form von Bildern oder Worten, vielleicht taucht etwas Symbolisches auf oder Sie spüren etwas im Körper oder sonst irgendetwas ... Warten Sie einfach ab in einer offenen Neugier, was auftauchen und Ihnen deutlich werden wird.

Die Patientin antwortete ziemlich schnell.

PA Das Gefühl im Magen müsste aufhören.

TH Was ist das für ein Gefühl, was spüren Sie da?

PA Es ist ein Druck. Ich kannte dies schon als Kind.

TH Wäre es in Ordnung, wenn wir in diese Zeit zurückschauen würden, um zu erfahren, was da war, dass dieses Kind damals diesen Druck im Magen hatte, das irgendwie mit dem Nägelbeißen zu tun hat?

PA Ja.

TH Gut, dann erlauben Sie sich, diesen Druck im Magen deutlich zu spüren und weiter wahrzunehmen, während Sie gleichzeitig erwachsen sind und innerlich Jahr um Jahr zurückgehen und immer jünger werden bis in diese Zeit, wo dieser Druck hingehört, wo er begonnen hat.

PA Die Mutter hat geheult und war plötzlich weg, für sechs Wochen im Krankenhaus.

TH Wann war das, wie alt war das Kind damals?

PA So sieben bis acht Jahre alt. Da ist plötzlich alles zusammengebrochen, die ganze Ordnung und Sicherheit. Durch meine Magenbeschwerden bin ich wenigstens auch ein bisschen umsorgt worden.

TH So hatte dieser Druck damals wenigstens einen Sinn. Das Kind wollte auch umsorgt werden und bekam dies durch die Magenbeschwerden.

PA Die Mutter hat davor immer wieder zu uns Kindern gesagt, ihr bringt mich noch ins Krankenhaus. Da sind auch noch Schuldgefühle deswegen, in diesem Knödel im Bauch.

TH In diesem Knödel steckt also Verschiedenes: Schuldgefühle, die Mutter krank gemacht zu haben, Angst und Verunsicherung durch den Zusammenbruch der Sicherheit und Ordnung und das Bedürfnis nach Umsorgtwerden.

PA Ja, und das Kind will das alles nicht. Es möchte es haben wie davor, da war es noch schön und unbeschwert. – Das Kind will das nicht, es ist richtig trotzig. So trotzig und wütend, dass es am liebsten toben, schreien, kratzen und sich selbst verletzen würde. – Wenn ich das so sehe, ist es doch richtig lieb, dass es stattdessen nur Nägel beißt.

Da die Therapiestunde schon um 20 Minuten überschritten war und der nächste Patient im Wartezimmer saß, musste an dieser Stelle abgebrochen werden.

TH Da ist Ihnen nun richtig viel klar geworden, Ihr Unbewusstes hat Ihnen viel gezeigt. Sie wissen nun, womit das Nägelbeißen zusammenhängt, durch was es ausgelöst wurde und welchen Sinn, welche Funktion es hat. Sie wissen nun auch, dass es gehen kann, wenn der Knödel im Bauch sich verändert, wenn Sie also lernen, mit den Schuldgefühlen und dem Verlust von Sicherheit und Umsorgtwerden anders umzugehen. Ist es in Ordnung, wenn wir damit die Sitzung beenden und nächstes Mal weiter machen?

PA Ja.

TH Dann finden Sie in Ihrem Tempo hierher zurück, in diesen Raum, in diese Zeit, Ihr Arm wird sich in dem Maße senken, wie Sie hierher zurückfinden und je mehr er sich senkt, umso klarer sind Sie wieder hier, um dann, wenn es für Sie passend ist, sich zu räkeln und zu strecken, tief durchzuatmen und als letztes die Augen wieder zu öffnen, um sich in diesem Raum zu orientieren.

Die Patientin wirkte nach der Trance sehr nachdenklich, in sich gekehrt und traurig.

PA Es war damals doch schlimmer als ich dachte. Ich habe immer gedacht, dass mein Elend mit dem Tod der Schwester anfing. Aber es war schon davor da, durch die Erkrankung meiner Mutter.

TH Ja. Und das ist oft sehr schmerzhaft, wenn man plötzlich Dinge sieht und spürt, die man jahrelang nicht wissen wollte und verdrängt hat. Und das hat auch seinen guten Grund gehabt, so damit umzugehen. Aber anscheinend sind Sie jetzt so weit, dass Ihr Unbewusstes Ihnen diese Informationen zumuten kann, weil Sie nun auch in der Lage sein werden, anders damit umzugehen und neue Bewältigungsstrategien – statt Nägelbeißen – aufzubauen. Wir sehen uns in einer Woche wieder. Wenn es Ihnen nicht gut gehen sollte und Sie eine Stunde dazwischen bräuchten, rufen Sie bitte an.

Evaluation

Die Patientin brauchte keinen Zusatztermin. Sie kam eine Woche später wieder zur Sitzung. Sie berichtete, dass sie nach der letzten Sitzung noch lange geweint habe, aber es habe gut getan, es sei befreiend gewesen. Am Tag darauf habe sie alle Erinnerungen an diese Zeit, aber auch an davor, wo noch alles in Ordnung war, aufgeschrieben. Sie hätte sich über ihr detailliertes Erinnerungsvermögen gewundert. Ihre Einstellung zum Nägelkauen habe sich insofern geändert, dass sie seinen Sinn verstehe und es sich deswegen erlaube, weil es Kratzen und Schreien verhindere. Aber indem sie diesen Sinn dahinter sehe, müsse sie komischerweise gar nicht mehr Nägel kauen.

Die Patientin hörte nach dieser Sitzung mit dem Nägelbeißen auf, sie hatte kein Verlangen mehr danach. Sie war stolz, ihre Nägel wachsen zu sehen. Sie äußerte nun den Wunsch nach weiterer Therapie, es sei ihr klar geworden, dass es noch einiges aufzuarbeiten gäbe und dass die Krankheit der Mutter und der Tod der Schwester bis heute noch Auswirkungen hätten. Die Therapie dauert zum jetzigen Zeitpunkt noch an (28. Stunde). Es gab einen kleinen Rückfall ins Nägelbeißen, als die Patientin eine Auseinandersetzung mit dem Chef hatte, kaute sie abends zwei Nägel an. Sie konnte es dann aber wieder lassen.

Man kann sicher nicht davon ausgehen, dass ein über 30 Jahre chronifiziertes Symptom sich immer so schnell nach einer hypnotischen Sitzung löst. Für die Patientin war das Erkennen seiner Funktion, nämlich das Verhindern von verzweifeltem und trotzigem Kratzen und Schreien – »ich will nicht, dass die Mutter krank ist und mich verlässt, ich will es so sicher und unbeschwert haben wie früher« – ein Anstoß zu einer neuen Einstellung sich selber gegenüber. Die Patientin lernte damals, als Bewältigungsmechanismen (außer Nägelbeißen) die eigenen Gefühle nicht zu spüren und eigene Bedürfnisse aufzugeben und sich stattdessen ganz lieb und pflegeleicht zu zeigen und selbst die Starke und Versorgende zu sein. Sie erlaubte sich später nie, zu spüren, was sie belastet oder überfordert, sie bagatellisierte dieses und meinte immer, dass es doch nicht so schlimm sein könne, sie müsste das doch schaffen. In der Trance wurde ihr bewusst, wie sehr sie damals als Kind unter der Erkrankung der Mutter litt. Sie scheint dadurch zu diesem leidenden Kind in sich wieder Zugang gefunden zu haben. Sie scheint es nun zu verstehen, seine Gefühle ernst- und anzunehmen und sich um dieses leidende Kind zu kümmern. So muss sie anscheinend diese Gefühle nicht mehr durch Nägelbeißen und Die-Starke-Spielen in Schach halten.

Dieser Prozess, den die Patientin schon nach einer Hypnosesitzung aus sich heraus begonnen hat, wurde durch die weitere Therapie gefördert, sowohl durch kognitive Gesprächsführung, wo sie beispielsweise die Einstellungen, die zu Schuldgefühlen führen, wenn sie ihr eigenes Leben lebt, identifiziert und in funktionalere Kognitionen verändert. Zudem kommen behaviorale Techniken zum Tragen, indem die Patientin alternative Einstellungen lebt und neue Erfahrungen damit macht. An hypnotherapeutischen Strategien wurden weitere Altersregressionen angewandt, wo die Patientin verschiedene belastende Situationen aus der Kindheit erinnerte, die entsprechenden Gefühle empfand und dem Kind von damals in der Imagination als Erwachsene zur Hilfe kam, ihm das gab, was es an Zuwendung, Trost und Erklärungen brauchte. So erfuhr die Patientin nicht nur, welche Gefühle das Kind hatte, dass diese berechtigt waren und ernst genommen werden müssen, sondern auch, dass sie auszuhalten sind; gleichzeitig erlebte sie ihren erwachsenen, fähigen Anteil und dessen Ressourcen. Im Hier und Jetzt ist die Patientin ebenfalls dabei, ihre Gefühle und Bedürfnisse zu spüren und danach zu leben.

Warum Hypnose?

Für mich ist die Hypnose eine wunderbare Ergänzung zur Verhaltenstherapie. Gerade an diesem Beispiel wollte ich aufzeigen, wie ich selber als Therapeutin entlastet werde: Denn nicht ich habe die Verantwortung und muss mir etwas einfallen lassen, um die Patienten zu Veränderungen zu motivieren, wenn sie diesen ambivalent gegenüberstehen. Ich gebe diese Aufgabe an das Unbewusste der Patienten ab. So wie ich diese anweise, sich innerlich zurückzulehnen und in einer offenen Neugier abzuwarten, was deutlich werden wird, kann auch ich mich innerlich zurücklehnen. Meine Aufmerksamkeit ist natürlich beim Patienten, aber eben bei ihm und nicht bei mir, auf dass ich jetzt eine gute Argumentation und Strategie finde, um seine Ambivalenz aufzulösen. Der Vorteil dieses Vorgehens ist weiterhin, dass so keine Reaktanz entsteht, denn egal wie die Antwort des Unbewussten ausfällt, es ist die des Patienten selbst und wird deswegen akzeptiert und schafft so eine gute Basis für weiteres therapeutisches Arbeiten.

11 Kindheitstrauma, Dissoziation und Wiederholungszwang

Gisela Perren-Klingler

Die psychiatrische Rehabilitation einer typischen Borderline-Patientin

Die Patientin kommt mit 32 Jahren als Rentenbezieherin in eine von der Versicherung befohlene Therapie. Im Laufe der Zeit werden frühe traumatische Erfahrungen reaktiviert. Diese können erst therapeutisch effektiv bearbeitet werden, nachdem die Patientin nochmals vergewaltigt worden ist. Dissoziative Phänomene geben eine mögliche Erklärung für den Verlauf der Therapie ab und sind Grundlage für die hypnotherapeutischen Techniken, die zum Wohle der Patientin verwendet wurden. In insgesamt 67 Sitzungen, verteilt über vier Jahre, entwickelte sich die junge Frau von einer »schwer gestörten«, eine vollständige Rente beziehenden Patientin zu einer lebensfrohen, berufstätigen Frau.

Der Fall

Die 32-jährige Patientin wurde 1980 vom Hausarzt mit der Bitte überwiesen, abzuklären, ob sie mindestens halbtags arbeitsfähig werden könne, da sie auf Dauer nicht eine volle Invalidenrente beziehen könne. In der vom Hausarzt übermittelten Anamnese fiel auf, dass die Patientin seit der Pubertät einerseits unter Unterbauchbeschwerden, andererseits unter somnolenten oder krampfartigen Zuständen litt. Die Unterbauchbeschwerden waren, immer wieder ohne Erfolg, chirurgisch angegangen worden: Zwischen dem Alter von 14 und 32 wurde zuerst der Blinddarm, dann ein Ovar, dann der Uterus und dann ein Teil des zweiten Ovars weggenommen. Nach jeder Operation war die Wundheilung schwer gestört, mit Fistelbildungen, Schmerzen, die nie objektiviert werden konnten und deshalb als »hysterisch« abgetan worden waren. Die gynäkologische Diagnose lautete auf Endometriose, obwohl dies histologisch nie gesichert werden konnte. Die »somnolenten« Zustände (Schläfrigkeit, im Sinne einer neurologischen Störung der Bewusstseinsklarheit) waren verschiedentlich beobachtet worden: 19-jährig hatte sie nach einem Lawinenunglück, bei dem sie nicht verletzt worden war, somnolente Zustände, die als epileptisch betrachtet wurden. Die damals begonnene Behandlung mit Antiepileptika setzte sie selbst immer wieder ab – ohne dass daraufhin je ein Anfall provoziert wurde. Postoperativ war mehrere Male beobachtet worden, dass sie nachts »Anfälle« gehabt habe, mit Zuckungen des rechten Armes und Urinabgang. Unzählige Male war dies in der Neurologie abgeklärt worden, ohne dass in der elektrischen Hirnstrommessung je klare Anhaltspunkte für das Bestehen eines epileptischen Herdes zu sehen waren. Trotzdem wurde die Patientin medikamentös auf Epilepsie behandelt. Ein einziges Mal war daran gedacht worden, dass sie »hysterische Anfälle« haben könnte. 23-jährig brach sie sich bei einem Skiunfall ein Sprunggelenk. Es wurde im lokalen Spital operiert. Doch die Operationswunde schloss sich nicht, und der Chirurg vermutete, sie würde die Vernarbung verhindern, d. h. sich selbst verletzen. Verschiedene Hauttransplantationen missrieten. Dies änderte sich erst, als sie in einem außerkantonalen Spital behandelt wurde, wo die Narbe relativ problemlos heilte.

Einen großen Teil dieser Symptomatik würde man heute als dissoziative Phänomene auffassen, insbesondere Verhaltensweisen, die als »Epilepsie« bzw. »hysterisch« diagnostiziert worden waren. Eine Scheidung, ihre »Epilepsie« und die mangelnde Berufsausbildung hatten der Patientin eine volle IV (Invaliden Versicherungs)-Rente beschert. Die IV verlangte nun aber, dass die Patientin beruflich einzugliedern sei. Nachdem eine Schnell-Lehre als Sekretärin nicht weitergeführt hatte, da die Patientin keine Stelle fand, begann die IV, ihr Stellen zu vermitteln und von ihr zu verlangen, dort zu arbeiten. Dies, ebenso wie eine erste Psychotherapie, war bis jetzt aber gescheitert.

Diese zusammengefasste Anamnese ist erst im Lauf der Therapie entstanden, da die Patientin sowohl in Bezug auf ihre familiäre, wie auch medizinische Anamnese anfänglich äußerst zurückhaltend war. Alles schien den »normalen« Weg gegangen zu sein. Die Patientin war die Jüngste in einer Familie mit sieben Kindern. Sie hatte mit 20 Jahren geheiratet und dann nach acht Jahren Ehe mit einem gewalttätigen Mann sich scheiden lassen. Sie hatte zu verschiedenen Brüdern ein gespanntes, hingegen zu den Kindern der ältesten Schwester ein sehr nahes Verhältnis.

Später, Jahre nach der abgeschlossenen Therapie, als nach der Mutter auch der Vater starb, erfuhr die Patientin im Testament der Eltern, dass sie nicht die Tochter ihrer Eltern war, sondern der von ihr als älteste Schwester angesehenen Frau. Diese weigerte sich auch 50 Jahre später, über die Herkunft des leiblichen Vaters Auskunft zu geben. Diese Tatsache konnte verschiedene, vorher unverständliche Haltungen der »Schwester« gegenüber der Patientin erklären. Sie hatte von der »Mutter« erzieherische Aufgaben gegenüber der 14 Jahre jüngeren »Schwester« (Patientin) übertragen bekommen und hatte das Kind äußerst streng und sadistisch behandelt: z. B. mir Einschließen im dunklen Keller bei Einnässen. Auch hatte sie das Sauberkeitstraining der Dreijährigen den um sechs Jahre älteren »Brüdern« überlassen. In der Pubertät war die Patientin von diesen »Brüdern« und deren Freunden (zum ersten Mal?) vergewaltigt worden; als sie das ihren »Eltern« mitgeteilt habe, hätten diese gesagt, dass sie ein böses Mädchen und selber dran schuld sei.

In Bezug auf Symptome war die Patientin zuerst zurückhaltend: Sie gab keine Störungen an – verständlich vor dem Hintergrund, dass die Konsultation bei einem Psychiater immer noch bedeutete, dass man »verrückt« sei, etwas, das sie um jeden Preis verhindern wollte. Sie kam ja nur, weil die Versicherung sie dazu zwang.

Meine Diagnose lautete: Patientin mit einer Borderline-Persönlichkeitsstörung, nach Kernberg[73] auf einem relativ hohen Funktionsstand. Ihre Beziehungsfähigkeit zu mir schien so gut, dass ein Arbeitsbündnis gewagt werden konnte. Ziel der Therapie war, Veränderungen in Selbstwahrnehmung, Problemlösungsfähigkeit, sozialen Fähigkeiten und Beziehungsfähigkeit zu erreichen. Dies sollte hauptsächlich mit kognitivverhaltenstherapeutischen Techniken geschehen – unter Verwendung offizieller und inoffizieller Arbeit mit Hypnose.

Therapiebeginn – Veränderungsarbeit und inoffizielle Verwendung von Trance

Die Patientin kam zwangsweise zu mir, war misstrauisch und feindselig eingestellt. Sie stellte sich als unschuldiges Opfer dar, von allen angegriffen: Niemand, außer ihrem Hausarzt, interessiere sich für sie; es sei ein abgekartetes Spiel; niemand wolle sie anstellen, überhaupt hätte sie keine Chance.

Um dieses Muster zu unterbrechen, stellte ich ihr die Frage, wie sie es anstelle, um überall zu scheitern. Sie hatte keine Antwort auf meine Frage, wie sie sich ihr Scheitern an den verschiedenen Arbeitsplätzen erkläre. Ich sagte, dass ich dächte, sie sei eigentlich eine lebenslustige junge Frau, verstehe es aber aus irgendwelchen Gründen nicht, etwas aus ihrem Leben zu machen und bleibe so auf ihrer Rente sitzen. Es sei eigentlich normal, dass sie Schwierigkeiten mit dem Leben hätte, nachdem sie hier, in einem sehr konservativen und katholischen Teil der Schweiz geschieden sei, auch wenn die Scheidung eine gute Entscheidung gewesen sei. In einer Psychotherapie könne sie vielleicht verstehen, was vor sich gehe und so lernen, was sie tun könnte, um eine interessante Arbeit als Sekretärin zu finden. Da sie wegen ihrer Rente, aber auch wegen ihrer arbeitsmäßigen Integration zu mir kommen müsse, böte ich ihr an, aus diesem Zwang das Beste herauszuholen, etwas für sie selbst. In einer Psychotherapie könne man an dieser Frage arbeiten und ihre Ressourcen so stärken, dass sie eine interessante Arbeit finden werde. Ich schlug ihr fünf Probesitzungen vor, damit sie sich vorstellen könne, wie die Arbeit laufe.

Damit gab ich die Kontrolle an sie zurück, trotz vorgeschriebener Psychotherapie, und machte ihr verständlich, was sie persönlich davon haben könnte. Darauf ging sie ein. Nach den fünf Sitzungen war für sie klar, dass sie bereit war, sich auf einen psychotherapeutischen Prozess einzulassen. Der Patientin gegenüber bezeichnete ich die Therapie als einen Entdeckungs- und Lernprozess. Man könne seine Probleme ansehen, kennenlernen und – wenn man wolle – sie auch verändern.

Die ersten Stunden wurden nun hauptsächlich dazu benützt, bei der Patientin die Bereitschaft zu erhalten, für ihre Eingliederung an einem Arbeitsplatz zu beginnen. Gleichzeitig galt es, im Kontakt mit der Versicherung einen wirklich integrativen Arbeitsplatz zu finden. Nach verschiedenen Versuchen in der Nähe wurde ein Platz vermittelt, wo sie außerhalb des Kantons geschult und praktisch in die Arbeit

73 Kernberg, O. (1975): Borderline Conditions and pathological Narcissism. New York (Jason Aronson).

einer Sekretärin eingeführt wurde. So musste sie zum ersten Mal in ihrem Leben für längere Zeit weg von »daheim«, außerhalb des Wallis. Heimweh und Gedanken daran, aufzugeben, mussten in den regelmäßigen (alle 14 Tage) stattfindenden Therapiesitzungen bearbeitet werden. Aus dieser Zeit datiert ein Brief, in welchem sie mitteilt, sie wolle nicht mehr zur Therapie kommen, da es ihr nicht besser gehe: »... Die letzten Wochen waren sehr schlimm ... Die Träume, das Kopfweh und die Unruhe in mir treiben mich fast zum Wahnsinn ... Aber ich hoffe, dass es wieder einmal besser wird ...« Man kann dies als »negative, traumatische Trance« verstehen. Nachdem im Anschluss an diesen Brief nochmals ihre »Epilepsie« an einer Universitätsklinik neurologisch abgeklärt worden war (wieder mit unklarem Befund), entschied ich gemeinsam mit ihr, die Antiepileptika abzusetzen. Nach sechs Monaten Integrationstraining an diesem geschützten und pädagogisch geführten Arbeitsplatz fand die Patientin Arbeit als Sekretärin und eine Wohnung in einer größeren Schweizer Stadt. Die Arbeit gefiel ihr nun, doch war sie außerhalb der Arbeit sehr einsam.

Bei der Frage, wie sie an ihrem neuen Wohnort welche Kontakte knüpfen könne, fand sie heraus, dass sie gerne im Kirchenchor mitsingen würde. Es wurde genau definiert, was das heißen würde: Jede Woche an einem Abend die Probe des Kirchenchors besuchen und am Sonntag in der Messe singen. Doch sie traute sich nicht, sich anzumelden und in die erste Probe zu gehen. Es wurden nun – vorgängig zur Trancearbeit – die nötigen Informationen beschafft: Die Chorprobe fand immer am Donnerstag statt. Der Dirigent freute sich am Telefon, dass die Patientin mitmachen will, und lud sie für die nächste Chorprobe ein. In der nächsten Sitzung, nachdem alles Praktische geklärt war und nach Vergewisserung, dass das Ziel ihren Wünschen und Werten entsprach, d. h., nachdem ich eine kongruente Ja-Antwort durch sie erhalten hatte, begannen wir die hypnotische Arbeit im engeren Sinn. Ich entschied mich dazu, weil mir schien, dass die Selbstsabotage durch ihre einschränkenden Glaubenssätze so besser umgangen werden könne. Ich war mir sicher, dass mit den in vorhergehenden Sitzungen erarbeiteten und geankerten Ressourcen, die einen guten Körpertonus zeigten, das Verhalten so beeinflusst werden könnte, dass dieser erste Schritt am Ende der Sitzung in die Realität umgesetzt werden konnte.

Offizielle Trancearbeit (als »Übung« deklariert)

Hypnose

1. Schritt: Als Erstes wurde ein Ressourcen-Anker aktiviert, der seit Beginn der Therapie, immer wieder neu intensiviert worden war, wenn die Patientin von Erfolgen sprach. Unter einem Anker versteht man im Neurolinguistischen Programmieren (NLP) die feste Assoziation zweier Wahrnehmungen (z. B. einer Berührung durch den Therapeuten oder vom Patienten selbst und einer aktuellen Befindlichkeit bzw. Selbstwahrnehmung). Er wurde als »Hier-und-Jetzt-Anker« durch eine Berührung auf der linken Schulter eingesetzt und gleichzeitig wurde »da vorne« ein imaginärer Fernseher installiert, in dem die

Patientin in leichter Trance das Ziel visualisieren kann (Dissoziation). Die Patientin sieht sich in dieser Übung, wie sie im Kirchenchor jeden Sonntag auf der Empore der Pfarreikirche mitsingt.

Die entsprechenden Instruktionen wurden immer, ohne Anker, in Blickkontakt mit der Patientin gegeben. Nur so war ich mir sicher, dass die Patientin die volle Instruktion verstehen und ausführen kann. Sobald dissoziativ gearbeitet wurde, wird der »Hier-und-Jetzt-Anker« benutzt.

Th (mit Blickkontakt): Nachher werden Sie da vorne einen Fernseher aufstellen (Handbewegung nach vorne – höher, sodass die Patientin das Gesicht etwas heben muss).

Th (Hier und Jetzt Anker gesetzt): Beobachten sie jetzt, wie die X. (Vorname der Patientin) im Kirchenchor mitsingt ...

Th (ohne Anker): Was würde X. brauchen, um in dieser Aktivität zu ihrer vollen Zufriedenheit zu singen?

Es werden Nominalisierungen gesucht, z. B. Mut, Entschlossenheit usw. *Als* erste Ressource wurde Mut erarbeitet:

Th Wann waren Sie das letzte Mal voll von Mut?

Die Patientin suchte im Gespräch aus ihrer nun bereits erfolgreichen jüngeren Vergangenheit eine Situation, wo sie voll von Mut war.

Th Nehmen Sie diese Situation und steigen Sie darin ein, wie wenn es jetzt wieder genauso wäre. Sie sind drin, und sehen alles, was es zu sehen gibt. Schauen Sie genau, wie viel Licht und Schatten da sind, wie viele Farben, wie scharf das Ganze ist, sehen Sie links und rechts (Kontrolle, ob sie folgt) usw.; und während Sie alles sehen, was es zu sehen gibt, können Sie auch hören, alles, was es zu hören gibt: Geräusche, Stimmen, Klänge oder auch Stille. Hören Sie genau hin, wie laut alles ist, was da für ein Rhythmus und Klangfarben sind. Hören Sie auch auf ihren inneren Kommentar, der den Mut wahrnimmt und kommentiert: »Gut so, das ist Mut, das kann ich«. Passen Sie auf, woher in ihrem Körper diese Stimme kommt, aus der Mitte, aus einer Seite, in welchem Ohr Sie sie mehr hören, was für einen Rhythmus diese Stimme hat ... Spüren Sie auch, mit was für einem Tonus diese Stimme in ihrem Kehlkopf sprechen würde, wenn Sie es laut sagen würden, und spüren Sie in ihrem ganzen Körper diesen Tonus von Mut. Sie können riechen und schmecken, was es zu riechen und schmecken gibt – Mut hat manchmal den Geschmack von Glück oder Entschlossenheit – und spüren Sie in ihrem ganzen Körper, wie sich Mut anfühlt, von Kopf bis Fuß, bis in die Spitzen der Haarwurzeln ...

Beim Maximum der positiven, gut tonisierten Physiologie wurde der Ressourcenanker wieder am gleichen Ort, auf der linken Schulter, gesetzt und damit verstärkt.

Th Und nun öffnen Sie ihre Augen und schicken der X. da vorne diesen Mut zu ... und lassen Sie sich überraschen, wie sich der Film mit X. da vorne verändert, sobald Mut bei ihr angekommen ist ...

Loslassen des Ankers und Frage im Hier und jetzt:

Th Was würde X. da vorne noch brauchen, um im Kirchenchor mitzusingen?

Pa Entschlossenheit.

Es schließt sich das gleiche Vorgehen wie vorher an. So wurden Mut, Entschlossenheit, Neugier und die Lust am Singen je in einer assoziativen Trance erarbeitet, geankert und dann dissoziativ auf den Bildschirm da vorne geschickt, bis die Patientin fand, dass das Bild da vorne wünschenswert und optimal sei.

Th (mit Ressourcenanker appliziert): »... Nun sehen Sie von außen zu, wie X. im Chor voll von Mut, Entschlossenheit, Neugier und Lust mitsingt, und spielen Sie den Film ganz durch. Wenn Sie am Ende der Chorprobe ankommen, wenn die Chormitglieder sich noch kurz für einen Abendtrunk treffen, lassen Sie es mich wissen ...«

Die Patientin »kommt zurück« und sieht mich an.

Th Braucht X. noch etwas, um dies ganz gut sein zu lassen?

Pa Nein!

Th Also spielen Sie diesen Film nun nochmals durch von Anfang bis Ende, d. h. vom Eintreten in die Kirche bis zum Abendtrunk des Chors und sehen mich an, wenn Sie am Ende angekommen sind.

Dies wurde nun fünf- bis sechsmal dissoziativ durchgespielt. Diese Technik der sog. »Fraktionierung« durch immer wieder Zurückholen führt zu einer Verstärkung bzw. Vertiefung der Trance. Gleichzeitig konnte die Patientin so ein Gefühl von Kontrolle haben, sogar während der Trance.

Th Nun steigen Sie in den Film ein, wie wenn Sie jetzt im Kirchenchor singen würden, sehen durch ihre Augen, hören mit ihren Ohren, und spüren mit ihrem ganzen Körper, wie Sie mutig, entschlossen, voll von Neugier und Lust singen … Wenn Sie am Ende angekommen sind, sehen Sie mich an ...

Auch diese assoziative Phase wurde – ohne Anker – fünf- bis sechsmal durchgespielt.

Th Wie gefällt ihnen das Singen im Kirchenchor?

Pa Super, ... aber ...

Th (appliziert Ressourcenanker mit der Absicht, ihn als Selbstanker einzuführen): Denken Sie jetzt nochmals an Ihren Mut, Ihre Entschlossenheit, Neugier und Lust am Singen. (Sobald die Physiologie voll sichtbar ist) ... Und jetzt nehmen Sie all diese Entschlossenheit, Mut, Neugier und Lust zwischen ihren Daumen und Zeigefinger der rechten Hand und halten sie ganz fest ...« (Therapeutin lässt nach 6 Sekunden den Ressourcenanker los) ... Und Sie bleiben in Mut, Entschlossenheit, Neugier und Lust und lassen sich überraschen, was Sie sehen, hören spüren, riechen und schmecken ...«, (weitere 6 Sekunden ausschließlich Selbstanker betätigen).

Durch Trennen von Daumen und Zeigefinger und Antippen wird die Patientin zurückgeholt und gleich abgelenkt, indem über Wetter oder sonst etwas Unwesentliches gesprochen wird.

Th Spüren Sie, wie viel Kraft Sie zwischen Daumen und Zeigefinger haben? ... Test des Selbstankers. Sobald die Ressourcenphysiologie wieder sichtbar ist, Bestätigung und Auflösung des Selbstankers durch Trennen von Daumen und Zeigefinger.

Th ... Und wie ist es jetzt mir der Kirchenchorprobe?

Zusammenpressen von Daumen und Zeigefinger, bis Ressourcenphysiologie wieder präsent ist, dann Auflösung. Dann einige weitere Ablenkungs- und Übungsfragen, bis die Patientin automatisch den Ressourcen-Selbstanker betätigte, jedes Mal, wenn ich sie nach dem Kirchenchor fragte.

> TH Ich gebe Ihnen eine Hausaufgabe: Nächste Woche, am Donnerstag werden Sie zum ersten Mal im Kirchenchor mitsingen. Wann beginnt die Probe, welche Stimme singen Sie (usw.). Am Freitag rufen Sie mich an und sagen mir, wie es gewesen ist.

Das Telefonat am darauffolgenden Freitag bestätigte, dass die therapeutische Arbeit effizient war. Ein erster Schritt für die Integration am Wohnort war getan. Bald war die Patientin auch tätig im Kirchen-Kinderhort, wenn der Chor nicht während der Messe sang.

2. Schritt: Ein Zwang, vor dem Verlassen der Wohnung, mehrere Male zu kontrollieren, ob der Kochherd auch wirklich abgestellt sei, wurde ebenfalls mit der oben beschriebenen Technik behoben, d. h., das erwünschte Verhalten (einmal kontrollieren, dann ruhig aus der Wohnung gehen) wurde dissoziativ mit Ressourcen erarbeitet.

3. Schritt: Ein anderer Teil hypnotischer Arbeit bestand darin, mit der Patientin ihre Vergangenheit zu bearbeiten, damit sie sie ablegen und Frieden schließen könne. Ärger und Wut über ihren gewalttätigen Ex-Mann waren erstaunlich einfach zu bearbeiten. Ärger, Enttäuschung und Trauer in Bezug auf ihre Eltern waren hingegen schwieriger zu bearbeiten: Bei einer Regression, in welcher sie offensichtlich viel jünger war, erschrak sie plötzlich panisch und war, als ich sie sofort zurückholte, sehr verwirrt. Auf meine Frage, was gewesen sei, wollte sie keine Antwort geben. Es war sowohl in diesem Augenblick sowie in den darauffolgenden Sitzungen unmöglich, über den Inhalt dieser Panik Genaueres zu erfahren.

Jeden Abend musste die Patientin auch alle Fensterläden herunterlassen, dies obwohl sie so hoch über der Straße wohnte; »... dass man nirgends einsteigen kann«. Auf meine Frage, was denn passieren könnte, wenn sie die Läden nicht runterließe, erklärte sie absolut konfus, dass dann »Männer« einsteigen könnten. Sie brauche jeden Abend Lexotanil (Benzodiazepin), um ihre Angst – trotz geschlossener Fensterläden – so zu beruhigen, dass sie schlafen könne.

Die Therapie wurde in gegenseitigem Einverständnis an diesem Punkt abgeschlossen, die Dosis des beruhigenden und Schlaf anstoßenden Benzodiazepins schienen mir akzeptabel, nachdem ja bereits das Antiepileptikum abgesetzt worden war. Der Auftrag des Hausarztes an mich, diese Frau bei ihrer Integration in ein normales Arbeitsleben zu unterstützen, schien mir erfüllt. Zum ersten Mal war die Patientin unabhängig, voll im Berufsleben einer größeren Stadt eingegliedert und glücklich. Die Panik aus der Regressionsarbeit hatte jedoch nie thematisiert werden können.

Zweiter Therapieschritt: der »Wiederholungszwang« in Aktion

Sechs Monate später erschien die Patientin, unangemeldet, genau um 12 Uhr mittags (das Ende meiner Sprechstunde), setzte sich vor mich hin und sagte mir, sie komme, um mir zu sagen, dass sie vor fünf Tagen vergewaltigt worden sei. Sie wolle aber keine Therapie. Da es Mittag war und ich deshalb frei hatte, kommentierte ich, dass sie die fast vier Stunden Zug gefahren sei, um mir das zu sagen, und dass wir deshalb darüber reden müssten. Vor allem erklärte ich ihr ausführlich, was eine posttraumatische Belastungsreaktion ist, was intrusive Erinnerungen sind, und wie man sich ihr Zustandekommen erklären kann. Dies habe nichts mit Verrücktheit, sondern mit normalen Vorgängen im Hirn zu tun. Da sie das Vorhandensein der rekurrenten intrusiven Erinnerungen bejahte und als furchtbar bezeichnete, schlug ich ihr vor, diese zu deaktivieren. Sie war erstaunt, dass sie offensichtlich nicht die Einzige zu sein schien, die unter solchen Erscheinungen litt, und war nun bereit, wieder mit mir zu arbeiten.

Sie schilderte mir, wie sie einen Mann bei der täglichen Zugfahrt kennengelernt habe und wie sie sich im Zug regelmäßig getroffen hätten. Eines Abends habe er sie zum Nachtessen in einem Restaurant eingeladen. Sie hätten zusammen gut gegessen. Nach dem Nachtisch habe er ihr vorgeschlagen, den Kaffee bei ihr zu trinken. Dort habe er sie vergewaltigt. Sie sei nachher auf den Polizeiposten gegangen und habe Anzeige erstattet. Doch der Polizist habe ihr gesagt, daran sei sie selbst schuld. Daraufhin habe sie ihr Auto genommen und sei 70 km gefahren, bis zum Haus einer ihrer Schwestern. Nachdem sie dort geläutet habe, sei sie zusammengebrochen.

Die traumatische Geschichte ließ ich die Patientin rein kognitiv erzählen. Während des Zuhörens erkannte ich, dass die Patientin einerseits assoziativ über gewisse Anteile der Geschichte berichtete, dass sie andererseits auch über dissoziative Fähigkeiten (im Auto 70 km fahren) verfügt. Im Sinne der Utilisationstechnik nach Erickson[74] schien es mir angemessen, der Patientin dabei behilflich zu sein, die rekurrenten Erinnerungen der Vergewaltigung loszuwerden. Ich entschied mich, dazu die Technik der multiplen Dissoziation und des Backtracks zu verwenden.[75]

Die Instruktionen werden dabei immer im »Hier und Jetzt« gegeben, mit Blickkontakt, sprachlich so formuliert, dass die Patientin bis ans Ende abwarten muss, um den Satz verstehen zu können:

Sicherheit: Um den »Hier-und-Jetzt-Anker« zu erstellen, ließ ich mir nochmals minutiös das Nachtessen beschreiben, mit allen Gerüchen und dem verschiedenen Geschmack von Vor-, Haupt- und Nachspeise, d. h. assoziativ eine »Sicherheitssäule« aufbauen[76] und dann ankern.

Multiple Dissoziation: Es wird ein Fernseher visualisiert: Darin sieht die Patientin X., von hinten, mit meiner Hand auf ihrer Schulter. Diese X. sitzt wieder vor einem Fernseher, in welchem wieder X. mit meiner Hand auf ihrer Schulter sitzt. Ungefähr 10 Fernseher im Fernseher werden nun, immer kleiner und weiter weg visualisiert, immer mit der X. von hinten und meiner Hand auf ihrer Schulter. (Sprachlich ist es wichtig, genau auf die Verwendung der 3. und 1. Person zu achten!). Der 11. Fernseher, ganz klein und weit weg, ist

74 Erickson, M. H. (1965 c): Nutzen des Symptoms als integraler Bestandteil der Hypnotherapie. In: E. L. Rossi (Hrsg.) (1998): Gesammelte Schriften von Milton H. Erickson, Band 5. Heidelberg (Carl-Auer), S. 279–293.
75 Perren-Klingler, G. (2001): Posttraumatische Belastungsstörung. In: D. Revenstorf u. B. Peter (Hrsg.): Hypnose in Psychotherapie, Psychosomatik und Medizin. Manual für die Praxis. Heidelberg (Springer), S. 467–477.
76 Ebd.

vorläufig leer. Alles, was visualisiert ist, ist stumm, (d. h. kein Ton), schwarz-weiß, unscharf und kann nur beschleunigt werden. (Test: Im hintersten Fernseher wird nun von unten links nach oben rechts das Lieblingstier von X. durchlaufen, NLP-Technik zur Kalibration der Augenbewegung.)

Aufbau der Superperson: Einsetzen des Ankers und nochmals an die Ressourcen von vorher denken lassen: Sobald die entsprechende Ressourcen-Physiologie beobachtbar ist, wird die Patientin aufgefordert, sich, hier wie in einem Spiegel anzusehen (= Hand der Th. ca. 60 cm vor der Patientin). Suggestionen (geführt von der genauen Beobachtung der Physiologie): »... mit glänzenden Augen, Lippen, die zu einem Lächeln ansetzen, Fältchen um Augen, beste Bekleidung, schönster Hintergrund, alles in glänzenden Farben. Zusätzlich können Sie nun diese Super X. in eine Aura, eine Schutzaureole hüllen, aus Lichtfarbe. Dann stellen Sie diese Super X. links neben den ersten Fernseher.«

Kontrolle: Im Hier und Jetzt bespreche ich mit der Patientin das nun etwas komplizierte Bild da vorne: Einerseits gibt es da, nur in schwarz-weiß, unscharf, und stumm ungefähr 10 ineinander geschachtelte Fernseher, immer mit der X. von hinten, mit meiner Hand auf der Schulter; der letzte Fernseher ist leer. Neben diesem Schwarz-Weiß-Bild gibt es in Farbe, glänzend, die Super X., die sich an den größten Fernseher anlehnt.

Erst als die Patientin das bejaht, gehe ich weiter.

TH Nachher werden Sie auf dem hintersten Bildschirm, während sie hier bei mir bleiben, hier und jetzt und meine Hand auf der Schulter spüren, mit einem Auge auf der Super X., stumm, schwarz-weiß, unscharf und nur beschleunigt, ein letztes Mal von außen ansehen den Inhalt der Vergewaltigung.

Test: Nach Beenden des Films: Hier und jetzt:

TH Was ist anders als vorher?

PA »Ich habe zum ersten Mal ruhig dran denken können.«

Rückwärtstechnik: TH ... Nun wird der Inhalt des Films vom Ende her zurückgespult, bis zum Moment, wo Sie noch beim guten Nachtessen waren, und von dort springen die Augen auf die Super X. Alles läuft verkehrt, eben rückwärts, Sie halten nirgends an, erst bei der Super X. Dieser Vorgang wird 5-6 mal wiederholt, immer wenn man wahrnimmt, dass die Augen auf der Super X. ruhen, wird die Instruktion kurz wiederholt. Es entsteht damit eine Automatisierung des Ablaufs.

»Durchtauchen«: Nun wird der gleiche Vorgang assoziativ durchgespielt.

Th Sie steigen in die X im zurückdrehenden Film ein, und es ist, wie wenn Sie durchtauchen würden, vom Ende des Geschehens bis in die Super X. Luft holen und los ... (Auch dies wird 5-6 mal getan).

Test: Nach der traumatischen Erfahrung fragen. Anstelle des automatisch auftretenden Flashbacks kommt nun ein ruhiges visuelles Suchen, der Blick fixiert sich oben links – dort wo die Superperson visualisiert worden ist – d. h. auch neurophysiologisch ist der Flashback ersetzt durch die Superperson.

In diesem Moment sagt mir die Patientin, dass sie mir nun auch grad noch erzählen könne, was damals passiert sei und sie mir nie habe erzählen können. Sie erzählt, wie sie mit ungefähr 12 Jahren von den Freunden der Brüder vergewaltigt worden sei und wie ihre Eltern, als sie ihnen dies sagte, sie ein schlimmes Mädchen geschimpft hätten.

Dieses Ereignis erledigen wir in der gleichen Sitzung mit der gleichen Technik. Nach der Reassoziation der »Superperson« besprachen wir dann, wo sie die nächsten Tage verbringen werde, da sie einige Tage freigenommen hatte und ich einen Besuch bei ihren Eltern jetzt nicht als adäquat betrachtete. Sie ging zu einer Freundin und wusste, dass sie mich jederzeit anrufen könnte. Ich bat sie um ein Telefonat, sobald sie wieder bei sich zuhause sei.

Sie sagte noch spontan, dass sie in der Retrospektive nicht verstehen könne, wie sie die Signale des Mannes während des Nachtessens so hätte ignorieren können: Es sei doch klar, dass er nur auf etwas, nämlich Sex, aus gewesen sei. Sichtlich erleichtert verließ sie mich.

Evaluation

Ungefähr eine Woche später rief sie mich von zu Hause aus an: Es gehe ihr gut. Sie könne mir auch – es würde mich sicher freuen – mitteilen, dass sie nun gar keine Benzodiazepine mehr brauche und ruhig schlafen könne. Es war, als ob die Patientin diese Wiederholung von sexueller Gewalt nochmals hätte provozieren müssen, um ihre schwierige Vergangenheit definitiv so ordnen zu können, dass sie sie ablegen konnte. In insgesamt 67 Sitzungen – 1980 ff. / verteilt über vier Jahre – entwickelte sich diese Frau von einer »schwer gestörten«, eine vollständige Rente beziehenden Patientin, zu einer lebensfrohen, im beruflichen Prozess integrierten Frau. Anfänglich fanden die Sitzungen, nach Bedürfnis und mit der Patientin verhandelt, in kurzen Intervallen, manchmal sogar mehr als einmal pro Woche statt. Mit fortschreitender Kontrolle in der Außen- und Innenwelt konnte die Patientin immer mehr selbst bestimmen, wann sie das nächste Mal wieder kommen wollte. Der vorzeitige Abschluss der Therapie wurde korrigiert durch die Vergewaltigung. Erst danach konnten die Flashbacks aus der Adoleszenz gleichzeitig mit den neuen aus der Vergewaltigung bearbeitet werden, daraufhin endlich Ruhe gefunden und auch das Bezodiazepin ganz abgesetzt werden.

Warum Hypnose?

Die inoffizielle Trancearbeit wurde meistens unternommen, wenn ich bei der Patientin anhand ihrer Physiologie kalibrieren konnte, dass sie sich in einem speziell rezeptiven Zustand befand. Manchmal erhielt ich dann von der Patientin erstaunte (und erstaunliche) Antworten auf meine Suggestionen – wie z. B. bei der Motivation zur Therapie. Beim Erarbeiten von neuem Verhalten benützte ich offizielle Trancearbeit, da die Patientin sich im normalen Bewusstseinszustand solche Veränderungen nicht zutraute. Hier umging ich mit Hypnose »Widerstände«, die von einschränkenden Glaubenssätzen aus der Vergangenheit stammten, z. B. »… ich kann ja sowieso nichts, ich bin nicht fähig, habe ich überhaupt das Recht zu …?«. Allerdings musste dazu schnell gearbeitet werden, da die Patientin sonst mit ihrem »ja, aber« Erarbeitetes hätte sabotieren können.

Nach der Vergewaltigung mussten die traumatischen Reaktionen sofort behoben werden, um die Übererregung und die Flashbacks sofort zu deaktivieren. In der

Schilderung der Vergewaltigung hatte die Patientin ihre hypnotischen Fähigkeiten, Dissoziation und Assoziation, wieder gezeigt, und deshalb entschied ich mich, dies zu utilisieren. Heute würde ich, so kurz nach dem Ereignis, in dieser Situation ein klassisches »Debriefing« mit viel informeller Trancearbeit als angezeigt ansehen und auf die offizielle hypnotische multiple Dissoziation und den Backtrack verzichten.

Die verschriebene Psychotherapie, wie hier durch die Invalidenversicherung, bedeutete für mich eine besondere Herausforderung; hier galt es, zuerst eine informierte Zustimmung der Patientin zu erreichen und salutogenetische Aspekte nach Antonovsky[77] in den Vordergrund zu stellen. Genaue Zielformulierungen in Bezug auf die Therapie als Ganzes, aber auch in Bezug auf die jeweilige Sitzung gaben der Patientin die Möglichkeit, auch im therapeutischen Vorgehen ein Stück Kontrolle, Verständlichkeit und Sinnhaftigkeit zu erfahren. Zielformulierungen vermittelten der Patientin auch schon früh die Möglichkeit, Fantasien in Bezug auf ihre Zukunft zu entwickeln. Die Zukunft ließ sich nur wieder eröffnen, weil die kurz- und längerfristigen Ziele linguistisch positiv und sinnesspezifisch ausgedrückt und in jeder Sitzung ein Minimalziel erreicht wurden.

Die bewusste Verwendung hypnotischer Aspekte der Sprache spielt m. E. in jeder Psychotherapie eine zentrale Rolle, gerade wenn man ohne offizielle Trance-Induktion arbeitet. Offizielle Trancearbeit wurde hier nur geleistet, um spezifische Verhaltensweisen zu erarbeiten oder nach der Vergewaltigung die post-traumatischen Belastungsreaktion zu behandeln. Die dissoziativen Zustände würde ich heute zusätzlich mit EMDR[78] bearbeiten, doch war diese Technik damals noch nicht erfunden.

In der Therapie wurden die Erkenntnisse des Konstruktivismus,[79] das kybernetische Verständnis von Kommunikation, die salutogenetische, ressourcenorientierte Sichtweise Antonovskys und die Überzeugung, dass der Mensch sich seine Realität mit Hilfe kognitiver Repräsentanzen konstruiert[80] benutzt. Bei dieser Patientin spielte die »Negativtrance« eine zentrale Rolle, was ihre leichte Hypnotisierbarkeit erklärt und Trancearbeit im Sinne der Utilisation Ericksons aufdrängte. Dies erlaubte, einerseits schnell und effizient und andererseits nicht retraumatisierend zu arbeiten. Die hypnotische Technik diente auch dazu, Ressourcenarbeit, Sicherheit, Rapport und genaues Kalibrieren der Physiologie zu leisten.

77 Antonovsky, A. (1988): Unravelling the mysteries of health. San Francisco (Jossey Bass).
78 Shapiro, F. (1995): Eye Movement Desensitization and Reprocessing. London: Guilford
79 von Glasersfeld, E. (1987): Siegener Gespräche über den radikalen Konstruktivismus. E. von Glasersfeld im Gespräch mit NIKOL. In: S. J. Schmidt (Hrsg.): Der Diskurs des radikalen Konstruktivismus. Frankfurt a. M. (Suhrkamp), S. 401–440.
80 Beck, A. (1976): Cognitive therapy and emotional disorders. New York (International Universities Press).

Abschließender Kommentar aus 20-jähriger Distanz

Heute wissen wir, dass Borderline-Störungen zu einem großen Prozentsatz durch frühkindliche repetitive Traumatisierungen und/oder Vernachlässigung (Typ-II-Traumen) bedingt sind. Diese führen zu einer Art Entwicklungsstörung, in welcher häufig die Dissoziation eine zentrale Rolle spielt. Schon Pierre Janet[81] hat um 1850 darauf hingewiesen, dass die »hysterischen Anfälle« (heute: »dissoziative Anfälle«) von Patientinnen als direkte Folge sexueller Traumatisierung im Kindesalter verstanden werden müssten. Dissoziation wird heute unter verschiedenen Aspekten diskutiert[82] und sie gibt so auch neue Erklärungen für den »Wiederholungszwang« nach Freud: Es gehört zur Dissoziation, dass die Patientin nicht wahrnahm, wie sie sich gefährdete, als sie den ihr fast unbekannten Mann zu sich nach Hause zum Kaffee einlud. Wegen der permanenten Dissoziation relevanter Erfahrungsanteile konnte die Wahrnehmung von aktueller realer Gefährdung nicht stattfinden, obwohl gleichzeitig »Männer« als gefährlich wahrgenommen wurden. Deswegen musste abends das beruhigende Medikament eingenommen werden. Die dissoziative » Schutzlosigkeit« hat zur Ehe mit einem gewalttätigen Mann und der Beziehung mit dem Vergewaltiger geführt. Die Dissoziation bedingte die Unfähigkeit, eigene Bedürfnisse an den »richtigen Mann« zu bringen und durchzusetzen.

Alleine durch die durch den Hausarzt zusammengefasste Anamnese würde ich heute traumatische Erfahrungen in der Kindheit als wahrscheinlich annehmen. Die in der Pubertät (nach der Vergewaltigung durch die »Brüder«) beginnenden Unterleibsbeschwerden, die chirurgisch angegangen wurden, die erschwerten Heilungsverläufe nach den Operationen, die somnolenten Zustände nach Narkosen, die unklaren epileptischen Anfälle, die Zuckungen im rechten Arm, d. h. verhinderte Selbstschutz-Reflexe, werden heute als dissoziative Phänomene erkannt. Die »epileptischen Anfälle« können sehr wohl auch als plötzlich aufgetretene, nicht bewusst wahrgenommene (dissoziierte) wiederkehrende traumatische Erinnerungen verstanden werden. Die Beschreibung von Unruhe, Alpträumen, »verrückt werden« im zitierten Brief der Patientin weisen auf eine somatoforme sekundäre Dissoziation hin. Die konstante Übererregung und rekurrenten Erinnerungen erwähnt sie im Brief ebenfalls. Damit ist die Diagnose einer chronischen posttraumatischen Belastungsstörung (PTBS) oder Posttraumatic Stress Disorder (PTSD) gegeben. Es gehört zur chronischen PTBS, dass sie von Komorbiditäten, hier die produktiven psychosomatischen dissoziativen Affektionen, Persönlichkeitsstörungen, Depression und Störungen im sozialen Feld (Arbeit, Beziehung) begleitet sind. Trotz aller Stabilisierungs- und Ressourcenarbeit konnte die Dissoziation nicht gänzlich aufgegeben werden, bevor die Flashbacks aus der Pubertät desensibilisiert worden waren und damit die Dissoziation vollständig unnötig gemacht worden war.

---

81 Janet, P. (1889/1973): L'automatisme psychique. Paris (Reprint).

82 Nijenhuis, E. R. S., P. Spinhoven, J. Vanderlinden, R. Van Dyk a. O. van der Hart (1998): Somatoform dissociative symptoms as related to animal defensive reactions to predatory threat and injury. *Journal of Abnormal Psychology* 107: 63–73.

Diagnosen sind immer Konstrukte. Sie sind Versuche, unerklärliches Verhalten durch die Benützung eines Rasters so verständlich zu machen, dass wir als Therapeuten mit unseren Patienten eine Realität konstruieren können, die uns die Formulierung und Erarbeitung gemeinsamer Ziele ermöglichen. Ohne solche Konstrukte ist es schwierig, Wichtiges von Unwichtigem zu unterscheiden und einen geordneten Veränderungsprozess bei Patienten einzuleiten. Je genauer die Landkarte – die Diagnostik – ist, desto weniger verirren wir uns im Labyrinth des Verhaltens unserer Patienten.

Diese Fallgeschichte ist ein Lehrstück für die Entwicklung der Psychiatrie/Psychotherapie im zwanzigsten Jahrhundert: Psychische Erkrankungen sind oft nicht der Effekt fantasierter und aus der ödipalen Phase stammender Erfahrungen (wie Freud annahm), sondern basieren auf realen Erfahrungen. Oft sind sie verbunden, wohl sogar teilweise kausal verknüpft mit wiederholtem realem Missbrauch und Vernachlässigung in der Kindheit. Wenn man die in verschiedenen internationalen und europäischen Konventionen festgelegten und anerkannten Rechte von Kindern auf eine optimale Entwicklung ernst nimmt, muss man solch sozial bedingtes Leiden, das im Erwachsenenalter häufig zu Persönlichkeitsstörungen, sozialem Abstieg und ungelebtem Leben führt, verhindern. Moderne Psychiatrie müsste sich daher viel mehr für die Respektierung der Kinderrechte engagieren, Kinderschutz ernst nehmen und so eine effiziente Primär-Prävention in die Wege leiten.

12 Wenn die Seele verstummt, leidet der Körper

Burkhard Peter

Besserung von Schmerz und Depression bei Fibromyalgie

Es wird die Behandlung einer 36-jährigen Patientin mit Fibromyalgie-Syndrom geschildert. In einer ersten symptomorientierten Phase werden in hypnotischer Trance mit Hilfe der Metapher des Unbewussten geeignete Symptomsubstitutionen erarbeitet. In einer zweiten problemorientierten Phase kommt es zur rekonstruktiven Aufarbeitung problematischer Situationen in der Vergangenheit der Patientin. Es wird eine substanzielle Reduktion sowohl der schmerzhaften wie auch der depressiven Symptome erzielt.

Der Fall

Die 36-jährige Patientin, ledig, in leitender Position, leidet unter Schmerzen am ganzen Körper, die als Fibromyalgie diagnostiziert wurden. Die Schmerzen werden hauptsächlich in den Händen und Füßen angegeben, können sich aber auch auf andere Gelenke und Körperstellen ausbreiten; sie treten zwar schubweise auf, sind latent aber immer vorhanden. Es gebe keine schmerzfreien Tage, nur Tage mit weniger Schmerzen. Das löse Depressionen aus, mit denen die Patientin nicht umgehen kann. Sie habe sie jetzt aber besser unter Kontrolle, und der frühere Wunsch, sich das Leben zu nehmen, sei nicht mehr so stark. Vor einem Jahr sei das noch anders gewesen. Nun habe sie den Wunsch, ihr Leben »wieder in den Griff zu bekommen«. Sie glaube, dass die Fibromyalgie psychische Ursachen habe und dass die Schmerzschübe dadurch ausgelöst werden könnten. Nach einer unwirksamen Schmerztherapie mit Antidepressiva und einem Aufenthalt in einer psychosomatischen Klinik sowie einer abgebrochenen Psychotherapie bei einem Kollegen will sie nun eine andere, grundsätzliche Lösung finden.

Die Diagnose der Fibromyalgie sei vor vier Jahren von einer Akupunkturärztin gestellt worden, aber vorher habe sie schon diverse Ärzte aufgesucht, auch Orthopäden, Psychiater und Neurologen. Die Hauptbeschwerden hätten vor ungefähr acht Jahren begonnen, genau genommen habe sie aber Schmerzen, seit sie nach dem Abitur vor 16 Jahren von zu Hause weggegangen sei. Anfangs habe sie das nicht beachtet, bis die Schmerzen während ihrer ersten handwerklichen Ausbildung immer stärker geworden seien. Aber auch dann habe sie sie noch soweit ignoriert, dass sie keine ernsthafte Untersuchung in die Wege geleitet habe.

Als erste »seelische« Zuschreibung der Patientin ist zu erwähnen, dass sie immer das Gefühl hatte, allein zu sein; trotz einer »eigentlich« behüteten Kindheit und

Jugendzeit sei doch nie jemand für sie da gewesen bzw. habe sich wirklich mit ihr auseinandergesetzt.

Aufgrund der anamnestischen Daten, die in ihrer vollen Ausprägung erst später in den altersregressiven Teilen der Therapie erhoben werden konnten (die deshalb auch erst weiter unten im Therapieteil geschildert werden), kann man die präsentierte Fibromyalgie nach internationaler Klassifikation (ICD 10) als somatoforme Schmerzstörung (F45.4) auf der Grundlage einer schizoiden Persönlichkeitsstörung (F60. l) diagnostizieren. Früher sprach man auch von »larvierter« Depression. Neben den Schmerzen war sich die Patientin seit ihrem Klinikaufenthalt aber auch über ihre Depression (rezidivierende mittelgradige depressive Episode, F33. l) bewusst. Verhaltensanalytisch kann man die derzeitige depressive Episode zunächst reaktiv zu den Schmerzzuständen sehen: Der Schmerz trifft auf fehlende Schmerzkontrolle und löst Depressionen aus, was inzwischen zu Angst vor Chronifizierung, zu Beziehungsproblemen und zu inadäquaten Bewältigungsversuchen z. B. mit Alkohol führt. So entstand ein Circulus vitiosus, der ein mittlerweile gut ausgebildetes Schmerzgedächtnis entwickelt hat.

Als Therapieziele formulierten wir gemeinsam einen besseren Umgang mit den Depressionen, eine Linderung der Fibromyalgie-Schmerzen und – wenn möglich – einen verbesserten Umgang mit ihren Gefühlen. Sie selbst formulierte es so: »Ich will meine Gefühle erkennen und damit umgehen können, dadurch Einfluss auf die Schmerzschübe bekommen und so die Fibromyalgie eingrenzen und vielleicht sogar heilen können.« Die Hypnotisierbarkeit der Patientin erwies sich als ausgesprochen gut, insbesondere war eine hohe kinästhetische Dissoziationsfähigkeit festzustellen.[83] Am Ende der ersten Sitzung, nach einer ersten Exploration, sage ich ihr sinngemäß, ich könne ihr im Moment, nach dieser Sitzung, noch nicht wirklich viel Hoffnung machen über die Dauer und den tatsächlichen Erfolg der Behandlung, weil ich erst noch mehr Informationen benötige, insbesondere solche über unsere Zusammenarbeit in Trance und ihre Fähigkeiten in Hypnose; aber soweit ich das heute beurteilen könne, werde schon alles gut gehen.

Hypnose

In der zweiten Stunde, nach einem Gespräch über ihre Befindlichkeit seit dem letzten Mal, bitte ich sie, sich in einen anderen bequemeren Sessel zu setzen. Ich frage sie, ob ich mich neben sie setzen und ob ich dann auch ihre Hand am Handgelenk anfassen darf. (**Cave:** Die folgende Intervention zur Erleichterung der Levitation durch Berührung am Handgelenk setzt die sichere Einschätzung voraus, dass eine Patientin dies in keiner Weise fehlinterpretiert. Ansonsten ist dieses Vorgehen kontraindiziert und eine rein verbale Induktion vorzuziehen.)

83 Peter, B. (2001): Hypnose und die Konstruktion von Wirklichkeit. In: Revenstorf, D. u. B. Peter (Hrsg.): Hypnose in Psychotherapie, Psychosomatik und Medizin. Ein Manual für die Praxis. Heidelberg (Springer), S. 33–52.

Nachdem ich die Erlaubnis erhalten habe, setze ich mich in ca. einem halben Meter Abstand an ihre rechte Seite, bitte sie, ihre Augen auf einem bestimmten Punkt ihrer rechten Hand ruhen zu lassen und zu beobachten, wie sich diese langsam im Gefühl verändert, in einen Zustand leichter Steifigkeit geht und sich dann wie von selbst, ganz von allein nach oben hebt, wenn ich sie mit Daumen und Mittelfinger am Handgelenk anfasse. Recht schnell spüre ich zunächst die Katalepsie und dann die ruckartigen Bewegungen nach oben, so dass ich nach ca. 2 cm Levitation das Handgelenk wieder loslasse und die weitere Levitation nur noch verbal begleite:

»Je höher die Hand geht, umso tiefer gehen Sie in Trance, wie auf einer Treppe, Stufe um Stufe, tiefer und tiefer, um schließlich immer näher und enger in Kontakt zu kommen mit Ihrem »Unbewussten« bzw. mit dem »Bewusstsein ihres Körpers«,[84] um einen direkten Zugang zu den Schmerzen zu erhalten. In dem Maße, wie dies möglich wird, werden sich Ihre Augen schließen, ebenfalls ganz von selbst, und Sie werden dann besser spüren können, was genau in jenen Stellen Ihres Körpers passiert, die üblicherweise von Schmerzen heimgesucht sind, vielleicht nicht in allen, aber doch zumindest in der einen oder anderen.«

Die Hand steigt weiter hoch, und als sie etwa auf halbem Weg zum Gesicht aufgestiegen ist, frage ich die Patientin, was sie schon spüre. Sie antwortet, dass sich die Schmerzen etwas zurückgezogen hätten, nicht ganz, aber doch spürbar. Nun bitte ich sie, eine Frage an ihr Unbewusstes stellen zu dürfen, nämlich ob ihr Unbewusstes es für vertretbar hält, dass wir uns in erster Linie weiter mit den Schmerzen befassen, oder ob wir uns davor erst um andere Dinge aus ihrem Leben kümmern müssen, bevor wir uns wieder den Schmerzen zuwenden dürfen. Im ersten Fall werde die Hand noch höher steigen, im zweiten Fall sinke sie wieder zurück. Die Hand levitiert weiter, und ich bedanke mich bei ihrem Unbewussten für diese deutliche Antwort. Ich bitte Sie, doch nun gleich für die linke Hand, in welcher sie zuvor sehr starke Schmerzen angegeben hatte, ein passendes Gefühl zu entwickeln, was geeignet ist, die Schmerzen wirksam zu lindern oder ganz zu ersetzen.

Ich suggeriere: »In der Zeit, die die Hand nun braucht, um hoch zur Stirn zu gehen, wird sich dieses Gefühl entwickeln, und dann bleibt die Hand so lange an der Stirn kleben, bis sich dieses Gefühl in der linken Hand niederschlägt und festsetzt.«

Die Hand bleibt tatsächlich sehr lange an der Stirn »kleben«, und in der linken Hand entwickelt sich ein Gefühl von Pelzigkeit, so lange und so intensiv, bis aller Schmerz verschwunden ist. Ich kommentiere, dass die Hand nur dann wieder nach unten sinken wird, wenn dieser Ersatz für das Symptom akzeptabel ist, zumindest vorübergehend. Daraufhin sinkt die Hand langsam nach unten, und die Patientin kommt aus der Trance zurück.

Damit ist die zweite Sitzung fast schon zu Ende, und ich instruiere die Patientin, dass sie genau dieses Vorgehen – sich auf die Hand fixieren, die Veränderung der Empfindungen bis hin zur Levitation beobachten, über die Stufen tiefer in Trance gehen und Kontakt mit dem Unbewussten aufnehmen, dieses dann bitten, ein jeweils passendes Gefühl für eine schmerzhafte Körperstelle zu entwickeln, etc. – zu Hause schon üben soll, möglichst jeden Tag zur gleichen Zeit.

---

84 Peter, B. (1998): Hypnotherapie. In: C. Kraiker u. B. Peter (Hrsg.): Psychotherapieführer. München (Beck), S. 149–168; Peter, B. (2000): Ericksonsche Hypnotherapie und die Neukonstruktion des »Therapeutischen Tertiums«. *Psychotherapie* 5 (5): 6–21.

Etwa fünf weitere Sitzungen lang verfahren wir ähnlich, wobei immer andere und zunehmend wohltuendere Substitutionsempfindungen vom Unbewussten gefunden und eingesetzt wurden. Statt Pelzigkeit entwickelt sich nun ein Kribbeln, das dann in einfache, wohltuende Wärme übergeht. Zu Hause hat sie wechselnden Erfolg mit ihren Selbsthypnosebemühungen – abhängig von ihrer jeweiligen Stressbelastung und Tagesstimmung.

Es gibt auch »Rückschläge«. So kommt sie eines Tages und berichtet mit mühsam unterdrückten Tränen, dass in der vergangenen Woche nichts geholfen habe und dass sie nun so große Schmerzen habe, dass sie völlig verzweifelt sei und an allem zweifle, was wir bislang mit Erfolg erarbeitet haben. Ich glaube, mich unserer Beziehung so sicher fühlen zu können, dass ich ihr sage, ich täte nun etwas, was ich nur sehr selten tue, in wirklichen Ausnahmefällen, nämlich jene »passes« einzusetzen, welche der »Urgroßvater« der Hypnose, Franz Anton Mesmer, vor ca. 225 Jahren in ähnlicher Form angewandt hatte.[85]

Ich setze mich also wieder zu ihr hinüber und lege meine Hand über ihre linke Hand, in der die größten Schmerzen sind, und dann über den linken Fuß, der ebenfalls sehr schmerzt, jeweils ohne sie zu berühren. Ich sage ihr, sie solle in Trance gehen und genau spüren, was geschieht: Ein sehr starkes Wärmegefühl breitet sich aus, fast heiß, meint sie, so als ob es die Schmerzen verbrennen würde. Ich suggeriere: »Wenn Ihr Unbewusstes nun bereit ist, dieses starke Wärmegefühl zu übernehmen, zu halten und später auch selbst zu entwickeln, dann wird sich nun wieder Ihre rechte Hand heben, hoch zur Stirn gehen und so lange dort festkleben, bis dies verstanden und ausgeführt ist.« Genau das geschieht. Daraufhin nehme ich meine Hand wieder weg und setze mich auf meinen Platz, ca. zwei Meter entfernt, zurück.

Nachdem es im Verlauf von ca. zwei Monaten auf diese und ähnliche Weise zu einer erheblichen Steigerung der Copingfertigkeiten der Patientin bzw. Symptomkontrolle gekommen ist, erfrage ich über ideomotorische Signale die Bereitschaft des Unbewussten, nun auch andere Themen explorieren zu können, welche mit den Schmerzen vielleicht in Zusammenhang stehen. In weiteren ca. 15 Stunden kommt es dann zu teils spontanen und teils geplanten Altersregressionen, in denen verschiedene Situationen aus ihrer Kindheit und Jugend, aber auch aus ihrer jüngsten Vergangenheit (beispielsweise ganz elende Situationen in ihrer Ehe) exploriert und teilweise rekonstruiert werden (zur Technik siehe Peter)[86].

Aus diesen Stunden stammen die folgenden anamnestischen Angaben: Die Beziehung zum Vater war immer sehr nüchtern. Es kamen von seiner Seite keine Zärtlichkeiten. Er war sehr streng und trat nur in Aktion, wenn es Ärger gab. Die Patientin versuchte immer, ihm alles recht zu machen und seine Anerkennung zu bekommen. Dieser Aspekt wird ihr in der Altersregression erst dann klar, als während normal erinnerter Szenen der Sprachlosigkeit in ihrer Ehe ihr Unbewusstes

85 Peter, B. (2000): Zur Geschichte der Hypnose in Deutschland. *Hypnose und Kognition* 17: 47–106.
86 Peter, B. (2001): Altersregression. In: D. Revenstorf u. B. Peter (Hrsg.): Hypnose in Psychotherapie, Psychosomatik und Medizin. Ein Manual für die Praxis. Heidelberg (Springer), S. 227–239.

nach ähnlichen Erfahrungen gefragt wird: »Unbewusstes, sind ähnliche Erfahrungen von früher, aus der Kindheit oder aus der Jugend vorhanden? Bei Ja hebt sich die rechte Hand, bei Nein die Linke.« Die Rechte geht ideomotorisch nach oben, und die Patientin bricht in Tränen aus und schildert die entsprechenden Erfahrungen mit dem Vater. Das Fazit des kleinen Mädchens damals war offensichtlich: Mit Männern kann man nicht wirklich reden, erst recht nicht zärtlich sein. Männer wollen, dass eine Frau funktioniert. Gefühle sind etwas Dummes und Überflüssiges.

Aus weiteren Sitzungen mit Altersregressionen erfahre ich, dass die Mutter streng, lieblos, ungerecht und schwierig erlebt wurde. Die Beziehung zur Mutter war der Patientin als Kind aber extrem wichtig. So hatte sie immer versucht, die Zuneigung der Mutter zu bekommen, und fühlte sich hinter dem Bruder, für den die Mutter offenbar mehr übrighatte, immer zurückgesetzt. In einem Streit in der Pubertät beispielsweise beschimpft der Bruder die Mutter heftig. Die Patientin will die Mutter daraufhin trösten und in den Arm nehmen, wird von ihr aber brüsk zurückgewiesen und weggeschubst. Als die Patientin einmal beim Klauen erwischt wird, spricht die Mutter ein halbes Jahr nicht mehr mit ihr. Hinzu kommt noch, dass die Beziehung der Eltern zueinander eher kühl und sehr wortkarg war. Mit eher verkniffenem Gesichtsausdruck habe jeder nur versucht, seine Pflicht zu tun. Streng erzogen, mit hohem moralischem Anspruch, war sie auch in Kindergarten und Schule ein »braves Kind«, das klaglos funktionierte.

In hypnotischen Altersregressionen kommen all diese Informationen in kleinen situativen Einheiten mit den entsprechenden sensorischen und affektiven Begleiterscheinungen zu Tage. Die intensive Arbeit in Trance ermöglicht offenbar auch Erinnerungen im Normalzustand, welche weitere anamnestische Informationen liefern. Da die zugehörigen Affekte im Allgemeinen nicht überwältigend sind, dürfen sie fließen; ich muss nicht eingreifen und die Patientin beispielsweise in eine dissoziative Beobachterposition zu sich selbst als kleines Mädchen oder Jugendliche bringen, wie es für traumatische Affekte und für Patienten mit nicht so gut ausgebildeter Dissoziationsfähigkeit notwendig wäre. Dafür versuche ich immer gleich, Ideen zur rekonstruktiven Aufarbeitung einzuführen: Mit Fragen in Trance, aber an die heutige erwachsene Frau gerichtet, was sich das kleine Mädchen oder die Jugendliche damals wohl gewünscht hätte, wenn sie denn überhaupt gewusst hätte, dass es sich so etwas ganz Normales wie Gefühle hätte wünschen dürfen, versuchen wir, in der Altersregression gleich Alternativen für die damaligen Einzelsituationen zu rekonstruieren. Das gelingt nicht immer, aber oft genug, um neue Möglichkeiten in Bezug auf ihr Fühlen, Denken und Handeln für sie hier und heute einzuführen.

Die häufigsten Gefühle in der Kindheit waren Einsamkeit, Leere und Angst. Ärger und Übermut musste sie unterdrücken bzw. verschweigen. Offenheit und Vertrauen kannte sie gar nicht. Kein Wunder, dass sie heute im Umgang mit ihren Gefühlen massive Probleme hat, ebenso im Umgang mit Menschen immer dann, wenn die Beziehung enger wird. Die sexuelle Entwicklung war wohl normal. Es fiel aber auf, dass sie immer das Gefühl hatte, dass Sex zwar Spaß mache, dass es aber nur »um den Körper gehe«, ohne seelische Beteiligung. Sie hatte mehrere Beziehungen, wobei diese dadurch geprägt waren, dass sie kein Vertrauen zu den Partnern hatte. Heute lebt sie deshalb allein.

Bis zu Beginn der Erkrankung fühlte sie sich körperlich gesund. Seit sie 21 ist, fühlt sie sich aber nicht wohl in ihrer Haut. Die Schmerzen machen ihr große Probleme und so schafft sie es kaum, ihren Körper zu akzeptieren. Bis 21 sei sie sehr schlank gewesen, seitdem habe sie kontinuierlich zugenommen. Nach vier Jahren Ehe wurde sie von ihrem Ehemann verlassen. Sie meint, die Ehe ging schief wegen ihrer Schmerzen und ihres Versuchs, diese mit Alkohol zu bekämpfen. Es habe keine Gemeinsamkeiten gegeben, nur Unverständnis auf beiden Seiten. Viel später meinte sie, ihr Mann sei grundsätzlich nicht in der Lage gewesen, eine Beziehung aufzubauen; sie habe heute ein kumpelhaftes Verhältnis mit ihm.

Da offenbar nur wenig bis keine entsprechenden Erfahrungen mit Körpergefühlen allgemein und speziell mit solchen, welche die affektive Interaktion in Beziehungen regeln, vorhanden sind, kann ich nur versuchen, solche Emotionen erlebbar zu machen. Ich versuche dies mit Fragen an das »Bewusstsein des Körpers« in Trance wie etwa: »Wie würde es sich anfühlen, wenn man einem lieben Menschen ganz vertrauen, wenn man zu ihm ganz offen sein kann, wenn Körper und Seele zusammen Zärtlichkeit empfangen und Liebe empfinden können? ... Wie wäre es wohl, wenn man dem anderen spüren lässt, dass man sehr verletzt ist, dass man ganz wütend und sauer auf ihn ist ...?«

Ich kann nur hoffen, dass sich diese »Gefühlsarbeit« in Trance irgendwann auch auf ihre Beziehungsfähigkeit niederschlägt. Insbesondere war es mir wichtig, ihre Sensibilität zu ihrem Körper ganz allgemein zu verbessern. Hierzu diente die Anweisung, möglichst jeden Tag abends in Trance zu gehen und das »Bewusstsein ihres Körpers« zu fragen, welche seelischen Reaktionen während des Tages – Zuneigung, Ärger, Wut, Zärtlichkeit, Stress oder einfach Anstrengung – sich auf welche Art körperlich manifestiert hatten.

Mit diesen Informationen, die erst im Verlauf der Behandlung (vor allem durch die Verwendung von Hypnose zur Altersregression) gewonnen wurden, kam ich dann auch zu einem »verhaltensanalytisch« besser fassbaren Verständnis der Fibromyalgie selbst: Die fehlende Zärtlichkeit bei beiden Eltern führt zu reduzierter Ausbildung ihrer Körperwahrnehmungen; der Körper bekommt überwiegend Funktionscharakter; es kommt zu einer chronisch reduzierten Wahrnehmung körperlicher Zustände und in der Folge zu einer fehlenden oder schlechten Passung zwischen emotionalem Ausdruck und somatischen Zuständen. Die schwere körperliche Arbeit während einer ersten handwerklichen Ausbildung – erst später absolviert sie die zweite Ausbildung, welche zu der heutigen leitenden Position führt – trifft auf diese reduzierte Körperwahrnehmung. Es werden keine Stopp-Signale wahrgenommen, bis erste »Gewebeschädigungen« durch Schmerzen signalisiert werden. Diese werden falsch, nämlich external als Krankheit interpretiert. So führen sie nicht nur nicht zu einer Änderung des Verhaltens, so dass das Gewebe weiterhin belastet wird, sondern die vorhandene Dissoziationsfahigkeit wird dazu benutzt, die Schmerzen auszublenden und trotzdem weiterzuarbeiten. Diese pathologische Verwendung ihrer Dissoziationsfähigkeit habe ich versucht, in entsprechenden Szenen in hypnotischer Altersregression durch ReAssoziation mit passenden Emotionen aufzuheben.

Evaluation

Nach einem dreiviertel Jahr und 20 Stunden war die Behandlung sowohl in Hinblick auf die Schmerzen wie auch auf die Depression insofern erfolgreich, als die Patientin zufrieden war und aufhören wollte. Ihre Schmerzen, die sie vor der Behandlung zwischen 7 und 10 auf einer Visuellen Analogskala einschätzte, waren auf Werte von 1 bis 2 gesunken. Auf diesem Level waren sie – mit ganz wenigen Ausnahmen – auch noch, als sie nach einem weiteren halben Jahr wieder kam wegen akuter Depression infolge einer aktuellen Beziehungsproblematik. Es war offenbar so, dass diese aktuelle Beziehung ihr überhaupt nicht gut tat, sie dies aber – wie früher – lange nicht wahrhaben wollte und darum depressiv reagierte. Nach drei Gesprächssitzungen, ohne Hypnose, hatte sie das erkannt, beendete die Beziehung und war nur mehr »normal« traurig.

Warum Hypnose?

Ich bin in der Festsetzung meiner eigenen Therapieziele im Verlauf meiner Berufserfahrung bescheidener und pragmatischer geworden. Früher hätte ich sicher noch großen Wert beispielsweise auf die Verbesserung der Beziehungsfähigkeit dieser Patientin gelegt. Ein solches »Ziel« würde ich eher als eine ideologische Ersatz-Fixierung betrachten, denn eine so kurze und effektive Schmerzkontrolle wie in diesem und ähnlichen (nicht allen! Vgl. Peter[87]). Fällen wäre mir früher ohne Hypnose kaum möglich gewesen. Heute versuche ich, mich möglichst eng an den Behandlungsauftrag der Patientin bzw. des Patienten zu halten, in diesem Fall Linderung der Schmerzen und Depression. Dies kann ich in der Tat allerdings nur deshalb bzw. immer nur dann, weil bzw. wenn ich effektive Methoden wie die der hypnotischen Schmerzkontrolle[88] zur Verfügung habe.

Mit solchen und ähnlichen somatoformen Schmerzpatienten hatte ich früher nur wenig Erfolg, weil die meisten nach ein paar psychotherapeutischen Sitzungen nicht wiederkamen. Sie wollten ihre Schmerzen loswerden und hatten nicht die Geduld und Ausdauer, eine längere Psychotherapie durchzustehen. Meine Erklärungen, dass ihre Schmerzen »psychosomatisch« seien, interessierten sie wenig bis

87 Peter, B. (1999): Dammschmerzen. Das Fehlschlagen einer psychologischen Behandlung. In: B. Kröner-Herwig (Hrsg.): Psychologische Behandlung chronischer Schmerzsyndrome. Stuttgart (Thieme), S. 163–176; Peter, B. (1998): Möglichkeiten und Grenzen der Hypnose in der Schmerzbehandlung. *Der Schmerz* 12: 179–186.

88 Peter, B. (2004): Hypnose. In: H. D. Basler, C. Franz, B. Kröner-Herwig u. H. P. Rehfisch (Hrsg.): Psychologische Schmerztherapie. Berlin (Springer), 5. Aufl., S. 567–588.

gar nicht. Nur wenn ich zufällig am Ende einer langen Kette von Behandlungsversuchen stand und genügend andere Ärzte und Psychotherapeuten ihnen davor schon erklärt hatten, dass eine kurzfristige Linderung oder gar Heilung nicht möglich sei, bevor nicht grundsätzliche Konflikte aufgearbeitet wären – und wenn dann auch noch die therapeutische Beziehung zu mir sehr gut war –, blieben sie und hatten in der Regel nach ein bis zwei Jahren intensiver Psychotherapie Erfolg, auch in Bezug auf ihre Schmerzen. Diese für meine Patienten und Patientinnen wie auch für mich unerfreuliche Situation hat sich geändert, seit ich Hypnose anwende und in ihrer Handhabung zunehmend geübt bin, auch wenn es auch immer wieder Misserfolge gibt.[89]

An verschiedenen Stellen habe ich sowohl in Fallbeispielen[90] wie auch in theoretischen Beiträgen[91] darauf hingewiesen, dass eine primär symptomatische Schmerzlinderung gerade auch bei solchen chronischen Schmerzpatienten indiziert erscheint, deren Schmerzen einen erheblichen seelischen Anteil bei Entstehung und Aufrechterhaltung aufweisen. Neben dem pragmatischen Grund, dass ein Therapieabbruch auch ein Misserfolg ist, kann man inhaltlich noch anführen, dass solche Patienten gerade wegen der Schmerzen in ihren kognitiven Fähigkeiten so erheblich eingeschränkt sind, dass eine sinnvolle psychotherapeutische Arbeit gleich welcher Ausrichtung nur schwer oder gar nicht möglich ist. Nun war die in diesem Fall geschilderte Patientin klug und intelligent genug, aus ihren Vorbehandlungen zu lernen, dass sie neben ihren Schmerzen auch andere, psychische Symptome wie z. B. Depression präsentieren müsse, um als Patientin ernst genommen zu werden. Diese Depression brachte sie in engen Zusammenhang mit ihren Schmerzen und diese wollte sie in erster Linie wenigstens gelinden wissen; schließlich kam sie speziell auch zu mir als einem ausgewiesenen Schmerztherapeuten, der auch mit Hypnose arbeitet.

Es ist sicher deutlich geworden, dass es sich bei dieser Behandlung in keiner Weise um ein simples Wegsuggerieren der Schmerzen gehandelt hat (auch wenn ich den problemorientierten Teil der Therapie hier aus Platzgründen nur knapp geschildert habe), sondern um das gezielte Suchen und Nutzen von persönlichen Ressourcen der Patientin.

Vieles an den hypnotischen Ritualen mutet magisch und mystisch an. Diese Rituale helfen aber offensichtlich vielen Patientinnen und Patienten, über das »therapeutische Tertium« des »Unbewussten«[92] eine effektive Selbstkontrolle gerade zu jenen körperlichen Prozessen aufzubauen, die zuvor als schmerzhaft und unkont-

89 Peter, B. (1999): Dammschmerzen. Das Fehlschlagen einer psychologischen Behandlung. In: B. Kröner-Herwig (Hrsg.): Psychologische Behandlung chronischer Schmerzsyndrome. Stuttgart (Thieme), S. 163–176.

90 Peter, B. (1990): Symptomsubstitution bei einem Fall chronischer Migräne. *Hypnose und Kognition* 7: 1–6.

91 Peter, B. (1998): Möglichkeiten und Grenzen der Hypnose in der Schmerzbehandlung. *Der Schmerz* 12: 179–186; Peter, B. (2004) Hypnose. In: H. D. Basler, C. Franz, B. Kröner-Herwig u. H. P. Rehfisch (Hrsg.): Psychologische Schmerztherapie. Berlin (Springer), 5. Aufl., S. 567–588.

92 Peter, B. (2000): Ericksonsche Hypnotherapie und die Neukonstruktion des »Therapeutischen Tertiums«. *Psychotherapie* 5 (5): 6–21.

rollierbar erlebt wurden. Gerade wenn die Seele das Sprechen verlernt hat und verstummt, so dass der Körper über Schmerzen (und andere Symptome) kommunizieren muss, kann man nicht einfach nur die normale Sprache des gewöhnlichen Alltagsbewusstseins benutzen, sondern muss andere Formen der Kommunikation suchen. Hypnotische Rituale eignen sich dazu in hervorragender Weise. Unter einem konstruktivistischen Psychotherapieverständnis lassen sie sich und ihre Wirkung gut einordnen und verstehen.[93]

93 Peter, B. (2001): Hypnose und die Konstruktion von Wirklichkeit. In: D. Revenstorf u. B. Peter (Hrsg.): Hypnose in Psychotherapie, Psychosomatik und Medizin. Ein Manual für die Praxis. Heidelberg (Springer), S. 33–52.

13 Das Würfelexperiment

Anke Pielsticker

Die Behandlung eines Patienten mit atypischem Gesichtsschmerz

Unter der Überschrift das »Würfelexperiment« wird die Behandlung eines 43-jährigen Bauingenieurs mit atypischem Gesichtsschmerz beschrieben. Der Fall erscheint aus verschiedener Sicht experimentell: Zum einen wurde bei dem eher rationalisierenden Patienten erstmalig Hypnose angewendet, und zum anderen galt die Symptomatik bislang als therapieresistent. Der Patient erschien mit großem Leidensdruck und hoher Erwartung an die geplante Behandlung, so dass bei Beginn der Behandlung mit Hypnose eine hohe Suggestibilität bestand. Die vorhandenen Erfahrungen mit bisherigen Behandlungen wurden für den weiteren Therapieprozess utilisiert. Im Rahmen der Hypnose wurde der Gesichtsschmerz in Gestalt eines Würfels visualisiert. Nachdem sämtliche »Vorschläge« der Therapeutin zur Veränderung der Gestalt erfolglos blieben, fand der Patient schließlich selbst eine überraschende Lösung. Der zuvor persistierende Gesichtsschmerz war daraufhin zunächst für mehrere Tage »verschwunden«. Im weiteren Verlauf gelang es dem Patienten, durch Selbsthypnose selbstständig vorübergehende Schmerzfreiheit zu erreichen.

Der Fall

Der 43-jährige Bautechniker begibt sich auf eigenen Wunsch in stationäre psychosomatische Behandlung. Im Vordergrund steht die Behandlung seiner Kopf- und Gesichtsschmerzen. Neben dem atypischen Gesichtsschmerz besteht ein chronischer Kopfschmerz vom Spannungstyp sowie ein medikamenteninduzierter Dauerkopfschmerz. Der Gesichtsschmerz sei vorwiegend an der linken Nasenseite lokalisiert, strahle manchmal in die Oberkieferregion aus oder breite sich gelegentlich über die gesamte linke Gesichtshälfte aus. Der Schmerz ist eher in der Tiefe lokalisiert, selten oberflächlich. Die Schmerzqualität wird als brennend, stechend und pulsierend angegeben. Der Schmerz sei seit einigen Jahren täglich, kontinuierlich und mit wechselnder Intensität vorhanden. Spezielle Triggerfaktoren für den Gesichtsschmerz konnten nicht beobachtet werden. Der chronische Kopfschmerz vom Spannungstyp wird als ein vom Nacken ausgehender, haubenartig sich über den Kopf ausbreitender, dumpf drückender Kopfschmerz beschrieben.

Die Kopfschmerzen seien erstmalig bereits in der Schulzeit in der Regel ein- bis zweimal wöchentlich aufgetreten. Während der Berufsausbildung und der Wehrdienstzeit kam es zu einer Verstärkung der Kopfschmerzen. In den nachfolgenden Jahren entwickelte sich die Kopfschmerzintensität wieder etwas zurück.

Der Patient habe geheiratet, zwei Söhne bekommen, ein Haus mit viel Eigenleistung gebaut und sei auch mit seiner beruflichen Tätigkeit sehr zufrieden gewesen. Nach einem Wechsel des Arbeitsplatzes habe es Konflikte mit einem Mitarbeiter gegeben. Der Gesichtsschmerz sei zu dieser Zeit erstmalig aufgetreten. Seitdem haben auch die Kopfschmerzen erheblich zugenommen und seien seit 1994 täglich vorhanden. Zur Aufrechterhaltung seiner Leistungsfähigkeit habe er in den letzten Jahren zunehmend verschiedene peripher wirksame Analgetika konsumiert (zuletzt bis zu vier Tabl. Aspirin, Paracetamol oder Spalt pro Tag).

Der internistische Untersuchungsbefund war komplett unauffällig. Neurologische Ausfallerscheinungen, insbesondere sensible Defizite oder andere körperliche Symptome, waren nicht feststellbar. Gesichtsneuralgien, raumfordernde und infektiöse Prozesse konnten differentialdiagnostisch in der Vorgeschichte ausgeschlossen werden. Im psychischen Befund werden Suizidgedanken im Zusammenhang mit extremen Kopfschmerzen angegeben. Von akuter Suizidalität ist der Patient glaubhaft distanziert. Auffällig ist weiterhin die Diskrepanz zwischen der Angabe teilweise unerträglicher Schmerzen und der emotionslosen Schilderung der Beschwerden. Der Affekt ist vor dem Hintergrund der Hilflosigkeit im Umgang mit den Schmerzen leicht depressiv verstimmt, insgesamt jedoch ausreichend schwingungsfähig. Der Patient wirkt gegenüber der geplanten Behandlung ausgesprochen veränderungsmotiviert und aufgeschlossen. Bisherige Behandlungsversuche (Zahnbehandlungen, Akupunktur, Neuraltherapie, Injektionsbehandlungen, Autogenes Training) sind ohne längerfristigen Erfolg geblieben. Psychotherapeutische Vorbehandlungen oder die Anwendung von Hypnose hatten bis zur stationären Aufnahme nicht stattgefunden.

Hypnose

> »Und so wie Ihr Körper die Unterlage berührt, die Hände locker auf den Oberschenkel aufliegen, Sie die Geräusche von draußen wahrnehmen, die Augenlider schon jetzt herunterfallen, kann der Blick mehr und mehr nach innen gehen. Indem die Beine gelöst nebeneinander liegen, die Atmung ihren eigenen Rhythmus findet, das Kinn locker herunterhänge, werden die Wahrnehmungen von außen zunehmend unwichtiger und dazu beitragen, den Entspannungszustand immer weiter zu vertiefen. Während sich beim Einatmen die Bauchdecke nach außen wölbt und beim Ausatmen wieder nach innen zieht, wird die Entspannung mit jedem Atemzug noch weiter zunehmen. Jedes Ausatmen wird sie tiefer und tiefer in Trance gehen lassen. Ganz gleichgültig, ob sich eher ein Gefühl von Schwere oder eher ein Gefühl von Leichtigkeit einstellt, registrieren Sie einfach, wie es sich anfühlt. In dem Maße wie die Atmung ganz allmählich gleichmäßiger und ruhiger wird, können sie sich erlauben, sich mehr und mehr Raum für sich selbst zu nehmen und die Entspannung auf ihre ganz eigene Art und Weise noch intensiver werden lassen. Möglicherweise werden Sie auch noch andere Empfindungen entdecken, die vielleicht ungewöhnlich erscheinen mögen und sie immer tiefer entspannen lassen. Während meine Stimme sie weiter begleitet ...«

Die Tranceinduktion erfolgt nach dem Prinzip der zunehmenden Fokussierung der Aufmerksamkeit von außen nach innen. Das zu Beginn vorherrschende Pacing von Körperhaltung, Körperbewegungen und Atmung wird im weiteren Verlauf zunehmend vom Leading zu einer entspannteren und offeneren Haltung abgelöst. Die Inhalte orientieren sich sowohl an den aktuellen Beobachtungen während der Tranceinduktion als auch an den Erfahrungen des Patienten in vorherigen Entspannungs- bzw. Trancezuständen. Bei den Sprachmustern werden insbesondere Nominalisierungen (z. B. der Entspannungszustand), unbestimmte Verben (z. B. spüren, lösen, wahrnehmen) sowie ein unbestimmter Inhaltsbezug (z. B. andere Empfindungen) eingesetzt, um den inneren Suchprozess einzuleiten. Semantische Fehlgeformtheiten wie nicht vollendete Sätze (z. B. Während meine Stimme Sie weiter begleitet ...) fordern die Konfusion und können damit die Tranceinduktion beschleunigen.[94]

»... Und so wie das Gelöstsein immer deutlicher spürbar wird, wird auch die innere Haltung immer offener werden. Sicher sind sie schon neugierig, was als Nächstes geschehen wird und welche neuen Erfahrungen sie im weiteren Verlauf machen werden. Und ich weiß nicht, welche ihrer persönlichen Fähigkeiten ihnen am meisten helfen werden, eine Veränderung herbeizuführen. Ihr Unbewusstes wird ihre bisherigen Erfahrungen nutzen, um eine ganz individuelle Lösung zu finden. So wie sie es kennen, wenn es darum geht, eine Technik für einen Neubau zu entwickeln und man zuerst noch gar nicht weiß, wie die Lösung aussieht und irgendwann ganz wie von selbst etwas Neues entstanden ist. Und es immer wieder interessante Erfahrungen sind, auf eine ganz kreative Art, zu neuen Lösungen zu finden.«

Die Phase nach der Tranceinduktion dient dem Aufbau eines Lernrahmens. Hierbei ist es hilfreich, auf persönliche Lernerfahrungen Bezug zu nehmen (wie z. B. während der beruflichen Tätigkeit). Die Stimme sollte sich in dieser Phase eher wie beim Stellen einer Frage zum Ende des Satzes erhöhen. Für manche Therapeuten ist es auch hilfreich, sich vorzustellen, wie zu einem Kind zu sprechen. Die erhöhte und fragende Stimme regt die Neugier und Kreativität an, wie sie gewöhnlich bei Kindern noch gut ausgeprägt ist.

»Möglicherweise hat ihr Bewusstsein schon bemerkt, wie sich die Trance in bestimmten Teilen Ihres Körpers bereits noch weiter vertieft hat. Wenn Sie für sich das Gefühl haben, bereits einen guten Trancezustand erreicht zu haben, dann geben Sie mir einfach ein Zeichen mit einem ihrer Finger. Gut so, das haben Sie wirklich gut gemacht. Und wenn Sie mögen, kann ein Teil der Aufmerksamkeit einfach weiter beobachten, wie sich der Zustand der Entspannung noch weiter verändert, während ein anderer Teil der Aufmerksamkeit auf das Sammeln neuer Erfahrungen gerichtet ist.«

Der Trancezustand wird durch ein Fingersignal ratifiziert. Das Teilen der Aufmerksamkeit ist insbesondere bei Menschen mit hohem Kontrollbedürfnis indiziert. Die

94 Grinder J. u. R. Bandler (1998): Therapie in Trance. Hypnose, Kommunikation mit dem Unbewussten. Stuttgart (Klett-Cotta).

Orientierung der Aufmerksamkeit auf den Körper suggeriert vermeintliche Kontrolle über den weiteren therapeutischen Prozess. Gleichzeitig wird durch die Spaltung der Aufmerksamkeit eine gewisse Konfusion erzeugt und die Trance damit weiter vertieft.

»Richten Sie jetzt einmal den einen Teil Ihrer Aufmerksamkeit auf die Stelle im Gesicht, an der sie gewöhnlich diese unangenehme Empfindung spüren.

TH Beschreiben Sie mir dann mit ihren eigenen Worten, wo genau Sie diese unangenehme Empfindung jetzt gerade spüren können.

PA An der linken unteren Nasenseite.

TH An der linken unteren Nasenseite. Ist es eher eine große oder kleine Fläche?

PA Eher klein. Ungefähr so groß wie ein 10 Cent-Stück.

TH Ungefähr so groß wie ein 10 Cent-Stück. Und wie fühlt sich das dort an dieser Stelle an?

PA Als ob dort etwas von oben hineinstechen würde.

TH Als ob dort etwas von oben hineinstechen würde. Ist das, was dort hineinsticht, eher spitz oder stumpf?

PA Eher spitz.

TH Eher spitz. Und wenn diese spitze Empfindung eine Form bekäme, wie müsste man sich die vorstellen?

PA Wie ein auf der Spitze stehender Würfel.

TH Wie ein auf der Spitze stehender Würfel. Hat der Würfel eine bestimmte Farbe?

PA Lindgrün.

TH Lindgrün. Ist lindgrün eher eine angenehme oder unangenehme Farbe?

PA Eine angenehme Farbe.

TH Ist die Farbe mehr blass oder leuchtend?

PA Blass.

TH Blass. Ist der Würfel eher schwer oder leicht?

PA Eher schwer.

TH Eher schwer. Das mag jetzt vielleicht etwas merkwürdig klingen, aber wie müsste sich der Würfel verändern, damit die Empfindung etwas erträglicher würde?

PA Weiß nicht.

TH Sie haben keine Idee. Nun, ich könnte mir vorstellen, dass die Empfindung etwas leichter würde, wenn der Würfel vielleicht zum Kippen käme. Können Sie sich das vorstellen?

PA Nein. Der Würfel ist ganz unbeweglich.

TH Möglicherweise könnte der Würfel auf irgendeine Weise etwas leichter werden. Haben Sie eine Idee, wie das gehen könnte?

PA Nein.

TH Vielleicht überlassen wir es einfach ganz Ihrem Unbewussten, den Würfel so zu verändern, wie es für eine Linderung der unangenehmen Empfindung am besten ist. Ohne schon jetzt zu wissen, auf welche Art und Weise eine Veränderung eintreten wird, kann es ganz überraschend geschehen. Und ich bin sicher, dass Ihr Unbewusstes auf viele nützliche Erfahrungen zurückgreifen kann und es am besten weiß, was wirklich gut für Sie ist. Und dann seien sie gespannt, was passiert, wie die Form beginnt sich zu verändern. Überlassen Sie es ganz Ihrem Unbewussten.

PA Komisch, jetzt ist grade etwas Seltsames passiert.

TH Etwas Seltsames?

PA Der Würfel hat seine Farbe verloren. Er ist jetzt durchsichtig.

TH Durchsichtig. Ist das angenehmer?

PA Ja. Der Würfel ist ganz leicht geworden und berührt die Nasenseite nur noch ganz wenig.

TH Gut. Das ist aber eine überraschende Veränderung. Ganz leicht, so leicht, dass er kaum noch wahrnehmbar ist. Wie fühlt es sich jetzt an der Stelle an der Nasenseite an?

PA Es ist nur noch ein ganz leichter Druck zu spüren.

TH Nur noch ein ganz leichter Druck. Kann das so bleiben?

PA Ja. Es ist kaum spürbar.

TH Gut. Das haben Sie richtig gut gemacht.«

Die Trance wird zur Visualisierung des Symptoms genutzt. Der Schmerz wird hierbei als unangenehme Empfindung bezeichnet, um negative Assoziationen zu vermeiden und eine möglichst neutrale Beschreibung der Symptomatik zu erreichen. Während der Arbeit mit dem Symptom besteht ein enger Rapport zwischen Therapeutin und Patient. Der Patient wird dazu angeleitet, seine jeweiligen Wahrnehmungen verbal mitzuteilen. Die Trancetiefe wird hierdurch nicht beeinträchtigt. Die Aufgabe des Therapeuten besteht darin, beim Patient Suchprozesse anzuregen und darauf aufbauend, den Patient Lösungen erarbeiten zu lassen. Durch das unmittelbare Wiederholen seiner Aussagen wird der Patient angeregt, seine Wahrnehmungen nochmals zu überprüfen; der Therapeut gewinnt Zeit, um sich selbst die beschriebene Gestalt vorstellen zu können und Ideen für weiterführende Interventionen zu generieren.

Der Verlauf der Trance zeigt, dass nicht die »Vorschläge« der Therapeutin relevant sind, sondern die eigenen kreativen Vorstellungen des Patienten aktiviert werden sollten. Die Vorstellung eines Würfels resultiert möglicherweise aus den besonderen Fähigkeiten im räumlich-konstruktiven Denken des Patienten. Die Veränderung der entwickelten Gestalt geschieht häufig eher beiläufig.

»Ich bin sicher, dass diese Erfahrungen noch lange Zeit genutzt werden können und Sie jedes Mal, wenn Sie es brauchen, sich wieder daran erinnern werden. Und es mag sie vielleicht überraschen, wie gut Sie in der Lage sein werden, selbst auf Ihren Körper Einfluss zu nehmen. Und während Sie nun diese Stelle an der Nasenseite einfach wieder sich selbst überlassen, richten Sie Ihre gesamte Aufmerksamkeit wieder auf den übrigen Körper. Möglicherweise werden Sie einige ungewöhnliche Phänomene wahrnehmen, die deutlich machen, auf welche Art und Weise sich die Trance inzwischen weiter vertieft hat. Während die Ruhe im Körper weiter bestehen bleibt, wird der Körper nun mit jedem tiefen Atemzug wieder etwas aktiver. Sie spüren, wie die Beine, der Rücken, die Arme und der Kopf die Unterlage berühren. Sie hören meine Stimme hier im Raum wieder deutlicher, und auch die Geräusche von draußen werden wieder lauter. Stellen Sie sich vor, wie es hier im Raum aus sieht und bevor Sie dann die Augen öffnen, möchte ich Sie bitten, Ihre Hände und Füße zu bewegen, um wieder ein gleichmäßiges Gefühl im ganzen Körper herzu stellen. Nehmen Sie sich so viel Zeit, wie Sie brauchen. Ganz nach ihrem eigenen Tempo, bis Sie wieder richtig wach sind.«

Zur Verstärkung des therapeutischen Prozesses wird eine indirekte posthypnotische Suggestion (z. B., dass diese Erfahrungen noch lange Zeit genutzt werden können ...) eingesetzt. Ein Anknüpfen der Suggestion an zukünftige Schmerzerfahrungen wird bewusst vermieden, um die Schmerzfreiheit als Option weiterhin aufrechtzuerhalten. Während der Re-Orientierung auf das Wachbewusstsein wird die Stimme der Therapeutin wieder etwas lauter und die hypnotische Stimm-Modulation löst sich auf. Die Zurücknahme verwendet dieselben Strategien wie die Orientierung auf die Trance (z. B. Fokussierung der Aufmerksamkeit auf Geräusche).

Zur Stabilisierung des Therapieeffektes wurden mit dem Patienten Strategien zur Selbsthypnose[95] eingeübt. Zur Tranceinduktion erlernte der Patient die »4-3-2-1-Methode« nach Betty Erickson. Er wurde dazu angeleitet, sich zunächst 4 Dinge bewusst zu sagen, die er sieht, dann 4 Dinge, die er hört und schließlich 4 Dinge, die er am eigenen Körper spürt; dann folgt dasselbe Vorgehen mit 3 Dingen, dann mit 2 Dingen und abschließend mit jeweils einem einzigen. Im Anschluss an die Tranceinduktion erfolgte zunächst eine neutrale Imagination (z. B. »Ort der Ruhe« oder ein anderes Entspannungsbild). Dann sollte der Patient das in der Trance gefundene Schmerzbild imaginieren, ohne es weiter zu verändern. Im vorliegenden Fall wurde das Bild eines auf der Kante stehenden Würfels imaginiert, der durchsichtig geworden ist und somit weniger Druck bzw. Schmerz auslöst. Zum Abschluss wurde dem Patienten freigestellt, nochmals zur neutralen Imagination zurückzukehren oder sich unmittelbar nach der Imagination des Schmerzbildes wieder zurückzuorientieren. Die Rückorientierung kann entsprechend der Tranceinduktion erfolgen, indem er sich wieder darauf konzentriert, was er gerade um sich herum wahrnimmt.

Aufgrund der stärkeren Schmerzintensität ist der Leidensdruck hinsichtlich des Gesichtsschmerzes im Vergleich zum chronischen Kopfschmerz vom Spannungstyp wesentlich größer. Der atypische Gesichtsschmerz gilt allgemein als individuell stark belastendes Schmerzsyndrom. Die International Headache Society definiert den atypischen Gesichtsschmerz als persistierenden Gesichtsschmerz ohne orga-

95 Alman B. u. P. T. Lambrou (2002): Selbsthypnose – Das Handbuch zur Selbstbehandlung. Heidelberg (Carl-Auer).

nische Ursachen. Diskutiert werden zum einen eine Veränderung der Schmerzschwelle in der Eintrittszone des N. trigeminus und zum anderen Mikrotraumata, die zu einer kontinuierlichen neuronalen Stimulation mit Spontanaktivität im Trigeminusnerven führen.[96] Aus der Sicht des Patienten ist der fehlende Nachweis einer eindeutigen Schmerzursache besonders belastend. Der atypische Gesichtsschmerz geht in mehr als 60 % mit unterschiedlichen psychischen Auffälligkeiten, zumeist Depressionen, einher. Die Depression wird hierbei eher als Folge des chronischen Schmerzsyndroms angesehen.[97] Die Entwicklung des chronischen Kopfschmerzes vom Spannungstyp entsteht häufig vor dem Hintergrund mangelnder Bewältigung von subjektiven Stressoren, die zu sekundärer muskulärer Anspannung führen. Bei kontinuierlicher Aktivierung der Nozizeptoren in der perikraniellen Muskulatur kommt es zu einer peripheren Sensitivierung, dem initialen Faktor bei der Entwicklung des Kopfschmerzes vom Spannungstyp.[98] Im vorliegenden Fall schien für die Genese des Gesichts- und Kopfschmerzes eine Kombination von psychischen und organischen Faktoren verantwortlich gewesen zu sein.

Der Therapie-Prozess: Aufgrund des dringenden Verdachts eines medikamenteninduzierten Dauerkopfschmerzes wurde zu Beginn des stationären Aufenthaltes in Absprache mit dem Patienten zunächst ein Analgetikaentzug durchgeführt. Die Analgetikaabstinenz wurde vom Patient gut toleriert. Zur besseren Bewältigung des Entzugskopfschmerzes erlernte der Patient die progressive Muskelrelaxation (PMR) nach Jacobson. Nach Abschluss des Entzuges bildeten sich die Kopfschmerzhäufigkeit und -intensität deutlich zurück, so dass rückwirkend der Verdacht auf Vorliegen eines medikamenteninduzierten Kopfschmerzes bestätigt wurde. Der Patient war durch den ersten raschen Therapieerfolg bereits sehr erleichtert. Der Leidensdruck hinsichtlich des atypischen Gesichtsschmerzes blieb jedoch weiterhin bestehen.

Warum Hypnose?

Der Gesichtsschmerz gilt als schwer zugängliches Symptom und als wenig beeinflussbar. Es liegt daher nahe, statt »mehr desselben« zu probieren, den Einsatz von Hypnose zu präferieren. Folgende Kriterien lassen die Hypnose im vorliegenden Fall als besonders indiziert erscheinen:

- Fähigkeit zur Imagination und Absorption/Hypnotisierbarkeit

Beim Erlernen von PMR bewies der Patient bereits seine Fähigkeit zur Entspannung und Imagination, so dass die Grundvoraussetzungen zur Hypnotisierbarkeit gegeben waren.

96 Göbel, H. (2003): Die Kopfschmerzen. Berlin (Springer).

97 Dohrenwend, B. P., K. G. Raphael, J. J. Marbach a. R. M. Gallager (1999): Why is depression comorbid with chronic myofascial face pain? A family study test of alternative hypothesis. *Pain* 83: 183–192.

98 Pielsticker, A. (2001): Störung der Schmerzverarbeitung beim chronischen Kopfschmerz vom Spannungstyp. Frankfurt a. M. (Peter Lang).

- Hohe Suggestibilität

Die typische »lange Patientenkarriere«, verbunden mit zahlreichen erfolglosen Behandlungsversuchen und der hohe Leidensdruck haben die Erwartungshaltung deutlich erhöht (»Sie sind meine letzte Rettung.«). Die hohe Erwartungshaltung erhöht die Suggestibilität, die bekanntermaßen einen wichtigen Anteil am Therapieerfolg hat. Eine Erhöhung der Suggestibilität ist immer dann zu verzeichnen, wenn Personen in bestimmten Situationen nicht mehr auf ihre automatisierten Coping-Mechanismen zurückgreifen können wie z. B. in Notfallsituationen oder anderen Situationen extremer Hilflosigkeit.[99]

- Aktive Grundhaltung

Bei diesem Patienten lag ein ausgeprägtes Kontrollbedürfnis bezüglich des eigenen Körpers und des therapeutischen Vorgehens vor. Das permissive Vorgehen der Ericksonschen Hypnose kommt dem Patienten sehr entgegen. Seine Beteiligung an der Entwicklung individueller Schmerzbilder und Veränderungsmöglichkeiten gehört zu den Grundprinzipien der Hypnose nach Milton Erickson.

- Vertrauensvoller Rapport

In der therapeutischen Beziehung lagen keinerlei Kommunikations- oder Interaktionsprobleme vor. Es bestand Einigkeit über die Form und das Ziel der Behandlung.

Der Einsatz von Hypnose war zunächst im Behandlungskonzept für den Patienten nicht vorgesehen. Die unerwartete und überraschende Anwendung von Hypnose, die auch zu Beginn der Sitzung als solche angekündigt wurde, förderte nochmals die Suggestibilität des Patienten und erhöhte damit die Aussicht auf den Therapieerfolg.[100]

Warum wurde ein symptomorientiertes und nicht ein problemorientiertes Vorgehen gewählt?

Ein symptomorientiertes Vorgehen ist erfahrungsgemäß bei fehlenden psychosomatischen Zusammenhängen besonders effektiv. Da bei der vorliegenden Symptomatik keine konkreten Hinweise auf eine Funktion des Schmerzes (z. B. Krankheitsgewinn) erkennbar waren und der systemische Kontext irrelevant erschien, war die Indikation für die Anwendung einer symptomorientierten Hypnose gegeben. Aufgrund der lokal eingegrenzten Symptomatik und der hohen Motivation des Patienten zur aktiven Mitarbeit erschien die Durchführung einer assoziativen Technik besonders erfolgversprechend. Bei der assoziativen Technik wendet sich der Patient direkt dem Schmerz zu, mit dem Ziel, eine Gestalt vom Schmerz herzustellen. Hierbei wird der Patient zunächst angeleitet, die Grenzen des Schmerzgebietes zu eruieren, also bis wohin der Schmerz reicht und wo das schmerzfreie

99 Peter B. (2004): Hypnose. In: H. D. Basler, C. Franz, B. Kröner-Herwig u. H. P. Rehfisch (Hrsg.): Psychologische Schmerztherapie. Berlin/Heidelberg/New York (Springer), 567–587.

100 Zitman, F. G., R. van Dyck a. A. C. Linssen (1992): Hypnosis and autogenic training in the treatment of tension headaches. A two-phase constructive design study with follow-up. *Psychosomatic Research* 36 (3): 219–228.

Gebiet beginnt. Nachfolgend geht es darum, den Schmerz auf allen Sinneskanälen möglichst genau zu beschreiben und über eine ausgewählte Sinnesmodalität eine Veränderung der Schmerzwahrnehmung zu erreichen.

Evaluation

Vor dem Hintergrund der zahlreichen erfolglosen Behandlungserfolge und der bereits prognostizierten Therapieresistenz des Gesichtsschmerzes reagierte der Patient auf die erreichten Veränderungen der Schmerzwahrnehmung zunächst überrascht und verblüfft. Die Überraschung und Verblüffung trugen dazu bei, gewohnte bewusste Haltungen und Einstellungen außer Kraft zu setzen. Erstmalig seit Entwicklung des chronischen Gesichtsschmerzes war er für drei Tage komplett schmerzfrei. Da in diese Zeit auch ein Wochenende fiel, nutzte der Patient die Schmerzfreiheit für einige Unternehmungen mit der Familie. Er berichtete anschließend, wieder viel mehr Freude beim Spielen mit den Söhnen erlebt zu haben. Im weiteren Verlauf trat der Gesichtsschmerz ohne erkennbare Auslösesituationen immer wieder auf. Durch die Anwendung der Selbsthypnose gelang es dem Patienten jedoch, eine vorübergehende Schmerzfreiheit oder zumindest eine Linderung der Symptomatik zu erreichen. Zur Stabilisierung des erreichten Therapieerfolges bzw. zur Anhebung der Schmerzschwelle bei wiederkehrenden Gesichtsschmerzen wurde der Patient abschließend auf eine geringe Dosis eines trizyklischen Antidepressivums (Saroten retard 25 mg 1-0-0-1) eingestellt.

Im Rahmen einer Katamnese nach drei Monaten berichtete der Patient weiterhin über wochenlange schmerzfreie Phasen. Bei vorübergehend wieder auftretendem Gesichtsschmerz könne er mit Hilfe der Selbsthypnose zumeist eine deutliche Schmerzlinderung erreichen. Der Kopfschmerz vom Spannungstyp trete nur noch stundenweise in Reaktion auf Stresssituationen am Arbeitsplatz auf. Im Umgang mit dem »schwierigen Kollegen« sei er wesentlich souveräner geworden. Insgesamt sei er mit dem Behandlungserfolg sehr zufrieden.

Stellenwert der Hypnose: Die Anwendung der Hypnose stellt im Fall des 43-jährigen Bauingenieurs ein Element im Rahmen eines ganzheitlich angelegten Behandlungsprogramms dar. Der Patient nahm während des stationären Aufenthaltes parallel zur Einzeltherapie auch an einer verhaltenstherapeutisch orientierten Schmerzbewältigungsgruppe, physikalischen und körpertherapeutischen Maßnahmen teil. Angesichts der erreichten Veränderungen kommt der Hypnose jedoch ein großer Stellenwert zu. Dem Patienten ist es anhand der Visualisierung des Gesichtsschmerzes erstmalig gelungen, eine bleibende Veränderung seiner Schmerzwahrnehmung zu erreichen.

In dem vorgestellten Fall kann die Hypnose als »Werkzeug« zur verbesserten Schmerzkontrolle angesehen werden. Die Anwendung der Hypnose bezog sich hier auf eine assoziative Technik, bei der eine Veränderung der Schmerzqualität und -intensität angestrebt wird. Es ist dabei nicht entscheidend, unbedingt eine Schmerzfreiheit zu erreichen. Bereits eine Veränderung der Schmerzempfindung

(z. B. Verwandlung in ein Kribbeln) oder eine Verschiebung der Schmerzlokalisation (z. B. vom Kopf zum Arm) kann subjektiv mit einer wesentlichen Erleichterung verbunden sein. Die anschließende Anwendung von Selbsthypnose konnte das Gefühl der Selbsteffizienz erheblich erhöhen und die Hilflosigkeit im Umgang mit dem Gesichtsschmerz deutlich reduzieren. Aufgrund der Attribution der erreichten Therapieerfolge auf die eigenen Fähigkeiten konnte im vorliegenden Fall auch das zuvor geminderte Selbstwertgefühl wieder deutlich gestärkt werden. Das verbesserte Selbstbewusstsein wurde im weiteren Therapieverlauf auch für die bessere Bewältigung von Konflikten mit Kollegen am Arbeitsplatz utilisiert. Insgesamt wirkte der Patient bei Abschluss der Behandlung deutlich befreiter und zuversichtlicher.

Die Behandlung chronischer Schmerzen war schon immer eines der wichtigsten Anwendungsgebiete der Hypnose. Bis zur Einführung des Äthers (1846) und des Chloroforms (1847) war Hypnose eines der wenigen wirksamen Anästhetika. Heute ist die Hypnose sowohl bei akuten Schmerzen (z. B. bei operativen Eingriffen in Medizin und Zahnmedizin, wenn Analgetika versagen oder nicht vertragen werden) zur Schmerzbeseitigung wie auch bei chronischen Schmerzen zur besseren Schmerzkontrolle eine bewährte Behandlungsmethode.[101] Häufig muss der Patient jedoch zuerst eine realistische Erwartungshaltung gewinnen – denn das bloße »Wegsuggerieren« des Schmerzen ist auch unter Hypnose meist nicht möglich. Eine erfolgreiche Schmerzbewältigung setzt ein hohes Maß an Eigenaktivität des Patienten voraus.

Der Anwendung der Hypnose sollte in jedem Fall ein diagnostischer Prozess vorausgehen, in dem ausführliche Angaben zur Anamnese sowie zur Krankheitsentwicklung erhoben werden. Wie im vorliegenden Fall ist die Hypnose bei Schmerzpatienten zu meist in ein umfangreiches multidisziplinäres Behandlungskonzept integriert.

Ergibt sich eine Indikation für Hypnose, können sowohl symptomorientierte als auch problemorientierte Verfahren eingesetzt werden. Bei den symptomorientierten Verfahren kann man zwischen dissoziativen, assoziativen und symbolischen Techniken unterscheiden.[102] Da der therapeutische Prozess flexibel gestaltet wird und sich eng an den jeweiligen Rückmeldungen des Patienten orientiert, können die verschiedenen Strategien durchaus ineinander übergehen. Insbesondere aus der oben beschriebenen assoziativen Technik entwickeln sich häufig weiterführende Ansätze. Die im Rahmen der assoziativen Techniken angestrebte Visualisierung von Schmerzen kann insbesondere bei schweren Schmerzzuständen eingesetzt werden, wenn eine Ablenkung vom Schmerz nur noch schwer möglich ist. Bei den dissoziativen Techniken geht es darum, den Schmerz »abzutrennen« bzw.

101 Bongartz, W., E. Flammer u. R. Schwonke (2002): Die Effektivität der Hypnose – eine meta-analytische Studie. *Psychotherapeut* 47: 67–76.

102 Peter B. (2004): Hypnose. In: H. D. Basler, C. Franz, B. Kröner-Herwig u. H. P. Rehfisch (Hrsg.): Psychologische Schmerztherapie. Berlin/Heidelberg/New York (Springer), 567–587.

zu isolieren, entweder vom nicht-schmerzenden Rest des Körpers oder von jenem Teil des Bewusstseins, das den Schmerz empfindet und unter ihm leidet. Dies kann z. B. in Form einer Altersregression geschehen in eine Zeit, die nicht nur frei von Schmerzen, sondern auch in anderer Hinsicht voll angenehmer Erfahrungen war (z. B. Urlaubserinnerungen).

Bei der symbolischen Technik wandelt der Patient den Schmerz als Ganzes oder bestimmte Aspekte in eine symbolische Gestalt um. Ziel ist es, die mögliche Bedeutung oder Funktion der Schmerzen zu erkennen. Zu diesem Zweck kann anhand der sogenannten »Stellvertretertechnik« eine Gestalt konstruiert werden, mit der der Patient in Dialog treten kann (z. B. »Wenn Ihr Leben mit dem Schmerz eine Landschaft, ein Tier oder eine andere Gestalt wäre, wie könnte man sich das vorstellen?« oder »Wenn Sie sich eine Person vorstellen, die ähnliche Schmerzen hat wie Sie, wie sähe die aus?«).

Durch den Aufbau einer Gestalt wird der Schmerz externalisiert und ist somit in seiner Bedeutung besser zugänglich. Die »Kontaktaufnahme« mit dem entsprechenden Symbol bzw. der Gestalt kann in Erfahrung bringen, welche unbewussten Bedürfnisse mit dem Symptom ausgedrückt werden sollen.

Bedeutsamstes Ziel der symptomorientierten Verfahren ist das Wiedergewinnen von Kontrolle über die Schmerzen sowie eine Reduktion des Leidens unter den Schmerzen, dem affektiven Teil der Schmerzwahrnehmung.

Eine Tranceinduktion ist zur Zentrierung der Aufmerksamkeit auf das körperliche Erleben und die inneren Prozesse bei symptomorientierten Verfahren nicht unbedingt erforderlich. Da ein Patient mit chronischen Schmerzen ohnehin seine gesamte Aufmerksamkeit auf den Schmerz gerichtet hat, befindet er sich durch seine auf den Schmerz eingeengte Wahrnehmung bereits per se in einem tranceähnlichen Zustand, einer so genannten Symptomtrance. In der klinischen Erfahrung gibt es jedoch Hinweise dafür, dass ein explizites Hypnoseritual die Wirksamkeit der Technik zusätzlich erhöhen kann. Der im Rahmen der Visualisierung des Schmerzes stattfindende Prozess einer allmählichen Erweiterung der Wahrnehmung über das Schmerzerleben hinaus sowie das Zurückgewinnen der Handlungskompetenz wirken auf den Patienten daher oftmals wie eine De-Hypnose.[103]

Bei problemorientierten Interventionen werden problematische oder traumatische Erfahrungen, die gemäß der Problemanalyse vermutlich mit den Schmerzen zusammenhängen, in der Hypnose aktiviert und rekonstruiert. Sind die verursachenden oder mitbedingenden Konflikte bewusst, kann über hypnotische Altersregression in die kritische Zeit eine Neubewertung erfolgen. Bei der Rekonstruktion der Ursprungssituation kommt es darauf an, mögliche abgespaltene Aspekte des Erlebens zu reassoziieren und so die Erinnerung zu komplettieren. Manchmal reichen eine solchermaßen rekonstruierte Erinnerung oder auch nur die »Abreaktion der Affekte« schon aus, um eine bedeutende oder gar vollständige Schmerz-

103 Pielsticker, A. (2002): Hypnotische Schmerzkontrolle bei chronischem Kopfschmerz. *Hypnose und Kognition* 19 (1+2): 51–62.

reduktion zu erzielen. In vielen Fällen muss darüber hinaus jedoch eine aktive Umstrukturierung des Erlebens vorgenommen werden. Hierzu können adäquate Coping-Strategien aus den jetzigen oder vergangenen Lebensabschnitten des Patienten exploriert und in Trance der damaligen kritischen Situation hinzugefügt werden. Bestehen keine konkreteren Hinweise für die Bedeutung oder die Funktion des Schmerzes, so kann über ideomotorisches Signalisieren das Unbewusste befragt werden, ob die heurigen Schmerzen mit Erlebnissen in der Vergangenheit in Zusammenhang stehen. Eine Ja-Antwort bewirkt fast immer eine spontane Altersregression, mit der wie oben beschrieben weitergearbeitet werden kann.[104]

Obwohl die Anwendung von Hypnose bei chronischen Schmerzen in der Regel sehr erfolgreich verläuft, können sich auch Einschränkungen bei der Durchführung ergeben. So kann eine hohe Schmerzintensität die Konzentrationsfähigkeit der Patienten beeinträchtigen und somit eine längere Hypnosesitzung erschweren. Eine weitere Schwierigkeit besteht bei der assoziativen Technik in der Angst vor einer Verstärkung der Schmerzen durch die Fokussierung der Aufmerksamkeit auf den Schmerz. Dieser Angst kann entgegengewirkt werden, indem zunächst Übungen mit anderen Schmerzen und nicht mit dem Hauptschmerz durchgeführt werden. Die Vermittlung einer Erfahrung, dass die Empfindung der Schmerzen nicht nur verstärkt, sondern auch gelindert werden kann, schafft häufig die Motivation, sich in nachfolgenden Übungen auch auf den Hauptschmerz zu konzentrieren. Werden bei der Visualisierung der Schmerzen keine Veränderungen entwickelt, können entsprechend vorbelastete Patienten auch mit Panik reagieren. In diesem Fall sollte im Sinne des Pacings zunächst auf eine ruhige Atmung fokussiert und nachfolgend eventuell ein Ruhebild generiert werden. Das weitere Vorgehen ist abhängig von der individuellen Situation des Patienten. Abschließend sei darauf hingewiesen, dass durch den stark erlebnisaktivierenden Zugang zum Symptom auch spontan Problemsituationen erinnert werden können. In diesem Fall sollte wie bei der beschriebenen problemorientierten Intervention vorgegangen werden.

Kontraindikationen zur Anwendung von hypnotischer Schmerzkontrolle bestehen insbesondere bei Kommunikations- und Interaktionsproblemen (wie z. B. bei Psychosen, Borderline-Persönlichkeitsstörungen, hysterischen Persönlichkeitsstörungen), unrealistischen oder zu hohen Erwartungen (z. B. »Hypnose kann Kopfschmerz einfach wegmachen«) sowie einer passiv-rezeptiven Grundhaltung.

Insgesamt hat der Stellenwert der Hypnose in der Schmerzbehandlung in den letzten Jahren deutlich zugenommen. Die Wirksamkeit der Anwendung der Hypnose zur Schmerzlinderung bei akuten und chronischen Schmerzen gilt inzwischen als gut belegt. In der Meta-Analyse von Montgomery et al.[105] betrug die durchschnittliche Effektstärke der aus 18 herangezogenen Studien berechneten

104 Peter B. (2004): Hypnose. In: H. D. Basler, C. Franz, B. Kröner-Herwig u. H. P. Rehfisch (Hrsg.): Psychologische Schmerztherapie. Berlin/Heidelberg/New York (Springer), 567–587.
105 Montgomery, G. H., K. N. DuHamel a. W. H. Redd (2000): A meta-analysis of hypnotically induced analgesia. How effective is Hypnosis? *International Journal of Clinical and Experimental Hypnosis* 48 (2): 138–153.

27 Effektgrößen d = 0,67, was als moderat bis starker Effekt interpretiert werden darf. Immerhin zeigten 29 % der Untersuchungen eine Effektstärke von über 1,00. Auch für den Kopfschmerz liegen inzwischen zahlreiche Belege vor, die die Effektivität der Anwendung von Hypnose bestätigen.[106] Die meisten früheren Studien basieren jedoch auf Methoden der klassischen Hypnose. Für Studien mit moderner Hypnose nach Milton Erickson errechneten Bongartz et al.[107] in ihrer meta-analytischen Studie für Untersuchungen zur Hypnose bei Kopfschmerz eine Effektstärke von d = 2,70. Ferner erweist sich die Kombination von Verhaltenstherapie und Hypnose als therapeutisch deutlich effektiver als Verhaltenstherapie ohne zusätzliche Hypnose.

Die herausragenden Effekte mit moderner Hypnose belegen die Überlegenheit individueller Trancearbeit, in der persönliche Lernerfahrungen und Ressourcen aktiviert werden. Wie die Falldarstellung zeigt, besteht die therapeutische Kunst darin, dem Patienten diesen Zugang durch das Anregen innerer Suchprozesse zu eröffnen und ihn dann seine eigenen Lösungen finden zu lassen. Den populärsten Beleg für die Effektivität von hypnotischer Schmerzkontrolle lieferte Milton E. Erickson. Im Verlauf seines Lebens gelang es ihm, seine Schmerzen infolge zweimaliger Kinderlähmung durch Selbsthypnose erfolgreich zu bewältigen.

106 Pielsticker, A. (2002): Hypnotische Schmerzkontrolle bei chronischem Kopfschmerz. *Hypnose und Kognition* 19 (1+2): 51–62.
107 Bongartz, W., E. Flammer u. R. Schwonke (2002): Die Effektivität der Hypnose – eine meta-analytische Studie. *Psychotherapeut* 47: 67–76.

14 Und die Beerdigung fand doch statt

Klaus Pingsten

Behandlung einer sexuellen Störung mit komplexem psychosomatischem Hintergrund

Es wird die Behandlung eines 36-jährigen Mannes dargestellt, der sich ursprünglich auf Veranlassung seiner Ehefrau wegen einer sexuellen Problematik – mangelnde sexuelle Lust und Erektionsschwierigkeiten – in Behandlung begab. In der psychotherapeutischen Arbeit ergab sich als wesentliche Bedingung für das Auftreten dieser Störung, dass der Patient nur schwer Zugang zu seinem Gefühlserleben hatte. In der Hypnose-Behandlung konnte geklärt werden, dass er auch Trauer und Schmerz um den Tod des Vaters verdrängt hatte, an dessen Beerdigung er nicht hatte teilnehmen können. Durch die Vermeidung von Trauerarbeit hatte sich ein Partnerschaftskonflikt verstärkt. Durch die Hypnose-Behandlung konnte der Patient sich in der Vergangenheit abgespaltene Anteile seines emotionalen Erlebens bewusst machen und sie integrieren und dadurch Veränderungen in der Gegenwart bewirken. Es kam zu einer Autonomieentwicklung und einer wesentlichen Besserung der Symptomatik, auch wenn aufgrund der Persönlichkeitsstruktur beider Partner nicht alle Probleme gelöst werden konnten.

Der Fall

Der Patient, Büro-Angestellter in einer großen Firma, nach langjährigem Junggesellendasein seit drei Jahren verheiratet, ohne Kinder, kam auf Anraten des Hausarztes, zu dem die Ehefrau ihn wegen seit etwa zwei Jahren bestehender sexueller Schwierigkeiten »geschickt« hatte, in meine Praxis mit dem Wunsch nach einer Gesprächstherapie.

Er selbst beschrieb die Partnerschaft als zufriedenstellend. Die Ehefrau kümmere sich um Haushalt und Garten, da sie als Beamtin geregelte Arbeitszeiten habe. Sie dränge ihn aber auch oft, sich mehr um häusliche Belange zu kümmern, statt ständig Überstunden im Büro zu machen. Auch sonst neige sie dazu, ihn zu Tätigkeiten zu bewegen, zu denen er wenig Lust habe, dazu gehöre auch die Sexualität, es komme selten zu sexuellen Aktivitäten, dann meistens auf Initiative der Ehefrau; er erklärte es mit beruflicher Überlastung, dass er selten Lust auf Sexualität verspüre. Aber auch durch den Druck der Ehefrau sei er in der Sexualität sehr angespannt und habe seit etwa zwei Jahren zunehmende Erektionsprobleme, so dass er auch deshalb sexuelle Aktivitäten eher vermeide, er ziehe sich lieber zurück, lese gern und finde Entspannung vor dem Fernseher.

Er schilderte, dass er im Büro ständig Arbeiten aufgebürdet bekomme, die nicht in seinen Aufgabenbereich fielen, er würde sogar genötigt, in seinem Urlaub »freiwillig« einzuspringen, wenn Arbeitskollegen ausfielen. Er könne sich dagegen nicht wehren, er bekäme einen trockenen Mund, wenn er mit seinem Vorgesetzten spräche und er fange an, in dessen Gegenwart zu stottern, was ihm schon als Kind zu schaffen gemacht habe, besonders wenn er mit den Eltern und Lehrern gesprochen habe. Im Kontakt mit anderen Menschen habe sich dies aber längst verloren.

Zur Lebensgeschichte berichtete er, dass er sich als der mittlere von drei Brüdern (ein sogenanntes »Sandwich-Kind«) immer etwas »verloren« vorgekommen sei. Er habe mehr Zeit bei den im Nachbarhaus wohnenden Großeltern verbracht als im Elternhaus. Die Mutter sei zu Hause beherrschend gewesen, habe auch geschlagen. Die Mutter bedränge ihn auch heute noch mit unbequemen Fragen, z. B. warum er noch keine Kinder habe, obwohl er doch schon seit drei Jahren verheiratet sei; bei solchen Fragen sei er immer ganz hilflos und komme sich vor wie ein Kind.

Den Vater konnte er nur vage schildern, die Frage nach einer genaueren Charakterisierung des Vaters beantwortete er nur mit stockenden, sehr allgemein gehaltenen Worten. Auch zur beruflichen Tätigkeit des Vaters konnte er nichts Genaues sagen, er wusste nur, dass der Vater eine Außendienst-Tätigkeit ausgeübt hatte und selten zu Hause war. Er sei sehr still gewesen, habe sich zu Arbeiten im Keller und Garten zurückgezogen, wohin ihm der Patient als Kind öfter schutzsuchend gefolgt war, wenn die Mutter ihn wieder geschlagen hatte. Der Vater habe dann meistens nur gesagt, er solle sich nicht so anstellen, die Mutter sei eben so und da könne man nichts machen. Fast beiläufig berichtete er, dass der Vater vor zwei Jahren 62-jährig verstorben sei. Erst nach weiteren Fragen nach den Umständen des Todes des Vaters schilderte er fast emotionslos, dass der Vater plötzlich an einem Herzinfarkt verstorben sei, während der Patient sich mit seiner Frau im Urlaub im Ausland aufhielt. Die Angehörigen hatten ihn über den Tod des Vaters nicht benachrichtigt, obwohl sie seine Urlaubsanschrift kannten; als er aus dem Urlaub zurückkam, war der Vater schon beerdigt. Die Angehörigen begründeten dies damit, dass er ja nie ein besonderes Verhältnis zum Vater gehabt habe. Tatsächlich war er auch später nie auf dem Friedhof gewesen, um das Grab des Vaters zu besuchen.

Bemerkenswert war, dass der Patient bis zum 12. Lebensjahr fast keine weiteren Erinnerungen an seine Kindheit hatte. Da dies oft ein Anzeichen dafür ist, dass schmerzliche Erinnerungen verdrängt werden müssen, wobei aber auch Erinnerungen an angenehme Erlebnisse und Erfahrungen verloren gehen, vereinbarte ich mit ihm, statt ihm nur Fragen zu stellen, ihn Kindheitserinnerungen auf andere Weise lebendig werden zu lassen, zum Beispiel durch Aufschreiben oder Malen von einzelnen Erlebnissen. Aber auch das fiel ihm sehr schwer, er wurde dabei unangenehm an Schule und Aufsatzschreiben erinnert und brachte nur wenige Fragmente von Berichten und nur wenige sehr karg mit Bleistift gemalte Bilder von zu Hause mit, wie erste Malversuche eines Kindes, die er kaum mit Worten kommentieren konnte. Auch Fotos aus seiner Kindheit gab es nur sehr wenige, und diese zeigten ihn meistens versteckt hinter seinen Brüdern oder allein, in die Kamera blickend ohne jegliche für Kinder typische Aktivitäten.

Daher erklärte ich ihm, dass es Möglichkeiten gibt, in traumähnlichen Bildern Erinnerungen viel unmittelbarer erlebbar zu machen als es in sprachlichen Begriffen möglich ist. Er sagte daraufhin, er habe als Kind viel geträumt und dies auch im Wachzustand tagtraumartig fortgesetzt.

Hypnose

Daran knüpfe ich an und fordere ihn auf, so wie als Kind sich einem Tagtraum hinzugeben und mir dabei zu schildern, was er sieht und erlebt, ohne jeweils zu bewerten, ob dies »wichtig« ist oder nicht, wozu er in früheren Gesprächen geneigt hat. Da er mit dem Autogenen Training vertraut ist, kann er sich selbst in einen tranceartigen Zustand versetzen, er schließt spontan die Augen und sucht kurz nach einem Erlebnis und schildert dann eine Szene, wie er sie als etwa 4- bis 5-jähriger Junge öfter in der Wohnung seiner Großeltern erlebt hat.

Er spricht in der Vergangenheitsform: »Ich saß auf dem Sofa und meine Großmutter fütterte mich mit Kuchen und sie wollte, dass ich immer noch mehr aß«.

Ich wiederhole einfach seine Worte, aber in der Gegenwartsform: »Der kleine Junge sitzt auf dem Sofa, und die Großmutter drängt ihn, immer noch mehr zu essen«. Ich ermuntere ihn, auch die Gefühle des kleinen Jungen wahrzunehmen.

Er geht auch in die Gegenwartsform über und sagt: »Dem Jungen schmeckt der Kuchen«, dann aber legt er – für mich sichtbar – die Stirn in Falten und sagt:

»Wenn ich gleich nach Hause komme, wird die Mutter wieder schimpfen, weil ich vor dem Abendessen Kuchen gegessen habe«. Der Großmutter sagt er dies aber nicht und lässt sich weiter füttern, »weil sie sonst denkt, mir schmeckt ihr Kuchen nicht«. Als ich ihn dann auffordere, sich wieder von den Bildern zu lösen, schlägt er die Augen auf und ist überrascht, wie lebendig ihm die Szenen aus der Kindheit erschienen sind und wie sowohl der Genuss des Kuchens als auch die Angst vor dem Zorn der Mutter ihm echt erschien und noch nachwirken. Er kommt dann aber ganz in die Gegenwart zurück, indem er mit einem leichten Schmunzeln, was ich bei ihm bisher noch nie gesehen habe, sagt, er sei nur froh, dass er heute nicht tatsächlich – so wie früher – die Strafe der Mutter fürchten muss.

Nach einigen Sitzungen dieser Art fragte er, ob das etwas mit Hypnose zu tun habe, und ich konnte das bejahen; ich erklärte ihm, warum ich mein Vorgehen nicht vorher als »Hypnose« bezeichnet hatte, weil bei vielen Menschen je nachdem, was sie bisher darüber gehört oder z. B. im Fernsehen gesehen hätten, dieser Begriff entweder überzogene Erwartungen wecke oder im Gegenteil Angst mache, dabei die Kontrolle über sich zu verlieren oder manipuliert zu werden.

In den nächsten Sitzungen zu je 50 Minuten (wobei die eigentliche Zeit für die Hypnose 20 bis gelegentlich 30 Minuten dauerte, die Zeit für Vorgespräch und Nachbesprechung jeweils 10 bis 15 Minuten) war der Patient selbst überrascht, wie auch weitere freudige Ereignisse seiner Kindheit wieder lebendig wurden, und dass er sich neben den Großeltern auch an eine Nachbarin erinnerte, an die er sich vertrauensvoll gewandt hatte, wenn er vor den Schlägen der Mutter flüchtete und auch beim Vater keinen Schutz gefunden hatte. Der Patient wunderte sich mehrmals, wie zwiespältig sein Gefühl zum Vater war; nachdem er in den ersten Gesprächen vom Vater – soweit er sich überhaupt daran erinnern konnte – eher als ruhigen, um Ausgleich bemühten Menschen sprach, erlebte er jetzt in den Hypnose-Sitzungen erstmals auch Wut darüber, dass der Vater ihn den Schlägen der Mutter tatenlos ausgeliefert hatte. Auch bedauerte er jetzt, dass er auch als Erwachsener nie mit dem Vater tiefergehende Gespräche geführt hatte, er hätte ihm dann vorgeworfen, dass er ihm kein gutes Vorbild gewesen sei, so dass er jetzt Schwierigkeiten habe, sich u. a. im Berufsleben durchzusetzen und in der Partnerschaft »seinen Mann zu stehen«. Ich ermutigte ihn, das in den Hypnose-Sitzungen »nachzuholen«; trotz seiner Verwunderung über diesen Vorschlag wollte er sich darauf einlassen, es gelang ihm jedoch nicht, mit dem Vater »ins Gespräch zu kommen«, da sich ihm immer wieder ein Bild des Vaters auf dem Totenbett aufdrängte, wodurch er sich völlig blockiert fühlte. Auch zuhause in seinen Nachtträumen hatte er jetzt oft ein angstmachendes, verzerrtes Bild des leblosen Vaters vor sich. Ich deutete ihm als dass ein Zeichen dafür, dass für sein Erleben der verstorbene Vater noch »über Erden«, also noch nicht beerdigt sei. Als ich ihm vorschlug, in einer Hypnose-Sitzung die Beerdigung nachzuvollziehen, konnte er sich nach anfänglicher Skepsis darauf einlassen, als er sich vorstellte, dass ich ihn dabei begleitete. Er hatte bisher nur einmal eine Beerdigung erlebt, als man ihn als 11-Jährigen trotz größten Widerstandes genötigt hatte, an der Beerdigung der Großmutter teilzunehmen; daran erinnerte er sich nur ungern, mehr wegen des Zwanges als wegen der Trauer.

Von meinen Worten unterstützt imaginiert er eine Trauerfeier, bei der er sich ganz allein – außer mit dem Priester, der aber völlig stumm bleibt – mit dem geschlossenen Sarg des Vaters in einer Trauerkapelle erlebt. (Meine von ihm gewünschte »Anwesenheit« in der Trauerkapelle und später auf dem Friedhof erlebt er nicht so wie die Anwesenheit des Priesters, das heißt, er »sieht« mich nicht als Person, er sagt nur zwischendurch: »Ich weiß, dass Sie da sind«).

Er schildert die Atmosphäre: »Die Kapelle ist dunkel und kühl, es kommen schwarz gekleidete Männer, die den Sarg zum Grab tragen und langsam in das Grab hinablassen, ich werfe eine Rose und eine Schaufel Erde in das Grab.« Dann schweigt er einige Minuten, wobei ihm sichtbar Tränen die Wangen hinabfließen; auch ich schweige noch eine Weile, bis er selbst die Augen öffnet.

Offensichtlich schämt er sich seiner Tränen, da er sich etwas zur Seite wendet, so als sollte ich die Tränen nicht sehen; deshalb leite ich die Nachbesprechung ein, indem ich sage »Ja das tut gut, wenn sich im Inneren etwas löst, so wie sich die Tränen jetzt gelöst haben«. Er wundert sich, wie realitätsnah er dieses Beerdigungszeremoniell erlebt hat, und sagt auch: »Ich kann mich gar nicht mehr daran erinnern, wann ich das letzte Mal geweint habe« und wischt erst jetzt die Tränen mit einem von mir gereichten Taschentuch ab. Auf meine Frage, ob er noch andere Personen wahrgenommen hat, sagt er, dass er zwar an seine Frau gedacht habe, vom Gefühl her sei er aber lieber allein gewesen.

Nachdem der Patient durch die imaginierte Beerdigung den Tod des Vaters auch in seinem Gefühlserleben realisiert hat, träumte er nachts auch wieder von dem lebenden Vater, von Spaziergängen an seiner Seite, an die er sich jetzt auch wieder im Wachzustand erinnern konnte.

Dies griff ich in den folgenden Therapie-Sitzungen auf und sagte: »Vielleicht können Sie auf einem solchen Spaziergang einmal mir Ihrem Vater ins Gespräch kommen«. Nach spontanem Schließen der Augen schweigt er daraufhin eine ein bis zwei Minuten, sein Atem wird ruhig, aber vertieft sich, dann spricht er leise: »Ich gehe mit meinem Vater an einem Bach entlang, der Vater spricht nicht, ich fühle mich hilflos«.

Ich frage den Patienten, wie alt er sich fühlt; er antwortet: »Ich bin fünf Jahre alt, der Vater geht sehr schnell, ich habe Mühe, ihm zu folgen«.

Ich frage: »Können Sie sich vorstellen, als erwachsener Mann neben Ihrem Vater zu gehen?« Nach kurzem Schweigen spricht er mit fester Stimme: »Ich sehe mich als Mann neben meinem Vater, bitte ihn, stehen zu bleiben; wir setzen uns auf eine Bank, ich bekomme Wut, bitte ihn, etwas zu sagen, er schweigt immer noch«. Wie in einem Monolog redet der Patient dann auf den Vater ein. Zunächst macht er ihm Vorwürfe, weil er sich als Kind nicht auf ihn habe stützen können.

Im Nachgespräch empfindet er dann auch Mitleid mit der Schwäche des Vaters, kann ihn aber bald auch »loslassen«, indem er ihm nachträglich zubilligt, sein Leben, seine Partnerschaft, aber auch seine Rolle als Vater so auszufüllen und zu gestalten, wie es seinen eingeschränkten Möglichkeiten entsprochen hat.

Dem Patienten wird es dann deutlich, dass er nicht mehr auf die in der Kindheit entbehrte Unterstützung durch den Vater warten kann, was er schon zu Lebzeiten des Vaters vergeblich getan hat, sondern dass er sich mehr auf eigene Fähigkeiten und Stärken verlassen muss, die durch das unbewusste Sich-Berufen auf das schwache Vater-Vorbild blockiert sind.

Im weiteren Therapieverlauf konnte er in den Hypnose-Sitzungen diese neuen auf den Vater bezogenen Erfahrungen auch auf den Umgang mit dem Vorgesetzten übertragen, indem ich ihn Situationen imaginieren ließ, in denen die Rollen vertauscht waren: er konnte mit den neugewonnenen Erfahrungen als Erwachsener den Vorgesetzten mit dessen überzogenen Erwartungen wie ein kleines bedürftiges Kind sehen, dem er verständnisvoll aber bestimmt Grenzen setzte. Danach gelang es ihm auch in der Realität, seinem Vorgesetzten selbstsicher entgegenzutreten, da er sich nicht mehr wie der kleine Junge fühlte, der sich vom Vorgesetzten – wie früher vom Vater – Anerkennung und Unterstützung erhoffte und dafür mehr zu geben bereit war, als es angemessen und zu leisten möglich gewesen war.

In der Partnerschaft dagegen fiel es ihm viel schwerer, sich von der dominanten Ehefrau unabhängiger zu machen; er erlebte es schon als Fortschritt, dass er statt erfolgloser Rechtfertigungsversuche sich jetzt den ständigen Vorhaltungen über »Versäumnisse« entzog, sich mit Freunden traf und wieder sportliche Aktivitäten unternahm. Dies führte zunächst zur weiteren Zuspitzung der Partnerschafts-Krise, jedoch wurde es auch der Ehefrau klar, dass sie sich eben nicht den fügsamen Mann wünschte, der sich ihr bedingungslos unterwarf, sondern dass sie es ihm lassen musste, auch außerhalb der Partnerschaft Erfahrungen mit dem neu gewonnenen und weiter wachsenden Selbstbewusstsein zu sammeln. In der Sexualität konnte der Patient das zuvor eher unbewusste Vermeidungsverhalten aufgeben und es kam zu von Genuss geprägten und von beiden Seiten nicht fordernden Annäherungen und dadurch zu mehr Zufriedenheit trotz noch vorhandener und von der Ehefrau gelegentlich beklagter Defizite bezüglich verbaler Kommunikation und mangelnder sexueller Initiative seinerseits. Da zu erwarten war, dass diese Entwicklung auch ohne weitere therapeutische Begleitung weitergehen würde, wurde die Therapie bei diesem erreichten »Meilenstein« beendet.

Evaluation

Der Patient kam ohne größeren Leidensdruck zur Therapie, entsprechend war auch die Krankheitseinsicht zunächst gering. Sein »Leiden« war, dass die Ehefrau mit seinem Verhalten, insbesondere mit seiner sexuellen Appetenz und seinen sexuellen »Leistungen« (Erektionsprobleme) nicht zufrieden war. Um überhaupt einen therapeutischen Prozess in Gang zu bringen, musste im Bewusstsein des Patienten aus dem mittelbaren ein unmittelbarer Leidensdruck entwickelt werden, was dadurch ermöglicht wurde, dass zunächst die von dem Patienten auch – aber eher nebenbei – geschilderten Probleme am Arbeitsplatz empathisch aufgegriffen wurden. Auf der Basis des sich daraus entwickelnden Arbeitsbündnisses konnte der Patient sich auch auf ihm unangenehmere Bereiche wie Partnerschaft, Sexualität, seine kindliche Entwicklung und emotionale und kommunikative Defizite einlassen, was ihm aber erst durch den in den Hypnosesitzungen geförderten emotionalen Zugang gelang. Ein wesentlicher Effekt dabei war seine mehrmals bekundete Überraschung über seine als sehr echt erlebten Gefühle während der Hypnosesitzungen, einschließlich der Tränen; bisher hatte er sich außer den Tränen auch die dazugehörigen Gefühle nicht erlaubt.

15 Fast wie im Märchen

Klaus Pingsten

Behandlung einer 58-jährigen depressiven Patientin

Dargestellt wird, wie bei der Behandlung einer 58-jährigen Patientin mit der Diagnose einer lang dauernden, schweren Dysthymie (ICD-10 F34. l) durch Einsatz von Hypnose in der Psychotherapie Antriebslosigkeit und Resignation überwunden werden konnten. Trotz großen Leidensdruckes war anfangs wegen eines äußerst negativen Selbstbildes der Patientin ein therapeutisches Arbeitsbündnis nur schwer herzustellen, zumal die Patientin zur Therapie »geschickt« worden war und die Befürchtung hatte, dass ihr in der Psychotherapie ebenso wie vorher von Angehörigen und vom Hausarzt nur gute, aber undurchführbare Ratschläge gegeben würden, so jedenfalls hatte sie es empfunden. Erst mit der Frage, ob sie nicht einmal »ganz andere Erfahrungen« machen wolle, machte ich sie neugierig, und sie wollte mehr darüber wissen. Nach wenigen erklärenden Worten zur Hypnose-Therapie wollte sie sich wohl hauptsächlich deshalb darauf einlassen, weil sie anfangs die Hoffnung hatte, dass ihre Probleme ihr »im Schlaf« genommen würden. Die »neuen Erfahrungen« aber machte sie in der Hypnose-Therapie dadurch, dass durch imaginierte Vorstellungen von möglichen späteren Ergebnissen ihrer Aktivitäten Mut und Antrieb für die ersten Schritte gefördert wurden, so dass sie sich selbst aus ihrer Unlust und Resignation befreien konnte.

Der Fall

Die Patientin wurde durch einen Telefonanruf in meiner Praxis von ihrer 26-jährigen Tochter, die mit ihr im Haushalt lebte, angekündigt. Diese bat um einen ersten Termin für ihre Mutter, die seit über einem halben Jahr zunehmend sich zurückziehe, sich ständig über ihre nachlassenden Kräfte beklage und sogar geäußert habe, dass das Leben für sie eigentlich keinen Sinn mehr habe, seit der Ehemann nach über zweijährigem Siechtum vor acht Monaten an einer Krebserkrankung verstorben sei. Auf meinen Hinweis, dass ich nur der Mutter selbst einen Termin geben könne, bezweifelte die Tochter, dass die Mutter in der Lage sei, selbst anzurufen. Als ich daraufhin zu bedenken gab, dass in dem Fall möglicherweise eine ambulante Therapie nicht ausreichend sei, sagte sie, sie wolle mit ihrer Mutter darüber sprechen. Wenige Tage später rief die Patientin selbst an und bat unter Verweis auf das vorangegangene Gespräch mit der Tochter mit dünner Stimme und fast weinerlich um einen Termin. Sie sei nach dem Tod ihres Mannes kaum in der Lage, ihre täglichen Hausarbeiten zu bewältigen, und wisse auch gar nicht, ob eine Therapie ihr überhaupt helfen könne, aber versuchen möchte sie es, da ihre Tochter und der Hausarzt sie sehr dazu drängten, nachdem antidepressive Medikamente nur wenig geholfen hätten.

Im Erstgespräch war die deutlich älter wirkende Patientin einerseits sehr klagsam, beschuldigte sich selbst wegen der Vernachlässigung ihrer häuslichen Pflichten, andererseits äußerte sie wieder Zweifel an der Wirksamkeit aber auch an der Notwendigkeit einer Therapie, andere Menschen hätten sicherlich eine Therapie viel nötiger als sie, sie würde anderen ja nur »den Therapie-Platz wegnehmen«.

Nachdem ich sie ermuntert hatte, da sie nun schon gekommen sei, einfach zu schildern, wie es zu diesem für sie doch belastenden Zustand gekommen sei, aber auch, wie und wodurch sie vor der Erkrankung Glück und Lebensfreude erlebt habe, berichtete sie mit leiser, monotoner Stimme, dass sie über viele Jahre Hausarbeit und alle anderen zu erledigenden Pflichten sehr verantwortungsvoll und mit großer Sorgfalt verrichtet hatte. Ihr größtes Glück sei immer gewesen, wenn die Tochter und der Ehemann gut versorgt gewesen seien und sie als »beste Ehefrau« bzw. »beste Mutter« bezeichnet hätten. Da sie in ihrer Jugend eine Ausbildung als Hauswirtschafterin absolviert hatte, habe sie die häuslichen Pflichten als ihren Beruf angesehen und deshalb auch nie eine andere Berufstätigkeit außerhalb der Familie gesucht. Von Verwandten und Nachbarn sei immer wieder bewundert worden, wie ordentlich und sauber es in ihrem Hause sei, und sie habe oft anderen in Fragen von Haushaltsführung Rat geben können. Mit der Erkrankung des Ehemannes vor fast drei Jahren – es wurde Magenkrebs festgestellt – habe sich plötzlich vieles geändert. Nach Operationen und anschließenden Komplikationen habe sie täglich viele Stunden im Krankenhaus bei ihrem Mann verbracht, dadurch sei zu Hause vieles an zu erledigenden Arbeiten liegen geblieben, von der erwachsenen Tochter habe sie wegen deren Belastung durch die noch nicht abgeschlossene Berufsausbildung Mithilfe bei häuslichen Arbeiten nicht verlangen wollen. Die Ärzte hätten die noch verbleibende Lebenserwartung ihres Mannes auf drei Monate »festgelegt«, die sie ihm noch so angenehm wie möglich gestalten wollte. Der mit Bangen erwartete Tod trat aber nicht zu dem vorhergesagten Zeitpunkt ein, sondern es folgte ein zweijähriges Siechtum. Die Patientin schilderte ausführlich das lange Leiden ihres Ehemannes, ohne ihr eigenes Leiden dabei erwähnenswert zu finden, obwohl ihre Schilderung darauf schließen ließ, dass durch die Pflege des Ehemannes ihre körperlichen und seelischen Kräfte bald erschöpft waren, zumal sie keine der ihr angebotenen Hilfen von Verwandten und Nachbarn annehmen wollte. Der dann doch plötzliche Tod des Ehemannes hatte sie sehr erschüttert, da er eingetreten war, als sie ihren Ehemann nur für wenige Minuten allein gelassen hatte. Als sie nach der Beisetzung und Bewirtung der Trauergäste in einem Restaurant nach Hause kam, sah sie um sich herum nur die vermeintlich verwahrloste Wohnung, die ungeputzten Fenster und den vernachlässigten Garten und malte sich aus, dass sie nie mehr in der Lage sein würde, die anstehenden Arbeiten zu bewältigen. Da sie auch Wochen später noch nicht in der Lage war, ihre Wohnung – jedenfalls nach eigener Einschätzung – ordentlich herrichten zu können, kam es zu einem sozialen Rückzug, sie nahm Einladungen nicht mehr an, da sie fürchtete, bei dann erforderlichen Gegeneinladungen würden ihre Gäste entdecken, dass sie – entgegen dem, was sie meinte, nach außen darstellen zu müssen – in Wirklichkeit eine schlechte Hausfrau sei.

Nur die letzte ihr verbliebene Aufgabe, die Versorgung der Tochter, schaffte sie mit Mühe, war aber erschüttert und verzweifelt, als die Tochter vor kurzem angekündigt hatte, sie wolle nach abgeschlossener Ausbildung ein Angebot ihres Arbeitgebers annehmen und eine Arbeitsstelle in einem entfernt liegenden Ort antreten und auch dorthin umziehen. »Dann ist niemand mehr im Haus, für den sich die Mühe lohnt«, sagte sie; mit meinem Hinweis, dass sie es ja auch für sich selbst tue, erreichte ich sie offensichtlich nicht.

Nachdem die Patientin auch in einigen Folgesitzungen weiterhin ihre Kraft- und Freudlosigkeit beklagte und sich ein trostloses Bild von der Zukunft ausmalte, schlug ich ihr vor, stattdessen sich einmal in die Vergangenheit zurückzuversetzen in eine Zeit, in der sie noch tatkräftig war und das Leben genießen konnte. Ihrem Einwand »das ist ja schon so lange her« und – nach kurzem angestrengten Nachdenken »da fällt mir aber gar nichts ein« begegnete ich mit dem Hinweis, dass auch lange zurückliegende Erinnerungen gespeichert bleiben und dass es andere Zugangswege gebe, als nur krampfhaft nachzudenken. Dabei könnten nicht nur mit Worten zu beschreibende Erinnerungen aufgefrischt werden, sondern auch die dazu gehörenden Gefühle wiederbelebt werden. Sie war neugierig geworden. Nachdem ich mit einigen erklärenden Worten die Hypnose als ein »Tagtraum-Erleben« geschildert hatte, war sie bereit, diesen »anderen« Weg auszuprobieren, mit den Worten: »Das wird ja wohl für mich die letzte Möglichkeit sein, da herauszukommen«.

Hypnose

Ich mache sie darauf aufmerksam, dass sie vom krampfhaften Nachdenken noch ganz verspannt wirkt, und dass der erste Schritt in der Hypnose-Therapie sei, sich auch körperlich zu entspannen. Schon beim Versuch, eine entspannte Sitzhaltung zu finden, fällt der Patientin selbst auf, dass sie ganz unbequem auf dem Sessel sitzt und dass sie die »Arbeit« der Therapie gar nicht mit einer Entspannung vereinbaren kann. Ich bemerke ein fast ängstliches Bemühen, es beim Finden einer Entspannung »richtig« zu machen. Als ich sage, dass die meisten Menschen sich mit geschlossenen Augen besser entspannen können, schließt sie erleichtert die Augen und kann sich auf meine Worte konzentrieren, während ich sie anrege, sich an eine Situation zu erinnern, in der sie sich ganz wohlig entspannt fühlte. Ich bemerke, dass schon diese Aufforderung bei ihr wieder ein angestrengtes Nachdenken auslöst, und weise darauf hin, dass der Mensch in sich selbst mehrere Möglichkeiten hat, einen Ruhezustand herbeizuführen, zum Beispiel, durch das Bewusstmachen der eigenen Atmung. Während einiger Minuten begleite ich sie dann mit den Worten: »Folgen Sie einfach Ihrer Atmung und machen sich dabei bewusst, dass Sie der eigenen Atmung ganz vertrauen können« und spreche dann mehrmals die Worte: »Ein« und »Aus« im Rhythmus der entsprechenden Bewegung ihres Brustkorbes bei der Ein- und Ausatmung. Während die Atembewegungen anfangs etwas hektisch sind, wobei ich anfangs das »Ein« und »Aus« in demselben raschen Rhythmus spreche, werden die Atemzüge allmählich etwas ruhiger und harmonischer, was ich durch kaum merkliche Verlangsamung meines Sprechrhythmus verstärke (so genanntes »Pacing and Leading«). Deutlich entspannt sich die Körpermuskulatur, besonders das Gesicht, und nach einer tiefen Seufzer-Atmung öffnet die Patientin spontan die Augen und sagt »Das tut gut«, schweigt dann einige Momente und äußert sich dann verwundert über diese neue Erfahrung der Ruhefindung.

Wir sind uns einig, dass dies als Vorübung im Sinne des oben erwähnten »ersten Schrittes« in dieser Therapie-Sitzung zunächst genügen soll, und ich empfehle ihr, dies zu Hause selbst zu üben und kündige an, demnächst in dieser Weise weiterzuarbeiten.

In der nächsten Therapie-Sitzung beklagt sie wieder, dass sie zu Hause gar nichts geschafft habe. Auch zu der Übung, die ihr hier so gut getan habe, habe sie sich nicht aufraffen können, da »mich dort all die unerledigten Arbeiten angeschaut haben«. In der Therapie-Sitzung wolle sie aber mit diesen Übungen fortfahren. Den darin versteckten und in der Hypnose-Therapie nicht selten vorkommenden Verwöhnungswunsch übergehe ich kommentarlos und sage, dass ich jetzt die in der letzten Sitzung begonnene Hypnose-Therapie fortsetzen möchte, was ich nonverbal dadurch verstärke, dass ich selbst kaum merklich eine etwas gelockerte, entspannte Körperhaltung einnehme.

Sie schließt daraufhin spontan die Augen, ihre Atmung wird ruhiger, was ich zustimmend verstärke, indem ich einige Male ruhig und langsam sage: »Ja, ein und aus«. Dann schlage ich ihr vor, in dieser Entspannungssituation doch einmal den Versuch zu machen, nach früherem Erleben von Ruhe und Entspannung zu suchen und mir dann zu schildern, wobei ich darauf hinweise, dass das Sprechen in einer solchen Entspannung mit geschlossenen Augen anfangs etwas ungewohnt empfunden werden kann. Sie spricht dann bald von Erinnerungen an das Elternhaus, schildert Räume und einzelne Möbelstücke, aber dann sagt sie, dass sie sich nicht erinnere, dass die Mutter oder der Vater in dem unruhigen Geschäftshaushalt Muße gehabt hätten, sich außer bei den notwendigsten Versorgungstätigkeiten um sie zu kümmern. Als sie wieder angestrengt nachdenkt, was ich daran bemerkte, dass ihre Stirn sich in Falten legte, fordere ich sie auf, sich einmal genau anzusehen, wo sich dieses Kind gerade im Haus befindet, und wohin es gehen könnte, um sich wohler zu fühlen; sie greift das Wort »Kind« auf und sagt: »Das Kind geht die Treppe hinauf und sucht die Oma«, und spricht weiter in der Gegenwartsform, beschreibt ein etwa dreijähriges Mädchen mit einem bunten Kleid, das noch etwas unbeholfen die hohen Stufen einer Treppe erklimmt und sich dann bemüht, die Tür zu einem Raum zu öffnen; diese Tür öffnet sich plötzlich wie von selbst und die Großmutter nimmt sie auf den Arm und fragt nach ihren Wünschen: Das Mädchen wünscht sich, dass die Großmutter ihr ein Märchen erzählt, die Großmutter beginnt, aber bald spricht die Patientin wieder in der Vergangenheitsform, an der unruhigen Motorik erkenne ich, dass sie den Trance-Zustand verlässt, hält die Augen aber noch eine Weile geschlossen und sagt: »Was sie mir damals erzählt hat, weiß ich nicht mehr«. Nach kurzem Schweigen öffnet sie die Augen und sagt in ihrem jetzt wieder fast weinerlichen Ton: »Nicht einmal daran kann ich mich erinnern«. Ich weise darauf hin, dass sie ja immerhin sich als ein Kind wieder erleben konnte, das sich selbst den Ort und die Person aufgesucht hat, wo es Geborgenheit fand.

In der nächsten Sitzung berichtet sie, dass sie mit der Tochter darüber gesprochen habe, unter anderem, dass sie sich nicht an das Märchen erinnern konnte, und die Tochter gesagt habe: »Bestimmt hat sie von Feen und Zauberern erzählt, denn davon hast du mir, als ich klein war, auch immer begeistert erzählt, wie sie den Menschen geholfen haben.« »Aber«, sagt die Patientin darauf, das seien ja nur »Kindergeschichten«. Dann kommt sie wieder darauf zu sprechen, wie mühsam es sei, die einfachsten Hausarbeiten zu verrichten. Heute habe sie z. B. verzweifelt alle 12 Fenster ihrer Wohnung angesehen, und sich ausgerechnet, wie viel Zeit sie brauche, um alle Fenster zu putzen, die es dringend nötig hätten, und sei zu dem Ergebnis gekommen, dass es sich gar nicht lohne, überhaupt anzufangen. An dieser Stelle scheint es mir sinnvoll, die von der Patientin etwas abfällig als »schon längst vergangenen« und »kindlich« betrachtete Märchenwelt in einer weiteren Hypnose-Sitzung nutzbar zu machen.

Ich fordere sie wieder auf, über das Bewusstmachen des Atemrhythmus zu einer körperlichen Entspannung zu finden und sich einmal in die kindliche Märchenwelt hineinzufinden. Sie hat bald Bilder vor Augen von gutmütigen Fabelwesen und Feen; eine dieser Feen sehe aus wie ein schwebender Engel, »fast durchsichtig«, »mein Schutzengel«. Sie erinnert sich jetzt, dass diese »Engel-Fee« sie als Kind immer in den Schlaf begleitet hat. Meine Frage, was denn diese Fee wohltue, während sie schläft, verwundert sie sichtlich, sie schmunzelte und sagt, daran habe sie nie gedacht.

Ich frage weiter: »Können Sie sich vorstellen, dass Sie eines Morgens aufwachen, und die Fee hat aus Freude und Dankbarkeit, dass Sie nach so langen Jahren wieder an sie gedacht haben, über Nacht die Fenster geputzt«?

Die Patientin sagt ganz begeistert: »Oh, das wäre schön«, und ich sehe ein Strahlen in ihrem Gesicht, obwohl sie die Augen geschlossen hat.

Ich frage: »Wollen Sie nicht einmal nachsehen, ob es wirklich so ist?«

Sie »geht« in der Imagination in das Wohnzimmer ihrer Wohnung, und »sieht« vier saubere, glänzend-strahlende Fenster. Ich fordere sie auf, sich auch die anderen Räume anzusehen, und natürlich glänzen auch in den anderen Räumen die Fenster. Bevor sie jedoch die Küche betritt, bereite ich sie darauf vor, dass dort von den zwei Fenstern nur eins geputzt sei. (Sie fragt nicht, woher ich das weiß). Tatsächlich sieht und beschreibt sie beim Eintreten in die Küche ein glänzendes und ein schmutziges Fenster.

Ich wiederhole »ein sauberes und ein schmutziges Fenster« und füge hinzu: »ein sauberes Fenster und eins, das noch darauf wartet, so zum Glänzen gebracht zu werden wie das andere. Wahrscheinlich wollte die Fee Ihnen zwar die Freude über strahlend saubere Fenster bescheren, wollte Ihnen aber auch Gelegenheit geben, beim Putzen des zwölften Fensters die Freude wieder zu entdecken, die entsteht, wenn man selbst etwas bewirkt hat«.

Sie bestätigt das mit einem Kopfnicken und beginnt sofort – natürlich immer noch in der Imagination – das Putzen des letzten Fensters vorzubereiten und kann es kaum abwarten, nach getaner Arbeit jetzt alle zwölf Fenster in Augenschein zu nehmen, wobei sie auch aus dem Haus geht, um sich das Ergebnis von außen anzusehen. Sie spricht jetzt flüssig, ohne dass ich weitere Fragen stelle oder Anregungen geben muss. »Zufällig« kommt eine Nachbarin vorbei, der sie mit Hinweis auf die Fenster stolz verkündet: »Ich habe es geschafft« (ohne die Fee zu erwähnen).

Ich fordere sie dann auf: »Lösen Sie sich langsam von den inneren Bildern, aber vielleicht können Sie die gerade erlebte Freude mitnehmen und der mit der Freude verbundenen Energie nachspüren«.

Sie öffnet die Augen, räkelt sich, ich sage, dass die aus der Imagination »mitgenommene« Freude ihrem Gesicht anzusehen ist. Da die Hypnose-Phase fast 35 Minuten gedauert hat (nach ca. 10-minütigem Vorgespräch), bleibt in der 50-Minuten-Sitzung nur noch kurze Zeit für die Nachbesprechung, in der die Patientin weiterhin mit freudiger, kraftvoller Stimme ihre Verwunderung äußert, wie klar sie die blitzenden Fenster gesehen hat und wie »bewegt« sie davon ist. Ich mache sie darauf aufmerksam, dass das Wort »bewegt« auch Fähigkeit und Bereitschaft zu »Bewegung« beinhaltet, sowohl im Sinne von »Aktivität« als auch, dass »sich etwas bewegt, also entwickelt«.

Zu Beginn der nächsten Therapie-Sitzung eine Woche später wirkt sie zwar nicht so depressiv wie in den früheren Stunden, aber doch etwas bedrückt, beginnt leise zu sprechen und sagt: »Sie erwarten jetzt sicher, dass ich alle Fenster geputzt habe, aber ich habe noch kein einziges geschafft«. Ich frage, ob sie aus meinen Äußerungen etwas wie eine Aufforderung zu sofortiger Arbeitsaufnahme oder eine entsprechende Erwartung entnommen habe. Sie sagt »Nein, aber dazu dient doch das Ganze«. Meine vorsichtige Deutung, dass sie ihre eigene Ungeduld wohl auf mich projiziert habe, bestätigt sie und schildert, was sich in den letzten Tagen ereignet hat. Sie hat tatsächlich die Nachbarin getroffen, mit der sie früher befreundet war und mit der sie zusammen mit ihrem und deren Ehemann, der auch vor zwei Jahren verstorben war, einiges unternommen hat. Nach kurzem Gespräch hat sie die Nachbarin für den nächsten Tag zum Kaffee eingeladen, was seit der Krankheit ihres Mannes nicht mehr vorgekommen war, hat etwas notdürftig die Wohnung in Ordnung gebracht und hat der Nachbarin dann gesagt, sie schäme sich für den Zustand der Wohnung, aber sie habe sich bisher noch sehr erschöpft gefühlt und hoffe, dass sie bald wieder mehr Kraft und Elan habe. Die Nachbarin hat ihre Hilfe bei der Hausarbeit angeboten, die die Patientin jetzt zögernd angenommen hat. Jedoch hat die Nachbarin sie zunächst eingeladen, sie an einem der nächsten Tage mit ihrem Auto zu einem Ausflug in einen benachbarten Kurort mitzunehmen. Diese Unternehmung kam der Patientin wie eine Befreiung vor, da sie wieder Abstand von den häuslichen Pflichten bekam.

Die Wiederentdeckung auch außerhäuslicher Aktivitäten erleichterte ihr, nun auch mit der Hausarbeit zu beginnen. Mühsam war die Hausarbeit für sie nur, solange sie sich nicht die eigene Freude am Ergebnis der Arbeit als Belohnung vorstellen konnte. Früher hatte sie die Arbeit deshalb nicht als mühsam empfunden, weil sie die Freude und Anerkennung ihres Mannes erwarten konnte.

Evaluation

In der Hypnose-Therapie konnte sie durch intensiv erlebte Vorfreude am »strahlenden Ergebnis« die Mühe überwinden und fand Zugang zu einem inneren Freude-Erleben statt vergeblich durch Bestätigung von außen danach zu suchen.

In der Folgezeit gelang es ihr, sowohl weitere Treffen und Ausflüge mit der Nachbarin zu verabreden, als auch allmählich sich wieder ihrem Haushalt zu widmen. Das Fensterputzen geschah dabei fast nebenbei, teilweise auch mit Hilfe der Nachbarin. Als beide sich über den Glanz der Fenster freuten – diesmal in der Realität – erzählte sie ihr von der Fee!

Warum Hypnose?

Hypnose wende ich in der Psychotherapie besonders dann an, wenn es Patienten schwerfällt, sich Lösungsmöglichkeiten vorzustellen, weil ein negatives Selbstbild so fixiert ist, dass Aktivitäten und Lebensfreude blockiert sind, oder bei Menschen, die es gewohnt sind, ihre Probleme überwiegend rational verstehen und bearbeiten zu wollen und dabei die vielfältigen Ressourcen auf der emotionalen Ebene ungenutzt lassen. Praktisch gehe ich meistens so vor, dass ich dem Patienten die Hypnose-Therapie nicht als primäres therapeutisches Instrumentarium ankündige, sondern sie einbringe, wenn sich dies in der Therapie-Situation anbahnt. Wenn zum Beispiel der Patient von einem Traum berichtet, an den er sich nur teilweise erinnern kann, ermutige ich ihn, nach einer kurzen Entspannungsinduktion eine Fortsetzung oder Ergänzung des Traumes zu imaginieren, wobei ich weitgehend die Erlebenswelt des Patienten berücksichtige, jedoch auch versuche, ihn daraus herauszuführen, wenn er allzu sehr an seinen »Glaubenssätzen«, die ihn blockieren, festhält. Mit »Suggestionen« versuche ich nicht, dem Patienten etwas einzureden, was ihm bis dahin fremd ist, sondern ich versuche, schon Vorhandenes in einer wirksameren Weise nutzbar zu machen, so wie die schon vorhandenen, aber noch nicht kraftvollen Schwingungen eines Pendels im für den Patienten passenden Rhythmus anzustoßen und zu verstärken.

Dabei können durchaus tiefenpsychologisch fundierte (wie in der ersten Falldarstellung) und verhaltenstherapeutisch-lerntheoretische Therapiemodelle (wie in der zweiten Falldarstellung) unterschieden werden. Im ersten Fall gelang es, ein negatives, blockierendes Vater-Introjekt zu »entmachten«, indem in der Imagination des intensiv erlebten Beerdigungsrituals Ansätze einer versöhnlichen Vater-Sohn-Beziehung entstanden, im zweiten Fall war der Fokus mehr darauf gerichtet, die Vorstellung von einer zukünftigen Belohnung zu entwickeln. In beiden Fällen ist das hauptsächlich wirksame Prinzip die Förderung neuer emotionaler Erfahrungen. So kann die Hypnose-Therapie auch eine Brücke sein zwischen Therapiemodellen mit mehr ursachenzentrierten, psychodynamischen und mehr symptomorientierten Ansätzen.

16 Ich bleibe erwachsen, egal was passiert!

Maria Schreiner

Die Behandlung zweier Patienten mit sozialer Phobie

In beiden Fällen – einer 45-jährigen Sozialpädagogin mit extremer Selbstunsicherheit Frauen gegenüber und einem 53-jährigen Wissenschaftler mit Versagensängsten beim Vortraghalten – diente die Hypnose dazu, durch das Befragen des »Unbewussten« Erkenntnisse über eine mögliche Genese der Störung zu gewinnen. Darüber hinaus gelang es dadurch, Zugang zu Ressourcen zu finden, die es ermöglichen, in angstbesetzten Situationen auf der Erwachsenenebene zu bleiben, anstatt dass eine spontane Altersregression in kindliche Gefühle von Ohnmacht und Hilflosigkeit hineinführt. Die hypnotherapeutischen Interventionen wurden im Rahmen einer verhaltens- bzw. körpertherapeutischen Einzelbehandlung durchgeführt. Schon nach den ersten Hypnosesitzungen erfolgten bei beiden Patienten eine Symptomreduktion und eine subjektive Erleichterung.

Die Therapie mit Frau G., die extreme Unsicherheiten bestimmten Frauentypen gegenüber hatte, ist noch in der Anfangsphase. Die Arbeit in Trance in den vorwiegend körpertherapeutisch orientierten Sitzungen ermöglicht es ihr, korrigierende Gegenerfahrungen zu machen (mit ihrer Mutter als der wichtigsten weiblichen Bezugsperson aus ihrer Vergangenheit). Die damals fehlende Unterstützung wird symbolisch nachgeholt – in jenem Lebensalter, in dem die Patientin sie gebraucht hätte, so dass sie immer weniger abhängig wird von »Mutterfiguren« aus der Gegenwart.

Bei Herrn T., der mich wegen seiner Versagensängste bei Vorträgen aufgesucht hat, hat sich in Trance relativ schnell eine ganz konkrete Bewältigungsstrategie angeboten, mit der er sich bis heute erfolgreich helfen kann.

Fall 1

Die recht selbstbewusst wirkende Patientin, Frau G., kam auf Empfehlung einer ehemaligen Arbeitskollegin, die bei mir vor einigen Jahren in Therapie war, mit dem Wunsch, durch Hypnose ihre Ängste und ihre Unsicherheit »einem gewissen Frauentypus« gegenüber abzubauen. Da sie sich sonst als recht stark und durchsetzungsfähig erlebe, verstehe sie nicht, warum sie sich bestimmten Frauen gegenüber so klein und hilflos fühle. Dass sie sich von ihnen so einschüchtern lasse, habe zur Folge, dass sie sich beruflich oft von weniger qualifizierten Frauen in den Hintergrund drängen lasse. Bei Konflikten mit ihnen ziehe sie sich zurück, werde stumm und falle in eine passiv-depressive Apathie, verbunden mit Orientierungslosigkeit und allgemeiner Lebensangst. Aktuell habe sich das Problem am Arbeitsplatz so dramatisch zugespitzt, dass sie überlege, wegen einer neuen Sekretärin ihre Stelle zu kündigen: »Seitdem wir eine neue Sekretärin bekommen haben, die alles an sich reißt und sich in meine Arbeit massiv einmischt, kann ich meine Ideen nicht mehr verwirklichen. Ich komme gegen sie nicht an. In meiner Rolle als Sozialpädagogin kann ich andere gut unterstützen, die Stärke in anderen Menschen fördern. Warum kann ich das bei mir selber nicht? Warum habe ich Angst, meinen Platz zu behaupten?« Privat traue sie sich nicht, enge Beziehungen zu Frauen einzugehen, aus Angst, zurückgewiesen zu werden, obwohl sie immer schon eine große Sehnsucht nach einer besten Freundin gespürt habe.

Frau G. sei als viertes Kind der Familie in einem kleinen Ort in Baden-Württemberg aufgewachsen – eine späte Geburt, unerwünscht, weil die Familie arm, und die Ehe der Eltern schlecht gewesen sei; und eine Enttäuschung: »Schon wieder ein Mädchen«. Der Vater der Patientin, selbstständiger Unternehmer, sei in seiner Arbeit völlig aufgegangen, für die Familie habe er wenig Zeit gehabt. Ihre Mutter erlebte Frau G. als häufig krank, ängstlich-depressiv, in sich gekehrt. Die Patientin habe immer vergeblich versucht, durch Leistung ihre Daseinsberechtigung zu erkämpfen. Dieses Gefühl der Hilflosigkeit habe sie während ihrer ganzen Kindheit begleitet. Als sie dreizehn war, starb der Vater. Nach dem Tod ihres Mannes seien die Ängste und die Depressionen der Mutter heftiger geworden, da es sich herausstellte, dass die Firma völlig verschuldet gewesen sei, und dass die Familie aus den finanziellen Sorgen wahrscheinlich nie herauskommen werde. Die Mutter habe ihre Verzweiflung hauptsächlich mit ihr geteilt. So habe Frau G. kaum gewagt, ihr mitzuteilen, dass sie (als erste Frau in der Familie) nach dem Abitur studieren und das Elternhaus verlassen wolle.

Mit 19 Jahren zog sie nach Berlin. Es folgte das Studium der Sonderpädagogik. Sie sei eine sehr gute Studentin gewesen, auch um endlich die Anerkennung ihrer Mutter zu erkämpfen. Seit Ende des Studiums arbeitet sie mit behinderten Menschen; seit etwa zehn Jahren in München in einer Einrichtung für psychisch Kranke. Obwohl sie schon einige Weiterbildungen absolviert habe (unter anderem auch eine Ausbildung als Heilpraktikerin), habe sie das Gefühl, beruflich ihren Platz noch nicht gefunden zu haben. Zu ihrem Partner (Gymnasiallehrer) habe sie eine liebevolle Beziehung, wobei Erotik und Sexualität von Anfang an keine große Rolle gespielt hätten. Sie fühle sich nicht liebens- und als Frau nicht begehrenswert.

Seit etwa zwei Monaten habe die Einrichtung, in der sie arbeitet, eine neue Sekretärin. Die Patientin habe diese von Anfang an wegen ihrer Kompetenz bewundert und wegen ihrer fürsorglichen Art sehr gemocht: »Manchmal, während der Teamsitzung, hatte ich das Gefühl, ich könnte mich an sie so richtig anlehnen«, sagt sie und macht mit ihrem Oberkörper eine sanfte Bewegung zur rechten Seite. In der letzten Zeit habe sie jedoch große Probleme mit der Sekretärin: Sie empfinde sie als grenzüberschreitend; diese mische sich in ihren Arbeitsbereich ein und gebe ihr keine Anerkennung, keine Unterstützung mehr. Sie habe zunehmend das Gefühl, ihr hilflos ausgeliefert zu sein. Sie könne sich ihr gegenüber nicht abgrenzen, sich nicht durchsetzen. Was sie anfangs als Mütterlichkeit genossen habe, empfinde sie jetzt zunehmend als übergriffig, dominant und manipulativ. Sie verstehe nicht, warum diese Person (wie Frauen so oft) so viel Macht über sie haben könne, wieso sie sich von ihr emotional so abhängig fühle: »Anfangs hat sie mich doch gemocht, jetzt habe ich das Gefühl, sie nimmt mich nicht ernst, sie mag mich nicht mehr. Warum ist es mir so wichtig, dass sie mich mag?«

Da die Patientin mich primär als Körpertherapeutin, die auch Hypnose anwendet, aufgesucht hat, wurde eine Kombination beider Methoden vereinbart. Nach der Anamneseerhebung bat ich die Patientin um ein konkretes Beispiel für das Problem. Sie erzählte mir, dass sie am vorigen Tag eine Arbeitsbesprechung hatten, die für sie so schlimm gewesen sei, dass sie danach beschlossen habe zu kündigen. »Ich habe in der Arbeit einen Fehler gemacht, den die Sekretärin kurz vor der Sitzung entdeckt hat. Mir hat sie nichts davon erzählt, aber in der Sitzung sagte sie meinem Chef, sie möchte die Organisation des von unserer Einrichtung geplanten nächsten Ausflugs selbst übernehmen, ich hätte da anscheinend keinerlei Erfahrung. Sie hat mich nicht ausreden lassen. Sie überging, wie immer, meine Grenzen und ich konnte mich nicht wehren. Ich war stumm. Einerseits hatte ich gute Ideen, andererseits war eine Blockade da. Ich konnte nichts mehr sagen.«

Während ich die Körpersignale der Patientin bei der Schilderung ihrer Hilflosigkeit der Sekretärin gegenüber beobachtete, ist bei mir das Bild des hilflosen Kindes von damals, von dem sie mir in den ersten Stunden der Anamnese erzählte, aufgetaucht. Ich beschloss also, zunächst in Altersregression zu arbeiten.

Hypnose

Nach einer kurzen Erklärung bot ich der Patientin an, das Unbewusste als »dritte Instanz« zu diesem Thema zu befragen. Wenn es irgendwelche Informationen, irgendwelche Zusammenhänge gäbe, die dem bewussten Denken nicht zugänglich sind, werde sich einer ihrer Arme immer leichter anfühlen, so leicht, dass er sich wie von alleine heben werde, in dem Maße, wie es in Ordnung sei, hier und jetzt, sich mit diesen Zusammenhängen zu beschäftigen (Armlevitation).

Die Patientin nahm meinen Vorschlag an, im Raum einen Punkt mit den Augen zu fixieren und sich dabei auf die Gefühle in ihren Armen zu konzentrieren. Ihr rechter Arm ging langsam hoch. Dann bat ich sie, sich wieder in die Situation in der Arbeitsbesprechung hineinzuversetzen.

PA Ich sitze da im Team und fühle mich ertappt ... Zunehmend dumm ... Total blockiert ... Ich habe einen Fehler gemacht und kann mich nicht wehren.

TH Wenn diese Blockade eine Stimme hätte, was würde sie sagen?

PA Es zählt nicht, was du sagst. Deine Meinung ist nicht wichtig. Du bist dumm.

TH Wo im Raum können Sie diese Stimme hören? Ist es eine Männer- oder eine Frauenstimme?

PA Direkt vor mir. Wie eine große, kühle Gestalt. Ist eher eine Frauenstimme. Aber ich bin nicht ganz sicher. Ich habe ein komisches Gefühl im Magen.

TH Können Sie dieses Körpergefühl, diese Körperempfindung näher beschreiben?

PA Es fühlt sich hart an.

TH Konzentrieren Sie sich auf diese Empfindung. Kommt sie Ihnen bekannt vor? Kennen Sie sie von früher?

PA Ja. (Ihre Stimme ist leise und zaghaft.)

TH Wie alt fühlen Sie sich dabei?

PA Vier Jahre.

TH Was sehen Sie?

PA Ich bin in der Küche ... Das Mehl ist runter gefallen ... Meine Mutter steht vor mir und sagt, ich könne nichts, sei zu dumm zum Kuchenbacken.

TH Wie fühlt sich das an?

PA Klein und hilflos ... Ich verstumme, ich fühle mich nicht geliebt.

TH Was bräuchte die kleine Anna jetzt? Was oder wer könnte helfen?

PA Dass sie nicht so streng schaut ... Dass sie mich nicht so allein stehen lässt ... Dass sie mich in den Arm nimmt ... Mich tröstet ... Aber sie tut es nicht.

TH Sie tut es nicht ... Könnten Sie sich eine andere Mutter vorstellen, eine Mutter, die das tut? Stellen Sie sich eine ganz andere Mutter vor, eine, die so ist, wie Sie sie gebraucht hätten. Wie würde sie aussehen? Stellen Sie sich die Situation mit so einer Mutter vor ... so genau wie möglich.

PA Sie ist jung ... freundlich, geduldig ... und nicht so dick.

TH Können Sie sie sehen?

PA Ja, ich sehe sie ganz genau ... Und sie ist stark. Sie kann es aushalten, wenn ich nicht immer so brav bin. Wenn ich Fehler mache. Sie sagt, es macht nichts. Sie kann es sogar aushalten, wenn ich sage, ich habe gar keine Lust zu backen. Es ist langweilig. Ich will raus.

TH Wie reagiert sie darauf?

PA Sie sagt: »Komm, wir gehen raus in den Garten.« Sie gibt mir die Hand.

TH Spüren Sie die Hand in Ihrer Hand? Welche Hand ist das? (Konzentration auf die Körperempfindung, um die Trancetiefe zu intensivieren)

PA Sie hält meine rechte Hand in ihrer linken ... Wir holen meinen kleinen Eimer und die Schaufel ... Ich ziehe Schuhe und Jacke an ... Jetzt gehen wir raus ...

TH Wie ist es draußen? Wie fühlt sich die Luft an? Wie ist die Erde? (Fragen zur Vertiefung der sinnlichen Wahrnehmung, dadurch auch der Trancetiefe)

PA Die Sonne scheint ... Es ist Frühling. Es ist so ruhig, so still ... Die Erde ist kühl ... Ich buddle in der Erde, und meine Mutter schaut zu ... Und irgendwann sag' ich, ich habe Hunger. Und sie sagt, ich mach dir einen Kakao. Und wir gehen wieder rein in die Küche, sie macht mir einen warmen Kakao ... Ich sitze am Tisch ... Sie macht sich selbst auch einen Kakao ... Jetzt sitzen wir beide am Tisch. Sie schaut mich an. Sie lächelt.

TH Sie erfreut sich an ihrer kleinen Tochter.

PA Ja, sie schaut mich ganz freundlich an. Jetzt rückt sie mit ihrem Stuhl an meinen. (Die Patientin erlebt in Trance eine für sie sehr wichtige neue Erfahrung mit einer »idealen« Mutter, die sie mit ihren Bedürfnissen wahrnimmt.)

TH Spüren Sie ihre Nähe?

PA Ja, ich spüre ihren Arm an meinem.

TH An welcher Seite?

PA An meiner rechten Seite. (Die Patientin macht eine sanfte Bewegung mit ihrem Oberkörper, die mich an die Beschreibung der Vorstellung eines unterstützenden Kontaktes mit der Sekretärin erinnert.)

TH Ist es in Ordnung, wenn ich diesen Kontakt mit einem Kissen körperlich spürbarer mache, damit Sie sich so richtig anlehnen können? (Die Patientin nickt. Ich hole ein Kissen und gebe es zwischen die Armlehne und den Arm der Patientin.) Wie fühlt sich das an?

PA Sehr gut. So ungewohnt ... (Ihre Tränen beginnen zu fließen)

TH Das ist das, was Sie damals gebraucht hätten.

PA Ja ... Jetzt möchte ich, dass sie den Arm um mich legt.

(Ich frage sie um die Erlaubnis, auch diese Erfahrung körperlich erfahrbar zu machen, und lege eine zusammengerollte Decke um die Schultern der Patientin.)

PA Es fühlt sich so geborgen an, warm ... und unterstützend. (Sie kuschelt sich in die Decke ein.) Sie riecht so gut.

TH Eine solche Mutter hätten Sie sich damals gewünscht.

PA Ja. Es ist wie eine Einheit. Eine Zugehörigkeit. Ich fühle mich so sicher und so gut.

In der nächsten Stunde erzählte Frau G., dass sie noch lang danach sehr traurig war:

»Unendlich traurig. Eigentlich die ganze Woche. Aber was anderes war jetzt auch da: dieses bisher unbekannte Gefühl, gehalten und geliebt zu werden. Es war wunderschön. Es gibt viel Kraft. Ich denke, wenn wir so was öfter machen, kann sich diese Kraft mehr aufbauen. Dieses Gehaltenwerden, das wirkt heute noch nach. Und noch etwas: Mir ist klar geworden, dass ich in jeder Frau die Mutter suche, diese fürsorgliche und belastbare Mutter, die ich nie gehabt habe. Und dass die neue Sekretärin mit ihrer mütterlichen Ausstrahlung in mir eine starke Abhängigkeit hervorgerufen hat: Abhängigkeit von ihrer Liebe, von ihrem Verständnis, von ihrer Anerkennung, die ich nicht aufs Spiel setzen wollte dadurch, dass ich mich wehre, dass ich mich abgrenze.«

Ich erwiderte: »Diese Liebe, die Sie damals von Ihrer Mutter nicht bekommen haben, suchen Sie auch heute noch bei Frauen. Das verhinderte bisher eine erwachsene Beziehung.«

Darauf sie: »Erstmals kann ich mir vorstellen, erwachsen zu bleiben, auch wenn es Konflikte gibt.«

Evaluation

Wir sind noch am Anfang der Therapie (8. Sitzung), aber die Patientin ist hoffnungsvoller geworden, zuversichtlicher. Sie kündigte ihre Stelle nicht, sondern versucht, jeden Tag zu differenzieren: »Meine Kollegin hat mit meiner Mutter von damals nichts zu tun.«

Fall 2

Der 53-jährige, redegewandte, freundliche und selbstsicher wirkende Mann kommt auf eigene Initiative in meine Praxis: Er habe im Fernsehen eine Sendung über Hypnose gesehen. Nachdem er schon einmal vor vielen Jahren ein Selbstsicherheitstraining ohne Erfolg absolviert habe, um seine Angst abzubauen, habe er nach der Sendung wieder Hoffnung geschöpft. Nach mehrmonatigem Zögern habe er schließlich bei der Milton Erickson Gesellschaft (MEG) die Hypnotherapeutenliste angefordert und mich kontaktiert: »Ich finde meine Angst völlig unbegründet«, sagte er im Erstgespräch mit einer nicht überhörbaren Irritation und Ungeduld in der Stimme.

Der Patient wuchs als Einzelkind in der Nähe von München auf, in gutbürgerlichen Verhältnissen. Der Vater, selbstständiger Geschäftsmann, sei im Leben des Patienten wenig präsent und beruflich viel unterwegs gewesen, aber – nach Meinung meines Patienten – auch, um von seiner Frau so viel wie möglich fern zu bleiben. Die Mutter des Patienten, Hausfrau, habe unter einer erst sehr spät diagnostizierten bipolaren Störung gelitten. Im Laufe der Jahre sei sie immer »seltsamer« geworden: paranoid, streitsüchtig, aggressiv, unberechenbar. Mein Patient habe sich ihretwegen dermaßen geschämt, dass er irgendwann aufgehört habe, seine Schulkameraden zu sich nach Hause einzuladen. Da er sich den plötzlichen Wutausbrüchen der Mutter gegenüber völlig ausgeliefert fühlte, habe er sich bemüht, brav und angepasst zu sein. Zunehmend habe er sich zu einem Einzelgänger entwickelt, der sich durch seine überdurchschnittlich guten Leistungen die Anerkennung seiner Eltern und seiner weiteren Umgebung zu sichern versuchte. Er habe sein Abitur mit der Note »sehr gut« abgeschlossen, dann ein Studium in München absolviert. Mühelos habe er eine glänzende akademische Laufbahn geschafft. Mit seiner Frau und seinen beiden Töchtern führe er nach außen hin ein beispielhaftes Familienleben, so richtig könne er sich aber nur für seine Karriere begeistern, die ihm viel Halt und Sicherheit bedeute.

Da der Patient sich lerntheoretischen Erklärungsmodellen gegenüber aufgeschlossen zeigte, wurde neben der Hypnotherapie ein verhaltenstherapeutisches Vorgehen vereinbart.

Die verhaltenstherapeutische Bedingungsanalyse zeigte, dass die Auslöser der Ängste des Patienten immer Vorträge waren, die er vor einem größeren Publikum halten musste. Ab einer Zahl von 20 Zuhörern stieg die Angst in einer für ihn als unverhältnismäßig stark empfundenen Intensität an, mit körperlichen Symptomen, wie Herzklopfen, Magenschmerzen, Schwitzen, einem dumpfen Gefühl im

Kopf. Seine irrationalen Kognitionen waren in der Regel: »Ich kann nicht mehr klar denken«, »Ich verliere den Faden«, »Ich mache mich lächerlich«, »Ich ruiniere meinen guten Ruf'. Als Organismusvariable war die erhöhte Vulnerabilität gegenüber schambesetzten Situationen (»seltsames« Verhalten der Mutter) von Relevanz.

Um die Hypnotisierbarkeit des Patienten zu prüfen und seiner Erwartung, bald etwas auszuprobieren entgegenzukommen, habe ich ihm bereits nach der Anamneseerhebung eine Tranceerfahrung angeboten.

Hypnose

TH Setzen Sie sich bequem hin und schauen Sie unverwandt auf einen Punkt auf dem Teppich. Und dabei verändert sich langsam die Wahrnehmung der Umgebung. Die Augen werden allmählich müde und vielleicht fallen sie irgendwann zu. Und wenn es in Ordnung ist, hier und jetzt in einen veränderten Bewusstseinszustand zu gehen, in dem Sie sich auf innere Vorgänge fokussieren und dabei die willentliche Kontrolle gewissermaßen aufgeben, wenn es in Ordnung ist, neugierig etwas Neues auszuprobieren, dann wird irgendwann eine Ihrer Hände sich leichter anfühlen als die andere. Dabei können Sie einfach wahrnehmen und neugierig beobachten, welche Hand das ist. Und wie die leichter werdende Hand wie von einem großen weißen, gelben oder roten Luftballon, aber vielleicht ist er grün, ich weiß es nicht, und die Farbe hat auch gar keine Bedeutung, (Verwirrungstechnik, um dazu beizutragen, das logische Denken auszuschalten), wie diese leichter werdende Hand langsam aber kräftig nach oben gezogen wird.

Die rechte Hand des Patienten ging mühelos hoch, eine Erfahrung, die er faszinierend und gleichzeitig auch entlastend fand: Schließlich geschah etwas, wofür er sich nicht so anstrengen musste, wie er es bisher gewohnt war. Danach wurden ideomotorische Fingersignale etabliert: Wenn er sich auf etwas Negatives konzentriere, wozu er innerlich ein volles Nein sage: »Nein, das will ich auf gar keinen Fall!«, werde sich ein Finger der rechten Hand ganz von alleine bewegen. Er könne neugierig beobachten, welcher. (Es hob sich ein Finger.) Nach dieser, für ihn völlig unerwarteten, faszinierenden Erfahrung, dass etwas funktionieren kann einfach dadurch, dass er die Kontrolle aufgibt, etablierten wir den Ja-Finger, indem er sich auf etwas konzentrieren sollte, wozu er innerlich ein »klares Ja« sage.

In der nächsten Sitzung fragten wir sein Unbewusstes, ob es ein inneres Wissen gebe über das Symptom: Während der Patient sich in Trance auf die befürchtete Situation konzentrierte – einen Vortrag, den er bald vor einem größeren Publikum halten sollte –, auf die Körperempfindungen und auf den Satz: »Ich mache mich lächerlich«, fing der Ja-Finger an, sich zu bewegen, und gleichzeitig tauchte eine frühere Erfahrung aus seinem Leben auf (Spontanregression): eine Szene aus der achten Klasse, wo er sich extra gemeldet habe, um etwas vorzutragen.

PA Ich sehe mich vor meiner Klasse. Meine Schulkameraden schauen alle in meine Richtung. Die erwarten was Besonderes. Plötzlich steigt die Aufregung im Bauch. Die Angst wird immer größer. So überwältigend, dass ich nicht mehr denken kann. (Problemtrance)

TH Die Aufregung, die Vorfreude, denen etwas zu zeigen, ist überwältigend. Sie ist so groß, dass man kaum noch denken kann. (Die Aufregung, d. h. die Körperreaktionen, die bei ihm auch beim Vortraghalten auftreten, werden von mir als »Aufregung« und »Vorfreude« benannt statt als »Angst«. Dadurch wurde fast unbemerkt schon eine neutralisierende bzw. positive Suggestion gegeben. Und durch das »man« wurde die Allgemeingültigkeit, die Normalität der Erfahrung suggeriert.)

PA Ja. Es ist schrecklich. Die Klasse fängt an zu lachen. Ich würde am liebsten in den Boden versinken. Ich denke nur: »Ich mache mich lächerlich«.

Auf meine Frage, was er damals gebraucht hätte, tauchte ein inneres Bild von einer guten Lösung auf:

PA Der Lehrer fordert die Klasse auf, eine Minute still zu halten und zu erfahren, was in dieser Stille alles zu hören ist.

TH Was geht in Ihnen vor in dieser Stille?

PA Ich höre, dass sie langsam aufhören zu lachen. Ich starre immer noch vor mich hin.

TH Was nehmen Sie in Ihrem Körper wahr?

PA Ich komme zur Ruhe. Der Schmerz im Bauch wird zu einem leichten Kribbeln. Meine Atmung beruhigt sich. Und der Kopf ist nicht mehr so schwer ... Jetzt sagt der Lehrer, in der nächsten Minute der Stille soll jeder nachdenken, was er selbst zu diesem Thema beitragen könnte.

TH Was empfinden Sie jetzt?

Pa Genugtuung. Ich hebe langsam meinen Blick vom Boden, schaue zaghaft zu der ersten Reihe. Und da sehe ich meinen Hund. Er sitzt genau zwischen mir und meiner Klasse. Als ob er mich beschützen wollte.

TH Wie ist das für Sie, ihn dort zu sehen?

PA Ich bin überrascht. Innerlich schmunzle ich. Ich denke plötzlich, da draußen, außerhalb dieses Raumes ist auch noch eine Welt, eine Welt der Freiheit. Ich schaue durch das Fenster. Die Sonne scheint. Mein Kopf ist wieder klar.

(Durch das Bild seines Hundes kam der Patient in einen anderen Ich-Zustand, der ihm ermöglichte, sich wieder erwachsen, stark und lebendig zu fühlen. Die Tunnelwahrnehmung wurde unterbrochen, er bekam wieder Zugang zu seiner Kreativität.)

Nach diesem guten Ausgang der Situation in der Vergangenheit wurde Herr T. angeleitet, diesen Ressourcen-Zustand nicht nur visuell (Bild vom Hund), sondern zusätzlich auch noch körperlich, kognitiv und gefühlsmäßig zu verankern, um ihn in entsprechenden Situationen leichter abrufen zu können und so einer Spontanregression vorzubeugen: den Boden unter den Füßen zu spüren, sich auf seine Atmung zu konzentrieren, die wieder frei fließen kann, auf das leichte Kribbeln im Bauch (Zeichen von Aufregung und Vorfreude). Und plötzlich formulierte er den Satz: »Ich bleibe erwachsen, egal was passiert.«

Evaluation

Das Bild von seinem Hund zwischen ihm und seinen Zuhörern begleitet Herrn T. seitdem immer noch (Katamnese nach etwa 11 Monaten), wobei natürlich seine Erfolge auch selbstverstärkend wirken: Inzwischen ist der Hund nur noch als netter

Begleiter da, den er mit einem inneren Schmunzeln zwar am Anfang des Vortrags begrüßt, aber während seiner Rede immer mehr vergessen kann.

Warum Hypnose?

An der Hypnose schätze ich sehr die Möglichkeit, das Symptom (in den oben dargestellten Fällen die Spontan-Altersregression) als Fähigkeit zu utilisieren, d. h. mit diesem veränderten Bewusstseinszustand therapeutisch zu arbeiten. Trancephänomene für die Mobilisierung von Ressourcen gezielt zu nutzen und sowohl in die Verhaltens- als auch in die Körperpsychotherapie so gut integrieren zu können, ist für mich ein großer Vorteil dieses Verfahrens. Das Lernen geschieht dabei auf mehreren Ebenen gleichzeitig (körperlich, bildlich, emotional und kognitiv) mit einer sonst kaum vorstellbaren Leichtigkeit.

17 Fingerübungen

Hellmuth Schuckall

Altersregression bei einem Patienten mit Angst- und Panikanfällen

Ein leitender Chemietechniker erleidet in beruflich wichtigen Kontaktsituationen zunehmend Angst und Panikanfälle, die mit Nackenkrämpfen und Schulterschmerzen wie auch sichtbarem Händezittern verbunden sind. Mit Hilfe hypnotherapeutisch induzierter Altersregression lässt sich eine traumatische Ursache und Szenerie ausfindig machen. Große Teile der Therapie, vor allen Dingen die schrittweise Annäherung an ein Kindheitstrauma, werden mit ideomotorischen Signalen geleitet und kontrolliert.

Der Fall

Der Patient ist ein 44-jähriger, verheirateter Chemie-Techniker, der als Projektleiter mit Führungsaufgaben betraut ist und in seiner Position viele, für das Unternehmen wirtschaftlich bedeutungsvolle Kundenkontakte hat. Der spontan ausgesprochen freundliche und zugewandt wirkende Mann schildert – mit offensichtlich starker innerer Unruhe –, dass er in letzter Zeit immer öfters unter plötzlich auftretenden Angst- bis Panikzuständen leide. Während des Anfalls verspüre er neben der starken inneren Aufgeregtheit auch eine zunehmende Verkrampfung der Schulter und der Nackenmuskulatur, die von einem sichtbaren Händezittern – »jeder kann's sehen« – begleitet sei. Diese von ihm als »als totale Panik« bezeichneten Zustände träten immer dann auf, wenn er vor einem größeren Personenkreis referieren müsse und somit »im Zentrum der Aufmerksamkeit der anderen« stünde. Während diese Attacken früher nur sehr gelegentlich und bei besonders wichtigen Angelegenheiten aufgetreten wären, häuften sie sich in letzter Zeit und stellten sich zunehmend auch bei banalen Alltagssituationen ein, z. B. beim gemeinsamen Mittagessen in der Kantine. Er erlebe seine Anfälle als »völlig situationsinadäquat«, wobei er betont, dass er stets ausgesprochen gut vorbereitet sei. Er könne sich überhaupt keine Gründe vorstellen, weswegen es zu diesen bedrohlichen Zuständen komme, zumal er in der Firma sehr anerkannt und in seinem Fach außerordentlich erfolgreich sei, was er auch öfters bestätigt bekomme. Außerdem führe er eine glückliche Ehe, sei stolz auf seine entzückende kleine Tochter und habe keinerlei finanzielle Sorgen. Dies alles in der Summe betrachtet, mache diese Anfälle für ihn noch unbegreiflicher und damit umso bedrohlicher.

Permanent denke er über potenzielle Ursachen nach. Vage würde ihm hierzu nur seine Kindheit und Jugend einfallen, wo er unter dem sehr jähzornigen, gewalttätigen und überaus dominanten Vater zu leiden gehabt habe. Der Vater hätte schon bei geringstem Anlass vollkommen »ausflippen« können und habe ihn oft mit allen möglichen Gegenständen geschlagen. Seine Mutter habe stets vergeblich versucht, für ihn zu intervenieren und ihn zu schützen. Nicht selten sei sie mit in die Gewalttätigkeiten verwickelt worden, die dann weiter eskalierten, weil er sich wiederum schützend vor seine Mutter hätte stellen müssen.

Er wende sich an mich, weil er klären wolle, ob die Ursache für seine Symptome möglicherweise mit diesen Kindheitserlebnissen in Beziehung stünden.

Die Therapie: Die Therapie begann im üblichen tiefenpsychologischen Setting. In der 12. Therapiestunde trat nun eine Situation auf, die mich spontan veranlasste, Hypnose ins Spiel zu bringen. In dieser Stunde hatte der Patient wieder begonnen, eine typische Eskalationssituation mit dem Vater zu beschreiben, als mir auffiel, dass er spontan in Trance gegangen war. Er berichtete mit bebender, halblauter Stimme, von seinem Platz aus auf das Fenster sehend, wie der Vater ihn gerade mit einer Brüllattacke überschütte, mit hochrotem Kopf auf ihn zukomme etc. Nachdem er die Szene durchlebt und von sich aus beendet hatte, wunderte er sich, dass all diese Bilder noch so plastisch und greifbar in ihm seien.

Ich erklärte ihm, dass ich das Gefühl gehabt hätte, dass er eben regelrecht in Trance gegangen sei, und ich die Überlegung anstelle, ob möglicherweise mit Hilfe von Hypnose gezielt Situationen in seiner Kindheit aufgesucht werden könnten, die mit dem Symptom u. U. in Beziehung stünden. Er fand diese Idee ausgesprochen interessant und schlug selbst vor, seine bisherige Sitzposition mir gegenüber zu tauschen und sich auf die Analyse-Liege zu legen.

Hypnose

Ausgehend von dem Erleben entspannender Körperwahrnehmung (»Schauen Sie doch mal, ob Sie spüren können, wie entspannt ihr rechter Fuß gerade jetzt schon ist und wie die beginnende Entspannung auf Wade und Oberschenkel auszustrahlen beginnt ...«) regte ich zunächst an, einen guten Ort aufzusuchen, den er mit all seinen Sinnen erfahren solle, was gut gelang. Er empfand sein Erleben als besonders wohltuend und mit sich sehr in Einklang stehend. Wir wiederholten diese Übung in der gleichen Weise nochmals, wobei ich ihm anbot, auch andere Orte, die ihm spontan einfallen, dahingehend zu untersuchen, ob sich dieses Wohlgefühl dort sogar noch vertiefter einstellen könnte. Ich kündigte an, dass wir die folgende Stunde in der gleichen Weise, mit Aufsuchen des guten und sicheren Ortes, beginnen sollten, dass es dann aber um eine sogenannte Altersregression gehen und dass die Hypnose mit ideomotorischen Signalen geleitet werden solle.

13. Therapie-Sitzung: Das gemeinsam diskutierte und erarbeitete Konzept war, sich eine Zeitachse vorzustellen und in Hypnose vom heutigen Datum an in Jahresschritten bis in die Kindheit zurückzugehen, bis ein vulnerabler Altersbereich auftauche. In der vorausgegangenen Stunde hatte ich ihm vom Fingerzeige-System als »Kommunikationsmedium« mit seinem Unbewussten berichtet, mit dem dieser Erinnerungsprozess flankiert und geleitet werden solle. Technisch würde das so ablaufen, dass er auf die Finger seiner linken Hand achten solle. Sein linker Unterarm würde jetzt im Liegen quasi nach oben zeigen, wobei die Hand locker nach vorne herunterfiele. Ich würde ihm im Zustand der Trance Fragen stellen, die mit »Ja« … »Nein« ..., »Ich weiß nicht ... oder ... Ich kann dazu nichts sagen« zu beantworten wären, wobei sich dann der für diese Antwort zuständige Finger in irgendeiner Weise rühren würde. Ich bat den Patienten zunächst, sich wieder an den Ort seiner Wahl, wo er sich so gut und sicher empfände, zu begeben. »Ob Sie das nun in Trance oder Ihrer Fantasie machen, liegt ganz bei Ihnen«.

Einleitend hatte ich ihn aufgefordert, ein paar Mal tief einzuatmen und an einen vorher vereinbarten Punkt an der Wand zu sehen, um die Augen dann unvermittelt auf diesem Punkt zu belassen. »Ist es nicht so, als ob da eine Laserlinie zwischen Ihrer Pupille und dem Punkt läuft, ... nur von gelegentlichem Lidschlag kurz unterbrochen!«

Wenn er das Gefühl habe, dass die Augen anfingen, müde zu werden, könne er sie auch schließen »oder einfach zulassen, dass sie von alleine zufallen, weil das Schweregefühl auf den Augenlidern immer größer und größer wird«. Ich fokussierte seine Wahrnehmung eingangs wieder auf seinen Körper, auf Schwere und Wärmegefühle sowie Entspannung in allen Körperteilen etc. Dann zählte ich langsam von 1–10 und vertiefte immer wieder diese Körperwahrnehmung und den Weg zum guten, sicheren Ort, wobei ich ihn bat, die Hand nun in die vorher besprochene Ausgangsstellung zu bringen. *Als* ich das Gefühl hatte, dass der Patient regelmäßig atmete und sich in einem mittleren Trancezustand befand, setzte ich an:

»Wenn Sie jetzt ... oder ... gleich an Ihrem guten Ort, an ihrem besonderen Platz angekommen sind – an dem Ort, am dem Sie sich wirklich so wohl fühlen, ... wo Sie sich ganz sicher und leicht ... so unglaublich ausgeglichen und mit sich so gänzlich im Einklang fühlen können, ... wenn also dieser Ort der gefühlsmäßige richtige für Sie ist ..., dann kann jetzt der Ja-Finger ein Signal geben ... als Ausdruck, als Zeichen dafür, dass Sie und ihr Unbewusstes damit einverstanden sind, wie gelassen und gesichert ... Sie an ihrem Ort verweilen.« Es verging eine knappe halbe Minute, in der der Patient ein paar Mal vertieft atmete, und dann begann der Zeigefinger der linken Hand erst kaum merklich, dann verstärkt zu zucken und setzte zu einer sehr deutlichen, ruckartigen Aufwärtsbewegung an.

Ich bestätigte: »Oh ja, der Zeigefinger ... wenn der Zeigefinger Ihr Ja-Finger ist, der Finger mit dem Ihr Unbewusstes seine Zustimmung ausdrückt, kann dieser Finger das sicherlich noch mal bestätigen«. Und augenblicklich schoss der Zeigefinger mit einer heftigen Bewegung nach oben. Daraufhin ich: »Ja, deutlich zu sehen, Ihr Ja-Finger hat sich ganz entschieden gerührt, ... Sie sind also offensichtlich sehr gut an Ihrem Ort angekommen. Darf ich Sie nun fragen, ob Sie und Ihr Unbewusstes bereit sind, dass wir herauskriegen, welcher Ihrer Finger nun für die Nein-Antwort zuständig ist. Wenn jetzt Bereitschaft besteht, kann Ihr Ja-Finger dies ... ja wieder bestätigen«. Noch vor Beendigung des Satzes schnellte der Zeigefinger nach oben.

»Sie hatten mir sehr eindrucksvoll und plastisch diese Angstzustände und unangenehmen Situationen beschrieben. Ich frage Sie jetzt, sollen diese Zustände jetzt noch weiter bestehen bleiben ... möglicherweise gibt es einen innerlichen Grund, dass sie noch weiter bestehen müssen, aus welchem Grund auch immer. Wenn die Antwort ›Ja‹ lautet – ja diese sollen noch weiter bestehen bleiben, kann der Ja-Finger ja wieder ein Zeichen geben. Wenn die Antwort ›Nein‹ lauten sollte, ... nein die Symptome sollen nicht weiter bestehen – kann sich ein anderer Finger Ihrer linken Hand jetzt anheben, ... und sich damit als der NeinFinger zu Erkennen geben«.

In diesem Moment begann eine deutliche Krümmung des kleinen Fingers zur Handinnenseite hin, erst zwei kleine, etwas ruckartige Bewegungen, die dann in eine konstante Pumpbewegung nach innen übergingen. »Aha, ich seh's ganz deutlich, Ihr kleiner Finger repräsentiert wohl die Nein-Antwort. Ich frage Sie, ob ich das auch richtig wahrgenommen habe. Wenn der kleine Finger die Nein-Antwort repräsentiert, dann kann der Ja-Finger das ja wohl bestätigen«. Der Satz war noch nicht beendet, als der Zeigefinger, der Ja-Finger ruckartig nach oben schnellte. Stand also nur noch der Ich-weiß-nicht ... oder ... Ich-bin-unschlüssig-Finger aus – das Fingersignal, das Ambivalenz oder Ratlosigkeit etc. ausdrücken sollte.

»Ich vermute mal, ... wir sind uns beide nicht sicher, wie rasch wir hinter die Ursache dieses Symptoms kommen werden und wie schnell es dann auch verschwinden wird. Um den Finger zu finden, der zuständig ist für »ich weiß nicht«, stelle ich Ihnen jetzt folgende Frage: »Wird das Symptom möglicherweise sehr rasch verschwinden oder braucht es dazu vielleicht noch eine gewisse Zeit. Wenn Sie tief in sich glauben, dass das Symptom jetzt rasch verschwinden wird, kann sich ja der Ja-Finger rühren ... Wenn Sie diese Frage mit Nein beantworten würden, ... dann kann sich der Nein-Finger melden. Wenn Sie aber das Gefühl haben sollten, dass Sie hierüber noch keine Aussage treffen können, ... dann kann sich jetzt der Ichweiß-nicht-Finger rühren«. Es vergingen einige Sekunden, in denen sowohl der Zeigefinger als auch der kleine Finger kleinere Zuckungen zeigten. Dann aber begann der Ringfinger sich langsam zu heben und kleinere wippende Bewegungen auszuführen.

»Aha, Ihr Ringfinger rührt sich. Wenn ich es richtig gesehen habe, dann ist der Ringfinger wohl Ihr Ich-weiß-nicht/Ich-kann's-noch-nicht-sagen/Ich-will-darübernicht-sprechen-Finger. Wenn das so ist, kann mir ja der Ja-Finger ein Zeichen der Bestätigung geben«. Auch diesmal war der Satz noch nicht ausgesprochen, als der Zeigefinger ruckartig nach oben schnellte.

Als ich mit Rückzählen von 10 nach 0 die Trance wieder aufgehoben hatte, begann der Patient über sein Erleben zu erzählen. Er berichtete von seiner grenzenlosen Verwunderung, dass die Finger sich ohne aktives Zutun bewegt hätten. Er hatte die Bewegungen seiner Finger zwar erlebt, war sich aber im Zweifel, ob dies nicht eine Fiktion im Zustand der Trance, eine Illusion gewesen sein müsste. Ich schlug vor, sich der Stimmigkeit dieses Fingerzeigesystems nochmals zu versichern, indem wir die Übung wiederholten, er aber dieses Mal mit offenen Augen in Trance gehen könne. So fanden bis zum Ende dieser Stunde noch zwei Durchläufe in der genannten Art mit leicht geänderter Fragestellung statt. In den nächsten Sitzungen erprobten wir dieses Fingerzeige-System mit verschiedensten inneren Fragestellungen, anhand von Entscheidungsbeispielen aus seinem Berufsalltag.

In der nächsten Stunde, es war mittlerweile die 16. Therapiestunde, hatten wir vereinbart, jetzt in Altersregression auf einer Zeitachse von heute zurückzugehen, bis sich der Ja-Finger melden würde – als Ausdruck, dass wir nunmehr in einem Zeitraum angelangt wären, wo ein für heute relevantes Ereignis stattgefunden haben könnte. Wieder mit den Körperwahrnehmungen beginnend, bat ich den Patienten, seinen Ort aufzusuchen. Ich unternahm diesmal keine durchgängig formale Induktion, sondern forderte den Patienten auf, in der für ihn adäquaten Weise an diesen Ort zu gehen und ihn mit all seinen Sinnen wie gewohnt zu erfassen. Wenn er sich dort eingerichtet hätte, dort gut angekommen sei, dann möge der Ja-Finger ein Zeichen geben, was nach ungefähr drei Minuten geschah. Ich bat dann den Patienten, mir von diesem Ort zu berichten, ließ mir seinen Platz genau beschreiben, fragte ihn, was er sehe, höre, rieche, welche Empfindungen er jetzt gerade habe, welche Tageszeit es sei, welche Temperatur er dort fühle etc. Der gute Ort war der Rand einer Wiese, an der ein kleiner Bach entlang floss. Der Patient beschrieb, wie er unter einem Baum, einer Eiche, liege, zwischen den Ästen in den Himmel schauen könne und ansonsten etwas dösig mit den Augen dem Lauf des Baches folge, der von Sträuchern und Bäumen gesäumt sei. Im Mittelgrund sei eine kleine Steinbrücke zu sehen. Nach einiger Zeit berichtete er, dass sein Blick auf einer kleinen Hütte ruhen würde, die er gut kenne, weil er mit Schwester und Kindermädchen dort öfters gewesen sei. Mehrere Minuten fragte ich weiter nach Details an diesem Ort.

»Es ist wirklich ein wunderbarer Ort, an dem Sie sich gerade befinden. Ich frage Sie, gerade dort jetzt an Ihrem Ort, ob Sie bereit sind, in einer geschützten Umgebung, ... dass wir jetzt mit dem Zurückzählen beginnen, ... um damit zum Jahr zu gelangen, wo die Dinge passiert sind, um die es geht.« Ich fragte auch weiter, wie alt er denn jetzt sei, dort an diesem Ort.

Pa »Ja, ich hab doch die langen Haare, hm ... ja ich bin so ungefähr 18, ... Abiturzeit«.

Th »Also, wie wir vereinbart haben, werde ich, wenn Sie bereit sind, ... jetzt in Jahres-Schritten zurückzählen und werde genau darauf achten, wann mir Ihr Ja-Finger ein Zeichen gibt ... als Ausdruck, dass wir jetzt im entscheidenden Lebensalter angekommen sind, das mit Ihrem Symptom in Beziehung stehen könnte.«

So begann ich in der beschriebenen Weise zurückzuzählen, wobei die Hand völlig ruhig blieb, bis ich das 10. Lebensjahr anzählte. Mit dem Aussprechen »zehn« begann zunächst die ganze linke Hand unruhig zu werden, alle Finger bewegten sich, begannen leicht zuckende Bewegungen aufzunehmen. »Ich sehe, wir sind jetzt wohl in dem Bereich, wo etwas anfängt, ... das mit Ihrem Symptom in irgendeiner Beziehung zu stehen scheint.« Mit dem Zählen des 9. Lebensjahres bewegte sich die Hand noch intensiver. Als ich dann » jetzt das 8. Lebensjahr« ausgesprochen hatte, begann der Zeigefinger heftig zu zucken, und den Patienten durchfuhr im gesamten Körper, gut sichtbar, ein offensichtlich starkes Beben und eine motorische Unruhe. Der Zeigefinger wippte permanent in kleinen Bewegungen, schnellte dann immer wieder heftig nach oben. »Ihr Zeigefinger bewegt sich ja ganz heftig und auch Ihr Körper reagiert ... Ganz offensichtlich ... Wir sind jetzt wohl in dem Alter angelangt, das mit dem Ereignis, ... um das es geht ... zu tun hat. Wären Sie bereit, ... jetzt an dem sicheren Ort, wo Sie alles, was passiert ist, sehen können, erleben können, ... wo Sie aber auch wissen, dass Sie ganz und gar sicher sind, ... dass, wie immer die Dinge sich gestalten, nichts Ihnen etwas anhaben kann ... Möchten Sie mir jetzt beschreiben, was Sie sehen ... und was Sie erleben.« Der Patient öffnete daraufhin die Augen ganz kurz, war aber ganz offensichtlich noch tief in Trance. Begleitet von heftigem Tränenfluss, erzählte er, dass er im Krankenhaus sei, in einem langen grünlich beleuchteten Gang. Auf der rechten Seite im vorletzten Zimmer läge seine Schwester. »Es ist Dienstag wieder, ... Mutter und ich besuchen Sabine. Sabine ist schon lange Zeit hier. Sabine hat ja Krebs. Wie sie da liegt, so klein in ihrem Bett, mit so einer spitzen Nase und vorne gar keine Haare mehr.«

Ich beende die Trance an diesem Punkt, indem ich den Patienten bitte, sich jetzt von der Szene und auch von dem Ort zu verabschieden und hierher zurückzukommen in die Stunde. Ich zähle wieder von 10 nach 1 rückwärts: »... bei Null sind Sie wieder ganz da, Sie werden sich zwar erinnern, können aber das Ereignis aus der Distanz von heute sehen, erleben ... und schildern.«

Von einem heftigen Weinanfall geschüttelt, berichtete der Patient, dass bei seiner um vier Jahre jüngeren Schwester kurz vor seinem achten Geburtstag Knochenmarkskrebs diagnostiziert worden sei. Seit dieser Diagnose wäre die Mutter wie versteinert und völlig unzugänglich gewesen. Er hätte sich nie so allein gelassen gefühlt wie damals. Der Vater habe seit dieser Diagnose nicht mehr mit der Familie gesprochen, habe seine Zeit nur noch im Büro verbracht und sei erst spät nachts wieder zurückgekommen. Sichtlich erschüttert erinnerte er sich, dass er überhaupt nicht gewusst habe, was diese Diagnose Krebs eigentlich bedeutete. Es sei lediglich klar geworden, dass es sich wohl um etwas ganz Schlimmes handeln müsse. Auch habe er nie gewagt, die Mutter genauer zu befragen, weil sie jedes Mal, wenn er sie auf die kleine Schwester angesprochen habe, unter Tränen im elterlichen Schlafzimmer verschwunden sei. Er könne sich noch genau erinnern, dass er in dieser Zeit fast permanent Angst- und Unruhegefühle gehabt habe.

Die folgenden Gesprächssitzungen beschäftigten sich noch ausführlicher mit der Krankheit der Schwester und mit dem intensiven Gefühl des Alleingelassenseins. Einige Monate nach dem achten Geburtstag des Patienten sei die Schwester verstorben, was während des Berichts heftigste innere Bewegtheit und Weinen auslöste. Er wunderte sich, dass dieses Ereignis, das weit über 30 Jahre zurück lag, derartige Gefühle in ihm mobilisieren könne. Als dann das Gespräch auf die Beerdigung der Schwester kam, steigerten sich Unruhe und innere Bewegtheit in auffälliger Weise; seine Beine wippten, und er konnte kaum die Hände ruhig halten, rieb dauernd seine Handgelenke. Teilweise war er von solchen Weinkrämpfen geschüttelt, dass er unser Gespräch kaum fortsetzen konnte. Wie sich dann aber doch herausarbeiten ließ, war gerade der Tag der Beerdigung in besonderer Weise traumatisch. Sehr nahegehend und ungewöhnlich eindringlich beschrieb er, wie Vater und Mutter völlig versteinert vor dem Grab gestanden hätten. Die Mutter habe ihn an der Hand gehalten. Er habe die feste Umklammerung dieses Griffes kaum aushalten können. Außerdem habe er permanent das Gefühl gehabt, sich bewegen zu müssen. Eine schreckliche Bewegungsunruhe habe ihn erfasst, die er kaum habe unterdrücken können. Hin und wieder habe ihn ein vernichtender Blick des Vaters getroffen – »Er konnte einen mit Blicken glatt töten« – dem dieses Gezappele offenbar sehr irritierte, was die aufkommende Panik geradezu eskalieren ließ. Nach der Beerdigung seien die Eltern wortlos mit ihm nach Hause gegangen, und der Vater sei für eineinhalb Tage im Büro geblieben. Die Mutter sei im Schlafzimmer verschwunden und wäre erst am nächsten Tag wieder erschienen. Er habe sich unendlich allein und bedroht gefühlt. Er hätte gerne mit seiner Mutter gesprochen, habe aber nicht gewagt, das Schlafzimmer zu betreten.

Speziell das Gefühl der angstvollen Bewegungsunruhe und der strafende Blick des Vaters ließen sich dann – zur großen Überraschung des Patienten – genau mit den Empfindungen während seiner Panikattacken gleichsetzen. Fassungslos betonte er immer wieder, wie sehr seine Gefühle dort am Grab der Schwester geradezu 1000%ig dieses Empfinden treffe, das seine Panikattacken charakterisiere.

Die nächsten zwei Stunden widmeten wir uns dem Herausarbeiten der analogen Symptome zwischen der damaligen Situation am Grab und den heutigen Triggern für die Paniken. Dabei ließ sich feststellen, dass es damals wie heute um eine distanzierende, überlegene und potenziell kritisierende Haltung der anderen in einer als Überprüfung erlebten Expositions-Situation gegangen sei. Sein »Versagen und die unkontrollierbare Scham« wie auch die Erwartungen von schlimmen Sanktionen würde die damalige wie die heutige Situation kennzeichnen, wenngleich ihm sehr erleichternd bewusst geworden ist, dass die Situationen heute von ihm sehr wohl und in planvoller Weise aktiv so sicherbar seien, dass er »eigentlich Angst weitgehend ausschließen« könne.

Als Konzept für die weitere Behandlung vereinbarten wir nun: Zum einen sollte ein guter innerer Platz für dieses Geschehen gefunden werden, so dass das Ereignis seine »Analogiewirkung« nicht mehr nach heute hin ausstrahle. Zum zweiten sollte der Patient Techniken der inneren Deeskalation lernen, die mit Hilfe von Hypnose verankert, in Selbsthypnose eingeübt – ihn mit einem vereinbarten Fingerdruck-System während typischer Expositionssituationen schützen sollten.

»Immer wenn sie Daumen und Zeigefinger der linken Hand zu einem magischen Kreis formen, ... sich die beiden Finger berühren, durchströmen Sie augenblicklich alle diese ... so intensiven Gefühle von gelassener Sicherheit und selbstverständlicher Identität ... wie dort, an dem Ort, ... der Ihr Ort ist.«

Als guten Platz zum Deponieren all dieser traumatischen Bilder und Gefühle schlug der Patient vor, den Garten seiner Großmutter aufzusuchen, sich dort an einem früheren gemeinsamen Spielplatz mit der Schwester zu begeben und all diese schlimmen Empfindungen dort in einem Geräteschuppen zurückzulassen.

Wieder in Trance führte der Patient uns beide an diesen guten Platz. Mit Fingersignalen versicherte ich mich wieder seiner Ankunft, fragte nach, ob er seine Schwester sehen könne und ob es jetzt der richtige Zeitpunkt sei, sich von ihr zu verabschieden. Nachdem dies jeweils mit dem Ja-Finger bestätigt worden war, sagte ich: »Ich denke, Sie sehen Ihre Schwester vor sich, Sie werden ihr etwas zum Abschied sagen und sie wird sich von Ihnen verabschieden, ... auf dass Sie sie an ihren guten Platz gehen lassen können. Ich weiß nicht, was sie Ihnen sagen wird, und was Sie ihr wiederum sagen werden. Das können nur Sie beide verstehen, das ist nur für Sie beide bestimmt ... Ich meine aber, dass Sie dann, wenn Sie sich in guter Weise verabschiedet haben, ... mit einem Lächeln hierher zurückkehren können, ... weil sie wissen, dass all die schlimmen Kindergefühle dort im Garten der Großmutter – im Geräteschuppen – bleiben können. Wenn Sie so weit sind, dann kann mir der Ja Finger ja ein Signal geben.«

Nach etwa fünf Minuten begann der Zeigefinger, sich zu bewegen, und ich leitete in üblicher Weise die Trance aus. Der Patient berichtete nun, dass er seine Schwester gesehen habe, dass er momentan erschrocken sei. Nachdem sie so gelächelt und sie ihm so verstehend zugenickt habe, habe er zu ihr gesagt: »Ich hatte so gar keine Zeit, dir Lebewohl zu sagen.«, gefolgt von sehr leisen Worten, die ich tatsächlich nicht verstehen konnte.

Der Patient meinte danach, er wolle eigentlich nicht mehr darüber erzählen. Es sei aber gut ausgegangen und er sei zufrieden mit diesem Gefühl, das sich jetzt eingestellt hätte, und er möchte es bei diesem besonderen Augenblick belassen, was ich selbstverständlich respektierte.

In der folgenden Stunde fragte ich den Patienten, ob sein Erleben immer noch gut sei, diese Art der Verabschiedung und der gute innere Ort etc., was er bestätigte. Wir begannen dann eine für ihn stimmige Selbsthypnosetechnik einzuüben, die er von nun an mehrfach pro Tag trainieren sollte.

Der Patient begann diese Technik in der Folgezeit im beruflichen Alltag auszuprobieren, wobei er zunächst für ihn üblicherweise besonders angstvolle Trigger-Situationen vermied. Ich wies ihn darauf hin, wie sehr das Vermeiden solcher Situationen die Angst aufrechterhalten kann – Stichwort Angst vor der Angst – und bat ihn eindringlich, den Mut zu haben, auch in den exponierten Situationen diese Technik zu verwenden. Er könne sicher sein (bewusste Suggestion), dass die Methode gut wirken würde. In den folgenden Stunden wiederholten wir die Übung in leichteren Varianten und vereinbarten, die Hypnose-Therapie an dieser Stelle zunächst zu beenden, was in der 8. Hypnosesitzung geschah. Der Patient berichtete später, dass sich seine Angstzustände so weit reduziert hätten, dass er mit ihnen verhältnismäßig gut umgehen könne. Er sei außerdem guter Hoffnung, dass sie ganz verschwänden, zumal er aus dem bei mir Gelernten für sich selbst immer wieder eigene neue Selbsthypnosetexte entwerfe, die ihn beruhigten oder mit denen er sich ausmale, wie entspannt und gelassen er die heiklen Situationen bewältigen würde.

Mittlerweile kommt der Patient mit Standardsituationen gut zurecht. Wenn er allerdings überraschend Reden oder Fachvorträge vor wichtigen Kunden halten muss, habe er immer noch eine heftige Erwartungsangst, was aber nicht mehr mit seinen früheren Angstattacken zu vergleichen wäre. Um die traumatisch unbewussten Anteile am heutigen Geschehen möglichst auch noch zum Verblassen zu bringen, habe ich dem Patienten eine EMDR-Behandlung vorgeschlagen, die in den weiteren tiefenpsychologischen Prozess eingebettet sein sollte.

Evaluation

Der Patient konnte seine kaum gesicherte Kindheit, die in diesen Erlebnissen im Krankenhaus und am Grab kulminierten, mit der lebenslangen angstvollen Erwartung vor unabwendbarer Strafe, Disqualifikation und Ausgrenzung in einer für ihn rational wie emotional stimmigen Weise mit seiner Symptomatik in Beziehung setzen. Das psychoanalytische Credo – Heilung durch Erkenntnis und Durcharbeiten – konnte er als überzeugende Lösung von diesen scheinbaren Zwangsläufigkeiten aktiv und sehr bewusst erfahren. Das konsequente Erlernen einer passenden Selbsthypnose vermittelte ihm darüber hinaus ein Selbst-Erleben, bei dem er sich in die Lage versetzt sieht, autonom seine Ängste unter Kontrolle zu bringen. Das tiefenpsychologische Setting hatte sich insofern als günstig erwiesen, als die gemeinsame Grundannahme war, dass sein heutiges Erleben der Panik mit kindlich traumatischen Erlebnissen in Beziehung stehen müsse. Es gab eine spontane Bereitschaft, die Therapie in diese Richtung auszurichten. Ich bin mir relativ sicher, dass diese Kinderereignisse auch im typischen und üblichen Verlauf einer riefenpsychologisch angesetzten Therapie, mit vergleichbarem emotionalem Gewicht eruierbar gewesen wären. Ich habe aber Zweifel, ob dies gefühlsmäßig so überzeugend und vor allen Dingen zeitlich so rasch hätte geschehen können. In meinen zeitlichen Erwartungen, zumindest zu Anfang der Therapie, bin ich von mehreren Jahren ausgegangen.

Der Faktor Zeit spielte für den Patienten aber eine entscheidende Rolle. Das Symptom hatte sich nämlich schlechterdings zur Bremse für seine berufliche Karriere entwickelt, weil die Angst ihn zunehmend zwang, wichtige Kontakte und gesellschaftliche Zusammenkünfte zu vermeiden. Bisher zurückgehaltene Entscheidungen und engagierte Initiativen lassen sich jetzt zunehmend einlösen.

Warum Hypnose?

Im tiefenpsychologisch orientierten Therapiekontext stellte die Hypnoseanwendung für mich lange eher die Ausnahme dar, was sich mittlerweile sehr verändert hat. Es hat sich in meiner Praxis folgendes Procedere bewährt: Wenn im Rahmen einer klassischen Analysesituation Entwicklungen greifbar sind, die übermäßig unproduktiv im Widerstand fixiert stagnieren oder der Patient spontan nicht in eine wesentlich pathologische Dissoziation gleitet, biete ich dem Patienten das potenzielle Vorhaben einer Hypnose an. Ich bespreche ein geplantes Vorgehen ausführlich und eruiere üblicherweise, im Sinne von u. U. mehrstündiger Assoziationsarbeit, was dieses Vorhaben bedeuten würde, und welche (Übertragungs-) Erwartungen und Ängste damit verbunden sein könnten etc. Die Vorstellungen und Projektionen einer möglichen Regression und eines sich darin vollziehenden Erlebens, mit all seinen Möglichkeiten, wie auch die Befürchtungen in der Fantasie des Patienten, geben den Therapien nicht selten einen derartigen Schub, dass eine reale Hypnose gar nicht mehr stattfindet. Dabei lässt sich relativ häufig beobachten, dass diese Auseinandersetzungen und dieses Besprechen des Hypnosevorhabens bereits intensiv als Tranceinduktion wirken, und die Patienten die anvisierten Veränderungen bereits innerlich zu vollziehen beginnen. Nach meiner Vorstellung bedeutet ein gutes Arbeitsbündnis, die fließende freie Assoziation und die manifeste Übertragung im klassischen analytischen Setting (im Liegen, ohne den Therapeuten zu sehen) stets ohnedies eine latente, meist sehr reale und wirksame Trancesituation. Ob ich nun eine Hypnoseanwendung konkret realisiere, hängt von der Beurteilung der Übertragung und der Qualität der entstandenen Beziehung ab.

In allen Fällen stimme ich die Tranceinduktion, die Trancetiefe sowie eine Arbeit an konflikthaftem Erleben stets mittels Einführung der beschriebenen Fingersignal-Technik ab, um dem Patienten und seinen unbewussten Prozessen die Führung, das Maß und das Tempo des Herangehens an die Konflikte zu überlassen.

In letzter Zeit, bei Traumapatienten verstärkt, erprobe ich bei solch erkennbaren Konfliktererlebnissen zudem den Einsatz von EMDR (Eye Movement Desensitization and Reprocessing), was sich bisher ausgesprochen bewährt hat. Gerade für die Arbeit mit EMDR erweist sich die Hypnose als fast unverzichtbarer Sicherheitsanker.

18 Die Madonnenhypnose

Rosemarie Schuckall

Hypnotherapeutische Ich-Stabilisierung als Hilfe zur Selbstregulierung von Schmerzen und als Lösung eines Familienkonflikts

Starke Schmerzzustände einer Mutter als unbewusster Ausdruck einer anhaltenden Konfliktsituation in der Familie, in der ein behindertes Kind als Indexpatient galt. Hypnose und Selbsthypnose-Unterweisung im Rahmen einer tiefenpsychologisch-systemischen Therapie der Mutter bewirkten eine tiefgreifende Veränderung nicht nur ihres Selbstbildes und ihrer Abgrenzungsfähigkeit, sondern förderten auch eine Neuorientierung zu Kind und Familie und ermöglichte eine Balance des Familiensystems. Eine religiöse Überzeugung wirkte dabei als ein wesentliches Vermittlungsmedium.

Der Fall

Die Patientin ist eine 42-jährige Hausfrau, Ehefrau eines Handwerksmeisters und Chefs eines mittelgroßen Betriebes, in dem sie stundenweise mitarbeitet. Die Patientin kam ursprünglich mit dem Auftrag, dass ich eine Behandlung für ihren achtjährigen, mehrfach körperlich behinderten und sehr unruhigen Sohn entwickeln möge, damit dessen Anpassung an die schulischen Anforderungen wie auch sein Selbstständigwerden besser funktioniere. Während ich die Behandlung mit dem Sohn aufnahm, stellte sich heraus, dass die Patientin, die ich jetzt hier schildere, an schwersten periodischen Schmerzzuständen, insbesondere Migräne mit Schulter-Nackenbeschwerden und Gesichtsschmerz leidet, was sie schlimmstenfalls bis zu drei Tage ans Bett fesselt. Während die Therapie mit dem kleinen Sohn durchaus erfolgreich weiterlief, entwickelt sich immer mehr ein familientherapeutischer Auftrag, den die Patientin schließlich auch als solchen formulierte. Zunächst war ausschließlich der kleine Sohn als Indexpatient ausgewiesen worden. Nach einigen familientherapeutischen Gesprächen stellt sich aber die Patientin mit ihrem Schmerzleiden als eine weitere Aufgabenstellung heraus.

Zur Vorgeschichte erfahre ich, dass die Patientin nach der Geburt des behinderten Sohnes einen Schlaganfall erlitten hatte, von dem sie sich wohl gut erholte. In der Folge seien jedoch immer wieder und in bestimmten Abständen schwere Schmerzattacken und Krämpfe im Bereich des Gesichts, der Schultern und des Nackens aufgetreten, deren Folgen sich auf das gesamte Familiensystem auswirkten. Die Patientin sei während dieser Schmerzattacken derart behindert, dass sie sich isoliere und abschirmen müsse und am Familienleben nicht mehr teilnehmen könne. »Der ganze Betrieb ist gelähmt«, meint der Ehemann dazu. Das heißt, in einem solchen Fall muss der Ehemann seine betrieblichen Anforderungen zurückstellen und den Haushalt mit übernehmen. Es vermittelt sich stark der Eindruck, dass die ganze Familie unter den extremen Schmerzen der Mutter mitleidet, eigentlich mehr hierauf fokussiert ist, als auf das Problem mit dem kleinen Sohn. Die Patientin resümierte, schon alle möglichen Medikamente und Therapien versucht zu haben, nie habe etwas genützt, und nun sei es wohl das Beste sich der Krankheit zu beugen. Die Patientin selbst betrachtet ihren Schmerz isoliert und als ein rein somatisches Leiden, dem sie auf Gedeih und Verderben ausgeliefert sei. Im Laufe der Sitzungen stellt sich heraus, dass der Schmerz immer wieder auch ein wichtiges selbstregulatives Element im Familienverbund darstellt. Die Schmerzattacken und die Folgereaktionen der Familie bieten offenbar Schutz und Ausgleich vor Überforderung.

Die Patientin ist sehr religiös und vom Wesen ihres Glaubens durchdrungen. Ihr besonderer Sinn für Ordnung, Sauberkeit und Reinheit scheint sich gut mit den Glaubensinhalten zu verbinden. Sie äußert eine besondere spirituelle Beziehung zur Madonna, die für sie ein Symbol der idealen Frau darstellt – ein Ideal an Reinheit und Hingabe, dem sie gläubig folgen will. Diese unter dem religiösen Ideal stehende Lebenshaltung sowie die Bereitwilligkeit zu permanenter Selbstkorrektur offenbaren sich immer wieder auch in den Therapiestunden. Im praktischen Leben führt dies dazu, dass diese Haltung, alles perfekt und überordentlich zu gestalten, einen Vierzehn- bis Sechzehn-Stundentag mit nur minimalen Unterbrechungen und Pausen formiert. Es ist gut nachzuvollziehen, dass bei dieser Art maximaler Selbstausbeutung, zwangsläufig ein psychisches Gegenregulativ ausgelöst wird. Auf einen solchen Zusammenhang angesprochen, betont die Patientin, dass es ihr schlichtweg unmöglich sei, sich Pausen zu gönnen, »weil sonst der ganze Betrieb stillstehen würde«. Dies, obschon ich ihr unterschiedliche Möglichkeiten einer sinnvollen Gegenregulation angeboten habe, wie z. B. eine Planung, in welcher Frequenz Ruhepausen einzubauen wären. Die Patientin nimmt diese Vorschläge offensichtlich einsichtig und pflichtbewusst entgegen, sieht sich dann aber nicht in der Lage, sie in die Tat umzusetzen. Ohne dass die Patientin dies erwähnte, ist hinter dieser gesamten Thematik eine Menge versteckter Aggression spürbar, die sich für mich als therapeutischer Ansatzpunkt aufnehmen lässt. Ein weiterer wichtiger Aspekt ist, dass alle Gefühle von Trauer und Freude völlig isoliert, abgekapselt und scheinbar gleichgültig von außen betrachtet erscheinen. Dazu passt so ein Satz wie »man muss das Schicksal so nehmen, wie es sich zeigt, ohne nach Umwegen oder Nebenstraßen zu schauen«.

Als sie mir erzählte, dass sie leidenschaftliche Sammlerin von Mariendevotionalien sei und schon an die Hundert solcher Objekte zusammengetragen habe, meine ich einen spezifischen Anhaltspunkt gefunden zu haben. Ich vermute, über diese religiöse Überzeugung und Lebenshaltung einen unmittelbaren Zugang zu ihr zu bekommen. Es erweist sich auch, dass in der Diskussion ihrer religiösen Bedürfnisse eine Menge Botschaften und Regulierungsvorstellungen im Bezug zum kleinen Sohn transponierbar werden. In der marienhaften Hinwendung an das kleine Kind kann sie ihren Sohn verstärkt anerkennen und sich in der zärtlichen Zuwendung an ihn dann auch als kompetente Mutter erleben.

In einer Sitzung, wo sie wieder einmal über schwerste Schmerzen geklagt hatte – verbunden mit dem Anspruch an sich, perfekt und fehlerlos zu sein – spricht sie davon, dass solche idealen Eigenschaften in ihrem Bild der Gottesmutter verkörpert seien. Es wäre ihr Wunsch, diesem Idealbild möglichst nahe zu kommen, um den Schmerz im Sinne einer religiösen Sinnerfüllung besser ertragen zu können.

Ihre Schilderungen und Überzeugungen berührten mich wegen der Leidenschaftlichkeit und sinnlichen Intensität, mit der sie über ihre Religiosität und insbesondere die Madonna sprach.

Dieses Erschüttertsein und die tiefe Berührung, die im Gegensatz zu den übrigen Schilderungen gefühlsmäßig ungewöhnlich intensiv und bildhaft plastisch waren, brachten mich auf die Idee zu einer hypnotherapeutischen Intervention. Ich überlegte mir, gerade diese besondere Beziehung zu ihrer Madonna ins Zentrum der Hypnose zu stellen und als besondere Kraft zu utilisieren. Ich habe diesen Gedanken an die Hypnose formuliert und für dieses Vorhaben zwei Sitzungen vorgeschlagen, was sie ausgesprochen motiviert aufgenommen hat.

Hypnose

Die erste Sitzung begann mit einer genauen Exploration des Schmerzerlebens. Ich ließ mir von der Patientin den Sitz, die Qualität des Schmerzes sowie alle Gefühlsmodalitäten (kalt, heiß, Lage etc.) beschreiben. Danach bat ich sie, eine günstige, besonders angenehme Situation zu schildern und einen Ort, wo sie sich sicher, frei und ohne Druck empfände. Sie schildert einen für sie besonderen Platz am Waldesrand mit einer kleinen Kapelle. Meine Idee dabei war, die Schmerzzonen mit der so positiv gestimmten Madonnenbeziehung zu verknüpfen.

Ich habe die Hypnose im Sitzen durchgeführt. Zur Induktion benutzte ich ein »Pen-dropping« (Der Klient hält einen Bleistift zwischen Daumen und Zeigefinger. Mit beginnender Trance fällt der Stift zu Boden. Zu Beginn der Übung wurde das Aufschlaggeräusch des Stifts als Signal zum Gleiten in einen tieferen Hypnosezustand angeboten.)

Die Patientin hatte zunächst Probleme, sich fallen zu lassen. Nach kurzer Unruhe und Verlangsamung meines Sprechtempos ging sie dann erstaunlich schnell in Trance. Ich konnte dies äußerlich zuerst an der Atmung und an dem sich verändernden Hautkolorit wahrnehmen, bald danach ließ sie den Stift fallen.

Bei der zweiten Sitzung ging sie dann wesentlich schneller in Trance. Als sie von mir die Entspannungsvorschläge der Problemzonen erhielt, erröteten jeweils die für mich sichtbaren Körperpartien, z. B. Hals und Wangen.

1. Sitzung

»Ja vielleicht mögen Sie sich ganz bequem hinsetzen, so ... den Arm ein bisschen aufgestützt und den Stift so zwischen den Fingern halten, dass er ganz locker ist. Vielleicht konzentrieren Sie sich gerade jetzt noch mal wie Sie sitzen, dass sie es auch bequem haben, oder noch bequemer als es jetzt schon ist ... Es ist wichtig, dass Sie es wirklich so angenehm wie möglich haben, damit die Entspannung einfach kommen kann ... Einfach zu Ihnen kommen kann ... Heute dürfen Sie hier einfach nur so dasitzen und sich dabei die denkbar angenehmste Position suchen ... Sie können das auch alles mit offenen Augen machen, können die Augen aber auch schließen, ... machen Sie es, wie sich's eben gut anfühlt: ... Wenn sich's gut anfühlt, die Augen zu schließen, dann schließen sie die Augen. Ja, ich sehe schon an Ihrer Atmung, dass Sie schon langsam in eine gute Entspannung gleiten. Das ist wirklich gut, dass Sie sich das heute gönnen können, ganz für sich allein, das gönnen können, ... gerade jetzt.

Ist es nicht schön und angenehm, mit jedem Atemzug tiefer und tiefer in Trance zu gehen, so ganz von alleine, einfach durch den wunderbaren Motor ihrer Atmung in Gang gebracht. Da kann's sein, dass irgendwann der Stift plötzlich fällt und Sie das Klacken, dass Aufschlagen des Stiftes auf dem Boden hören, während sie gleichzeitig tiefer und tiefer in die Entspannung gehen, gleiten, langsam gleiten, ... wunderbar und jeder Atemzug, jedes Ausatmen entspannt Sie mehr und mehr, und ... alles wird so weit, so leicht (der Stift fällt) – Pause.

Vielleicht mögen Sie erst einmal ihren Körper so Stück für Stück betrachten, beginnend an den Haarspitzen, über die Kopfhaut, die ... vielleicht gerade jetzt angenehm zu kribbeln beginnt, ... *so,* als würde Sie jemand liebevoll kraulen ... und Sie genießen diesen Zustand von ... Los-gelöst-sein ... immer mehr von angenehmer Gelassenheit ... ganz langsam wenden Sie sich wie beiläufig nun Ihrer Stirn, den Ohren und Augen zu ... und schon beginnen Sie zu fühlen, wie angenehm und erleichtert es sich schon jetzt anfühlt, wenn die Anspannung dort loslässt, ... so als würde man ein Gummiband loslassen, ganz langsam. Ihre Wangen sind dabei, ganz weich zu werden und die Muskeln in den Wangen beginnen sich, ganz langsam zu lösen, so dass Ihr Kinn jetzt locker sinkt. Tief entspannt auszuatmen ... auszuatmen und noch ein bisschen tiefer, ... so leichtfüßig in Hypnose zu gehen. Nun – Sie können hier ... dem Schmerz getrost ne kleine Ruhepause gönnen, ihn sozusagen gnädig in die Reha schicken. Ihr Atem macht das alles für Sie von alleine, von selber. Ja, ... von selbst werden Hals und Schultern, wie von einer warmen Brise berührt, einem zarten Hauch, der Sie in einen Zustand absoluter, vollständiger Gelassenheit und Entspannung gleiten lässt.

– Pause

Ich denke, dass Sie schon gesehen haben, dass Sie da so wundervolle Fähigkeit in sich entdecken, ... sich wirklich auf diese besondere Situation und diese Erfahrung einzulassen, während Ihre Reise im Köper Sie weiterführt, ... und Sie beginnen, ... Ihren Rücken, Ihre Brust, den Bauch und auch Ihre Hüften zu spüren ... Und indem Sie dies wahrnehmen können, können Sie sich ganz gut vorstellen, dass Sie jetzt eine Reise antreten, eine Reise an ihren Ort, an Ihren besonderen, geschützten Ort. Ihre Beckenmuskulatur hat sich so nach und nach noch weiter entspannt und so sitzen Sie bequem in einem Auto, fahren im frühen Sommer, bei Sonnenaufgang oder bei einem wunderbar herrlichen Abendlicht eine lange Straße entlang, die auch durch ein Waldstück führt. Es ist der Duft der Tannen, den sie mit jedem Atemzug aufnehmen oder, ... Sie spüren, wie alles

Leben intensiver wird, mit dem Näherkommen an Ihren besonderen Ort, ... wie Körper und Seele sich leichtfüßig, behände auf diese Reise, an diesen Ort begeben ... Alles, was wichtig ist, alles, was Sie brauchen, alle Botschaften, die Sie hören sollen, die gut für Sie sind, sind mit Ihnen. Ja, ... vielleicht sind Sie schon an diesen Ort angekommen, aus dem Auto gestiegen, um diesen Blick da auf die Waldlichtung oder die Wiese zu richten und dieses wunderbare Bild tief in sich aufzunehmen. Voller Freude, tiefer Freude, nehmen sie die Luft, den Zauber, die Stimmung des Sommertags in sich auf, der nur Ihnen alleine gehört, ... jetzt, hier ... und drehen sich dabei langsam im Kreis herum, um jeden Winkel, jede Nuance dieser hellen, warmen Lichtung auf der sie stehen, wahrzunehmen ... Hören den Vögeln zu, die da zwitschern, die Zwiegespräche miteinander halten, die ihre Freude und ihre Freiheit, ihre Leichtigkeit austauschen, die Sie ganz deutlich spüren können. Vielleicht bleiben Sie jetzt irgendwo auf einer Bank sitzen und sehen die Kapelle dort am Waldesrand, diese kleine hübsche Kapelle. So gehen sie diesen Kiesweg auf die Türe zu, die Türe der Kapelle, ... hören das Knirschen des Kieses unter ihren Füßen, ... öffnen die Tür, sehen ins Halbdunkel. Und schon beim Eintreten macht sich diese angenehme Kühle breit, und der Duft frischer Blumen mischt sich mit dem Geruch von Weihrauch und brennenden Kerzen. Eine wunderbare Atmosphäre ... Die Reflektionen des Sonnenlichts, die von den bunten Seitenfenstern hereinkommen, malen bewegte Muster auf den Gang zum Altar, dort wo die Madonna steht, ... wo das Bild der Mutter Gottes mit geöffneten Händen Sie liebevoll erwartet. Sie treten näher, sehen die Kerzen dort zu Ihren Füßen. Sie zünden eine neue Kerze an, vielleicht noch eine zweite, ... Kerzen zur Linderung ... ihrer Schmerzen. Und im warmen Licht der Kerzen vernehmen Sie ganz intensiv und ganz selbstverständlich in sich das Einverständnis der Madonna ... Wie aus dem Augenwinkel sehend, haben sie das Gefühl, dass sie ihnen zunickt, ... und eine Wärme durchströmt Sie, die ihnen das glasklare Gefühl gibt, ganz bei sich zu sein. Und dann wissen Sie, ... immer dann wenn Sie ... eine Kerze entzünden, egal wo und wann, egal zu welcher Tageszeit, wann immer, werden ihre Schmerzen ruhen ... Sie müssen gar nichts tun dafür, das Unbewusste, das den Blick und die Gegenwart der Madonna tief in sich aufgenommen hat, wird seinen schützenden Mantel um sie halten.

Sie haben jetzt alle Zeit, alle Zeit, die Sie brauchen, um das alles in sich aufzunehmen, ... ganz und gar in sich wirken zu lassen, während sie langsam den Altar verlassen ... aus der Kapelle gehen und während ich langsam zurückzähle und Sie sich immer mehr von den Bildern und Eindrücken, die tief in ihnen gespeichert sind, verabschieden, ... indem ich zurückzähle von 10 nach 1 und Sie der Madonna 10 nochmals danken für ihre Güte und ihren Schutz. Bei 9 ... in die helle Lichtung draußen treten, um wieder die Natur in ihrer vollen Pracht zu erleben und dann 8 wieder in Ihr Auto zu steigen und 7 leichtfüßig den Rückweg anzutreten. Da fahren Sie wieder diese Straße entlang und kommen ... 6 und 5 und ... 4 ... langsam wieder zurück, an unseren Ausgangspunkt und werden sich frisch und ausgeruht und ... ungewöhnlich wach empfinden, und bei 3 ... strecken Sie vielleicht schon die Glieder und bei 2 ... öffnen Sie die Augen und bei 1 ... früher oder auch später, sind Sie wieder ganz da.«

Nach der Trance bat ich die Patientin, zur Vertiefung für sie wichtige Momente aus der Hypnose zu malen. Sie entwarf die Altarsituation in zarten Pastellfarben und mit vielen brennenden Kerzen. Dabei erzählte sie mir beiläufig, dass sie in ihrem Haus überall Kerzen aufgestellt habe und diese auch immer gerne anzünde, weil sie diese Atmosphäre so angenehm und besonders beruhigend empfände. Ich war außerordentlich überrascht, dass ich intuitiv das Anzünden der Kerzen als Anker genutzt hatte.

Aus dem Interview und dem Bild baute ich dann auch die Strategie für die zweite Sitzung auf:

Beim diesem zweiten Treffen, habe ich den Hypnosetext im Prinzip wieder aufgenommen, und dabei etwas variiert. Die Kerzen des ersten Bildes habe ich als primären Anker benutzt. Als weitere Utilisierung bat ich die Patientin, die Vorstellung aufzunehmen, die Madonna als lebendiges Farberleben in ihrem Körper wandern zu lassen. In dieser »Inkorporation des Heiligen«, als tief in der Patientin verankerter, religiöser Topos eines spirituellen Heilens und der Erlösung ließ sich eine generalisierte Erlaubnis zu ruhen, zu regenerieren ohne Schwierigkeiten verbinden.

2. Sitzung

Für diese Hypnose hatte ich den vorherigen Text zur Induktion benutzt, um die Patientin dann als sicheren Ort einen Raum fantasieren zu lassen.

»Sie können sich in diesem Raum ganz frei und leicht bewegen. Die Kerzen stehen schon bereit. Nach einiger Zeit beginnen Sie, die erste Kerze anzuzünden ... und dann die zweite und die dritte, ... ganz in dieses Tun vertieft ... In den warmen, samtigen Schein des Kerzenlichtes gehüllt, fühlen sie sich mehr und mehr entspannt. Vielleicht ist es Ihnen gerade danach, sich einfach vor eine der Kerzen zu setzen, um ... den goldwarmen Schimmer ... und das lebendige Flackern des Lichtes zu betrachten. Geschichten, Bilder, ... Szenen können kommen, wo Sie sich in glücklichen Situationen und schönen Erinnerungen wiederfinden, ... die Sie tief, tief durchatmen lassen ... so angenehm ... und leicht ... Langsam, ... ganz langsam tropft, läuft Wachs die Kerze herunter ... und während die Flamme flackernd, atmend, wie von einem sanften Windhauch bewegt ist, sendet Sie ihnen dabei angenehme Wellen von Wärme und Ruhe, ... spüren Sie, wie leicht sich das Atmen heute für Sie anfühlt ... Zeit und Raum ... Raum und Zeit sind eins, so wie Sie eins mit ihrem Körper sind, ... ihrem Atem und Ihrem Wohlbefinden. Eine zauberhafte Ahnung von angenehmen Düften, vertrauten Gerüchen aus der Tiefe der Vergangenheit tauchen plötzlich auf ... und erwecken in Ihnen die allerschönsten Erinnerungen und liebsten Bilder ... Ja, ... es kann sein, dass Sie, während sie mehr und mehr, noch tiefer und tiefer in Entspannung gleiten, eine ganz besondere Szene erleben, ... erleben mit allen Ihren Sinnen ... Sehr gut, ... ich spüre ganz deutlich, dass Sie gerade an einem ganz besonderen Ort verweilen ... Genießen Sie jetzt, so ganz und vollkommen diesen wunderbaren, so besonderen Zustand der Sicherheit und des Bei-sich-Seins ... Schützend eingehüllt von Licht und Farbe, stehen Sie im Kerzenschein und betrachten sich versonnen vor einem Spiegel, um das vielgestaltige, bezaubernde Farbspiel auf ihrem Körper zu betrachten ... Vielleicht spüren Sie dabei gerade jetzt, in diesem Moment eine tiefe, allumfassende Zuversicht, eine Hoffnung, eine selbstverständliche Sicherheit und entdecken gerade jetzt, in dieser Sekunde, einen ganz neuen, ganz einzigartigen Raum für sich, Ihre eigene, ... innere Zeit, Ihren Zeit-Raum ... Und während Sie diesen, besonderen eigenen Zustand vollkommen genießen und sich in Ihrer unverletzlichen Ganzheit hier und jetzt so sehr bewusst sind, ... erscheint im Spiegel das so vertraute Bild der Madonna, Sie liebevoll anlächelnd, alles verstehend, alles begreifend, alles ... Für einige Sekunden sind sie von einem besonderen Licht und einer besonderen Farbe, wundervoll berührt ... Augenblicklich fühlen Sie sich so unendlich leicht und angenehm schwer zugleich, umgeben von diesem vielfarbigen Licht ... Sie nehmen diese so einzigartige

Geschehen tief, ganz tief in sich auf ... und spüren plötzlich diese Kraft, diese kraftvolle Stärke, von der Sie bis in die kleinste Zelle durchflutet sind ... Eine besondere Kraft, eine spirituelle Kraft, die Sie nun von innen erfüllt und stärkt, ... eine Klarheit und Stärke, überall spürbar ... Voller Liebe nehmen Sie alles in sich auf und lassen ihre Gedanken und Wünsche, ihre Kraft und Energie in sich verschmelzen, sich unverbrüchlich verbinden ... mit dem Duft, dem vertrauten Geruch des Kerzenwachs ... Vollkommen zufrieden lehnen Sie sich zurück und genießen, ... atmen diesen so außergewöhnlichen Moment. Sehr gut. Sehr, sehr gut. Sie lassen sich alle Zeit der Welt, innere Zeit, um nun wieder zurückzukommen in unser Zimmer, in ihrem Maß in ihrem Tempo. Ich zähle gleich von 1-10 und ... Sie, vom eigenen Rhythmus getragen, verabschieden sich, von Ihrem Raum, in den Sie jederzeit zurückkehren können, ... wann immer Sie wollen, wann immer Sie es brauchen. Sie verabschieden sich. So leichtfüßig und völlig frei 1 ... 2 ... 3 ... Sie werden sich danach tief erholt und regeneriert frisch und klar fühlen, 4 ... 5 ... 6 ... Sie recken und strecken sich, 7 ... 8 ... und fühlen sich tief erfrischt und hellwach 9 ... 10 und so klar ... Hallo.«

Evaluation

Diese erfolgreichen hypnotherapeutischen Sitzungen fanden nach etwa 35 Stunden einer tiefenpsychologisch-systemisch angelegten Therapie statt, wo sich das anfängliche doch spürbare Misstrauen zunehmend gelegt hatte und eine recht vertrauensvolle Beziehung entstanden war. Bei der Persönlichkeit der Patientin wäre eine hypnotische Intervention dieser Art am Anfang unmöglich gewesen.

Rückblickend muss ich feststellen, dass in unser beider unbewussten Arbeit – im Sinne von Übertragung und Gegenübertragung – es genau diese besondere Stunde war, in der die Trance gelingen konnte. Wie schon betont, war vorher keine Gelegenheit hierzu, aber auch nachher hat sich nicht wieder eine Situation eingestellt, die vom Anfang der Stunde an einen solchen Grad an Nähe und Innigkeit aufwies. Möglicherweise hatte der Grad der Schmerzen die Widerstandsschwelle gesenkt, sodass eben nur in dieser Situation diese Hypnose stattfinden konnte.

Dies gilt durchaus auch für meinen Anteil, meine Gegenübertragung, die mich der Patientin und ihrer religiösen Beziehung so nah hat sein lassen, dass ich die Idee der unmittelbaren Beziehungsaufnahme zu ihrer Madonna spontan realisieren konnte. Wie ein spezifisches katamnestisches Gespräch bezüglich der Hypnosewirkung vor kurzem ergab – mehr als ein Jahr nach der letzten Hypnosesitzung – sind weder die Kopfschmerzen noch die sonstigen körperlichen Beschwerden je wieder aufgetreten. Wenngleich die Behandlung nicht mehr so dicht weitergeht wie anfangs, finden immer noch intensive Gespräche im Rahmen der Mutter-Kind-Konstellation statt, bei der die Patientin auch in Zukunft die Gelegenheit haben wird, über persönliche Probleme zu sprechen, wobei auch die Möglichkeit eröffnet ist, im Bedarfsfall wieder mehrere Sitzungen hintereinander zu bekommen.

Die erste Hypnosesitzung hatte ich der Patientin auf Band aufgenommen, damit sie diese Übung bei aufkommenden Schmerzen benützen solle, was sie auch ausgiebig tat. Im Abstand betrachtet hatte sich dieses Band als ein wichtiges Medium zur Förderung von Autonomie und Abgrenzung bewährt.

Nach den beiden Hypnosesitzungen ging es der Patientin sichtlich besser. Sie fand neuen Mut, kleidete sich geschickter und wirkte auch insgesamt femininer und weicher.

Die Familientherapie lief im Übrigen normal weiter. In den Paarsitzungen konnte ich aber nun entdecken, dass der Mann seine Frau viel aufmerksamer betrachtete, als er dies sonst zu tun pflegte, was sie auch genießen konnte. In der Kindertherapie schien ebenfalls Ruhe eingekehrt zu sein.

Warum Hypnose?

Stellenwert der Hypnose in einem Gesamt-Therapiekonzept: Obwohl ich im Prinzip überwiegend tiefenpsychologisch ausgerichtet kunsttherapeutisch arbeite, hat die Hypnose einen ausgesprochen hohen Stellenwert im Rahmen meiner Arbeit bekommen. Ich habe festgestellt, dass die Hypnose die Therapien stets intensiver und gefühlsmäßig näher und dichter werden lässt. In meinen Therapien bietet sich diese Einfügung der Hypnose umso stärker an, als bereits in der Arbeit mit den kunsttherapeutischen Mitteln, also beim Malen und Gestalten, die Patienten ohnedies recht häufig in einen tranceartigen Zustand, ein »floating«, fallen. Manchmal bedarf es nur einer minimalen Intervention, um eine gefühlsmäßige Dichte zu erzeugen, die für den therapeutischen Prozess von hohem Wert ist und den Therapien insgesamt einen erheblichen Schub zu verleihen.

19 Mehr Möglichkeiten … in Freiheit und Ruhe

Claudia Starke

Hypnotherapeutische Behandlung einer depressiv Erkrankten

In der Arbeit mit depressiven PatientInnen wird immer wieder deutlich, dass es den »goldenen Weg« an sich nicht gibt und es jedes Mal wieder eine Herausforderung darstellt, den »gerade bestmöglichen« Weg zu finden. So waren auch bei der unten beschriebenen Patientin die für die Behandlung von Depressionen typischen, häufigen Probleme aufgetreten: Der Tendenz zur Chronifizierung, Symptomfixierung oder Verschlechterung konnte trotz intensiver Bemühungen nicht nachhaltig entgegengewirkt werden. Geduld, aushalten, erklären, unterstützen und dabei sein reichten neben der psychopharmakologischen Behandlung nicht aus. Die erlebten und wahrgenommenen Einschränkungen der depressiven Patientin spiegelten sich dann auch in der Behandlung wider, eine positive Veränderung ließ sich in den Gesprächen und auf der kognitiven Ebene nicht mehr erreichen.

Hypnotherapeutische Behandlungsverfahren können in solchen Fällen eine Erweiterung der bisherigen Möglichkeiten darstellen und eignen sich dann als Mittel der Wahl – sowohl für den Patienten als auch für den Behandler. Indem alle Sinnesmodalitäten im hypnotherapeutischen Prozess angesprochen werden, können auf verschiedenen Ebenen Veränderungsprozesse in Gang gebracht werden, die dann wiederum auch auf andere Bereiche und Ebenen eine positive Wirkung haben. Das Ziel der hypnotherapeutischen Behandlung, die anhand des Fallbeispiels exemplarisch dargestellt werden soll, war eine Auflockerung des bisherigen Erlebens zu bewirken. Eine erhöhte Flexibilität im Erleben, Wahrnehmen und dann auch Handeln waren die Folge.

Der Fall

Es handelt sich um eine Frau, Anfang 50 verheiratet, mit zwei erwachsenen Kindern (24 und 26 Jahre), die sich wegen schwerer Depressionen in der psychiatrischen Praxis einfand. Sie kam in sehr verzweifeltem Zustand. Das Gespräch war anfangs sehr schleppend, nur mit Mühe konnte sie sich darauf konzentrieren. Obwohl sie sich sehr um freundlichen Kontakt und Selbstkontrolle bemühte, war sie kaum fähig, Blickkontakt zu halten. Sie nestelte unruhig an ihrer Handtasche herum, die sie fest auf ihren Knien hielt. Während des Redens traten rötliche Flecken im Gesicht und Hals auf, ihre Anspannung und Unruhe waren deutlich spürbar. Sie beklagte ihre Entscheidungslosigkeit, Konzentrationsstörung, Angst und innere Unruhe, gab als weitere Beschwerden Kopfschmerzen, Druck auf der Brust,

Früherwachen, Antriebsstörung an. Weiterhin waren Gefühle der Sinnentleerung und der Gefühllosigkeit (weder Freude noch Ärger) und eine starke Tendenz zur Selbstentwertung eruierbar.

Meiner Einschätzung nach war die Patientin bereits in einem sehr erschöpften und hoffnungsarmen Zustand. Sie strahlte große Hilfsbedürftigkeit aus; ihr einziges Ziel war, dass dieser Zustand beendet sein solle. Sie zeigte sich aber auch bereit, Veränderungsvorschläge für die Behandlung anzunehmen.

Vorgeschichte: Nach der Geburt der Kinder habe sie jeweils Depressionen gehabt. Diese seien aber weder als solche erkannt noch behandelt worden. Irgendwann sei es dann besser geworden, es habe aber viele Wochen gebraucht, bis sie »da durch gewesen« sei. Danach habe sie ihr Leben mit Beruf und Kindern trotz aller Belastungen gut meistern können, sowohl in Familie als auch Beruf habe sie viel Befriedigung erleben können.

Vor eineinhalb Jahren traten dann allmählich wieder depressive Symptome auf. Anfangs habe sie erst gar nicht gemerkt, dass der Zustand ähnlich werden könnte. Sie habe sich einfach unwohl und schwächer, weniger belastbar und reizbarer gefühlt. Hinzu seien wieder extreme Schlafstörungen gekommen. Immer häufiger sei sie – grundlos – in Tränen ausgebrochen. Alles sei ihr zunehmend schwerer gefallen, selbst Kleinigkeiten hätten sie überfordert, irgendwann habe sie die Arbeit auch nicht mehr geschafft. Selbst der Rückhalt und die Unterstützung der Familie und ein Urlaub hätten dann den »totalen Zusammenbruch« nicht mehr aufhalten können, der schließlich zur aktuellen psychiatrischen Behandlung führte.

Der klinischen Einschätzung nach bestand eine rezidivierende, mittelschwere Depression (ICD F32.0). Die medikamentöse Einstellung gestaltete sich anfänglich recht schwierig. Die Patientin war ohnehin eher abgeneigt, »Psychopharmaka zu schlucken«, litt dann unter Nebenwirkungen, die zum Absetzen führten, und so mussten mehrere unterschiedliche Präparate »ausprobiert« werden. Dadurch wurde sie – verständlicherweise – immer hoffnungsloser und ungeduldiger. Schließlich konnte ein Präparat gefunden werden, das sie gut vertrug und das offenbar »anschlug«. Sie selbst konnte allerdings kaum wirkliche Verbesserungen feststellen, fühlte sich eher von ihrer Umwelt unter Druck gesetzt, wenn man ihr bescheinigte, dass »es doch schon aufwärts gehe«. Sie selbst berichtete immer deutlicher und ausführlicher von ihren Beschwerden, wirkte im Verlauf der Gespräche immer verzweifelter. Sie bat um häufigere Termine oder meldete sich zwischendurch noch telefonisch, sie halte es allein kaum aus, schaffe es kaum noch, kam bisweilen notfallmäßig in die Praxis.

Zu diesem Behandlungszeitpunkt wurde mir deutlich, dass wir uns in einer (später beschriebenen) »depressiven Mühle« mit »Schraubwirkung nach unten« befanden: Je mehr die Außenwelt Besserungen ihres Zustandes wahrnahm, die von ihr selbst nicht festgestellt wurden, desto mehr fühlte sie sich missverstanden und geriet zunehmend unter Druck, so dass sie über immer mehr Beschwerden klagte.

Es war also eine zunehmende Einengung der Erlebensfähigkeit der Patientin festzustellen, die mir als Behandler in der Folge auch weniger Handlungsspielraum ließ. So erschien zu diesem Therapiezeitpunkt eine Veränderung nötig, um eine Erweiterung der Möglichkeiten in den Behandlungsprozess einzuführen, wofür die hypnotherapeutischen Methoden besonders geeignet erschienen.

Ich verstand in dieser Phase, dass die Patientin ihren als regressiv zu beschreibenden Bedürfnissen nach mehr Halt (in irgendeiner Form »gehalten werden«) und nach Verständnis Ausdruck zu geben versuchte. Um einerseits diesen Bedürfnissen gerecht zu werden und um gleichzeitig notwendige Veränderungen in das therapeutische Geschehen zu bringen, bot ich ihr an, dass wir uns in regelmäßig (also vorher bestimmt und somit nicht notfallmäßig), im Gespräch und mit all unseren Sinnen ihren Beschwerden und Depressionen genauer widmen wollen. Dies sei besonders wichtig, weil wir beide unbedingt ihre Depressionen besser verstehen wollten. Ich bräuchte allerdings ihre Einwilligung und das Einverständnis, dass wir uns regelmäßig, auf intensive Weise mit ihr beschäftigen können, und dass sie sich auf ein solches Experiment einlassen könne.

Damit ging ich einerseits auf ihre Ängste ein, nämlich nicht genug Raum und Zeit zu haben, sich mitteilen zu können. Andererseits führte ich auf indirekte Weise gleich eine neue Methode zur Behandlung ihrer Beschwerden ein und gab dem Setting – und damit auch ihr – eine besondere Bedeutung. Sie schien dadurch entlastet, stimmte dieser Veränderung zu und rief auch zwischendurch bis zum nächsten Termin nicht mehr an.

Hypnose

1. Sitzung: Erste hypnotherapeutische Schritte

In der folgenden Sitzung (wir beraumten vorerst 20 Minuten ein) forderte ich sie in folgender Weise auf, einfach zu erzählen, wie es ihr ginge:

> »Und wenn Sie jetzt über Ihre Beschwerden erzählen und ich auch noch mal nachfragen werde, ... so sollen Sie ruhig alle Einzelheiten nennen, die Ihnen gerade einfallen, ... alles ist wichtig zu hören, ... auch wenn es noch so klein oder weniger bedeutend erscheint ... Besonders von Ihren körperlichen Symptomen und Erscheinungen sollen Sie erzählen; je genauer, desto besser ... dies ist von besonderer Bedeutung ... Sprechen Sie in Ruhe darüber, wie es Ihnen geht, ... nennen Sie alle Gefühle, die auftreten, ... wenn Ihnen dazu Vergleiche oder Bilder einfallen, so können Sie diese auch erzählen, ... alle Sinne werden hier angesprochen und wahrgenommen.«

Ich sprach in ruhigem, eher gleichförmigem Tonfall, und die langen Ausführungen waren darauf ausgelegt, die Patientin in eine entspanntere, positive Grundhaltung zu führen. Bewusst verzichtete ich auf eine klare Einführung in die Hypnotherapie, um ihr den »Erfolgsdruck« zu nehmen. Gleichzeitig führte ich auf indirekte Weise die Wertschätzung ihrer momentanen Situation ein und suggerierte ihr ansatzweise schon die Möglichkeiten von Bildern, Metaphern, Ruhe etc.

Während ich sprach, bemerkte ich bei ihr eine leichte Entspannung in der Sitzhaltung. Sie hatte sich, wie in allen vorangegangenen Gesprächen, anfangs wieder nur auf die vorderste Stuhlkante gesetzt, jetzt war sie nach hinten gerückt und begann sich anzulehnen. Etwas verwundert, dass sie »nochmals alles erzählen kann, obwohl ja eh schon alles einmal gesagt wurde«, begann sie von ihren Beschwerden zu erzählen. Ich fragte immer genau nach, wie es sich anfühlte, wo am stärksten, am meisten, am wenigsten, ließ mir alle Einzelheiten aufzählen, versuchte dabei die Patientin immer wieder zu ihren Sinneswahrnehmungen zu führen – und dadurch ihrer Tendenz der Bewertung entgegenzuwirken. (Sie neigte dazu, nach jeder Symptombeschreibung Bewertungen hinzuzufügen: »Das ist schrecklich, vollkommen verrückt, extrem ...« etc.) Während sie ihre oben genannten Beschwerden beschrieb, bestätigte ich sie mit ihren eigenen Worten und fügte immer mal wieder hinzu, dass solche Art Beschwerden bei Depressionen ganz häufig sind, und dass es dann ganz normal sei, so und so zu reagieren. Dadurch sollte schrittweise eine »Neutralisierung«, später eine Umbewertung eingeführt werden.

»... Wenn man solchen Druck auf der Brust hat, und die Beine sich so bleischwer anfühlen, dann fühlt man sich normalerweise gar nicht mehr in der Lage, aufzustehen, ... dann fallt einem vieles schwer ... so wie das nun mal bei Depressionen der Fall ist ...« usw.

Schließlich forderte ich die Patientin auf, mir zu sagen, welche ihrer Beschwerden sie am schlimmsten und welche sie am noch erträglichsten fände. Gemeinsam erstellten wir eine Skala von 0-100, auf der wir die Symptome nach ihrer Gewichtung und Schwere eintrugen. Damit ergab sich eine sog. Prioritätenliste, die ich mir notierte.

90 Angst
80 Angespanntsein, innere Unruhe
70 Schuldgefühle
70 Schlafstörungen, frühes Aufwachen
60 Kein Antrieb
50 Druck auf der Brust
30 Kopfschmerzen.

Dann verabschiedete ich mich folgendermaßen:

»Vielleicht fällt Ihnen bis zum nächsten Mal auf, dass das eine oder andere Symptom sich anders als bisher anfühlt, ... vielleicht nicht so stark ausgeprägt ist, wie wir es jetzt hier auf der Liste stehen haben, ... wir können dann das nächste Mal die Reihenfolge wieder verändern. Wichtig war, dass wir jetzt den ersten Schritt gegangen sind, um die verschiedenen Sinne und Wahrnehmungen und manchmal kaum wahrnehmbare Unterschiede kennenzulernen.«

2. Sitzung

Beim nächsten Mal begann die Patientin damit, dass sie sich nach dem Gespräch viel wohler gefühlt habe, irgendwie ruhiger. Sie wisse auch nicht warum, es habe sich ja gar nichts verändert und man habe mit der richtigen Arbeit ja noch gar nicht angefangen. Aber sie habe sich verstanden gefühlt und das habe ihr gut getan. Sie wolle nun aber wissen, wie man jetzt »anders an die Depression herangehen« könne.

Ich gab ihr nun eine kurze Vorstellung der hypnotherapeutischen Arbeit und schlug ihr vor, mit dem am geringsten bewerteten Symptom anzufangen, erklärte ihr die Nützlichkeit von »Mini-Schritten«. Dabei konnten wir ihre Erwartungshaltung klären, mögliche Ängste und ihren Erwartungsdruck (»jetzt muss endlich was passieren, sonst wird es nie besser«) ansprechen.

Nachdem wir uns geeinigt hatten, dass wir mit dem Symptomkomplex »Kopfschmerzen« anfangen wollten, ermutigte ich sie folgendermaßen, wieder leichter in Trance zu kommen:

»... Und da Sie bereits beim letzten Mal so gute Fähigkeiten gezeigt haben, wie sich unbewusste Vorgänge entwickeln und wie sich auch Ruhe ausbreiten kann, ... so kann sich Ihr Körper auch heute wieder ein angenehmeres Gefühl erlauben und sich vielleicht ein wenig entspannen, ... ohne dass man etwas bemerkt oder dazutun muss ... und es ist völlig egal, wie dies zustande kommen kann, ... da der Körper einfach weiß, ob die Sitzhaltung so richtig und angenehm ist ... und wie viel oder wie wenig an Veränderung notwendig ist, damit das Sitzen ein klein wenig angenehmer wird; ... und dabei kann man bemerken oder auch nicht, dass auch die Atmung ... sich ein klein wenig, ganz von selbst, ... auf angenehme Art und Weise zu vertiefen scheint ... (die Patientin hatte einen tiefen Atemzug gemacht), ... was immer ein gutes Zeichen ist ... und wenn wir uns nun unter anderem dem Kopf zuwenden, ... so werden wir erst einmal kennenlernen, ... wie und wo er sich äußert und Zeichen gibt, welche auch immer; ...wichtig ist nun alles, egal ob es angenehme sind oder nicht, ... beschreiben Sie genau, wie der Kopf und alles, was in ihm vorzugehen scheint, sich anfühlt und was alles dabei geschieht.«

Die Patientin beschrieb nun die Kopfschmerzen. Es war ein Konglomerat aus verschiedenen Beschwerden: Druck im Kopf, einerseits fühle er sich leer an, andererseits rasten Gedanken, immer die gleichen, immer schneller werdend, die lähmten oder zur Verzweiflung führten; manchmal seien es Stiche hinten und manchmal an den Schläfen.

Ich fragte bei den einzelnen Symptomen jeweils nach, wie man sich das vorstellen kann, wodurch die Patientin Metaphern bildete: »als ob sich Pfeile durchbohren, von innen nach außen«; sind die Gedanken schwer? »Ja, bleischwer und ganz dunkel« – dunkel? schwarz? – »Naja, eher wie glänzender schwarzer Stahl, so wie bei einem Beil« wenn die so rasen, die Gedanken, geht das dann immer in der gleichen Richtung? »manchmal im Kreis, dann wieder wild durcheinander« – und der Druck? – »das ist die Schädeldecke, alles ist zu eng da drin, nichts hat Platz, es wird zusammengedrückt« Auf meine Frage hin, ob sie sich das im Moment alles gerade vorstellen kann, nickte sie heftig, sie habe sowieso die ganze Zeit Schmerzen ...

Während der folgenden Trance beobachte ich ihre Körpersignale, beziehe diese mit ein (z. B. den Atemrhythmus, die Sitzhaltung, Zeichen der Entspannung in Mimik und Haltung), der Sprechrhythmus wird ihrer Atmung angepasst und zunehmend etwas verlangsamt.

»Nun möchte ich Sie auffordern, sich ganz diesen Bildern, die Sie geschildert haben, zu widmen ... Sie können dabei Ihren Blick auf einen Punkt in der Ferne richten, ... oder aufs Parkett, so dass Sie ganz mit Ihrem inneren Blick beschäftigt sind, ... und wenn die Augen zugehen sollten, ... so ist dies auch erwünscht ... Vielleicht blinzeln sie schon ...

Ich habe von Ihnen gehört, dass in der viel zu engen Schädeldecke bleischwere, dunkle, stahlglänzende Gedanken rasen, wie Beile, ... da wird auch immer alles schneller, manchmal im Kreis sich drehend, dann wieder wild durcheinander, nichts hat da so richtig Platz, sodass sich manchmal die Pfeile durch die Decke bohren müssen ... Das sieht ziemlich wild aus, wenn man da so zuschaut, ... da erkennt man gar nicht mehr so genau, was das alles ist ... und da bräuchte man einfach ein bisschen mehr Überblick ... oder etwas mehr Abstand ... da mitten drin erkennt man nur die Hälfte ... Am besten man lehnte sich jetzt ein wenig zurück ... und schaute sich das Ganze mal in Ruhe an ... So geht's einfach besser ... und da kann man erkennen, dass sich, ja fast unmerklich, ... Stückchen um Stückchen ... die Decke ein bisschen hebt und hebt ... und der Raum immer größer wird, ... ganz erstaunlich, wie der Raum sich plötzlich weitet, ... ganz licht wird ... und Platz lässt ... für alles, was da herumrast und schwirrt und fliegt ... Selbst die Pfeile fliegen leicht in diesem Raum umher ... Da gibt es einfach Platz für alles ... richtig interessant, zuzusehen, ... wie die Bewegungen sich in dem immer größer werdenden Raum verändern ... Da lichtet sich nun auch das anfängliche Durcheinander und man behält viel leichter den Überblick ... Ach, da gibts auch noch die Beile, wie sie da so glänzen und ihre Farbe verändern, ... je nach Lichteinfall ... mal schillernd und farbig wie die Farben eines Regenbogens ... und wie erstaunlich klein sehen sie jetzt aus in dem großen Raum ... und die Gedanken, in den verschiedensten Schattierungen, ... wie sie sich im Kreis drehen ... Sie fangen jetzt allmählich an, immer größere Kreise zu ziehen ... und dabei, wie könnte es auch anders sein ... verlangsamt sich das Tempo ... bis hin zu einem angemessenen Rhythmus, ...ja fast scheinen sie zu schweben ... oder zu tanzen, wie im Reigen zu tanzen, ... zu einem Rhythmus, der sich wie ein ruhiger Atem anfühlt, ... als ob eine leichte, angenehme, ... vielleicht auch erfrischende Brise durch diesen Raum ziehen würde ... und die Bewegungen leicht und harmonisch sich diesem Rhythmus anpassen ... wie ein Schweben, ... und ein Lufthauch verändert die Bewegungen auf harmonische, tänzerische Art und Weise ... und während sich dieser Reigen fortsetzt, ... kann man erleben, ... wie sich möglicherweise das Licht verändert, ... es mag bereits schon etwas heller sein, ... lichter ... und man kann vielleicht schon bemerken, ... wie ein sachtes Farbenspiel beginnt, ... wie die Farbigkeiten sich mit den rhythmischen Bewegungen verändern können ... und manch ein tiefer Atemzug bringt gute, angenehme Ruhe in dieses Bild.

Und wenn es angebracht erscheint, dann kann man noch etwas dort verweilen, ... vielleicht sich an dem Bewegungs- oder Farbenspiel erheitern ... oder nur den leichten Lufthauch spüren, die sachte, frische Brise ... Um möglicherweise etwas von dieser Frische mitzunehmen, ... und so werden Sie in der Folge Zeichen der Entspannung wahrnehmen können, ... wenn Sie nun bereit sind, wieder hier ... an diesem Ort unserer Gespräche zu sein.«

Damt wurde diese Sitzung und Trance beendet, sie blickte mich klar und direkt an – im Gesicht deutlich entspannter wirkend – und meinte erheitert, dass das wohl nicht der Sinn der Sache gewesen sein kann, mit solch einem großen Kopf (der sei nämlich größer als die Praxis geworden!) sie nach Hause zu schicken. Ich bestätigte sie, dass es natürlich eine nicht so leichte Aufgabe sei, so viel Raum für sich zu beanspruchen und solche Größe durch den Alltag hindurch zu retten, zeigte allerdings dann noch deutliche Begeisterung für ihre Fähigkeiten, sich so gut alles vorstellen zu können.

3. Sitzung

Die Patientin kam wieder in recht verzweifeltem Zustand; es habe sich gar nichts geändert, alles sei noch so schlimm wie vorher, sie wolle endlich von diesem grauenvollen Zustand befreit sein. Zwar sei es ihr direkt nach der Sitzung etwas besser gegangen, aber das mit dem großen Kopf sei ja ziemlich schief gegangen, wie käme man denn da überhaupt in die U-Bahn hinein! Außerdem habe sie das Gefühl, dass sie »für Hypno nicht geeignet« sei, »da das eben einfach nicht funktioniert habe!« (?)

Ob sie sich darüber ärgere, fragte ich sie: Ja, natürlich, immerhin wolle sie doch etwas dagegen machen. Sie könne sich zwar vorstellen, noch mal so was Ähnliches zu tun, aber dann wolle sie selbst bestimmen, wie weit das gehen soll (z. B. so ein Größenzuwachs). Bereitwillig erklärte ich mich damit einverstanden, hielt meine Wahrnehmung über ihren Zuwachs an Vitalität (Ärger, Eigeninitiative, Selbstbestimmung) vorerst zurück, um sie nicht zum Widerspruch bringen zu müssen.

Ich fragte sie, ob wir heute mit ihrem nächsten Symptom arbeiten sollen oder sie sich etwas anderes wünscht zu verbessern. Sie wollte »lieber ihre Liste korrigieren«: das mit dem Druck auf der Brust sei nämlich anders geworden, sie habe das letzte Mal, als der Kopf eben so groß gewesen sei, sich lieber vorgestellt, dass der Brustkorb wachse (»aber nur ein bisschen! Nur so viel wie ich wollte!«) und da habe sie wieder etwas leichter atmen können.

Nun lobte ich doch ihre ausgezeichneten selbsthypnotischen Fähigkeiten und holte ihr Einverständnis ein, daran weiterzuarbeiten – natürlich unter der Bedingung, dass sie selbst jede Größe unbedingt selbst bestimmen soll:

»Wenn Sie so einverstanden sind, dass Ihr Körper wieder gute Aufmerksamkeit geschenkt bekommt, ... so kann sich ganz automatisch etwas mehr Ruhe einstellen ... gerade wenn sich ihre Augen jetzt wieder, ganz von selbst, einen Punkt auf dem Boden gesucht haben, ... den die Augen intuitiv gefunden haben; ... bleiben Sie dort, wie von selbst, ...fixieren Sie das Parkettmuster, das nach und nach ... einmal weniger ... einmal mehr etwas verschwommener wird, ... ein guter Ausdruck dafür, dass sich die Augen entspannen wollen ... und da kann das Blinzeln wie von selbst kommen, ... vielleicht, weil sich die Augen zwischendurch ... oder für länger ... auch mal schließen wollen ... gut so, ... wie sich Ihr Körper auch sonst angenehme Positionen sucht, ... der Rücken von hinten jetzt einen Halt hat ... ja, und der Atem etwas ruhiger und tiefer wird ... ganz von selbst ... immer ruhiger und angenehmer, ... sodass ohne Weiteres sich die gute Erinnerung

> an das gute Erlebnis von letztens einstellen kann, ... das angenehme Körpergefühl des etwas größeren Brustkorbes wieder spürbar wird. ... Und der Atem kann frei und leicht ... sich ein und aus bewegen ... Ein freieres Gefühl kann nun bald in der Brust spürbar werden ... und das Atmen geht wie von selbst ... in seinem eigenen Rhythmus, ... die tiefen Atemzüge kommen und gehen, ... zeigen die unterschiedlichsten Gefühle an ... und der Raum in der Brust erweitert sich, ... angemessen, ... Kleinigkeiten der Erweiterung genügen, ... um frei atmen zu können ... und wieder zeigt ein tiefer Atemzug ein Stückchen der Befreiung an ... und der Atem reguliert sich von selbst ... er findet allmählich seinen Rhythmus ... in einer freieren Umgebung.«

Vertiefen der bisherigen Erfahrungen: In den weiteren Sitzungen wiederholten wir im Wesentlichen diese Übungen, da die Patientin eine zunehmende Entspannung erleben konnte und die Sitzungen selbst als wohltuend empfunden hat. Allerdings halte die Entspannung nur kurze Zeit an und sie könne zuhause dies kaum wiederholen. Auf näheres Nachfragen stellte sich allerdings heraus, dass sie sich gegen Abend immer vorstellte, wie das so in der Sitzung abgelaufen war, das seien dann recht angenehme Erinnerungen gewesen. Der Patientin wurde diese »Erinnerungsarbeit« als wichtiger Schritt zur Selbsthypnose bestätigt und sie ermutigt, diese »Erinnerungen« sich häufiger »zu gönnen«:

> »... und so kann es passieren, dass Sie sich nochmals an angenehme Gefühle erinnern ... und diese Erinnerung selbst wohltuend ist, ... dass sie sich, ganz wie von selbst, immer häufiger einstellt ... warum sollte man sich nicht häufiger solche Momente gönnen, ... in denen sich eher gute Gefühle einstellen können ... und wenn nun diese Körpererinnerungen bewusst oder unbewusst sich einstellen, ... dann geschieht es einfach ... auch so, dass sich auf verschiedenen Ebenen der Sinneswahrnehmungen das Gefühl der Ruhe ... oder Entspannung ... oder auch Kraft oder Energie ... einstellen kann.
>
> Vielleicht spürt man es nur in bestimmten Bereichen des Körpers, ... vielleicht fühlen Sie es, ... oder Sie bemerken, wie Ihre Sinne etwas mehr wahrnehmen können, ... eventuell fühlt es sich so an wie ein besseres Hören ... oder klareres Sehen, ... oder Sie merken dann und wann, ... dass Sie Geruch und Geschmack viel differenzierter erleben ... Und so hat Ihnen Ihr Körper wieder eine gute Rückmeldung gegeben, ... wie er beginnt, sich etwas mehr wohlzufühlen, ... wie er wieder zu seinen ursprünglichen Energien kommt ...«

Warum weitermachen lohnt: Immer wieder »passierte« es, dass sich in den Sitzungen ungewollte, pathologische Symptome »einschlichen«. Dann war die Patientin geneigt, die Trance zu »unterbrechen«, dies auch als ungewollte Unterbrechung zu definieren und wollte »aufhören«. In solchen Situationen wurde sie dann nachhaltig ermutigt, alle ihre Körperempfindungen oder die als »störend« erlebten Gedanken mitzuteilen. Sodann wurden diese mit in den weiteren Text eingebaut, d. h. sofort von mir »bejaht«, um ihr auf jeden Fall die eigene Bewertung der Symptome als »Rückfall oder Katastrophe« zu nehmen und ihr Entspannung zu ermöglichen. In diesem Fall nutzte ich die Gelegenheit, das sie ständig begleitende Gefühl der Unruhe und Anspannung, (das sich in Symptomen wie Beinunruhe, Zittern, ständige Bewegungen der Hände, auf dem Sitz hin und her rutschen, hochgezogene Schultern ... zeigte) mit in die Trance Übung einzubeziehen:

> ... und während sich der Brustkorb leicht hebt und senkt ... und dem freien Strömen der Luft genügend Raum gibt, ... da zeigen die Füße noch ihre Bewegtheit ... so als ob ihre Energien ungezügelt ihren freien Lauf nähmen ... und sie wollen sich vielleicht noch mehr bewegen ... oder vielleicht auch schneller, ... vielleicht ist ihr Bewegungsdrang ganz unbewusst, ... so wie auch in den Händen oder sonst wo. Sie wollen sich bewegen – auf unterschiedliche Art und Weise – bis sie irgendwann ein klein wenig Müdigkeit ... und Erholungsbedürftigkeit spüren, ... ein Bedürfnis nach Entlastung, nach Loslassen ... und so wird dieses Bedürfnis immer stärker ... nach Loslassen wollen, ... so dass ganz allmählich, ganz langsam ... die Bewegungen ... anfänglich fast noch unbemerkt ... etwas langsamer und bedächtiger werden ... es kann sogar sein, dass Hände und Beine und Füße ihre Bewegungen dem Rhythmus der Atmung anpassen, ... so wie ein Hin und Her ... und Ein und Aus ... und Hoch und Runter ... hin und her und ein und aus und vor und zurück und im Kreis wie im Reigen ...
>
> Und ehe man es sich versieht, ... so können sich die verschiedenen Rhythmen abwechseln ... oder sich sogar aufeinander abstimmen ... der Rhythmus der Atmung und der der Bewegungen ... im und vom Körper ... ein guter Rhythmus ... und die Bewegungen werden größer und kleiner ... und hin und her und aus und ein ... dafür ist Raum und Zeit ...
>
> Ein Raum, ... in dem alles Platz hat ... und seinen Rhythmus finden kann, ... während die Luft sich von allein die Frische holt ... und von selbst einströmt ... und die verbrauchte Luft nach draußen drängt, ...der Körper loslassen will, ... bei jedem Ausatmen ... und so kommt immer mal wieder eine schnellere Bewegung auf, ... die sich zeigt, ... da will etwas nach außen ... um losgelassen zu werden ... loslassen, ... um in einen Rhythmus zu kommen ... und hin und her ... und ein und aus und hoch und runter ... und ein und aus und vor und zurück und wie im Reigen des Wohlbefindens ...
>
> Und allein durch die Atmung ... wie auch die vielen, kleinen, guten Veränderungen der Bewegungen ... und den neuen Rhythmus ... beginnt der Körper sich neue Energien zu holen, ... die Energien werden positiv spürbar ... mit der frischen Luft beim Einatmen ... und beim Loslassen der Ausatmung, ... da entstehen wieder Kräfte in jeder einzelnen Zelle ... wie von selbst ... bei jedem Loslassen ...
>
> Und wie sich das jetzt auch immer gestaltet hat ... auf jeden Fall wird der Körper in der nächsten Zeit Zeichen geben, ... Zeichen von Entspannung und Kraft ... und Ruhe und Energie ... in welcher Form ... und in welcher Zeit auch immer ...
>
> So werden Sie heute ... mit einem Zeichen der erneuerten Energie ... einen guten Abschluss finden, ... und mit angenehmer Aufmerksamkeit ... mit allen Sinnen ausgestattet ... diesen Raum verlassen können ...«

In deutlich entspannterer Haltung und mit einem kleinen Lächeln beendete die Patientin die Sitzung, und wir verabschiedeten uns, indem ich nochmals ihre ausgezeichneten Fähigkeiten unterstrich. In der Zwischenzeit hatte sich das psychische Gesamtbefinden der Patientin bereits gebessert; die Medikamente wurden gut vertragen und hatten im Erleben der Patientin »endlich angeschlagen«. So habe sich der Schlaf (»ohne dass wir hier etwas tun mussten«), etwas normalisiert. Sie wache auch nicht mehr mit dieser »elenden Verzweiflung und drückenden Schuldgefühlen« auf, auch die Angst habe sich etwas gelegt, da sie »ja etwas dagegen tun könne«.

Hier wurde deutlich, dass die körperlichen Symptome, auf die wir bisher fokussiert hatten, auch Ausdruck ihrer Angstgefühle waren und sich durch die bisherigen hypnotherapeutischen Behandlungsschritte hatte positiv beeinflussen lassen. Trotzdem fühlte sie sich noch stark in ihren Leistungsfähigkeiten und in ihrer allgemeinen Belastbarkeit eingeschränkt, und ihr Antrieb sei noch »extrem schlecht«. Diesen Themen wollte sie sich nun widmen.

Ganz automatisch hatte sich in den Sitzungen eingespielt, dass die Patientin die Fixationsmethode übernahm um ihre »Hypno-Reise«, wie sie es nannte, zu beginnen. Die Augen hielt sie meist geöffnet, »um alles mitzubekommen«.

Jetzt vereinbarten wir, dass wir einmal – ohne uns auf einen Symptomkomplex zu fokussieren – eine Sitzung gestalten, in der sie einen »neutralen Ort des einfachen Wohlbefindens« finden könne. Die Patientin berichtete nämlich, dass sie die Beobachtung gemacht habe, dass selbst gute Erinnerungen an Orte, die sie früher gern aufgesucht hatte, nach kurzer Zeit dann doch wieder traurig und depressiv machten. Es käme ihr bei solchen Erinnerungen wieder deutlich zu Bewusstsein, wie weit sie doch von einem guten Lebensgefühl entfernt sei.

In früheren Gesprächen hatte sie schon bisweilen von ihren Vorlieben für die Natur berichtet. Dass sie hügelige Landschaften gerne mochte, Wiesen und kleine Bachläufe, früher gern durch Mischwald gewandert sei. Meer und hohe Berge hingegen seien ihr ein Graus, sie verband damit ungünstige Gefühle und Erinnerungen mit Menschen. Diese Informationen nutzend, wurde die folgende Trance Reise ausgestaltet:

7. Sitzung: Die Suche nach dem Ort des Wohlbefindens

»... und wenn Sie nun wieder den Punkt auf dem Boden gefunden haben, an den sich Ihre Augen gewöhnt haben zu fixieren ... und dabei ganz automatisch zu entspannen, sodass sie allmählich das Bedürfnis haben, noch mehr loszulassen, um zur Ruhe zu kommen, da blinzeln oder zucken vielleicht schon die Augenlider ... vielleicht wollen sie jetzt schon loslassen und sinken, ... um sich mehr zu entspannen – diese gute, angenehme Ruhe und Entspannung ... Mit jedem Atemzug können Sie nach und nach noch mehr loslassen, können mit jedem Atemzug ... ein und noch länger aus ... – wie wohltuend, das langsame Ausatmen – loslassen ... ausatmen.

Der Körper möchte die Ruhe und dort und da bewegt er sich noch ... findet langsam seinen angenehmeren, ruhigeren Rhythmus, ... wie von selbst ... und in einem angenehmen Rhythmus wird er sich weiterhin in der Vorstellung bewegen, ...

Wenn Sie sich ganz allmählich auf einen breiten Weg bewegen, ... einen Weg, der in einer schönen, hügeligen Landschaft in sachten Windungen und Biegungen sich hinzieht, ... durch Wiesen und Felder, die sich über die Hügel hinweg strecken, ... in der Ferne sind kleine Waldstücke zu sehen, ... der Himmel darüber ist in zartem Blau, helle, leichte

Wolkenstreifen ziehen darüber hinweg ... und die Luft ist lau, ... ab und zu ist eine sachte Brise zu spüren, ... wie angenehm, diese laue Luft zu spüren, ... mit jedem tiefen Atemzug hebt sich, ganz leicht, die Brust, ... wird frei und geräumig ... und senkt sich.

... loslassen ... genießen ... Sie gehen weiter auf diesem Weg, ... folgen diesem wie von selbst ... leichte Bewegungen, ... gehen weiter die nächste Biegung, ... die in ein kleines Waldstück führt, ... der Wald ist licht, ... einige Sonnen strahlen fallen durch die Bäume ... und strahlen den moosigen Waldboden an ... helle Flecken, ... unterschiedliche Grüntöne, ... hier und da kleine Sträucher, Grasbüschel ... es gibt da so viel zu entdecken ... und die Luft ist so angenehm erfrischend, ... mit tiefen Atemzügen kann man diese würzige Waldluft genießen ...

Und sie gehen den nun schmaler werdenden Weg weiter, ... in einem leichten, fließenden Tempo, ... halten inne, wenn Ihnen danach ist, ... um vielleicht in die Baumkronen zu blicken, ... das Licht- und Farbenspiel zu beobachten, zu genießen, ... und Sie schreiten den Weg entlang, ... an dessen Ende es heller wird; ... sie folgen dem Licht und so gelangen Sie an einer Waldlichtung, ... eine überschaubare Lichtung, ... umsäumt von verschiedenen Bäumen, ... kleine, mittlere, hochgewachsene, ... der Blick gleitet über diese Lichtung; ... dort findet sich weiches, frischgrünes Gras, ... da sind Waldblumen, ... teilweise in Büscheln ... oder einzeln oder in kleinen Gruppierungen, ... in verschiedenen Farben, ... helle und weiße und blaue und dunkelfarbige ...

Und Sie sind neugierig geworden, ... wollen mehr davon sehen und gehen in die Lichtung hinein ... es ist so angenehm weich, der Boden, auf dem Sie gehen ... nun mir leicht federndem Schritt ... Sie fühlen jeden Schritt auf dem Waldboden, ... spüren Moos und das Gras unter Ihren Füßen ... und Sie möchten barfuß auf diesem wunderbaren weichen Boden gehen ... die Sonne ist so wärmend, ... die Luft *so* mild ... und das leise Summen von vielleicht Bienen ... und auch Zwitschern der Vögel ist neben dem ganz zarten Rauschen der Bäume zu hören ... da ist auch ein ganz leises Plätschern zu vernehmen ...

Sie folgen dem Ton, und Ihre Schritte werden zu einem kleinen Bachlauf geführt, ... den Sie erst gar nicht gesehen hatten ... wie idyllisch doch dieser Platz hier ist ... Sie schauen den Bachlauf entlang ... und finden eine Stelle, an der Sie sich setzen können ... Klares Wasser fließt, ... ein leichtes Gurgeln ist zu hören, ... und vielleicht kommt ein Bedürfnis in Ihnen auf, dieses Wasser zu spüren, ... es über Hände oder Füße laufen und fließen zu lassen, ... die Erfrischung zu erleben, ... wie schön, wie gut es sich anfühlt ...

Und das Bedürfnis nach Ruhe kann sich so erfüllen ... immer mehr loslassen ... sich auf den Rücken in das weiche Gras legen, ... nur spüren und genießen, ... den weichen Boden, das Moos, das Gras, den Duft in sich aufnehmen, ... die laue Luft und die wärmende Sonne ... spüren und aufnehmen, ... ja ... und ausatmen und loslassen ... über Ihnen der Himmel, dahin der Blick frei gleitend ... leicht ... schwebend ... die schützende Wärme ...

nur da sein ... frei ... leicht ... atmen ... ein ... – ... aus ... loslassen ... spüren, ... wie mit jedem Atemzug ... etwas mehr Frische ... kaum merklich mehr Energie ... im Körper aufgenommen wird, ... durch die Luft, den Duft, das Summen und Brummen und Rauschen der Blätter, ... den Hauch der Brise, die Frische des Wassers, ... spüren und aufnehmen ...

Und wenn Sie nun Ihre Sinne satt sind von den guten Eindrücken und Erfahrungen, ... dann können Sie langsam ... ganz in Ihrem Tempo ... wieder hierher ... zurückkommen – und Sie nehmen all die Frische und guten Energien mit ... Jetzt und Hier.«

Evaluation

Insgesamt ging es der Patientin nach ca. drei Monaten wieder so gut, dass sie ohne erhebliche Einschränkungen ihrem normalen Lebensalltag nachgehen konnte. Die hypnotherapeutische Behandlung bewertete sie für sich als sehr fruchtbar und unterstützend, sie konnte vieles davon in ihren Alltag umsetzen. Es traten auch im folgenden Jahr immer wieder leichte Symptome auf, mit denen sie aber »allein gut umgehen konnte«; das heißt, sie konnte ihre selbsthypnotischen Fähigkeiten einsetzen und positive Erfahrungen aus der Hypnotherapie für sich selbst wiederholen. So erzählte sie später, dass sie immer wieder ihren »Ort des Wohlbefindens« aufsuche, wenn es »mal wieder Stress« gebe. Das ginge jetzt schon recht rasch und würde gut helfen, den nötigen Abstand zu gewinnen. Sie wisse zwar, dass man keine Depression »weghypnotisieren« könne, sie habe aber das Gefühl, nun nicht mehr allen Symptomen ohnmächtig ausgeliefert zu sein. Für ihre persönliche Entwicklung war die Erfahrung mit Hypnotherapie ein wesentlicher Schritt in Richtung Autonomie, Selbstbestimmung und bedeutete für sie die Möglichkeit, sowohl ihren regressiven, als auch Autarkiebedürfnissen gerecht zu werden.

(Kritische) Reflexionen: Wie wohl alle Therapeuten bestätigen können, sind Behandlungen von Depressionen meist recht langwierig und großen Schwankungen im Verlauf unterworfen. Immer wieder wird von Patient und Therapeut gutes Durchhaltevermögen abverlangt. Doch immer wieder kann man in der Behandlung von depressiven Patienten in ein wiederkehrendes Muster geraten: in die »Depressive Mühle«. Wer hat diese als Behandler nicht schon einmal erlebt: Es geht nicht voran, kein wirklicher Therapieerfolg ist in Sicht, immer wieder kommt der »Sog« von Negativem. Die Suche nach etwas Positivem endet im Finden von weiterem Negativen. Irgendwann sind dann beide entmutigt, machen aber – beide mit jeweiligem Nachdruck – weiter: der Patient im deutlicheren Beklagen, der Therapeut im deutlicheren Bemühen (z. B. Erhöhung der Medikation oder des Zuspruchs).

Und so befinden sich – ohne es zu wollen – nach einer Weile Arzt/Therapeut und Patient in der sich unaufhörlich drehenden, »depressiven Mühle«: Dem ersten Schritt zur beiderseitigen Chronifizierung bzw. symmetrischen Eskalation sind längst schon weitere gefolgt.

Diese Situation bestand auch im vorliegenden Fall. Die Patientin beklagte zunehmend ihren Zustand, beschrieb immer mehr Beschwerden. Als Therapeutin versuchte ich dem jeweils etwas (noch) Positiveres entgegenzusetzen, bis mir auch keine Ideen mehr zur Stimmungsaufhellung kamen, und das Gespräch gleichermaßen als belastend bis hin zu quälend empfunden wurde. Die Gefahr in solchen Momenten ist dann, dass das Gespräch – besser gesagt: die therapeutische Beziehung – unterbrochen wird. Beim Therapeuten herrscht oft das ungute Gefühl vor, dem Patienten nicht gerecht geworden zu sein und beim Patienten, sich nicht ausreichend gut vermitteln zu können. Im beschriebenen Falle hatten Therapeutin wie auch Patientin zunächst eine Behandlungswirklichkeit konstruiert, in der

Besserungen schwer verwirklicht werden konnten. Die Sinneswahrnehmungen blieben auf negatives Erleben und Bewerten beschränkt. Wir waren also in einen »negativen Trance-Zustand« geraten!

Warum Hypnose?

Aus genau dieser Feststellung heraus wurde die Notwendigkeit der hypnotherapeutischen Arbeit während dieser psychiatrischen Behandlung erkannt, um selbst wieder handlungsfähig zu werden und überhaupt erst einmal wieder in direkten Kontakt mit der Patientin zu kommen. Allein schon durch das wiederholte, genaue Erfragen der Symptome (obwohl wir beide die Symptome ja schon »auswendig« kannten!) wurde wieder eine wertschätzende Grundstimmung erzeugt. Die Patientin konnte sich entspannen, da sie nicht mehr unter Druck stand, mir ihre Befindlichkeit ‚beweisen' zu müssen. Und der Kontakt verbesserte sich augenblicklich, wodurch die Voraussetzung zu einer gemeinsamen Arbeit geschaffen wurde.

Erst dann konnte überhaupt eine veränderte, gemeinsame Arbeitsweise eingeführt werden.

Meines Erachtens war diese wertschätzende Grundhaltung die wichtigste Säule im Behandlungsprozess, die sich allein schon darin äußert, dass allen Sinnen eine Bedeutung und Wichtigkeit zugesprochen wurde. Aber auch, dass Symptome, Beschwerden, Schwächen etc. gleich (wertschätzend oder wertfrei) behandelt – oder sogar noch als wichtige Ressource umbewertet wurden. Wenn wir also unerwünschte Symptome immer wieder feststellen mussten, so konnte doch immer eine »Entkatastrophisierung« der Symptomatik erreicht werden, da ja jedes Symptom wichtig genug war, um gesehen und damit nutzbar gemacht zu werden. Durch die Haltung, alles Genannte als Kontaktangebot und mögliche Ressource, zumindest als wichtiges »Material« anzusehen, gelang es in der Regel, den Umgang mit der Symptomatik zu erleichtern, da direkt Einfluss auf diese Symptome genommen werden konnte.

Wichtig war auch, dass die Behandlung einerseits zuverlässig stattfand, aber auch ausreichend Flexibilität bezüglich Länge oder Thematik der Sitzungen verfügbar war. So bestand z. B. bei der Patientin zum Teil ein so ausgeprägter depressiver Anspannungszustand, dass sie sich manchmal überhaupt nur 10–15 Minuten auf die Hypnotherapie einlassen konnte. Wenn es gelang, jeweils die vorhandenen Fähigkeiten angemessen zu würdigen und ihr damit den Erfolgsdruck zu nehmen, erlebte sie auch diese kurzen Sequenzen als Erfolg.

Die Patientin selbst verbuchte als größten Erfolg der Hypnotherapie die deutliche Symptomreduktion innerhalb relativ kurzer Zeit. Wie so häufig bei depressiven Erkrankungen ließ sich auch bei ihr die Beobachtung machen, dass durch die intensive Beschäftigung mit anfänglich genannten Einzelsymptomen sich eine Vielzahl von Beschwerden gleich »mitbehandeln« lassen. Die sonst oft als negativ bis lästig empfundene Generalisierungstendenz ließ sich also durchaus positiv nutzen!

Den weitaus größeren Effekt der hypnotherapeutischen Behandlung sah ich bei der Patientin eher in ihrer persönlichen Entwicklung. Sie hatte sich anfänglich als ihrer Erkrankung völlig ausgeliefert erlebt, ohne Einflussmöglichkeiten und konnte dann die Erfahrung machen, dass sie sich ihren eigenen Sinnen und Fähigkeiten anvertrauen konnte (»sich dem Selbst ausliefern«), damit wieder mehr Gestaltungsmöglichkeiten zu erreichen. Wie sich in der Folge zeigte, hatte sie einen großen Schritt in Richtung Selbstbestimmung getan und deutlich mehr Selbstwertgefühl erlangt.

Ein Weg zur Hypnotherapie – immer möglich? Hypnotherapeutisches Arbeiten bei psychiatrischen Erkrankungen war und ist immer wieder in Diskussion, allerdings oft nur, um die Einschränkungen der Einsatzmöglichkeiten aufzuzeigen. Hypnotherapie, wie sie hier verstanden wird, stellt aber gerade eine Erweiterung der Behandlungsmöglichkeiten dar, indem sie die Kontaktangebote, die zwischen Behandler und Patient bestehen, nutzt, fördert und erweitert. Sie ist somit gar nicht so sehr von der Zeit, den Rahmenbedingungen und Setting-Voraussetzungen abhängig, sondern allein von der Grundhaltung des Behandlers, die Geschehnisse während eines Behandlungsgespräches als Ressourcen zu erkennen und sie therapeutisch zu nutzen. Hypnotherapeutisches Arbeiten kann jederzeit im klinischen Alltag gelingen, einerseits zur Routine werden, andererseits die tägliche Routine-Arbeit beleben.

Gerade in der Behandlung von selbst mittelgradig oder schwer depressiv Erkrankten hat sich der Einsatz von hypnotherapeutischen Methoden bewährt, meist zusätzlich zur antidepressiven und/oder psychotherapeutischen Behandlung, wenn der Behandler sich den Phänomenen dieser Erkrankung stellt – und zwar nicht in den Weg, sondern akzeptierend –, um dann gemeinsam mit den Betroffenen neue Wege einzuschlagen.

Genau der Umstand, dass Menschen in depressiven Zuständen auf fast allen Sinnesebenen massive Einschränkungen erleben, sollte gerade ermutigen, ihnen mit Hilfe hypnotherapeutischer Techniken wieder Zugang zu ihren eigenen Wahrnehmungen zu ermöglichen. Jede verbale wie auch nonverbale Äußerung des Patienten kann als Kommunikationsangebot verstanden werden und somit als Möglichkeit, Zugang zu ihm, seinen Bedürfnissen wie auch Ressourcen, zu finden. So ist es erfahrungsgemäß nicht relevant, welche Äußerung (ob ein Symptom, ein Gedanke, eine Zustandsbeschreibung) als Anlass zur Hypnotherapie genommen wird, sondern entscheidend ist, dass überhaupt dieser Weg beschritten wird.

Trance: Zustand, Behandlung? Wir bezeichnen Trance als Phänomen, das einen Zustand beschreibt, in dem die verschiedenen Sinnes-Modalitäten fokussiert bleiben, d. h. die Wahrnehmung auf verschiedene Bereiche reduziert ist.

Definieren wir also den Zustand der Depression auch als eine Art Trance-Zustand, so kann im hypnotherapeutischen Kontext dies nur als Chance genutzt werden. Die häufige Beobachtung während einer Depressions-Behandlung, dass die Patienten »nie müde werden im Produzieren von Beschwerden« oder »ständig von einem Thema zum anderen hüpfen«, kann schon als Trance-Zustand definiert werden, der primär zwar als negativ erlebt wird, aber in einen positiv nutzbaren gewandelt werden kann.

Speziell bei dieser psychiatrischen Erkrankung werden natürlich auch Einschränkungen bzw. mögliche Probleme für die Behandlung deutlich: Lange Sitzungen oder intensive Gespräche sind aufgrund der Symptomatik oft überhaupt nicht möglich (meist wegen der ausgeprägten Konzentrationsstörungen), häufig gelingen längere hypnotherapeutische Sitzungen nur in einem etwas verbesserten psychischen Zustand.

Genauso wenig kann Entspannung als Voraussetzung für Hypnotherapie dienen, allenfalls als Therapieziel. Denn gerade der ausgeprägte Spannungszustand (mental wie auch körperlich) gehört zu den häufigsten Symptomen bei Depressionen. Die meisten Patienten mit Depressionen haben ohnehin schon mit allen möglichen Mitteln und Entspannungstherapien unterschiedlichster Art versucht, sich zu »entspannen«, um diesem quälenden Problem zu begegnen. Eine häufige Erfahrung aus dem klinischen Alltag ist aber, dass Entspannungs-Techniken in mittelgradig und schwer depressiven Zuständen nicht wirksam sind, selbst wenn die Betreffenden in früheren Zeiten gute Erfahrungen damit gemacht hatten.

Beides, sich auf etwas zu konzentrieren oder allein der Gedanke, ruhig und entspannt zu sein, kann bei solchen Patienten automatisch in Erfolgsdruck enden und das Gefühl »zu müssen und doch nicht zu können« kann wieder vorherrschen, wodurch sich die Symptomatik eher verschlechtert, die Anspannung steigert.

Eine andere Schwierigkeit kann bei der Einführung hypnotherapeutischer Methoden in die Behandlung auftreten: ebenso wie das Wort »Entspannung« lösen »Hypnose« oder »Trance-Zustand« bei den Betroffenen häufig eine ablehnende Reaktion aus. Fühlen sie sich doch sowieso schon in einem ungewohnten, eingeschränkten geistigen Zustand, (»wie in Trance«, »wie unter einer Glasglocke«), und haben zudem das Gefühl, nicht mehr die richtige Kontrolle über sich zu haben. So sind oft Befürchtungen da, dass sie nun »in Hypnose« vollkommen die Kontrolle verlieren, bzw. jemand anderer Kontrolle über sie hat. Deshalb ist es notwendig, dieses verständliche Kontrollbedürfnis mit in die Behandlungsplanung einzubeziehen und den Bedürfnissen des Patienten entsprechend eine sinnlich erfahrbare, positive Erfahrung mit Hypnotherapie machen zu lassen. Ziel der Behandlung ist immer, die »Selbsthypnose-Fähigkeiten« aufzubauen und damit mehr Autonomie, mehr Freiheitsgrade zu ermöglichen.

Hypnose, Hypnotherapie oder allgemein hypnotherapeutische Methoden eignen sich meinen bisherigen Erfahrungen nach sehr gut zur Behandlung von Depressionen, da sich dadurch die sich häufig einschleichenden, negativen Prozesse, die symptomverstärkend und/oder verlängernd wirken, verändern lassen bzw. die gewünschten Veränderungsprozesse beschleunigt und nachhaltiger wirken können. Sie sollten auf jeden Fall auf den Patient abgestimmt und in einen Behandlungsprozess eingebettet sein.

IV.

Hypnose mit Kindern und Jugendlichen

1 Claude und sein imaginäres Tennismatch

Katalin Bloch-Szentágothai

Hypnotherapie bei einem 9-jährigen Jungen mit Morbus Crohn

Der 9-jährige Claude kommt auf Zuweisung des Kindergastroenterologen im Sommer 2000, nachdem bei ihm eine schwere Morbus-Crohn-Erkrankung diagnostiziert worden war. Er ist nicht in der Lage, die dringend notwendigen Medikamente zu schlucken. Der Gastroenterologe hörte durch einen Kollegen von den Möglichkeiten der Hypnose und wollte damit einen Versuch wagen. Die Hypnose war in diesem Fall also nicht als Therapie für den Morbus Crohn gedacht, sondern als Unterstützung für die medikamentöse Therapie.

Als erstes unternahmen wir einen Versuch mit Hypnose: Claude konnte die Tabletten in Hypnose relativ problemlos einnehmen. In einem zweiten Schritt wurde ein kompliziertes Ritual für die Selbsthypnose erarbeitet, das es ermöglichte, zuerst mit der Hilfe der Familienangehörigen und nachher ohne fremde Hilfe die Medikamente einzunehmen. Nach einem knappen halben Jahr wurden sowohl die Selbsthypnose als auch das Ritual überflüssig.

Der Fall

Claude ist außerordentlich mager, klein (bezüglich Größe und Gewicht etwa einem 7-Jährigen entsprechend), sehr intelligent, in der Schule einer der Klassenbesten und körperlich erstaunlich fit. Er hat die Juniorenmeisterschaft im Tennis erfolgreich bestritten. Seine Familie ist stabil und kooperativ, vielleicht etwas kompliziert. Claude hat einen älteren Bruder. Die Mutter ist hilfsbereit, intelligent und sehr aktiv; die Bedürfnisse der Familie scheinen absolute Priorität zu haben. Die Großmutter leidet seit ca. 30 Jahren ebenfalls unter einem Morbus Crohn. So sind Claude sowohl die Krankheit wie auch die Möglichkeit, damit lange und qualitativ gut zu leben, bekannt. Die Einnahme der Tabletten war auch mit größter Mühe nicht möglich, obwohl er die absolute Notwendigkeit einsah. Claude ist beim Essen überhaupt etwas »diffizil«, er isst nur wenige Sachen, die er kennt.

Ich betrachtete mich nicht als berufen, Probleme aufzudecken oder zu bearbeiten. Ich stand vor der Herausforderung, unter erheblichem Zeitdruck so rasch als möglich die selbstständige Einnahme der Medikamente zu erreichen. Es gab keinen von Beginn an feststehenden Plan. Er hat sich erst im Laufe der Zusammenarbeit entwickelt. Jeder neue Schritt ergab sich aus den vorangehenden. Nach der Kontaktaufnahme ging es darum festzustellen, was wir in Zusammenarbeit erreichen können. Es war mein Ziel, die Autonomie des Jungen wieder herzustellen: als ersten Schritt die Einnahme der Medikamente, dann die Einnahme der Medikamente ohne Therapeut und schließlich die Einnahme der Medikamente ohne Hilfe der Familie zu erreichen.

Einem ausführlichen Gespräch mit dem zuweisenden Gastroenterologen folgte die telefonische Besprechung mit der Mutter. Danach kam Claude mit der Mutter zu mir. Nach einem ganz kurzen Gespräch, hauptsächlich mit Claude, erkundigte ich mich, ob es für ihn recht wäre, bei mir zu bleiben und von der Mutter später abgeholt zu werden. Er war einverstanden, und so blieben wir allein.

Ich wollte mir zuerst ein Bild der Situation machen und versuchte, ob er kleine Schokoladendragees (Smarties) schlucken könnte. Ohne Erfolg. Es war bisher auch nicht gelungen, Tabletten in pulverisierter Form mit Sirup oder ähnlichem einzu nehmen. Dass die Medikamente genommen werden müssen, war Claude durchaus klar. Ich hatte nicht das Gefühl, dass es einen unterschwelligen Widerstand gegeben hätte.

Über Hypnose wusste er so gut wie nichts. Ich habe dann auch nur erklärt, dass man sich in der Hypnose in eine andere Welt zurückziehen könnte, z. B. in die Ferien, in ein spannendes Buch oder in ein Tennismatch; dass man die ganze Umwelt vergessen und sich vorstellen könnte, Sachen zu machen, die man sonst nicht oder kaum kann, z. B. dass man Harry Potter sein kann (er las damals gerade das Buch). Wir sprachen kaum über die Krankheit, sondern vorwiegend über Ressourcen. Ich wollte alles Mögliche über Tennis wissen, da dies Claudes große Liebe ist. Wir besprachen, dass wir als erstes versuchen würden, ob er jetzt und hier bei mir die Tabletten schlucken könnte, wenn er gleichzeitig etwas ganz »anderes« macht.

Hypnose

Die Induktion erfolgte im Gespräch. Ich ließ ihn über ein spezielles Tennismatch detailliert berichten, das ihm sehr wichtig war. Während seiner Erzählung sagte ich:

»Viele Kinder können, wenn sie die Augen schließen, sich noch viel besser an Bilder, Gefühle und Bewegungen erinnern ... Ich frage mich, ob du das auch könntest?«

Nun: er konnte! Sofort nach dem Lidschluss setzten heftige Augenbewegungen ein. Auf meine Frage, ob er das Match jetzt sehen könnte, antwortete er mit einem etwas verwaschenen Ja. Ich ließ ihm Zeit und habe nur gelegentlich den Prozess im positiven Sinn unterstützt.

»Ich weiß nicht, ob du merkst, wie besonders gut du heute spielen kannst. Ja, wenn man sich so fest bewegt, wird einem heiß ... und man wird durstig ... so wundervoll kühles Wasser zu trinken tut gut.« Daraufhin gab ich ihm ein Glas Wasser in die Hand, welches er fast ganz leerte.

»Und weiter spielen ...«

Ich ließ mich auch immer auf dem Laufenden halten, wie das Match steht und habe natürlich seinen Sieg unterstützt. Claude sprach wenig, hatte damit offensichtlich Mühe, und die Sprache war schlecht verständlich. Klar war aber, dass er am Gewinnen war ...

»Ja, es macht Durst, wenn man so gut spielen kann... Ich nehme an, dass das Wichtige das Spiel ist, ... dass es dir auch gleichgültig ist, ... wenn ich dir vor dem Trinken die Tabletten in den Mund legen würde, ... weil im Moment nur das Spiel wichtig ist ... und vielleicht noch ein bisschen Wasser. Die Tabletten, die ich dir in den Mund lege, sind vollkommen gleichgültig ... Das kühle Wasser, das Spiel ... gleichgültig ...«

Ohne große weitere Ankündigung sagte ich, er solle den Mund aufmachen und gab ihm drei Tabletten in den Mund und das Wasser in die Hand; die Tabletten wurden ohne zu würgen einfach hinuntergespült. Ich habe nur sehr knapp kommentiert, wie gut das sei, aber jetzt müssten wir das Match fertig spielen.

»Ja genau so ... Gut so ... Wie noch nie zuvor ... Du merkst sogar, dass du Sachen kannst, die sonst schwierig sind. So ist es gut ...«.

Nach angemessener Zeit und gewonnenem (!) March erfolgte meine Aufforderung zurückzukommen. Im Nachgespräch war er eigentlich mehr beeindruckt von dem guten Spiel als von der Tatsache, dass er die Tabletten geschluckt hatte.

Trotz dieses Teilerfolges war das Problem nicht im Geringsten gelöst. Bei einer täglichen Dauermedikation ist die ständige Anwesenheit eines Hypnotherapeuten nicht praktikabel. Von Vorteil war trotzdem, dass sowohl Claude als auch seine Mutter sahen, dass Hypnose unerwartete Möglichkeiten bieten kann. Das Ziel war, eine Lösung zu finden, die es Claude ermöglichte, autonom seine Medikamente zu schlucken Meine Überlegung war, dass unter Umständen der im Liegen veränderte Schluckmechanismus behilflich sein könnte. Ohne Hypnose würde aber auch das wahrscheinlich nichts bringen. So mussten wir in Zusammenarbeit ein Selbsthypnose-Ritual erarbeiten.

Selbsthypnose-Ritual

In drei zusätzlichen Sitzungen fanden wir mit Hilfe der Familie eine Methode zur Selbsthypnose.

Claude lag auf dem Rücken und streckte den dominanten rechten Arm ganz steif, mit geballter Faust in die Höhe. Er dachte an sein Tennismatch, konzentrierte sich darauf und nach zwei bis drei Minuten konnte der Arm »ganz von selbst« ganz langsam heruntersinken. Sobald die Hand den Körper berührte, »spielte Claude Tennis«. Dabei bekam er Durst, und Familienangehörige konnten ihm die Tabletten in den Mund legen und aus einer Flasche Wasser für den Durst geben. Das klappte ganz gut und führte zu einem täglichen Ritual mit Unterstützung der Familie.

Zugegeben, die Methode war etwas kompliziert; aber ich glaube, dass genau die Kompliziertheit das Umgehen der Hemmung und die Lösung des Problems erlaubte. Damit meine ich, dass, wenn er sich auf die komplizierte Methode einlassen musste, dieses wahrscheinlich auch als Ablenkung vom eigentlichen Problem wirken konnte. Ich dachte auch an Ericksons Vorschlag, bei Widerständen von 100 rückwärts zu zählen und jede dritte Zahl zu sagen. Die relativ schwere geistige Arbeit sollte helfen, den Widerstand zu umgehen.

Nach ca. drei Monaten wollte Claude bei seinem Freund übernachten. Die Mutter machte ihn auf die Schwierigkeiten mit den Tabletten aufmerksam; er war aber der Meinung, dass das lösbar sei. Nach Angaben der Mutter des Freundes bat Claude um eine kleine Flasche Wasser und zog sich alleine in das Schlafzimmer zurück. Bewusst wurde es Claude überlassen, ob er darüber berichten wollte, d. h. es wurde nicht nachgefragt. (Ich habe oft das Gefühl, dass persönliche Strategien nicht »zerredet« werden sollten.)

Nach diesem Besuch bei seinem Freund hat er seine Strategie kommentarlos verändert. Er musste sich zuhause nur noch auf dem Stuhl sitzend nach hinten lehnen, gebrauchte den hochgestreckten steifen Arm weiter, nahm aber so die vorbereiteten Tabletten und das Wasser in der Flasche selbstständig zu sich.

Nach weiteren zwei bis drei Monaten, wieder ohne Kommentar, nahm er die vorbereiteten Tabletten vom Teller und schluckte sie mit dem Frühstücksgetränk. Die Tabletteneinnahme ist seitdem kein Thema mehr gewesen.

Evaluation

Meine Überlegung war, dass man soweit wie möglich, den Prozess nur unterstützen, aber nicht zu fest steuern sollte. So wurde die Mutter angewiesen, keine Fragen zu stellen und nicht zu kommentieren. Die Hypnose wurde in diesem Fall notfallmäßig zur Lösung eines Teilproblems eingesetzt. Die Betreuung durch den behandelnden Arzt ist sowohl fachlich wie menschlich sehr gut, die Kooperation der Familie tadellos. Es scheint mir wichtig zu erwähnen, dass ich in diesem Fall nur den Auftrag hatte, das Problem der Tabletteneinnahme zu lösen, was auch gelang. Hintergründe zu recherchieren und zu bearbeiten, war nicht meine Aufgabe. Es ist meiner Ansicht nach wichtig, dass man sich auf den Auftrag beschränkt.

Claude weiß, dass Morbus Crohn eine »unheilbare« Krankheit ist, mit der er aber sehr gut leben kann. Mit der korrekten Medikation und der medizinischen Betreuung entwickelt er sich gut, ist nach wie vor überschlank, noch immer etwas kleiner als der Durchschnitt, aber sowohl körperlich wie geistig in sehr gutem Zustand. Er ist weiter unter den Klassenbesten und ein Tennisass. Die Krankheit empfindet er zwar als lästig, aber zu seiner Person gehörig. Die damit verbundenen Auflagen wie Diät und Medikamente akzeptiert er.

2 Adrian oder: Wie kommt der Wecker auf den »guten Platz«?

Annemarie Dollinger

Ein Junge mit epileptischen Anfällen erlangt Heilung und Autonomie

Adrian, das älteste von drei Kindern, kam mit der Diagnose »nicht einstellbares zerebrales Anfallsleiden« in meine Praxis. Als Auslöser galt eine Phimose-OP im Alter von einem Jahr, aus der er vorzeitig erwacht war. Anschließend traten erstmals Absencen auf. Damals erfolgte die klassische schulmedizinische Therapie. Das EEG war unauffällig.

Im Jahr 1994 erlitt Adrian einen Unfall in der Schule. Seither hatte er mit wechselnder Intensität auftretende Absencen, Dämmerattacken und Grand-Mal-Anfälle. Zu Behandlungsbeginn sind die Attacken täglich. Es sind alle einschlägigen Kliniken im Bundesgebiet erfolglos aufgesucht worden, es fand sich kein wirksames Medikament. Auch viele alternative Möglichkeiten wurden erfolglos erprobt. Die letzte Hoffnung der Eltern war der Versuch, mit Hilfe der Hypnose das auslösende Trauma zu beheben.

Der Fall

Die Anregung, die Traumen durch Hypnose behandeln zu lassen, stammte vom behandelnden Arzt für Naturheilkunde. Er hatte gelesen, dass Traumen, die nochmals auf einer unbewussten Schiene aktiviert werden, dort geordnet und gelöst werden können. Ich bin systemische Familientherapeutin, die unter anderem mit Hypnose arbeitet. Dies erklärte ich auch zu Beginn den Eltern. Ich sah den Jungen nicht nur traumatisiert, sondern auch als identifizierten Patienten systemisch verstrickt. In dieser Position war Heilung nicht möglich, ohne die gesamte Familie zumindest gedanklich mit einzubeziehen.

Die Eintrittskarte ins System war die Hypnose. Sie war wichtig, um Ressourcen zu finden und zu aktivieren. Als zweiten Schritt wollte ich mit der gesamten Familie arbeiten, um eine neue Denk- und Sichtweise zu erarbeiten und damit den Heilungsprozess zu stabilisieren.

1. Sitzung: Ich hatte mit der Familie vereinbart, dass ich anfangs mit Adrian arbeiten werde, der begleitende Vater jedoch im Raum bleiben würde. Ich hatte ihnen eine Geschichte erzählt, um die Funktionsweise des Unterbewussten für alle verständlich zu machen. Wir vereinbarten, dass Adrian sich von meiner Stimme leiten lassen soll und so über die Entspannung Zugang zu seiner »Festplatte« finden wird. Der Beginn verlief auch ganz klassisch, doch beim Übergang auf den »guten Platz« driftete Adrian in eine Absenz.

»Adrian« – vorsichtig berührte ich mein Gegenüber am Knie. Ein kurzes Zucken und der 13-jährige Junge war wieder im Hier und Jetzt. »Magst du erzählen, wo du warst?« Schulterzucken, aber auch ungläubiges Staunen über die Frage. Das wollte noch niemand von ihm wissen. Doch Adrian hatte noch nicht den Mut darüber zu reden.

So saß nun Adrian mir gegenüber. Ein scheuer, introvertierter Junge, dessen Selbstwert am untersten Ende der Skala zu finden war. Der Standardsatz des Jungen lautete: »Da musst du meinen Vater, meine Mutter fragen.«

Ich versuchte, einen Zugang zu dem Jungen zu bekommen. Wie lebt ein Junge, dessen Leben derartig beeinträchtigt wird? »Was machst du gerne?« Nach dem obligatorischen Schulterzucken erklärte Adrian, dass er eigentlich sehr gerne Fußball spiele.

»Wie geht es dir dabei?« Adrian verknotete seine Hände und blickte mich von unten nach oben an – ja im Grunde hatte er dabei nur wenige Absencen. »Heißt das, dass du, wenn du dich wohlfühlst, mehr in dieser Welt bist und weniger Anfalle hast?« Adrian nickte. »Heißt das dann, dass du der Manager der Anfälle bist?« Adrian schaute mich groß an und nach einigem Nachdenken nickte er.

Als die Stunde beendet war, geht mir der Junge nicht mehr aus dem Sinn. Die Anamnese lieferte jede Menge Daten, die sicher an dem Festhalten der Krankheit beteiligt waren. Adrian war – systemisch betrachtet – nicht auf dem ihm zustehenden Platz. Er war das Älteste von drei Kindern. Bedingt durch seine Anfälle mussten seine beiden Brüder sehr früh Sorge um ihn tragen. Damit geriet Adrian zunehmend in die Rolle des Jüngsten. Er durfte krankheitsbedingt weder Rad fahren noch sonst altersentsprechende Aktivitäten ausüben. Er besuchte die Hauptschule. Dort wurde Rücksicht auf seine speziellen Bedürfnisse genommen.

Mein Fokus richtete sich auf zwei Brennpunkte. Zum ersten die Hypnose mit dem Versuch, das alte Trauma aufzulösen. Zum zweiten die Familie und die Rolle, die diese Erkrankung im System spielte. Betrachten wir diese Geschichte vom zweiten Punkt aus. Die Mutter hatte für die Ehe auf ihren Beruf verzichtet. Dies bedauerte sie sehr. Als Adrian auf die Welt kam, klammerte sich die Großmutter an ihn. Die Mutter opferte ihn. Aus der eigenen Herkunftserfahrung heraus wollte sie Frieden um jeden Preis. Ihr Ehemann und seine Eltern standen in ständigen Auseinandersetzungen. Die Mutter hoffte auf Frieden. Adrians Vater würde gerne die Beziehung zwischen seinen Eltern und dem Enkelkind unterbinden. Adrian verstrickte sich in diesem System. Die Krankheit diente allen Involvierten als Begründung für die Stagnation. Im Gespräch äußerte sich die Mutter sehr vorsichtig darüber, was wohl geschehen würde, wenn Adrian ganz gesund werden würde.

Als Adrian das nächste Mal zu mir kommt, versuche ich eine neue Strategie. »Adrian im Grunde beherrscht du es perfekt, in den Zustand der Hypnose zu kommen. Wenn du Absencen hast, bist du in einem ähnlichen Zustand. Du tust dir schwer, wieder aus dem Zustand herauszukommen. Hast du eine Idee, wie du schneller wieder zurück in die Realität kommst?«

Adrian hat sich inzwischen daran gewöhnt, dass ich über seine Krankheit nicht als unabänderliche Tatsache spreche, sondern stets so formuliere, als müssten wir nur den richtigen Hebel finden, um diese Geschichte zu verändern. Schulterzucken. Nach einiger Zeit des Überlegens erklärte er: »Es müsste etwas sein, was mich weckt.« »Was weckt dich denn üblicherweise?« »Mein Wecker!« »Kannst du dir vorstellen, dass wir einen Wecker finden, der dich weckt, wenn du eine Dämmerattacke oder Absence hast?« Schulterzucken. Wir einigen uns, dass es auf alle Fälle einen Versuch wert wäre, und starten erst einmal mit dem üblichen Ritual:

Hypnose

»Adrian, versuche, dich zu entspannen.« Adrian kuschelt sich im Drehsessel zurecht. Er kennt diesen Anfang; und da ich dabei von ihm keine Formulierungen abfordere, genießt er die Situation. »Adrian, spüre, welche Muskeln entspannen können und welche angespannt bleiben, so dass du meinen Weg mitverfolgen kannst!«

Wenn Adrian in eine Absence fällt, muss ich versuchen, ihn wieder herauszuholen, und an Hypnoarbeit ist dann nicht mehr zu denken. Doch diesmal bleibt Adrian in entspanntem Zustand, sein Gesicht behält das leise Lächeln, seine Augen schließen sich, ohne wie früher sich ruckartig nach oben zu drehen und mir damit kundzutun, dass Adrian in seiner eigenen Welt gelandet ist. So führe ich Adrian auf seinen »guten Platz«.

«Schau dich um, wie sieht dein guter Platz heute aus ... Neu oder vertraut? Ist er draußen in der Natur, oder in einem Gebäude? ... Spüre, wie du auf deinem guten Platz sitzt, ob hart oder weich ... Spürst du Sonne auf der Haut oder Wind? ... Wie es ist, es ist in Ordnung, es ist dein guter Platz. Er gehört ganz dir. Nur für dich ist er erreichbar ... Vielleicht hat dein guter Platz auch einen ganz bestimmten Geruch ... Vielleicht duften Blumen oder es riecht nach Essen ... Wie immer es ist, es ist in Ordnung ... Vielleicht kannst du auch etwas hören auf diesem guten Platz ... Vielleicht rauscht ein Wasser, oder es summen Bienen, oder zwitschern Vögel ... Wie es ist, es ist in Ordnung.«

Ich spreche langsam, beobachte seine Mimik. Adrian bleibt entspannt. Ein leises Lächeln huscht über sein Gesicht. Tiere liebt er, sie sind ihm vertraut.

»Adrian, magst du mir erzählen, wie dein guter Platz aussieht?« Der Junge zuckt kurz. Es ist ihm fremd, dass er in diesem Zustand fähig sein soll, mit jemanden zu sprechen. Es ist ihm deutlich anzumerken, dass es ihm schwergefallen ist, auf seinem guten Platz zu bleiben und gleichzeitig mit mir zu sprechen. Aber er versucht es. »Es ist zuhause, auf der Bienenwiese« »Was kannst du außer der Wiese noch sehen?« »Einen Baum« »Kennst du den Baum?« Adrian schüttelt den Kopf. Ich bin hin und her gerissen. Lasse ich mir den Platz genauer beschreiben, kann es passieren, dass mir Adrian doch noch in eine Absence hineindämmert.

Also beschließe ich, schneller als sonst mit der eigentlichen Arbeit zu beginnen:

»Adrian, stelle dir vor, dass du jetzt diesen großen Wecker, von dem wir gesprochen haben, auf deinem Platz aufstellst! ... Ein großer blauer Sekundenzeiger läuft los, wenn du eine Absence hast. Nach welcher Zeit macht er Stopp und weckt dich, damit du wieder ganz in der realen Welt bist?« Sehr schnell antwortet der Junge »nach einer Sekunde« »Gut, dann gib der Uhr den Auftrag, dass sie klingelt, wenn eine Sekunde einer Absence vorbei ist.« Es vergehen einige Sekunden, dann nickt Adrian. »Gut – und jetzt installiere einen roten Sekundenanzeiger für die Dämmerattacken. Nach welcher Zeit soll dieser dich wieder zur Rückkehr bewegen?« Diesmal lässt sich Adrian etwas mehr Zeit, doch dann kommt ein klares: »nach 30 Sekunden«. »O.k. dann gib der Uhr den Auftrag«. Es dauert wieder einige Sekunden, dann nickt der Junge erneut. »Das heißt, dein Unbewusstes weiß ab sofort ganz genau, dass du bei einer Absence nach einer Sekunde wieder ins reale Leben geweckt werden willst und bei Dämmerattacken nach 30 Sekunden. Du bist der General, der diese Befehle gibt.«

Adrian nickte wieder und kam dann sehr spontan in die Realität. Wir sahen uns beide lange an. Es war das erste Mal, dass er in Hypnose mitarbeiten konnte. Das erste Mal, dass er nicht wie von selbst in eine Absence fiel. Ein großer Schritt!

Zwei Wochen später sah ich ihn wieder. Ich war sehr gespannt auf das Ergebnis. Die Mutter begleitete ihn und beiden war anzumerken, dass sie hin und hergerissen waren über das, was sich seit der letzten Stunde entwickelt hatte. Sie berichteten, dass die Uhr einen ganzen Tag voll funktioniert hätte. Alle wären sehr erstaunt gewesen. Doch jetzt sei alles wieder beim Alten.

»Heißt ›alles beim Alten‹, dass es keinerlei Veränderungen gibt?« Doch, Adrian wirkte laut Mutter insgesamt stabiler, obwohl nach wie vor das Leben durch viele Absencen und Dämmerattacken geprägt sei. Ich wand mich dem Jungen zu:

»Adrian, für mich ist diese Arbeit hier so, wie einen Pullover zu stricken. Wir fangen mit einem Muster an und überlegen das nächste Mal, ob das Muster schön ist, ob es uns gefällt und wir gemeinsam weiterstricken.« Dieses Bild gefiel ihm. Zum ersten Mal in seinem Leben wurde er ernst genommen und nach seiner persönlichen Meinung befragt.

Ich nehme die Vorgaben meiner Patienten generell als die wichtigste rote Schnur innerhalb der Therapie. Ich gehe davon aus, dass das Unbewusste des Patienten auf meine Worte sehr genau reagiert. Vielfach kommt es durch das Gespräch zu einer Spontantrance. So auch in diesem Fall.

Als Adrian vom »Muster weiterstricken« hörte, beginnt er sofort von seinem Wecke zu »träumen«. Er ist bei seiner Uhr gelandet und während er sie genau beschreibt, nehme ich vorsichtig seine rechte Hand, streiche ihm über die Finger und frage:

»Welcher dieser fünf Finger übernimmt hier und heute ein Ja, ein Ja zu dieser Situation, ein Ja, dieser Weg ist der richtige!?« Der rechte Zeigefinger setzt sich ruckartig in Bewegung.

Ich hatte die Möglichkeit der Fingersignale schon beim letzten Mal mit dem Jungen besprochen. Für mich sind ideomotorische Signale eine sehr wichtige Möglichkeit, zu klären, ob auch auf der unbewussten Ebene das Einverständnis zum Prozess gegeben wird, oder ob meine oder die Fantasie des Patienten in eine Sackgasse laufen. Da die letzte Stunde schon sehr gefüllt war und ich bei Adrian immer vorsichtig war, um ihn nicht zu überfrachten, hatte ich die Signale nicht mehr installiert. Heute wollte ich sie nutzen, um sicher zu gehen, dass der Weg der richtige war.

»Welcher Finger übernimmt das Nein, ein Nein für ›falscher Weg‹, ›falsche Zeit‹, ›Nein, so kann es nicht funktionieren!‹« Ich warte und der Mittelfinger setzt sich prompt in Bewegung. »Gut – fragen wir die Finger, ob die Uhr auf dem guten Platz gut installiert ist und funktioniert.« Der Zeigefinger bewegt sich. »Gut – dann stellen wir die Uhr noch mal genauso ein, wie das letzte Mal und fragen die Finger, ob sie die Einstellung in Ordnung finden.« Dies tun wir dann auch. Die Fingersignale sind eindeutig positiv. Adrian wirkt präsent, arbeitet gut mit. Doch genau wie beim letzten Mal kommt er ruckartig ins Hier und Jetzt zurück.

Zwei Wochen später sah ich ihn und seine Mutter erneut. Adrian war zwei Tage ohne jede Absence gewesen. Anschließend ging es ihm jedoch eher schlechter. Er hatte Alpträume und es spürte sich so an, als würden alte Ängste an die Oberfläche kommen. Die Mutter erzählte von Streitigkeiten innerhalb der Familie. Adrian versinkt dabei im Stuhl, es ist ihm sichtbar unangenehm, dass es überhaupt Meinungsverschiedenheiten innerhalb der Familie gibt. »Was wäre eigentlich, wenn du ganz gesund wärst?« Adrian schaut groß. »Ich könnte Rad fahren« – »Warum kannst du das nicht jetzt?« Erstaunen von Mutter und Sohn. »Ich glaube, dass du das durchaus beherrschen kannst. Natürlich nicht gerade an einer Hauptverkehrsstraße. Aber z. B. auf einem Feldweg kann ich mir das gut vorstellen.« Ich erkläre der Mutter, dass ich das Gefühl habe, dass sich die gesamte Familie zu sehr im Negativbereich aufhält, und es Adrian sicher gut tun würde, zu erkennen, dass sein Leben auch mit einer gewissen Normalität gelebt werden kann. Die Mutter erklärt sich einverstanden, und wir besprachen generell Möglichkeiten, wie und wo Adrian altersentsprechend leben und damit auch mehr Lebensfreude erreichen könnte.

Als ich die beiden wiedersehe, strahlen beide. Der Junge war mit dem Fahrrad gefahren und nicht nur das, er hatte dieses Rad auch selbst organisiert. Außerdem hatte er bei Bekannten auf einer Alm bedient. Er hatte dabei zwar Absencen, doch hatte dies keiner der Gäste bemerkt und alle Gläser sind auf dem Tablett geblieben. Die Mutter berichtet, dass sie seither alles wesentlich lockerer sehe. Die Absencen wurden weniger, doch Adrian zeitweise auch aggressiver. Er würde sich gegen Dinge wehren, die er früher hingenommen hätte, dieses »Wehren« sah unter anderem so aus, dass A. mit einem Küchenmesser auf seinen Bruder losgegangen war und sich nicht mehr bevormunden lassen wollte.

Mit diesen Schwierigkeiten hatte ich gerechnet. Adrian hatte bisher weder altersentsprechende Grenzsetzung erlebt, noch akzeptierten ihn seine Brüder als den Ältesten. Er musste sich seinen Platz erkämpfen, wenn auch mit inakzeptablen Mitteln.

»Was hast du bisher gemacht, wenn du Wut hattest?«, fragte ich den Jungen. »Ich bin auf mein Zimmer gegangen«, antwortete Adrian. »Was würde mit deiner Wut passieren, wenn du nach draußen gehen würdest?« Schulterzucken. Adrian wirkte blass. Er hat wenig Lust, sich mit diesem Thema auseinanderzusetzen. So mache ich Mutter und Sohn den Vorschlag, gemeinsam eine »Trommelreise« zu unternehmen.

Trommelreisen sind eine andere Art der Trancearbeit. Ich verwende sie häufig bei Jugendlichen, da sie diese Form sehr gerne annehmen. Die dazugehörige Theorie besagt, dass der Therapeut ca. 20 Minuten im Herzschlagrhythmus trommelt, während der Patient entspannt sitzt oder liegt. Der Beginn der Reise ist geführt, dann geht es alleine weiter. Wenn sich der Rhythmus der Trommel am Ende ändert, wird der Patient damit aufgefordert zurückzukehren.

Ich fordere beide auf, sich bequem zu setzen, und erkläre in groben Zügen den Sinn der Reise. »Ich kann mir vorstellen, dass ihr eine Lösung für das Problem auf diese Weise finden könnt. Vielleicht erscheint ein Helfer, der eine gute Idee mitbringt, oder euch selbst kommt spontan ein neuer Gedanke«. Ich fange an zu trommeln. Gleichzeitig fordere ich beide auf, sich vom Klang tragen zu lassen wie von einem Boot. »Das Boot schaukelt und trägt und es kennt ganz genau den Weg, der für euch jeweils gut ist ... Lasst euch einfach überraschen, seid neugierig ... Vielleicht schaukelt ihr auf einem großen Meer, vielleicht auf einem See oder einem Fluss ... Wo immer ihr seid, es ist in Ordnung. Es ist euer Weg und euer Boot ... Vielleicht seht ihr auf diesem Wege jemanden, den ihr fragen wollt, vielleicht steigt einer zu euch ins Boot ... Ein Mensch, ein Tier, oder jemand aus der Märchenwelt ... Lasst euch überraschen. Fragt ihn nach dem Namen, fragt alles, was ihr fragen wollt ... Wenn der Rhythmus der Trommel sich ändert, nehmt Abschied und kommt in eurer Zeit und in eurem Rhythmus wieder hierher zurück.«

Adrian lächelt, er ist sehr entspannt und an seinem lebhaften Mienenspiel erkenne ich, dass er wohl viele Bilder sehen konnte. Auch seine Mutter hat es sich bequem gemacht.

Nach Beendigung der Trommelreise und gemeinsamer Rückkehr von beiden – der Bericht: Die Mutter hat eine sich öffnende Dahlie erlebt, die in weiß, lila und gelb immer größer und strahlender wurde. Sie hatte sehr positive Gefühle dabei und meinte, dass sie gelassener mit dem Alltag umgehen werde und an diese Blume denken will. Adrian strahlt. Diese Art der Therapie hat ihm gefallen. Ihn hatte ein Wiesel begleitet. Er interpretiert, dass das Wiesel so ähnlich wie er selber sei. Es könnte sich schnell verstecken, bei Bedarf jedoch auch beißen.

Das nächste Mal kommt Adrian zum ersten Mal alleine. Ich wollte dies, um die Möglichkeit zu schaffen, dass er sich ohne Rücksicht auf die Familie äußern könnte. Er berichtet vom Dauerstreit mit seinen Brüdern. »Weshalb streitet ihr?« »Ich bin doch nicht mehr das kleine Baby!« Adrian ist aufgeregt und sauer. In seinen Augen hat er sich bemüht, seine Krankheit in den Griff zu bekommen, und jetzt nehmen ihn die Brüder immer noch nicht ernst.

»Was ist denn im Moment mit den Absencen?« – »Weniger« – »Kannst du inzwischen darüber sprechen, wohin du gehst, wenn die Umgebung eine Absence sieht?« Adrian denkt nach. Es war bisher sein wohl gehütetes Geheimnis, über das er nicht sprechen wollte. Doch heute macht er einen neuen Schritt. »Weißt du, das ist wie auf eine Wolke gehen, aber es ist keine richtige Wolke. Es sieht aus wie bei den Indianern. Es gibt Indianerzelte und es ist eine ganz tolle Szene.« – »Heißt das, dass es dort so schön ist, dass du lieber dort als hier bist?« Adrian nickt. »Ja irgendwie schon. Aber jetzt bin ich auch manchmal ganz gerne hier.«

Die momentane Familiendynamik bearbeitete ich in einer eigenen Sitzung zusammen mit den Eltern und Geschwistern. Analog zu der Familienkonferenz von Thomas Gordon vermittelte ich der Familie eine Möglichkeit der gemeinsamen Kommunikation, die ihnen bis dahin unbekannt war.

In diesem Fall saßen alle in einer Runde. Jeder hatte das gleiche Recht zu reden, jedoch Zeit und Person wird durch einen wandernden »Zauberstab« vorgegeben. Derjenige, der den Zauberstab in der Hand hielt, durfte sprechen, alle anderen mussten zuhören, dann wurde der Stab an den Nachbarn weitergereicht und die Zeremonie begann von vorne.

Vor allem die Kinder fanden es toll, als gleichberechtigte Gesprächsteilnehmer gesehen zu werden. Adrians jüngere Brüder monierten, dass Adrian sich jetzt »aufführt«, aber wenn es um die Pflichten ginge, würde er sich »drücken«. Adrian berichtete, dass er immer das Gefühl habe, bevormundet zu werden, obwohl er sich doch bemühen würde, mehr anwesend zu sein. Die Eltern hielten sich zurück. Es stellte sich nochmals heraus, wie viele Übergriffe es in der Vergangenheit zu Lasten von Adrian gegeben hatte. Er war nicht mehr als eigenständiges Wesen gesehen worden, sondern als »Krampfer«. Die Kinder einigten sich schließlich darauf, eine Probezeit bis zur nächsten Sitzung einzuhalten. Adrian sollte genau wie die beiden anderen Jungs im Haushalt und bei den Tieren mithelfen. Jeder sollte sich überlegen, was er für persönliche Interessen und Hobbys hat. Während der langen Krankheitsphase von Adrian war die ganze Familie auf ihn fokussiert. Jetzt musste dieser Fokus zugunsten der jeweils eigenen Persönlichkeit verändere werden.

Als die Familie das nächste Mal in die Praxis kam, berichtete die Mutter von einem Erlebnis, das bei ihr sowohl ein »Aha«, wie auch Wut ausgelöst hatte: Sie war mit Adrian beim Arzt gewesen. Er habe eine Absence nach der anderen gehabt und da sei ihr der Geduldsfaden gerissen. Sie hätte ihn einfach angebrüllt, er solle jetzt gefälligst mitarbeiten. Daraufhin sei er prompt die restliche Zeit absolut bei der Sache gewesen.

Ansonsten hätte sich die Familienkonferenz als sehr hilfreich erwiesen. Zwar würde sie nicht konstant von allen Beteiligten umgesetzt werden, aber allein die Sichtweise von außen ins System hinein, hätte viel bewirkt. Die Familie würde »normaler« miteinander umgehen, allen wäre bewusst, wie dominant die Krankheit bisher gewesen sei und wie sehr sie alle darunter gelitten hatten. Jetzt seien plötzlich Gemeinsamkeiten möglich, an die früher niemand auch nur im Traum gedacht hätte, wie z. B., dass Adrian super bei der Pflege der Tiere helfen könne. Dies würde ihm auch großen Spaß machen. Die Mutter sei entlastet und dadurch ansprechbarer für andere Aktivitäten. Langsam griff die Erkenntnis in der Familie um sich, dass die Erkrankung von Adrian nicht ein Ungeheuer war, das alle fressen kann, sondern dass eine starke Veränderung in der Dynamik eingetreten war.

Adrian selbst wünschte sich in dieser Stunde, eine Hypnoarbeit mit dem Thema: Wer steht hinter mir? Er hatte in letzter Zeit öfter das Gefühl von Atemnot und dass jemand hinter ihm stehe.

Wir beginnen in der bekannten Weise mit der Entspannungsphase. Inzwischen arbeitete er gleichmäßig mit; die Gefahr, dabei in eine Absence zu fallen, besteht nicht mehr.

Als Adrian an seinem »guten Platz« angekommen ist, frage ich die Fingersignale, ob sie wissen, wer hinter ihm steht. Er berichtet von etwas Dunklem. »Kannst du genauer hinsehen, was es ist?« Adrian zucke zunächst mit den Schultern, dann meint er »Ich glaube irgendwie ist es Angst« »Heiße das, dass dort keine Person steht, sondern deine Angst?« Der »Ja-Finger« meldet sich und Adrian sinkt ein wenig im Stuhl zusammen. »Ja.« – »Kannst du spüren, was dir so viele Angst macht, dass es dir gleich die Luft nimmt?« Er wartet ein wenig und meint dann »Ich will nicht groß werden« – »Schau mal, ob du ein Bild von deinem Unbewussten erhältst, wie es ist, groß zu sein?« Adrian: »Da ist eine Sonnenblume, die dreht sich« – »Wie spürt sich das für dich an?« »Es ist warm« – »Fragen wir dein Unbewusstes, ob hier jemand erblühen kann wie diese Sonnenblume.« Wieder meldet sich der Ja-Finger. Adrian kommt schlagartig in die Gegenwart zurück und schaut mich groß an.

«Glaubst du, dass ich wirklich gesund werden kann?« – »Was glaubst denn du?« Er überlegt. Sein Kopf sinkt zwischen die Schultern, doch dann richtet er sich auf und meint: »Vielleicht schon.«

Evaluation

Die Familie kam insgesamt zweieinhalb Jahre in die Praxis. Wir stellten die Uhr noch des Öfteren neu ein, zuletzt die Absencenuhr auf 1 Sekunde und die der Dämmerattacken auf 10 Minuten. Während dieser Zeit hatte Adrian noch einen großen Einbruch. Er kam in eine Fachklinik und er überlegte sich ernsthaft, ob es wirklich Sinn hätte, hier auf Erden zu bleiben. Doch er war plötzlich medikamentös einstellbar. Die Anfälle verschwanden zu dem Zeitpunkt, als sich Adrian entschied, dass das Leben schön sein kann, als sich ein neuer Horizont außerhalb der Familie für ihn auftat. Er besuchte erfolgreich ein Hauptschulinternat. Die Familie orientierte sich neu. Die Mutter begann mit einer Ausbildung, das Paar trennte sich. Das System hatte ohne seinen Patienten keine Gemeinsamkeiten mehr.

Ein Kind, das derartig massiv unter Absencen und Anfallen litt, war für mich und meine Arbeit mit Hypnose eine völlig neue Herausforderung. Den ersten Gedanken, die Traumatisierung mit Hilfe von Hypnose aufzudecken und ins Positive umzuwandeln, musste ich sehr schnell fallen lassen. Dem Jungen war der Zustand der Trance so vertraut, dass er bei dem Versuch, mit ihm den traditionellen hypnotherapeutischen Einstieg zu gehen, sofort in die Absence fiel. Es ging also eher darum, wie kommt er schnell aus diesem Zustand heraus?

Der Aspekt der Aufarbeitung des Traumas trat neben diesem Gedanken in den Hintergrund. Meine Ideen besprach ich mit dem Jungen. Ich habe in all den Jahren selten einen Patienten gehabt, der so schnell begriff, um was es geht und so aktiv dabei war, seinen eigenen Beitrag zum Prozess zu leisten. Aus diesem »Interview« heraus entstand der Gedanke, auf dem sog. »guten Platz« einen Wecker aufzustellen. Ein erst einmal sehr banaler Gedanke. Ein Wecker weckt, doch kann er diese Funktion auch auf der hypnotherapeutischen Ebene erfüllen und vor allem lässt sich dies in den Alltag übertragen?

Es lässt sich, wenn der Patient seine eigene Energie und Dynamik voll zum Einsatz bringt und es nicht nur eine Theorie des Therapeuten bleibt. Adrian hat sich seine eigene Uhr »gebastelt«. Eine Uhr, die ihm half zu erkennen, dass er letztendlich Herr über seine Krankheit sein kann. Dies war der Durchbruch. Der Junge fing an, sein Schicksal nicht mehr ergeben hinzunehmen, sondern in allen Bereichen aktiv zu gestalten. Auf spielerische Weise weckte ich seine Neugierde für die Beeinflussbarkeit der Symptomatik. Durch diese positiven Erfahrungen gelang es, klinische Veränderungen zu erreichen. Dies führte dazu, dass auch seine gesamte Familie eine Neustrukturierung vornehmen musste. Der Symptomträger der Familie hatte sich erfolgreich zur Wehr gesetzt und wurde gesund. Ich habe mit dieser Familie auch intensiv systemisch gearbeitet, doch ohne die Hypnose wäre Heilung nicht möglich gewesen. Es lag eine jahrelange Chronifizierung vor. Entsprechend negativ war die Erwartungshaltung bei allen Beteiligten. Hypnose brachte eine völlig neue und unerwartete Dynamik ins Spiel. Was anfangs das Setting erheblich zu erschweren schien, nämlich die augenscheinliche Nichtvereinbarkeit von Hypnose und Absence, wurde zum idealen Miteinander.

Die gesamte Therapiezeit war ein Herantasten an die Möglichkeiten. Ich war häufig in der Situation, völlig intuitiv mit Adrian und dem momentanen Zustand mitzugehen. Es gab keine Modelle, an denen ich mich hätte orientieren können. Es war nicht möglich, das klassische Setting der Hypnotherapie zu verwenden, da mein Patient seine eigenen Erfahrungen mit einbrachte. Es war stets Spontanität und Flexibilität erforderlich. Dies war eine Herausforderung, die auch mich emotional schwanken ließ. Ich musste lernen, dass Krampfanfälle, die berichtet wurden, nicht automatisch ein therapeutischer Misserfolg waren, sondern ein Anlass, genauer hinzusehen, was sich systemisch tat? Gab es eine Veränderung? Ich weiß nicht, ob es schnellere und effektivere Methoden gegeben hätte. Aufgrund der Anamnese gehe ich nicht davon aus. Zeitweise verlief der Prozess eher stagnierend, dann wieder sehr schnell, und wie wohl alle Therapeuten hätte ich es gerne gesehen, wenn die Therapie nur bergauf gelaufen wäre. Der Rückschlag, dass Adrian in eine Klinik musste, löste bei mir große Betroffenheit aus. Doch wenn ich im Nachhinein das Gesamtkonzept betrachte, so war der Ansatz völlig richtig.

Warum Hypnose?

Innerhalb dieser Therapie hatte die Hypnose einen sehr hohen Stellenwert. Aus meinem Erfahrungswert heraus, gibt es keine Therapiemethode, die Krampfanfälle auf die erlebte Art und Weise hätte beeinflussen können. Der Umgang mit Hypnose, die sich ergebenden Bilder, haben bewirkt, dass Adrian anfing, an sich selbst zu glauben.

Schritt für Schritt ermöglichte die Hypnosearbeit dem Jungen, sein Schicksal selbst in die Hand zu nehmen. Die Vorarbeit auf der unbewussten Ebene ließ sich in den Alltag übertragen. Die Alltagssituation hätte auch ausschließlich auf der Gesprächsebene bearbeitet werden können. Doch ich zweifle, ob dies Erfolg gehabt hätte. Auf der unbewussten Ebene war es möglich, den Wecker zu installieren, der letztendlich die Initialzündung zur Genesung war. Da diese Arbeit nur für Adrian zugänglich war, war ihm auch sehr schnell klar, dass ohne seine persönliche Mitarbeit keine Genesung möglich war. Dies war ein ausgesprochen konträres Denkmodell zu seiner bisherigen Einstellung. Seine Hilflosigkeit und enge Abhängigkeit vom System mussten zugunsten von Eigenständigkeit und damit verbundener Genesung »archiviert« werden.

Als Adrian in die Praxis kam, wirkte er wesentlich jünger und unbeholfener als er eigentlich war. Er war krankheitsbedingt so abhängig von Außenhilfe, dass das Leben wirklich nicht mehr besonders lebenswert war. Erst die direkte Arbeit mit dem Jungen bewirkte, dass der Horizont sich auftat. Adrian fing nicht nur an, sein eigener General zu werden, was die Anfälle betraf, der Junge ging gleichzeitig mit großen Schritten in die Pubertät. Als er sich bewusst wurde, dass er innerlich klein bleiben wollte, beschloss er aktiv, dass das Leben auch für ihn lebenswert werden soll.

Diese Entwicklung ging nicht ohne Auf und Ab vonstatten. Die bis dahin ungelebte Aggression kam hervor, sobald die erste Hürde genommen war. Es gab eine Phase innerhalb der Therapie, in der die Aggression die Oberhand übernehmen wollte. Die angestaute Wut des Jungen war einfach zu groß gewesen, um sich schnell in Sanftheit umzukehren.

Pubertierende Jungen sind meist schulfaul. So war es erstaunlich, dass Adrian wirklich bemüht war, seine erstarkende Gesundung dazu zu verwenden, auch schulisch mehr auf die Reihe zu bringen. Er meisterte auch Rückschläge mit großer Bewusstheit.

Ich war mir mit der Mutter einig, dass selbst ein Klinikaufenthalt, der auch mit einem absoluten körperlichen Zusammenbruch gekoppelt war, letztendlich einen wichtigen Prozess im Gesamtkonzept darstellte. Adrian konnte sich damit noch einmal wirklich fürs Leben entscheiden. Seine Mutter konnte bewusst ihr Einverständnis zu dieser Entscheidung geben, unabhängig, wie sie ausfallen würde. Sie hat innerhalb der Therapie das Thema »Tod« und »Loslassen« ausführlich bearbeitet und damit auch für sich die Möglichkeit gefunden, Adrian auf seinen Lebensweg gehen zu lassen und selbst den eigenen Weg in Angriff zu nehmen.

Der Vater, der zu Beginn der Therapie stets seinen Sohn begleitet hatte, zog sich zurück, als sich die Veränderung der Symptomatik abzeichnete. Seine Einbeziehung scheiterte in dem Moment, als der Junge nicht mehr Symptomträger war. Es gelang mir nicht, dies auch für den Vater als Erfahrungswert zur Eigenarbeit zu nutzen. Nachdem wir angefangen hatten, sein Herkunftssystem und die darin beinhalteten Verstrickungen aufzudecken, zog er es vor, sich einen neuen Arbeitgeber weit weg von seiner Familie zu suchen und so nur mehr sporadisch in Erscheinung zu treten.

3 Der Tic als Entwicklungs-Kick

Anne M. Lang

Hypnosebehandlung eines 16-jährigen Jungen mit einer Tic-Störung

Systemisch-lösungsorientiertes Vorgehen in der Ericksonschen Hypnotherapie ermöglicht, konsequent auf Ressourcen und Lösungen zu fokussieren. In der vorgestellten Kurzzeittherapie von fünf Einzel- und zwei Familiensitzungen erweist sich ein Vorgehen als effektiv, das sich zusammensetzt aus: Herausarbeiten einer Lösungsperspektive, systemischen Interventionen, die das familiäre Symptomnetz ansprechen, Durchführung formaler Hypnose mit Tranceinduktionen und Tranceinterventionen, indirekter Konversationstrance, dem Erlernen der Selbsthypnose. Hypnose im Ericksonschen Ressourcen-Stil haben im Fall des 16-jährigen Jungen in besonderem Maße sowohl Selbstheilungskräfte als auch die Entwicklung der inneren Selbstorganisation aktiviert. Nach diesen Prinzipien wurden die Gespräche geführt, die wiedergeben und kommentiert werden.

Der Fall

Es handelte sich um einen 16-jährigen Jungen, der von einer Kollegin angekündigt wurde, bei der die Mutter wegen Depressionen seit einem Jahr tiefenpsychologisch behandelt wurde. Dort hatten beide schon länger über das Problem des Jungen gesprochen, und daraufhin empfahl die Kollegin, die in meiner Regionalstelle in Hypnoseausbildung ist, eine Hypnosebehandlung. Bei der Anmeldung durch die Mutter wurde ein Termin vereinbart, zu dem die ganze Familie (Mutter, Vater und 16-jähriger Sohn) eingeladen wurde.

In Anbetracht der schon bestehenden Einzeltherapie der Mutter konzentrierte ich mich in der Therapie auf den Sohn und nur indirekt auf die Familie. Gerade bei Jugendlichen ist aber die um das Symptom entstandene bzw. das Symptom hervorbringende Dynamik des Familiensystems mit einzubeziehen. Die Symptomatik bestand in einem Tic mit Schulter- und Hüftzucken (ICD 10 F95). Die Familie zeigte sich sehr besorgt und in einer Pathologieperspektive gefangen. Das Symptom wurde vor allem von der Mutter als schwerwiegende Störung betrachtet, einer Perspektive, der Vater und Sohn folgten. Das Symptom war schwer einzugrenzen, erfolgte unregelmäßig mehrfach stündlich, zunehmend seit einem Jahr, und es sollte etwas geschehen.

Erstgespräch mit der Familie: Der wiedergegebene Inhalt ergab sich aus Fragen und Antworten, die einem konstruktivistischen Modell folgen. Durch die Fokussierung bestimmter Inhalte begann damit schon die Therapie. Ein anderes methodisches Vorgehen hätte andere Fragen erzeugt, bzw. andere Inhalte und »Geschichten« hätten letztendlich einen anderen Verlauf zur Folge gehabt.

Max war ein auf mich – im Vergleich zu meinen sonstigen Erfahrungen mit 16-Jährigen – eher angepasst wirkender, höflicher, nett aussehender Junge. Er hatte keine feste Freundin, aber Freunde, mit denen er die Freizeit verbrachte. In der Schule war er ein mittelmäßiger bis guter Schüler. Was er werden will, wusste er noch nicht, vielleicht etwas in der Computerbranche.

Danach befragt, fiel der Mutter das Auftreten des Tics am meisten auf und es störte sie am meisten. Sie zeigte sich einerseits besorgt, fühlte sich aber auch belastet und war zudem ärgerlich, ja wütend, da sie das Zucken als Makel empfände und man nichts dagegen tun könne. Es wäre nicht normal. Es zeigte sich, dass sie sich am meisten damit beschäftigte. Der Vater zeigte sich eher toleranter, er bemerke es nicht so häufig, sähe aber auch unspezifischen Handlungsbedarf. Er wäre noch angeschlagen, da er vor Monaten einen bedrohlichen Allergieschock gehabt habe. Sonst wäre er aber gesund, Marathonläufer und Badmintonspieler. Vor zwei Monaten wäre zudem seine Mutter an einer Alterserkrankung gestorben, sein Vater wäre seit 30 Jahren tot. Er arbeite als Angestellter. Die Mutter verlor ihren Job als Sachbearbeiterin vor einem Jahr, was sie depressiv gemacht hätte. Das »Zucken an der Schulter, vermehrt aber an der Hüfte« bestünde seit eineinviertel Jahren mit zunehmender Tendenz. Max hätte aber auch schon als Kind mit acht Jahren mit den Augen gezwinkert, den Kopf gedreht, geschielt. Einmal sei er deshalb einem Kinderpsychiater vorgestellt worden. Es sei jetzt nicht mehr länger zuzusehen, da sich das Symptom verstärke. Max selbst erlebte das »Zucken« als störend. Danach befragt, wann das Symptom am wenigsten auftrete, zeigte er sich überrascht, dass es dann ist, wenn er allein in seinem Zimmer ist. Auch in der Schule kommt es seltener vor. Sogar wenn er extrem unter Druck steht, ist es weniger. Die Mutter sagte, manchmal hätte sie den Eindruck, er schaue, ob sie schaue, und dann zucke es. Lachend erwiderte er, ja manchmal komme es ihm auch so vor, wie komisch!

In der 50-minütigen Sitzung trat das Zucken gehäuft auf (circa 20-mal). Das sei mehr als sonst. Max zeigte sich etwas unsicher, aber auch verschmitzt, wenn über das »Zucken« gesprochen wurde. (Die abstrakte Diagnose »Tic« wurde in der Stunde immer als »Zucken« beschrieben und damit veränderbar bzw. angehbar gemacht.) Meine Intervention, dass es hier ja besonders im Mittelpunkt stünde und auch der Beobachtung wegen stehen darf, verringerte die Häufigkeit ab diesem Zeitpunkt. Die unmittelbaren Änderungen der Häufigkeit des Symptoms waren ein gutes Zeichen. Die Eltern wollten eine Hypnosebehandlung für ihren Sohn. Max fand Hypnose aufregend. Sein Ziel war, nicht mehr dem Zucken ausgesetzt zu sein. Max sagte, er wäre deutlich zufriedener, wenn es weg wäre, und würde dies als persönlichen Erfolg verbuchen. Wenn dieser Tic weg wäre, würde er sich mehr zutrauen, sich lockerer und leichter fühlen, einfach selbstbewusster.

Die Wünsche der Eltern nach Hypnose und die Äußerung von Max brachten mich auf die Idee, ihm vor allem auch Selbsthypnose beizubringen. Mit dieser hätte er selbst eine Möglichkeit, sich vom Zucken zu befreien und dieses als persönlichen Erfolg zu genießen. Damit wären auch indirekt günstige Effekte für sein

Selbstbewusstsein verbunden. Wir verabredeten, die Selbsthypnose durch Fremdhypnose vorzubereiten. Nach 4–5 Sitzungen wollten wir wieder ein Familiengespräch führen, um die Entwicklung zusammen zu prüfen und zu besprechen, was dann noch zu tun wäre.

In der Schlussintervention des ersten Gesprächs fasste ich aus meiner Perspektive zusammen (Suggestionen):

Hypnose

Schön, dass die ganze Familie hier war, um gemeinsam das Problem von Max anzugehen. So konnten alle Perspektiven berücksichtigt werden. Ich habe von ihrer Lebenssituation erfahren, dass die Familie im letzten Jahr außergewöhnliche Belastungen gehabt hat: Arbeitslosigkeit der Mutter und ihr Gram darüber, Tod der Mutter des Vaters noch vor zwei Monaten, Krankheit des Vaters. Ich habe da ja nur eine grobe Ahnung bekommen. Zu diesen Vorkommnissen kommt, dass Max im Teenageralter ist, somit in einer Lebensphase zwischen Eigenorientierung und noch nötiger Familienbindung. Intervention: »Ist es so, dass Einzelkinder sich manchmal in besonderem Maße für die Eltern verantwortlich fühlen und die Eltern für die Kinder?« Was wäre, wenn Max eine alte Möglichkeit aktiviert hat (die er selbst offensichtlich auch damals wieder abgelegt hatte), nämlich unbewusst in bestimmten Situationen, vor allem wenn die Mutter schaut oder auch hier im Gespräch, zu zucken. Vielleicht ist er sogar ein bisschen stolz darauf. Falls das so wäre, hätte er nämlich mindestens drei Fliegen mit einer Klappe geschlagen, nämlich erstens den Bezug zu den Eltern, vor allem zur Mutter zu halten und deren Aufmerksamkeit zu gewinnen, zweitens die Eltern von ihren derzeitigen Sorgen abzulenken, drittens aber auch einen eigenen Willen zu beweisen, ja, so was wie Trotz vielleicht sogar – nämlich trotz des Ärgers der Mutter (der auffiel, aber nicht hinterfragt wurde) dieses Verhalten weiter zu zeigen – und das alles noch unbewusst. In einem Familiensystem ist es so, dass alle vom Zucken-Symptom »Vorteile« haben. Da ich gehört habe, dass alle und auch Max sich Hypnose wünschen, kann Max Hypnose erfahren und zudem aber auch mit Selbsthypnose eigenen Erfolg haben. Es ist mir wichtig, ihm mit der Selbsthypnose zum Akteur zu machen. So kann er selbst zusammen mit seinem Unbewussten das unwillkürliche Symptom »Zucken« verändern und dadurch neue Möglichkeiten des Verhaltens entdecken.

Diese hier zusammengefassten Schlussinterventionen waren teilweise in der Sitzung schon eingestreut worden, so dass sie nicht so kompakt am Ende standen. Zum Abschluss fragte ich noch jeden nach seinem Eindruck von diesem Gespräch. Der Mutter schien der Zusammenhang zwischen ihrer Aufmerksamkeit und dem Zucken besonders auffällig. Alle zeigten eine andere Orientierung: Die Eltern waren zuversichtlich, dass ihr Sohn das schaffe. Max war aufgeregt und freute sich auf die nächste Sitzung, zu der er allein von auswärts kommen wollte.

Im Folgenden wird aufgezeigt, wie sich die therapeutischen Ideen für die Tranceinduktionen und Interventionen aus den Ressourcen des Patienten ergeben. Die Fragetechnik im konstruktivistischen Modell ermöglicht es, die jeweils nächsten Schritte aus dem Entwicklungsverlauf abzuleiten. Damit entsteht von Beginn an eine dichte Begleitung des Therapieprozesses, aus der sich vielfältige synergetische

Möglichkeiten ergeben. Der Abstand der im Folgenden beschriebenen Einzelsitzungen wurde mit Max gemeinsam bestimmt.

Erste Einzelsitzung mit Max acht Tage später

Erster Teil der Sitzung/Vorgespräch: Ich fragte zunächst, wie es nach dem ersten Gespräch weiterging, und welche Fragen oder Ideen nach dem Gespräch entstanden sind. Er war gespannt auf die Hypnose und so begannen wir.

Tranceinduktion: Ich erzählte ihm, er kenne Trance schon aus Alltagszusammenhängen, hier würden wir diese gezielt intensivieren und er könne viel über sich lernen und Unterstützung bekommen. Trance wäre ein natürlicher Zustand eines Menschen, den wir nutzen könnten, um auf unwillkürliche Weise zu lernen und Lösungen zu erhalten. Wie ginge er denn sonst in einen angenehmen Tagtraumzustand? Er könnte in Trance auch unwillkürlich reagieren, z. B. zucken oder die Hand heben oder unbewusst Ideen und Bilder für Lösungen bekommen. Er sollte neugierig sein, was er alles könne. Ich fragte ab, welche Vorstellung von »gehen- bzw. fallenlassen oder angenehm wegdriften« er habe. Er antwortete, in den Ferien an der See wäre es so schön gewesen. Er wäre die Sanddünen hinuntergerollt, was er genossen hätte. Dieses eigene Bild bot ich ihm – ausgeschmückt – später wieder zur Trancevertiefung an, nachdem über die Augenfixierung und das Pacen der entstehenden unwillkürlichen Phänomene wie starkes Augenflattern, die zur Tranceintensivierung genutzt wurden, die Umschaltung in Trance herbeigeführt worden war.

Ausschnitte aus der *20-minütigen Tranceritualsitzung,* bei der seine eigenen zuvor geschilderten Worte eingesetzt werden:

Zuerst die Tranceetablierung »... und du kannst dich erinnern, dein Körper kann sich erinnern, dein Rücken, deine Seiten, dein Bauch kann sich erinnern an das Gefühl, das entsteht, wenn du die Dünen runterrollst, du spürst den Sand, die Wärme, die Beschaffenheit, die Festigkeit der Erde, die Bewegung und das Gefühl sich immer mehr vertrauend diesem Gefühl von runterrollen anzuvertrauen, Spaß zu entwickeln ...«

und dann erste therapeutische Tranceinterventionen:

»... und du erlebst dich auf eine Art, die du gut gebrauchen kannst bei der Bewältigung des jetzigen Problems ... achte mal darauf, wie du spürst, wie du in dir die Fähigkeit zu Lösungen hast ... und du dich stärker fühlst ...«

Tranceinterventionen: Als Ratifizierung und Ressourcenerfahrung wird eine gute Handlevitation eingerichtet. In der Nachbefragung wird die Trance ratifiziert über die Abfrage der Trancetiefe, der Zeitverzerrung und das Erleben der unwillkürlichen Phänomene.

Die Tranceinterventionen sind zunächst offen und aktivieren Lösungserfahrungen. Hypnose-Feedback: Der Junge ist stolz auf diese Erfahrung. Er erzählt, er habe so eine angenehme beeindruckende starke Leere empfunden. Das wäre für ihn nun spezifisch an Trance. Er habe sich ganz ruhig gefühlt, zufrieden, zuversichtlich. Das Zucken sei zweimal aufgetreten.

Schlussintervention: Jetzt, da er Trance erfahren habe, könne er darüber nachdenken, wie er sie nutzen werde.

Zweite Einzelsitzung nach einer Woche

Erster Teil der Sitzung/Vorgespräch: Die Sitzungen verliefen in der Regel mit 20-minütigem lösungsfokussiertem Vorgespräch. Dies diente dazu, neue Entwicklungen zu würdigen, einzubeziehen, die Lösungsperspektive suggestiv zu stärken und den eigenen Weg dabei respektvoll zu begleiten. Suggestive Frageinterventionen waren z. B.: Wie hat er diese Zeit dazwischen erlebt? Was ist ihm schon aufgefallen? Woran werde er die ersten Erfolge merken? Wie denkt er, wird seine »Erfolgskurve« verlaufen: sprunghaft, langsam, steil ansteigend, stufenförmig?

Wie werden Vater und Mutter reagieren, wenn er völlig symptomfrei ist? Was wird dann an neuem Verhalten da sein, was sich schon jetzt andeuten kann?

Auf einer 10er Skala, auf der 10 sein Ziel ist, stehe er heute wo? Max sagt bei 1,8. Sein Tipp fürs nächste Mal wäre bei 3,5 zu stehen.

Gleichzeitig diente der erste Gesprächsteil dazu, weitere Ideen zu säen, therapeutische Interventionen anzubieten und auf den Prozess bezogene Hypnose-Angebote zu entwickeln. Es wurden bewährte psychologische Interventionsfragen der Psychosomatik wie Externalisierung und Dissoziation des Problems angeboten, wie z. B.: »Wenn das Zucken reden könnte, was würde es sagen? Wenn das Zucken ein Gegenstand wäre, was wäre es? Und was würdest du damit machen?«

Formale Tranceinduktion im zweiten Teil der Therapiestunde: Diese wurde über die Augenfixierung eingeleitet. Die Trance wurde psychotherapeutisch genutzt. Folgende therapeutische Interventionen wurden angewendet:

- Vorbereiten der Selbsthypnose im Durchführen der Fremdhypnose
- Fördern der angestrebten Entwicklung und des Ziels
- Stärken des Selbstbewusstseins
- Integrieren des Ziels in impliziten und posthypnotischen Aufträgen
- Anregen von systemischer Dynamik und Optionen
- Anbieten von vieldeutigen Beispielen zu Lösungsmöglichkeiten
- Gewinnen neuer Informationen über individuelle Reaktionen zur weiteren Modifikation des Vorgehens.

Tranceinterventionen: Nutzung ideodynamischer Phänomene, Geschichten, Symbolik, Verankern, Suggestionen, Zukunftspacing, Anleiten zur Selbsthypnose, Externalisierung des Symptoms.

Für die oben erwünschten Interventionen in ihrer Komplexität bot eine gute Geschichte mit entsprechenden direkten und indirekten Suggestionen, Bildern, Symbolen und Zwischengeschichten den Rahmen. Ich entschied mich für die Löwengeschichte von Bernhard Trenkle, die maßgeschneiderte Abwandlungen in jeder Form zulässt und Identifikation mit einer positiven Figur herstellt. Der Geschichte liegt das afghanische Märchen eines Löwen zugrunde, der über sein eigenes Spiegelbild an einer Wasserfläche erschrickt, bevor er dieses »durch die Tat« des Trinkens auflöst. Bernhard Trenkle erweiterte dieses Märchen zu einer verschlungenen Geschichte, die viele Stellen beinhaltet, individuelle indikationsbezogene »Ausflüge« zu machen. Ja, mir kommt darüber hinaus die Geschichte selbst wie die Schilderung eines gelungenen Therapieprozesses vor. Für Max wählte ich das Gerüst der Geschichte, baute sie aber stark individuell aus und mit folgenden, durch die Vorgespräche angeregten Passagen um.

> Von der angewandten Tranceinduktion über Strandmotive wie auch Möwen (siehe den in der ersten Stunde von Max eingebrachten Strandurlaub) leite ich weiter zu einer Geschichte eines jungen Löwen namens Möwe. Dieser fragte sich, wie er wohl zu diesem für einen Löwen komischen Namen gekommen sei. Löwe Möwe machte sich auf den Weg dies zu ergründen. ... Weitere Induktionen über Sanddünen, Savannen, die Sahara ... Wege, die zu gehen sind, ... um zu Lösungen zu kommen. Am besagten Wasserloch, als er so in diese angenehm dunkle geheimnisvolle Tiefe sah, kam aus dem Wasserloch eine Antwort. Es erschien ihm ein großer leuchtender Buchstabe. Zuerst erkannte er diesen Buchstaben nicht und dann wurde er immer klarer. Die Antwort war ein großes M mit Punkt. M. wie Max. und dann sah er den ganzen Satz: Max der Löwe. Und dieser Satz war abgekürzt in »Möwe«. Er sah die Lösung, spürte das Geheimnis und erkannte den Sinn. Ja, Max, der Löwe – M(ax, der L)öwe, Abkürzung = Möwe. Jetzt erkannte er die Abkürzung genau und lächelte. Das war sein richtiger vollständiger Name ... Seit er das Geheimnis seines Namens kannte, ging eine Veränderung vor sich, er bewegte sich anders, sprach anders, begegnete den anderen auf andere Weise und von da ab konnte es jeder spüren, er war Max, der Löwe ... Und seine Eltern konnten zunächst unmerkliche, dann deutlichere Veränderungen bemerken und wenn sie ihn wie früher behandelten, reagiert er auf eine neue Art und Weise. Und er weiß innerlich genau, an welchen Stellen die Veränderung am ehesten sichtbar werden kann ... Er kann sich sogar über sich selbst wundern, wie anders er reagiert, ... was er alles ausprobiert ... Und selbst die, die sich nicht erklären konnten, was geschehen war, merkten dennoch die Veränderung ...

Hypnose-Feedback: Max gefiel die Geschichte. Er sagte spontan, verwirrt und verwundert und auch für mich überraschend: »Der Tic ist komplett weg«. Er sei in der Trance nicht aufgetaucht, und jetzt fühle er, dass er auch weit weg sei. Ich fragte ihn, ob er jetzt zu Hause auch selbst in Trance gehen wolle. Und als er bejahte, erklärte ich ihm die Schritte und gab ihm eine schriftliche Anleitung zur Selbsthypnose: Augenfixierung, mehrfaches Durchgehen der vier Sinnesmodalitäten, Augenschluss und Tiefergehen mit einer angenehmen Vorstellung. (Er wählte das Rollen im warmen Sand in den Dünen.) Dann an einem angenehmen Ort ankommen und dort verweilen und von seinem Ziel zu träumen oder vom Löwen oder von all dem, was ihn sich angenehm fühlen lässt. Zum Schluss das Zurücknehmen.

Schlussintervention: Er könne damit selbst, wie hier erlebt, in Trance gehen.

Dritte Einzelsitzung nach zwei Wochen

Vorgespräch mit der Erhebung des Prozesses der Zwischenzeit: Im Folgenden gebe ich das Gespräch deshalb so ausführlich wieder, da es ebenfalls im Ericksonschen Stil einer sogenannten Konversationstrance (implizite Trance) geführt ist.

Diese Vorgehensweise ergänzt die formale Hypnoseinduktion unterstützend. Gerade die Ericksonsche Hypnotherapie besteht eben nicht nur aus dem formalen Trance ritual. Vielmehr ist die ganze therapeutische Konversation suggestiv darauf angelegt, Fokussierungen auf günstige Gedankengänge anzuregen, ungünstige des Patienten »aufzuweichen« und zu erweitern. In dieser Konversationstrance geht es jetzt speziell um Ideen von Eigenständigkeit, die Beobachtung der Entwicklung hinsichtlich des Ziels, um Veränderung und deren Zeitbedarf. Es wird deutlich, welche Rolle dabei die Diskussion und die Entwicklung günstiger Einstellungen spielen. Aber auch hier kommen wieder familiensystemische Interventionen zum Tragen.

Max erzählte begeistert von der Selbsthypnose. Er hätte sich eine Kerze genommen und diese fixiert. Er hätte dann gesagt, »weg damit und sich vorgestellt, dass das Zucken weg sei.« Ich war angetan davon, was der Patient in eigener Regie entwickelte. Er fixierte eine Kerze und wandte eine eigentlich eher ungünstige »Weg-Von-Suggestion« an, auf die er aber ansprach. Ich suchte mit ihm alternative Suggestionen wie: frei sein, selbstbewusst sein. Er bestätigte aber meinen Eindruck, dass er seine gefundene Zielsuggestion besser fand. Daraufhin sagte ich, sein Erfolg gebe ihm recht, sogar wenn das nicht ganz der Lehrmeinung entspreche, und unterstützte damit positiv konnotierend die Entwicklung seines Eigensinns. Wie wäre es seit dem letzten Mal weitergegangen? Seine letzte Einschätzung hatte sich bestätigt: Er stünde heute beim Skalenwert 3,5. Das wäre ja jetzt schon mehr als ein Drittel der 10er-Skala! Wo wollte er nächstes Mal stehen? Er sagte vorsichtiger: 3,8.

Wie sähe er überhaupt seine Entwicklung an? Wann würde er ganz symptomfrei sein? Er sagte, im Sommer! Darauf schloss sich eine Diskussion an, was er dächte, wie lange Veränderungen bräuchten? Er erwiderte, er dächte so lange, wie sie zuvor bestanden hätten. Wie er darauf käme? Er sagte, man sagt das doch so. Hatte er es mal anders erlebt? Prompt fällt ihm ein, dass sein Onkel von einem Tag auf den anderen das Rauchen aufgegeben hätte, dass sein Freund sich von einem auf den anderen Tag entschieden hätte, sein über Jahre gewachsenes Haar streichholzkurz zu schneiden, bei einem anderen sei ein lange erarbeitetes Computerwerk mit einem Klick zerstört worden.

»Man weiß selbst für sich am besten, wann es die richtige Zeit ist, aber dann kann es auch gehen.« Es folgten Frageinterventionen mit suggestivem Lösungsfokus: Wann wäre für ihn die richtige Zeit und für welche Veränderung? Wann würden die Eltern es für die richtige Zeit halten und für welche Veränderung? Was wäre für ihn wichtiger, das, was er dazu empfände oder das, was seine Eltern glaubten? Wann wäre die rechte Zeit für wachsendes Selbstbewusstsein, wann zum Aufhören des Tics? Was würde er sagen, hat das eine mit dem anderen zu tun? Wann, dächte sein Unbewusstes, wäre die richtige Zeit? Was dächten deine Eltern, wie du aufhören wirst? Schnell oder langsam oder von heute auf morgen? Die Mutter fragte ihn immer, wie es laufe. Was denkt sie, wie er es schafft? Traut sie ihm das zu? Und wie wirkt sich ihre Haltung auf ihn aus? Was müsste sie oder der Vater tun, dass es wieder mehr wird? Was wäre ohne Tic? Seine Antwort: Er wäre körperlich freier, lockerer, selbstbewusster, hätte mehr geistigen Platz für was anderes z. B. die Schule. Zum Schluss fiel ihm noch ein Beispiel für eine schnelle Veränderung ein, eine Tafel, die mit einem Lappen gelöscht würde. Das war eine gute Vorlage für eine Tranceintervention.

Formaler Hypnoseteil/Tranceinterventionen: Ideomotorische und ideodynamische Phänomene, Visualisierungen, Zukunftsprogression, Ankern, Teilearbeit u. a.

Sein Bild der gelöschten Tafel nutzend, bat ich ihn, den Lappen der im Raum vorhandene Whiteboard-Tafel zu fixieren. »Mache mit der Tafel und dem Lappen, was du gerade tun möchtest«. Er sagte leise »auswischen«. In gutem Rapport wurde die Intervention angeboten: Gehe in die Zeit der Zukunft, wenn die Tafel ausgewischt ist und wo du ganz frei von diesem Phänomen bist, dann, wenn du dich körperlich freier, lockerer, selbstbewusster, fühlst! (Seine Angaben des Vorgesprächs aufgreifend) Weitere Interventionen im Sinne der Teilearbeit: »Was sagt deine innere Stimme dazu? Wie fühlt sich das an? Was siehst du? Was hörst du? Was machst du? Was ist der Unterschied?« Der Zustand wurde in den Sinnesmodalitäten verankert.

Hypnose-Rückmeldung: Er berichtete von der bekannten angenehmen Erfahrung von Leere im Kopf, Gedankenleere und fester Zuversicht weiterzukommen.

Vierte Sitzung nach weiteren drei Wochen

Vorgespräch: Er berichtete von einem Stand von 4 Punkten der 10 Punkte beinhaltenden Skala als Ziel. Seine Schätzung für die nächste Sitzung ist 5 Punkte. Max brachte eine Frage seiner Mutter in die Sitzung mit. Diese ließe mich fragen, ob es einen Grund in der Kindheit gäbe, ein traumatisches Erlebnis? Hier zeigte sich, dass natürlich die Vorstellungen der Bezugspersonen mit zu berücksichtigen sind, solche, die offen erzählt werden, solche, die systemisch abgefragt werden und natürlich auch die, die nie vom Therapeuten erfasst werden. Die Mutter bewegte diese Frage, ohne selbst eine Ahnung zu haben, was es sein könnte, und fokussierte damit auf ihre Weise. Max war von dieser Idee der Mutter aber eingenommen, obwohl er selbst noch nicht an so etwas gedacht hatte. Dies wurde therapeutisch aufgegriffen. Wenn es ein traumatisches Ereignis gab und es vergessen ist, wozu könnte es dann wichtig sein? Wie hält er das Zucken aufrecht? Darfst du es schon aufgeben? Er war unschlüssig. »Und immer, wenn wir etwas bewusst nicht wissen, können wir in Hypnose unser Unbewusstes befragen.«

Formale Hypnosearbeit, die durch den im Eingangsgespräch abgefragten erfassten Prozess vorbereitet wurde. Hier wurde die Frage der Mutter utilisiert. »Stellen wir die Fragen deinem Unbewussten.« Einrichten von unwillkürlichen Ja/Nein-Fingersignalen. Tranceinterventionen: u. a. Befragung des Unbewussten mit Fingersignalen, Zeitregression, Reinszenierung und Dissoziationen.

»Ist es wichtig, dass du es behältst?« »Nein« (!) »Gibt es einen Auslöser in der Kindheit?« »Ja« (!) Mit einer Zeitregression kann in der Kindheit gesucht werden. Er kommt zu einem Erlebnis im Kindergarten, als er in den Leib geboxt wurde. Weiter kommt das Bild, als er in der Schule als »Mädchenjunge« verspottet wurde. Wenn er heute in Trance sich das von der Ferne aus – 12 Jahre weiter – anschaut, wie hilft der heute 6-Jährige dem damaligen 4- bzw. 8-Jährigen? Wie hat er es geschafft, diese damals harten Situationen zu bewältigen? Wie wird er das Symptom heute bewältigen und daran wachsen?

In der Arbeit mit Zeitregressionen drängen sich gerne tiefenpsychologische Interpretationen auf, würden aber den lösungsorientierten Weg eher verwässern und können therapeutische Schleifen produzieren. Ich entschied mich, prozessorientiert zu intervenieren und die Vergangenheit für den Unterschied in Gegenwarts- und Zukunftsentwicklungen zu nutzen.

Feedback und Schlussinterventionen: In der Nachbereitung fragte ich, ob ihm diese Erlebnisse bewusst waren. Ja, sagte er, aber er habe lange nicht mehr daran gedacht. Und wenn er jetzt daran dächte, was dächte er jetzt als erwachsener junger Mann darüber? Wie über das Schimpfwort: Mädchenjunge?« Wie geht er heute mit vergleichbaren Situationen um? Wie stärkt er sich heute in schwierigen Situationen?

Fünfte Einzelsitzung nach weiteren fünf Wochen

Vorgespräch: Er wäre weitergekommen, circa auf 7–8 Punkte. Was hat sich getan? Wie macht er die Selbsthypnose und was merkt er dadurch schon? Dann beschlossen wir, sie in der Sitzung zu machen. Die Kerze von zu Hause konnten wir uns auch leicht hier vorstellen.

Formale Trancesitzung: Durchführung der Selbsthypnose in meiner Gegenwart. Intensive Trancebegleitung im Atempacing, Pacing von seltenen Wortfetzen und ideomotorischen Phänomenen. Max fixierte die vorgestellte Kerze und ging in Trance. Er berichtete, dass er sich im Park seiner Heimatstadt erlebt und dann dort einen schönen Baum und ein fallendes Blatt gesehen habe; und er habe sich gefühlt wie das Blatt, das tänzelnd und locker leicht im Wind vom Baum in den Park getragen wurde. Er hatte dabei ein angenehmes Gefühl. »Was konnte das für seine Entwicklung bedeuten?« Wir redeten darüber, dass er mit dem Erlernen der Selbsthypnose eine wichtige eigenständige Entwicklung gemacht und sein Problem selbst gelöst hat.

Hypnose-Feedback: Er hätte sich ruhig gefühlt und sicher. Das Bild vom Park hätte ihn fasziniert.

Schlussinterventionen: Es wurden noch die bei ihm öfter aufgetauchten Schlüsselwörter Leichtigkeit, Lockerheit und angenehme Leere angesprochen, und wie er sie als Anker nutzen könne. Wann sie ihm helfen könnten.

Danach verabredeten wir ein Familiengespräch nach der Jahreswende.

Nach fünf weiteren Wochen schrieb mir Max einen Weihnachtsbrief mit den Worten:

»Schöne Weihnachtswünsche und ich habe große Erfolge zu vermelden, seit ungefähr einem Monat ist der Tic zu 99,9 % verschwunden.«

Familiengespräch und Abschluss nach insgesamt einem halben Jahr

(Auch im folgenden Familiengespräch ist das wiedergegebene Gespräch nach der ressourcenorientierten Methodik geführt. Dieses wird deshalb ausführlich wiedergegeben, da der gesamte Behandlungsverlauf nur mit einer solch konsequenten Haltung zu erklären ist, in die auch die formale Trance eingebettet ist.)

Die Eltern berichteten: Wie schon von mir ankündigt worden wäre, sei Max frecher, kesser, gereizter, wenn sie etwas sagten. Ich erinnere mich nicht, so etwas angekündigt zu haben. Aber so geht es ja manchmal, dass es überraschende Zuschreibungen beiderseits geben kann. Er hätte sich öfter in sein Zimmer zurückgezogen. Ich fragte, was ihnen lieber wäre, der alte Junge mit Zucken oder der neue Junge ohne, aber kesser, eigener. Beide antworteten mit einem Lachen. Das »Zucken« wäre weg, sagte der Vater. Die Mutter sagte, sie hätte doch noch mal eins gesehen. Daraufhin sagte Max mit fester Bestimmtheit: Nein, das wisse er genau – das Zucken sei weg und er fühle sich stärker. Aus dieser Abgrenzung klang seine neue Eigenständigkeit. Der Vater gab zu, das Symptom bestünde nicht mehr, bemängelte aber aktiv werdend, dass Max die Selbsthypnose jedoch nicht oft genug mache. An dieser Stelle war bei kritischer Haltung des Vaters die neue Selbstständigkeit von Max gefragt. Was auch immer hinter der Kritik des Vaters steckte (FamilientherapeutInnen würden auch Umstellungsambivalenzen auf eine neue symptomfreie Systemsituation hypothetisieren), diese Kritik des Vaters hatte auch die ungünstige Implikation, der Tic bestünde weiter und könnte nur durch ständige Selbsthypnose unterdrückt werden. Darauf bezogen intervenierte ich unterstützend und umdeutend: Ja, es läge in der Hand von Max, ob er, wenn er jetzt symptomfrei sei, die Selbsthypnose überhaupt dafür noch mache. Für Max sei es okay, wenn er die Selbsthypnose nach eigenem Bedürfnis mache. Ja, es ist sogar wichtig, dass er sie auch ausfallen lasse, denn so weiß er, dass der Tic weg ist. Aber wenn er sie einmal für ein anderes Ziel bräuchte, dann könnte er sie ja anwenden. Selbsthypnose könne man immer im Leben gebrauchen. Sie haben als Eltern ihrem Sohn diese Erfahrung ermöglicht und ihrem Jungen damit etwas Gutes fürs Leben mitgegeben.

Systemische Rückfallprophylaxe: »Gäbe es etwas, was er oder seine Eltern tun müssen, damit das Symptom wiederkehrt?« Alle dachten nach. Max sagte, ihm falle nichts ein. Dann erklärte er den rätselnden Eltern die Frage: »Das ist so, als wenn du eine Sportverletzung hast und danach dich zu früh belastest oder auch nicht wieder richtig trainierst, dann machst du selbst was dafür, dass es nicht so klappt, wie es klappen könnte.« Bei den Eltern ließ ich die unbeantwortete Frage wirken. Ich flachste dann noch, jetzt wo das »Zucken« weg ist, könnten sich andere, altersgemäße gesunde Zuckungen entwickeln (wie z. B. tanzen in der Disco). Max reagierte als erster schmunzelnd. Ich fragte, ob ich noch etwas für die Familie oder die Eltern tun könnte, was verneint wurde. Der Vater bedankte sich förmlich, die Mutter herzlich für die

Behandlung. Und zu Max gewandt sagte ich, es wäre schön, wenn er mir die weitere Entwicklung in einem halben Jahr berichten würde, so vor den Sommerferien.

Evaluation

Nach einem weiteren halben Jahr hielt Max sein Versprechen, rief an und erzählte, es gehe ihm weiter gut, er führe in eine Schülerfreizeit, die Eltern machten alleine Urlaub.

Jetzt nach gut einem Jahr anlässlich der Fallauswahl für diesen Artikel rief ich an, um nachzufragen. Max war selbst am Telefon. Er reagierte erfreut, von mir zu hören, und erzählte: Er sei ja jetzt in der 11. Klasse und 2005 würde er Abitur machen. Er überlege, ob er Journalist werde, sein Vater habe ihm auch Sportlehrer empfohlen. Der Tic sei weg. Er hätte schon lange keine Selbsthypnose mehr gemacht. Dennoch hätte er sie ja, wenn er sie bräuchte. Es gehe ihm gut.

Vom Störungsbild her wäre es gutachterlich durchaus vertretbar gewesen, eine längere Behandlung tiefenpsychologischer oder verhaltenstherapeutischer Richtung zu bewilligen, da das Symptom schon über ein Jahr bestand und zunahm. Auch wurde von einer früheren Episode erzählt. Sowohl bei einer tiefenpsychologischen als auch bei einer verhaltenstherapeutischen Behandlung stünde zu Beginn die Krankheitsanamnese, und dann folgten entsprechend abgeleitete Behandlungspläne. Dabei bliebe das Symptom, seine Herleitung und bestimmte Vorstellungen von Veränderung über Verstehen im Fokus. Ericksonscher Stil hingegen lenkt den Fokus auf die Such- und Findemöglichkeiten des Patienten für eine Zukunft ohne Symptom bzw. Zunahme der symptomfreien Zeit. Beklagten die Eltern oder Max im Erstgespräch stark das Symptom, dann lenkte die Therapeutin zudem den Fokus mehr und mehr auf die Ausnahmen, auf die Möglichkeit der Bewältigung, die Zeit nach dem Symptom. Von Beginn an wurde so nach vorne gearbeitet, ein Problemverstehen wird nicht als Änderungsvoraussetzung gesehen. Vielmehr soll Entwicklung in Gang kommen, die unweigerlich neue nach sich zieht und die Gesamtsituation komplex verändert. Als Max von seiner Vorstellung von Selbstbewusstsein und Freiheit ohne Symptom erzählte, musste er ja schon ein vages Gefühl davon in sich getragen haben. Gesucht wurde dann nach der Brücke dorthin. Max utilisierte, d. h. nutzte, die Hypnose, um die Brücke zu finden. Die Fallgeschichte ist danach zu betrachten, wie sich dieser Faden durchzieht. Nur durch dieses gesamte Vorgehen entstanden auch diese besonderen Effekte. Jedes Vorgehen im Gespräch und Setting, z. B. Eingangsfragen, Sitzungsabstände, Haltung des Therapeuten sind implizite Suggestionen. Hier war es so, dass mit Max die Abstände bestimmt wurden, dass mit ihm seine Vorstellung von der Veränderung besprochen wurde, dass er in seinem Vorgehen autonom unterstützt wurde, und dass seine eigenen Wege herausgestellt wurden. Der überschaubare und seine Aktivität fordernde Therapieprozess brachte dem Jungen eine direkte Erfolgsrückmeldung. Der über ein Jahr hinweg evaluierte aufrechterhaltene Erfolg von Symptomfreiheit und psychischer Entwicklung bestätigt das. Zudem zeigte sich aber, dass natürlich die Bezugspersonen und ihre suggestiven »Interventionen« unbedingt systemisch einzubeziehen waren und auch in Richtung der Eltern zu intervenieren war.

Schon der psychotherapeutische Erstkontakt hatte eine besondere Bedeutung. Gerade das Erstgespräch war bedeutsam aufgeladen und hochfokussiert. Die stattfindenden bedeutungsgebenden Inhalte bestimmte die Therapeutin entscheidend mit. Man muss von einer suggestiven Situation sprechen, die bereits von Beginn an einerseits in Form einer konstruktivistischen, d. h. Möglichkeiten eröffnenden, Konversation und andererseits zur Vorbereitung der formalen Hypnoseinterventionen zu nutzen ist.

Bei der Eruierung der Symptom-»Geschichte« war zu berücksichtigen, dass die erzählten und herausgestellten Aspekte des Patienten verkürzte konstruierte Geschichten im Problemkontext sind. Jede Geschichte ist eine Auswahl, wenn auch oft gedacht oder wiederholt, u. U. von mehreren Familienmitgliedern geteilt oder aber personenspezifisch anders erzählt. In der Unterschiedlichkeit im Familiensetting nebeneinandergestellt, wurde die Relativität und Perspektivenabhängigkeit sichtbar. Wir sehen im vorliegenden Beispiel eine große Differenz der einzelnen Familienmitglieder hinsichtlich Leidensdruck und Veränderungsvorstellungen. Durch spezielle Frageinterventionen wurden neue Sichtweisen über die Ausnahmen der Störung und Kontexte ohne Störung erhoben. Solche aus der systemisch-konstruktivistischen Therapie stammenden Fragen lösten durch die Verdeutlichung von verschiedenen Perspektiven einfache polare Verhärtungen von normal und krank auf. Sie lösten bereits Gedanken aus über das »Wie« der Entwicklung und implizierten diese bereits. Im vorliegenden Fall hatten die Eltern zudem feste Vorstellungen von dem, was sie wollten, nämlich mit Hypnose ihren Sohn »gesund machen lassen«. Es gelang, alle für ein Reframing zu gewinnen, indem Max mit Selbsthypnose die Entwicklung in die eigene Regie gegeben wurde. Er nahm dies an, gleichsam als Beginn und Zeichen für seine Eigenentwicklung. Zudem hatte er zuvor diese Intervention mit angeregt, indem er sagte, ohne Symptom würde er sich selbstbewusster und freier fühlen. Dass sich alle darauf einigen konnten, war ein entscheidender Passus der Therapie. Hier entschied sich durch die Annahme des Angebotes, dass gerade dieser Weg gewählt wurde.

Im Gesprächsprozess entstanden schon von Beginn an Ideen zu Angeboten, speziell für dieses Symptom, bei diesem Patienten, in dieser Familie, zu diesem Zeitpunkt, mit diesen Ressourcen, bei diesen Zielen. Die Therapeutin säte erste Ideen über Möglichkeiten, sie weckte damit Neugierde, implizierte Zuversicht und neue Einstellungen. In einer spontan pragmatisch geführten Atmosphäre entstand wieder Normalität.

Neben dem Rapport mit Vertrauensaufbau und spezifischem Einklinken war es parallel – und fast gegensätzlich dazu – gleichzeitig nötig, die Eltern und den Jungen zu eigenen aktiven Auftraggebern bzw. Akteuren in der Psychotherapie zu machen. Für den hier demonstrierten Prozess reichen Symptomschilderung,

Leidensdruck und therapeutisches Standardvorgehen nicht aus. Zu stark wirkt sonst der Sog von Behandlungs- und Verantwortungsabgabe an den Fachmann und zu stark dessen Übernahmebereitschaft im Behandlungskontext.

Des Weiteren wurde die übliche Haltung der »Weg-von-Wünschen« des passiven Patienten umgewandelt in genauere eigene Vorstellungen vom »Hin-zu-Zielen« eines aktiv geforderten Patienten. Schon in der ersten Stunde ist diese Unterscheidung der Psychotherapie zum herkömmlichen Behandlungsbegriff der Verantwortungsabgabe an den Fachmann, wie z. B. in der Medizin gebräuchlich, zu machen. Max gelang eine Zukunftsvorstellung ohne Symptom als Situation mit mehr Selbstbewusstsein und Selbst vertrauen, und diese seine Vorstellung bestimmte die Therapieplanung stark mit.

Schaffen Patienten diese Perspektivenerweiterung, verkürzt sich die Therapie enorm. Dieses Vorgehen ist ein entscheidender Unterschied zu Psychotherapien, die immer implizit Diagnosen, Krankheitstheorien hinter Störungsbildern und Behandlungsplänen zur Aufhebung von Störungsbildern mitlaufen lassen. Im Unterschied wurde hier ein Rahmen demonstriert, der den Patienten zum Experten für seine Entwicklung machte.

Es ging im Erstgespräch nicht zuletzt auch um die Stärkung der Klienten, sich auf diesen Prozess einzulassen. An jeder Stelle des vorgestellten Fallbeispiels aber wären je nach rekursivem Feedback auch viele andere Wege denkbar gewesen. Die therapeutische Kunst ist die der äußerst flexiblen Prozessbegleitung.

Da Hypnose nachgefragt wurde, waren die damit verknüpften Erwartungen abzufragen und schon als suggestiver Raum zu entwickeln. Wie sind Sie darauf gekommen, dass Hypnose helfen wird? Und wer denkt das und wer nicht? Gibt es Vorerfahrungen?

Wie stellen sie sich vor, dass Hypnose wirken wird? Diese Befragung erfasste, nutzte und ergänzte die als Suggestionen unterschwellig oder offen wirkenden Befürchtungen bzw. Wünsche.

Wie gezeigt wurde, geht es in der Ericksonschen Hypnotherapie statt um die Erhebung der Krankheitsgeschichte mehr um eine Erhebung der Ressourcen, statt um Diagnostizierung mehr um die Erhöhung von Wahlalternativen, statt um die Erfassung durch den Therapeuten mehr um die Etablierung eines synergetischen Zusammenspiels im kreativen Feedbackprozess zur Lösung. Die systemische Perspektive, die eingebracht wurde, bestand in der Nachfrage, wie das Symptom als natürlich entstandener Lösungsversuch für eine entsprechende zu lösende familiäre Situation zu sehen ist. In der Schlussintervention im Familiengespräch wurden hypothetische Angebote für sinnvolle Funktionen des Symptoms angeboten (»drei Fliegen mit einer Klappe«). Als systemische Familientherapeutin fragte ich mich schon, welche neuen Möglichkeiten das Familiensystem fand, als Max als Symptomträger »ausstieg«. Es gab jedoch keinen neuen Auftrag auf die Frage, was ich sonst noch tun könne, und die Entwicklung von Max erwies sich als stabil.

Warum Hypnose?

Das ist alles Hypnose – Konversationstrance und formale Hypnoseinduktion. Es ging um eine sehr gezielte suggestive psychotherapeutische Kommunikation. Jede Kommunikation ist suggestiv durch die Aufmerksamkeitsfoki im Gespräch, d. h. Auswahl, Einbringen neuer Ideen und Erweitern von Perspektiven. Insofern bestand die Therapie darin, eine Kommunikation zu ermöglichen, die respektvoll für diesen speziellen Patienten einen bedeutsamen Rahmen für Veränderungen bereitstellte. Dazu wurden die inneren Glaubensansichten des Patienten und seiner Eltern über Symptomerklärung, über Veränderung, über Ziele, über die Zeit nach der Veränderung erfragt und therapeutisch erweitert. Dies geschah mit konstruktivistischen Metafragen, da es damit offen und dennoch effizient geschehen kann. Beispiele aus diesem Fall: »Angenommen Sie negieren das Zucken, was wäre günstig daran in Bezug auf Aufhören?« (Haltung des Vaters). Und »Angenommen, Sie nehmen es wirklich ernst und ärgern sich darüber, was wäre günstig daran in Bezug auf Aufhören?« (Haltung der Mutter). »Und was gäbe es noch für Optionen?« Es stellte sich auch dabei heraus, dass es bei Entwicklung eben meist keine klaren Antworten gibt, sondern nur individuelle Optionen. Mit der Zielperspektive »Aufhören« und »Selbstbewusstsein, Lockerheit entwickeln« im Fokus wurde die Aufmerksamkeit eben darauf fokussiert. Welche Ausnahmesituationen gab es »Wann tritt es weniger auf bzw. gar nicht? »Was ist der Unterschied zu den Situationen, wo es auftritt.« Das Gesamtbild wurde wieder komplettiert durch bestehende, aber nicht gesehene Anteile.

Der Einsatz formaler Hypnose bewirkte in der Psychotherapie eine deutliche Unterstützung, um so mehr, je klarer sie auf den konkreten Auftrag und das erfasste Ziel bezogen war. Trance ließ eine Situation entstehen, in der Max in einem intensiven inneren Prozess Anregungen auf eigene Art zur Entwicklung verwandte. Wie gezeigt wurde, wurde so die innere komplexe Selbstorganisation – die nicht unbedingt mit theoretischen Störungs- oder Veränderungsmodellen kausal instruierbar erfasst werden kann – angeregt, eigene, neue Formen zu entwickeln. Aufbauend auf dem eigenen Auftrag von Max, mehr Selbstbewusstsein anzustreben, wurde er engagiert auf seinem eigenen Weg dahin unterstützt.

Dabei spielte die Ericksonsche Utilisation eine wichtige Rolle: nämlich alles, was im Prozess geschieht, zu nutzen. In diesem Fall wurde dieses Prinzip folgendermaßen umgesetzt:

- indem Max' Anliegen nach persönlichem Erfolg (und Ablösung) und der bestimmt geäußerte Wunsch der Eltern nach Hypnose umgewandelt wurde in etwas Drittes: Hypnose und Selbsthypnose
- das Symptom »Zucken« zur Entwicklung von Selbstständigkeit
- das Dünenbild zur Trancevertiefung und später für die individuelle Möwen-Löwengeschichte
- das eigene Selbsthypnosedesign zur positiven Konnotierung von Selbstständigkeit sein »Tafelauswischbild« zu einer Tranceinduktion

- seine Erfahrungen von Veränderungszeiten zur eigenen Prozessplanung
- Mutters Nachfrage nach traumatischer Entwicklung zur Zeitregression, Visualisierungen und Reinszenierung
- Max' Schlüsselwörter der Leichtigkeit und Leere zum Ankern
- Max' Trancebild vom fallenden Blatt zur Reflexion über seine wachsende Selbstständigkeit.

Dabei hat der Begriff Utilisation auch immer etwas damit zu tun, dass das, was vom Patienten eingebracht wird, nicht direkt in die eigene Vorstellung passen muss – ihr sogar vielleicht zuwiderläuft. Wird sie aber als willkommen genutzt, ist sie gerade besonders hilfreich. In dem in Trance dichten Feedbackprozess utilisierte aber nicht nur die Therapeutin, was der Patient einbrachte, sondern auch der Patient die Interventionen der Therapeutin. Und so entstand sogar für beide in unterschiedlicher Weise ein Prozess von Veränderung und Erweiterung. Wie die Wirkfaktorenforschung belegt, sind es gerade die Nutzung von Ressourcen und das Wecken von Zuversicht, die Veränderung bewirken. Wie gezeigt wurde, unterstützte Hypnose diese Faktoren.

So wurde auch diese Therapie ein gemeinsames Kunstwerk, das aus einer konsequent bezogenen ressourcenorientierten Prozessbegleitung und der Eigenarbeit des Patienten und seiner Familie entstand. Zum Schluss möchte ich dazu Milton Erickson sinngemäß zitieren mit seinem Fazit: »Für jeden Patienten ist eine eigene Therapie zu erfinden.«

4 Nora und Fury finden viele Wege zum Ziel

Peter Loebel

Behandlung einer 16-Jährigen mit Bettnässen, sozial unsicherem Verhalten und Akne

Es wird die 18-monatige Behandlung der zu Beginn 16-jährigen Nora beschrieben, die an primärer Enuresis nocturna, sozial unsicherem Verhalten und Acne vulgaris leidet. Nora wurde in der Kindheit vom leiblichen Vater sexuell missbraucht und lebt mittlerweile seit neun Jahren in einer Pflegefamilie. Aufgrund des Behandlungswunsches (Naturheilkunde bzw. Hypnose, aber keine nochmalige »Gesprächstherapie«) wird anfangs eine sorgfältige Auftragsklärung vorgenommen. Dabei werden, neben ressourcenorientierter Gesprächsführung, die kooperationsfördernden Prinzipien »Folgen und Führen« zur Beziehungsgestaltung eingesetzt. Dann erfolgt – wunschgemäß – zunächst eine homöopathische Behandlung, die innerhalb von vier Monaten zum Abheilen der Akne führt, jedoch Enuresis und soziale Unsicherheit offensichtlich nicht beeinflusst. Dies gelingt auch nicht mit Hilfe weitgehend standardisierter Hypnosestrategien, so dass diese, allgemeinen Erfahrungen zufolge, nur rund drei Wochen lang angewandt werden. Während die Patientin ihre parallel erlernte spezifische Selbsthypnose kontinuierlich fortführt, werden primär individualisierte Hypnosestrategien auf der symbolhaften Ebene eingesetzt. Daraufhin kommt es innerhalb von zehn Wochen zum völligen Abklingen der Enuresis und zur deutlichen Reduktion der sozialen Unsicherheit. Angesichts eines Rezidivs und bevorstehender Belastungssituationen wird in dieser Form noch elf Monate lang, in meist mehrwöchigen Abständen, weitergearbeitet. Besonders hervorzuheben am Behandlungsverlauf sind drei Aspekte: erstens der hohe Stellenwert der Patient-Therapeut-Interaktion mit konsequenter Nutzung verbaler und nonverbaler Kommunikationsprinzipien, zweitens die regelmäßige Durchführung selbsthypnotischer Übungen und drittens die symbolische (primär visuelle) ressourcen- und zielorientierte Gestaltung des Hypnoseprozesses, dessen Inhalte – auf Wunsch der Patientin – nie besprochen werden. Informationen der Pflegemutter zufolge sind auch fünfzehn Monate nach Therapieende Enuresis und Akne nicht mehr aufgetreten, während Noras soziale Kompetenz weiter angestiegen ist.

Der Fall

Angaben von Pflegemutter und Patientin zur Symptomatik: In meiner Praxis erscheint Frau Müller, 46 Jahre alt. Sie ist seit zwei Jahren verwitwet, arbeitet halbtags im kaufmännischen Bereich und wohnt mit ihren Eltern im eigenen Haus. Sie hat keine leiblichen Kinder, jedoch eine 16-jährige Pflegetochter, Nora, die seit rund neun Jahren in ihrer Familie lebt und noch immer fast jede Nacht einnässt. Deshalb möchte sich Frau Müller nach Behandlungsmöglichkeiten in meiner Praxis erkundigen. Sie schildert, dass Nora eine sehr schwere Kindheit hatte und darüber hinaus vom Vater sexuell missbraucht worden sei. Nachdem an ihrer neuen Schule jetzt eine Klassenfahrt stattfand, an der sie wegen ihres Einnässens nicht teilnehmen konnte, sorge sie sich, dass Nora, die ohnehin sehr still sei und fast keine Kontakte habe, sich noch weiter isolieren könne. Mehrfache ärztliche Untersuchungen hätten keinen krankhaften körperlichen Befund ergeben, und man habe geraten, sogenannte »Weckgeräte« oder »chemische Medikamente« einzusetzen bzw. eine »Gesprächstherapie« durchführen zu lassen. Da Nora »Apparate« und »chemische Medikamente« von vornherein ablehnte, habe sie dann einer »Gesprächstherapie« zugestimmt, diese aber bereits nach sechs Wochen abgebrochen. Sie (die Pflegemutter) habe gehört, dass ich im Rahmen meiner hausärztlichen Praxis mit Naturheilkunde und Hypnose gute Erfolge – auch bei Einnässen – erzielt hätte, und frage an, ob diese Methoden vielleicht auch Nora helfen könnten. Da ihr Noras Gesundheit am Herzen liege, würde sie eventuell anfallende Kosten, trotz ihrer bescheidenen finanziellen Möglichkeiten, selbstverständlich übernehmen. Nora sei zwar verschlossen und wolle auf keinen Fall mehr eine »Gesprächstherapie«, doch habe sie Interesse an einer Behandlung bei mir bekundet. Ich äußere mich grundsätzlich zuversichtlich, mache aber alles Weitere von einem persönlichen Gespräch mit der Pflegetochter abhängig. Als Frau Müller daraufhin für Nora einen Termin vereinbaren möchte, bitte ich darum, dies mit der Pflegetochter selbst absprechen zu dürfen. Bereits am nächsten Tag meldet sich Nora telefonisch, um einen Termin zu verabreden (s. u.). Sie erscheint am darauffolgenden Tag pünktlich zum Gespräch, das bewusst auf 20 Minuten begrenzt ist (s. u.), und berichtet, dass sie gern trocken werden möchte. Dies sei ihr sehr wichtig, denn sie habe sich furchtbar geschämt, als sie kürzlich an der Klassenfahrt nicht teilnehmen konnte; sie wolle aber bei der nächsten Fahrt unbedingt dabei sein. Auf Nachfragen bezüglich weiterer Beschwerden sagt Nora, dass sie meist Angst habe und sich schäme, wenn sie mit anderen zusammen sei, und weist auf ihre unreine Gesichtshaut hin. Dies störe sie auch, aber am schlimmsten sei das Einnässen. Sie betont gleichzeitig, dass sie auf keinen Fall wieder eine »Gesprächstherapie« wolle, um nicht mehr über diese »Psychosachen« reden zu müssen. Dabei habe sie sich immer schlecht gefühlt, auch noch nach der Therapiestunde. Und überhaupt könne sie sich gar nicht vorstellen, dass Reden beim Einnässen etwas nützen würde. Sie habe gehört, dass ich Naturheilkunde, Hypnose und »solche Sachen mache« und schon »tolle« Erfolge bei Kindern mit Einnässen gehabt hätte, und fragt, ob das nicht auch bei ihr helfen könne. Um diese Frage genauer zu besprechen, wird ein zweiter Termin für die darauffolgende Woche vereinbart (s. u.).

Lebensgeschichtliche Entwicklung der Patientin und Krankheitsanamnese (soweit eruierbar, teilweise fremdanamnestisch erhoben): Nora ist 16 ½ Jahre alt und wurde als viertes von insgesamt sechs Kindern geboren; sie hat drei jüngere (13, 14 bzw. 15 Jahre) und zwei ältere (18 bzw. 19 Jahre) Brüder. Der Vater ist Forstarbeiter, die Mutter Putzfrau. Die Situation in Noras Herkunftsfamilie war maßgeblich geprägt durch sehr begrenzte finanzielle Verhältnisse, Alkoholprobleme der Eltern und den Umstand, dass sich lediglich die Großmutter, und auch nur gelegentlich, um die Kinder kümmerte. Diese widmete sich dann fast ausschließlich den Jungen und vernachlässigte das Mädchen weitgehend. Nora war eine Frühgeburt, kränkelte von Anfang an und wurde erst mit drei Jahren an feste Nahrung gewöhnt. Aufgrund von Entwicklungsverzögerungen erfolgte ihre Einschulung verspätet mit 7 ½ Jahren. Zu dieser Zeit bestanden bereits – durch die Großeltern – Kontakte zu Familie Müller und Nora hielt sich hier regelmäßig, mitunter über mehrere Tage, auf. Als sie dann zur Zeit ihrer Einschulung, nach einigen Tagen Abwesenheit, wieder zu Hause erschien, kam sie bereits am gleichen Tag spät abends überstürzt zurück und bat inständig, ganz bei Familie Müller bleiben zu dürfen. Nora berichtete Frau Müller von einem sexuellen Missbrauchserlebnis durch ihren Vater und vertraute ihr gleichzeitig an, dass früher schon ähnliche Missbrauchserlebnisse stattgefunden hätten. Im Einvernehmen mit ihren leiblichen Eltern wurde dann – angesichts der besonderen familiären Situation – eine Pflegschaft vereinbart. Nora ist seitdem nie mehr in ihrem Elternhaus gewesen und hat außerdem den Kontakt zu ihrer Herkunftsfamilie abgebrochen. Zu ihrer Schulzeit ist anzumerken, dass sie fast keine Beziehungen zu Gleichaltrigen aufbauen konnte, stattdessen lieber gelesen oder in Haus und Garten geholfen hat. In der Schule beteiligte sie sich nur selten und unregelmäßig am Unterricht, was zu vorübergehenden Leistungsschwächen führte. Nora beendete vor etwa sechs Monaten die Haupt schule nach der neunten Klasse mit einem durchschnittlichen Zeugnis und besucht seit mehreren Monaten eine Fachschule mit hauswirtschaftlichem Schwerpunkt.

Befunde bei Behandlungsbeginn: Somatisch: Die Patientin ist 16 ½ Jahre alt, 162 cm groß und wiegt 51 kg. Ihre Menarche setzte vor ca. 11 Monaten ein, die Menstruation ist derzeit noch unregelmäßig. In einer orientierenden allgemeinärztlichen Untersuchung wird, bei leichter Haltungsschwäche, ein diskreter Rundrücken festgestellt, sowie eine mittelgradige Acne vulgaris, überwiegend im Bereich von Stirn, Nase und Kinn. Der weitere allgemeinärztliche Befund ist unauffällig, die vorliegenden Berichte von Kinderarzt und Urologe ergeben keine Hinweise auf körperliche Ursachen der Enuresis nocturna.

Psychisch: In der äußeren Erscheinung ist sie gepflegt. Im Verhalten wirkt sie zunächst ängstlich und unruhig, wobei ein nervöses Spiel mit den Händen, bei ansonsten leicht gebeugter und verkrampfter Körperhaltung, auffällt. Im Gespräch ist sie freundlich, jedoch anfangs zurückhaltend und wortkarg, später zunehmend offen und interessiert; die Sprache ist leise, mit einem gelegentlichen Zittern in der Stimme. Sie vermeidet regelmäßig den Blickkontakt, schaut auf den Boden und lächelt mitunter verlegen. Sie ist wach, in allen Qualitäten orientiert, konzentriert und aufmerksam; es besteht kein Anhalt für eine mnestische Störung. Klinischer

Eindruck und sprachliches Ausdrucksvermögen (dieses zeigt gelegentlich kindliche Züge) weisen auf eine durchschnittliche Intelligenz hin. Es findet sich kein Hinweis für psychotisches Erleben. Denken: geordnet, eingeengt auf die Themen Einnässen, soziale Unsicherheit und Akne, grübelnd. Affekt: ängstlich, leicht deprimiert, nicht suizidal. Antrieb: motorisch unruhig.

Das Therapiemodell: Die Patientin hatte drei Monate zuvor eine Verhaltenstherapie bei einer erfahrenen Ärztin für Kinder- und Jugendpsychiatrie und -psychotherapie begonnen und bereits nach sechs Wochen abgebrochen. Da sie eine nochmalige »Gesprächstherapie« von vornherein ablehnt, erscheint eine ätiologisch orientierte und damit problembezogene Psychotherapie nach den kassenärztlichen Richtlinien nicht realisierbar. Somit kommen weder eine Verhaltenstherapie noch eine psychoanalytisch begründete Therapie in Frage, wobei gegen letztere außerdem Noras schweigsame Art spricht. In Anbetracht dessen werden zunächst, neben ressourcenorientierter Gesprächsführung, nur kooperationsfordernde Interaktionsprinzipien (»Folgen und Führen«) genutzt, während, auf Wunsch der Patientin, eine homöopathische Behandlung erfolgt. Danach kommen, auf der Grundlage einer soliden Patient-TherapeutBeziehung, Hypnose- und Selbsthypnosestrategien zur Anwendung, wobei anfangs in überwiegend standardisierter Weise vorgegangen wird.[108] Anschließend wird der Hypnoseprozess weitgehend individualisiert gestaltet,[109] wobei imaginative ressourcen-, zukunfts- und zielorientierte Strategien auf der symbolhaften Ebene eingesetzt werden, die für diesen Fall entscheidend sind.

Der Therapieprozess: Schon im persönlichen Kontakt mit der Pflegemutter bzw. im Telefonat mit Nora werden – bei ressourcenorientierter Gesprächsführung – die Kommunikationsprinzipien »Folgen und Führen« eingesetzt, um eine positive Erwartungshaltung zu fördern, die Autonomie anzuregen und bereits beziehungsgestaltend vorzugehen. Angesichts von traumatischer Vorgeschichte und unklarem Behandlungswunsch (Naturheilverfahren oder Hypnose, jedoch keine »Gesprächstherapie«), wird bereits beim ersten persönlichen Gespräch mit Nora mit einer sorgfältigen Auftragsklärung begonnen. Aufgrund dessen nutze ich ihre Frage, ob ich auch ihr helfen könne, um nach dem 20-minütigen Termin (ausgelastete Praxis, Abgrenzung gegenüber »Gesprächstherapie«) eine Fortsetzung für die folgende Woche anzubieten. Gleichzeitig äußere ich mich zuversichtlich, betone aber, darüber noch genauer mit ihr sprechen zu wollen und äußere beiläufig Interesse an ihren Freizeitaktivitäten (Förderung positiver Erwartungen, Evokation innerer Suchprozesse, Ressourcenorientierung, fort-»führen« im Sinne der Utilisation). Nora wirkt beim Verabschieden sichtlich gelöster als bei Gesprächsbeginn und erscheint eine Woche später pünktlich zum nächsten Termin. Durch verbales und nonverbales »Folgen und Führen« lässt sich die therapeutische Beziehung weiter festigen. Dabei knüpfe ich an ihre Frage, ob ich ihr ebenfalls helfen könne,

108 Gardner, G. G. a. K. Olness (1981): Hypnosis and hypnotherapy with children. New York (Grune & Stratton), S. 133.
109 Araoz, D. L. (1989): Die neue Hypnose. Paderborn (Junfermann).

an, betone jedoch gleichzeitig, dass auch die in Betracht kommenden natürlichen Heilverfahren (Abgrenzung von »Gesprächstherapie«), speziell Homöopathie und Hypnose, nur gut wirken könnten, wenn man offen miteinander spricht. Als Nora verbal und insbesondere nonverbal (Gesichtsausdruck freundlich, Pupillen und Lidspalte erweitert, Kopfnicken diskret, Körperhaltung tendenziell entspannt) dafür Verständnis signalisiert, frage ich, was sie denn genau an Gesprächen nicht mögen würde (damit unterstelle ich ein grundsätzliches Gesprächsinteresse). Sie antwortet bereitwillig, dass sie sich in jener »Gesprächstherapie« meist »mies« gefühlt habe, weil ständig über Vergangenes, ihre Familie und alle möglichen Probleme geredet worden sei. Nach der Therapie habe sie sich dann immer noch schlecht gefühlt und schon vor der nächsten Sitzung Angst gehabt. Ich äußere Verständnis für ihre Erfahrungen, lobe ihre Offenheit und merke an, wie wichtig es sei, sich in einer Behandlung auch wohlzufühlen. So könne man, vielleicht nicht immer, aber doch des Öfteren über Positives sprechen und insbesondere jene Dinge, die ihr am Herzen lägen, wobei ich mich konkreter nach ihren Hobbys und Freizeitaktivitäten erkundige (Lesen, Musik, Kino und Sport als Ressourcen). Außerdem könne man sich darüber unterhalten, wie es denn sei, wenn alles schon in Ordnung wäre (Zielorientierung).

Da ich Nora verbal, und insbesondere nonverbal (Mimik inkl. Blickkontakt, Körperhaltung und -bewegung, Atmung und Tonfall)[110] relativ gelöst erlebe, spreche ich sie auf ihre – offensichtlich gute – momentane Stimmung an, um ihr diese ganz bewusst zu machen. Sie bestätigt meinen Eindruck und sagt, dass sie sich wohlfühlen würde, aber sie hätte ja gewusst, dass sich die Leute hier in der Praxis meist wohl fühlen würden (positive Erwartungen) und fragt erneut, ob ich denn auch ihr helfen könne. Ich antworte, dass ich mir das gut vorstellen könne, wenn sie ebenfalls bereit wäre, in der Behandlung mitzuarbeiten (positive Erwartungshaltung, Autonomieförderung). Dies sei sowohl für die Homöopathie als auch für die Hypnose sehr wichtig, was sie gewiss schon von anderen Patienten gehört habe (Anspielung auf ihre Erwartungshaltung). Nora signalisiert verbal und nonverbal Zustimmung und fragt, ob es denn möglich wäre, zunächst Homöopathie »zu machen«, denn damit hätte ich ja auch schon einigen Leuten geholfen, und sie wisse, dass zwei davon eingenässt hätten (positive Erwartungen). Ich akzeptiere dies, so dass wir mit der Durchführung einer homöopathischen Therapie beginnen. Während dieser rund viermonatigen Behandlung[111] wird das Einzelmittel Staphisagria (in den Potenzen C 200, C 1.000 und C 10.000) eingesetzt.

In dieser Zeit gelingt es, die therapeutische Beziehung noch weiter zu festigen (Blickkontakt und Sprechen vermehrt, Gesichtsausdruck, Körperhaltung und -bewegung sowie Atmung und Tonfall weisen auf Entspannungstendenz hin). Nora arbeitet im Verlauf der Behandlung engagiert mit, wobei sie insbesondere die korrekte

110 Beinhaltet Sprachrhythmus, Sprachmelodie, Tonlage, Sprechgeschwindigkeit, Pausen, Lautstärke, Deutlichkeit, Lachen und Lautäußerungen ohne verbalen Inhalt (z. B. Seufzen, Räuspern etc.).

111 Durchführung einer zweistündigen homöopathischen Erstanamnese, einer halbstündigen Folgeanamnese nach einem Monat und vier weiteren 10–15-minütigen Kontakten in etwa dreiwöchigen Abständen.

Einnahme des homöopathischen Mittels beachtet, störende Nahrungsbestandteile meidet und – insbesondere positive – Veränderungen notiert. Es kommt zum völligen Abheilen der Akne, wohingegen sich das Einnässen und die soziale Unsicherheit praktisch nicht verändern. Grundsätzlich wäre hier eine Fortführung der homöopathischen Behandlung vorstellbar, doch scheint es mir jetzt zweckmäßiger, zur Hypnose überzuleiten, so dass lediglich einige Monate später, infolge einer geringen Zunahme der Akne, eine letzte Gabe Staphisagria (C 10.000) verabreicht wird.

Aufgrund dessen bespreche ich das weitere Vorgehen mit Nora. Dazu sollen nachfolgend – angesichts der Komplexität der therapeutischen Kommunikation – speziell die beziehungsgestaltenden verbalen und nonverbalen Muster transparent gemacht werden, wobei allerdings Körperhaltung und -bewegung nicht gesondert hervorgehoben werden.

TH Wir haben nun einige Monate mit homöopathischen Mitteln behandelt, Nora. Und wie ich sehe, haben wir doch offensichtlich einiges erreicht (aufgrund der in früheren Gesprächen mit Nora gemachten Erfahrungen spreche ich gezielt die kinästhetische und die visuelle Wahrnehmungsebene an, betone das Gemeinsame an der Behandlung, blicke freundlich bzw. fragend zu ihr und warte auf ihren Blickkontakt) ...

PA Ja, meine Haut sieht jetzt ganz gut aus und sie ist auch richtig glatt (Hinweise auf visuelles und kinästhetisches Repräsentationssystem).

TH Schön, dass deine Haut gut aussieht und auch glatt ist! Nun war das aber nicht der einzige Grund, zu mir zu kommen (verwende ebenfalls Wörter der visuellen bzw. kinästhetischen Wahrnehmungsebene, gebe sachliche und emotionale Rückmeldung, beginne zu »Führen«, blicke sie dabei freundlich und erwartungsvoll an) ...

PA Ja, das Problem mit dem Einnässen ist mir viel wichtiger, aber da hat sich eigentlich nichts getan und ich habe doch alles gemacht, was ich tun sollte (Hinweise auf kinästhetisches Repräsentationssystem, klingt etwas enttäuscht).

TH Dass du so ordentlich mitgemacht hast, ist sehr wichtig; denn jetzt können wir davon ausgehen, dass wir beide sorgfältig gearbeitet haben, aber wohl auf diesem Wege nicht weiterkommen. Nun gibt es ja noch andere Behandlungsmöglichkeiten, für die du dich interessiert hast (spiegele kinästhetische Wahrnehmungsebene, gebe sachliche und emotionale Rückmeldung, betone gemeinsames Arbeiten, setze »Führen« in Richtung Hypnose fort und schaue dabei freundlich bzw. erwartungsvoll zu ihr) ...

PA Ja, ich weiß ... Hypnose ...

TH Ja, genau ... Da würde mich natürlich interessieren, was du über eine Hypnosebehandlung denkst (verbleibe im kinästhetischen Repräsentationssystem, ziele auf positive Vorinformationen Noras bezüglich anderer Patienten ab, blicke wieder freundlich und abwartend).

PA Naja ... ich weiß nicht so genau (schaut zu mir – ich drücke jedoch nonverbal Erstaunen aus, indem ich sie freundlich ansehe und insbesondere die Augenbrauen hochziehe, fordere sie damit auf, fortzufahren). ... Also, ich weiß nur, dass Sie so etwas machen und dass man sich dabei ganz gut fühlt ... und dass Sie damit schon einigen geholfen haben, ... und zwei Kinder hatten auch mit dem Einnässen zu tun (verbleibt auf kinästhetischer Wahrnehmungsebene, drückt positive Erwartungen aus und assoziiert Hypnose mit gut fühlen) ...

Th (nicke bestätigend) Aha, du bist gut informiert. Ja, mir ist es tatsächlich wichtig, dass jemand, der zu mir kommt, sich auch gut fühlt, insbesondere, wenn wir gemeinsam eine Hypnosebehandlung machen, und daher hat Hypnose natürlich auch mit guten Gefühlen und mit Entspannung zu tun (verbleibe im kinästhetischen Repräsentationssystem, gebe sachliche und emotionale Rückmeldung, betone die partnerschaftliche Zusammenarbeit und das Angenehme an der Hypnose, warte mit freundlichem Gesichtsausdruck, bis sie zu mir schaut, fahre dann fort). Ich würd' dir gern etwas vorschlagen ... wenn du einverstanden wärst ... könnten wir jetzt mal ,ne kleine Übung machen ... damit du spüren kannst, wie du dich ganz einfach noch mehr entspannst ... und dich richtig gut fühlen kannst (nutze bewusst die kinästhetische Wahrnehmungsebene, »führe« weiterhin, blicke freundlich und auffordernd zu ihr) ...

Pa (nach regelmäßigem Blickkontakt während des Gesprächs, äußert jetzt nonverbal Zustimmung: Mimik freundlich bzw. interessiert, Pupillen und Lidspalte weit, Kopfnicken diskret, Entspannungstendenz). Oh ja, das gefällt mir, das würd' ich gern erleben (verwendet kinästhetische Wörter und signalisiert insbesondere mit Gesichtsausdruck bzw. Blickverhalten ihre Bereitschaft).

Hypnose

Daraufhin beginne ich mit der Induktion, während ich gleichzeitig in eine nach außen orientierte Trance hinübergleite, was mir insbesondere die sorgfältige Wahrnehmung und Integration subtiler Veränderungen im nonverbalen Ausdruck (minimale Hinweise) erleichtert. Obwohl bereits ein solider Rapport besteht, nutze ich im verbalen Bereich zunächst weiterhin primär das kinästhetische Repräsentationssystem. Im nonverbalen Bereich fokussiere ich verstärkt auf Tonfall und Atmung, wobei ich mit sanfter und klangvoller Stimme, bei reduzierter Lautstärke und adäquatem Sprechtempo, vorzugsweise während der Ausatemphase der Patientin spreche, was zur Synchronisation unserer Atemrhythmen führt.

»Da du schon auf diesem Stuhl sitzt ... möchte ich dich einladen, ... es dir noch bequemer zu machen ... und so könntest du damit beginnen, ... einmal zu spüren, ... ob deine Füße ... flach auf dem Boden stehen ... und dein Gesäß ... gut auf der Sitzfläche ruht ... und dein Rücken ... gut angelehnt ist ... So kannst du es dir schon jetzt ... richtig behaglich machen ... und wenn du möchtest ... kannst du es zulassen, ... dass sich deine Augen schon jetzt schließen, ... damit du dich noch besser konzentrieren kannst ... auf das, was ich dir erzählen möchte (schließt die Augen) ... Gur, und nun möchte ich dir vorschlagen, ... einfach mal deinen Atem zu spüren, ... um vielleicht schon bald zu erleben, ... wie sich das Einatmen anfühlt (spreche ausnahmsweise in ihrer Einatemphase und hebe die Stimme) ... und wie sich das Ausatmen anfühlt (senke die Stimme), ... viele Menschen erleben das Einatmen ... als leicht und kühl (spreche ausnahmsweise in ihrer Einatemphase und hebe die Stimme) ... und sie erleben das Ausatmen ... als schwer und warm (senke die Stimme) ... Und vielleicht möchtest auch du schon bald ... diese oder eine andere Erfahrung machen, ... um überrascht festzustellen, ... dass dir gerade das Ausatmen ... besonders dabei helfen kann, ... noch weiter in die Entspannung zu gehen, ... um noch mehr zur Ruhe zu kommen, ... soweit, wie's dir angenehm ist ... und so kannst du mit jedem Aus atmen ... noch mehr loslassen, ... um noch weiter ... zu entspannen ... und gute Gefühle erleben ... und damit du nun ... noch weiter kommen kannst ... auf deinem persönlichen Weg, ... möchte ich dir vorschlagen, ... dass du dir jetzt mal ... eine Fantasietreppe vorstellst (Integration der visuellen Wahrnehmungsebene), ... eine Treppe, die 20 Stufen hat ... (lasse es bewusst offen, ob die Treppe nach oben oder nach unten führt, damit sich die Trance kontinuierlich weiter entwickeln kann; Bewegungen der Augäpfel – hinter den geschlossenen Oberlidern – lassen vermehrte visuelle Imaginationen vermuten) ... eine Treppe, über die du ... an einen besonderen Ort gelangen kannst, ... an dem du dich ganz sicher ... und völlig geborgen fühlst ... und alles gut für dich ausschaut ... (Anregung positiver Erwartungen) ... Und ich möcht' dich gern ... über deine Treppe begleiten ... und zähle daher von 1 bis 20, ... und während ich langsam zähle, ... kannst du spüren und sehen, ... dass du mit jeder Zahl ... und mit jeder Stufe ... einen Schritt weiter kommst ... auf deinem eigenen Weg ... und dann bei 20 schließlich ... ganz entspannt bist ... und dich richtig gut fühlst, ... und wenn du magst, ... kannst du dir dann ... deinen Fantasieort anschauen, ... jenen Ort der Ruhe und Sicherheit, ... an dem alles gut aussieht (Anregung positiver Erwartungen) ... Gut ... Ich fange jetzt an zu zählen ... 1 – ganz ruhig ... 2 – und entspannt ... 3 – immer weiter ... 4 – mit jeder Zahl ... 5 – und jeder Stufe ... 6 – auf dem Wege ... 7 – zu mehr Wohlgefühl ... 8 – mehr Sicherheit ... 9 – und guten Aussichten ... 10 – der halbe Weg ... 11 – alles ist gut ... 12 – du lässt dich überraschen ... 13 – wie weit du wohl ... 14 – noch kommen magst ... 15 – in deiner Entspannung ... 16 – hörst du mich weiter ... 17 – und wirst gleich sehen ... 18 – wie schön es sein kann ... 19 – wenn man am Ziel ... 20 – angelangt ist. ... Nun bist du am Ende deiner Treppe ... und wenn du möchtest, ... kannst du dir jenen Ort, ... an dem du jetzt bist, ... einmal angucken ... und hineinspüren ... und hineinhören ... Wenn du magst, kannst du mir beschreiben, ... was du sehen kannst, ... was du spüren kannst, ... was du hören kannst ... oder auch riechen ... oder schmecken kannst ...« (Integration weiterer Repräsentationssysteme; etwa eine halbe Minute Pause)

NORA »Ja, ich sehe eine Lichtung ... in einem Wald ... wunderschön, ... die Sonne scheint ... angenehm warm ... und ruhig, ... Vögel zwitschern (kleine Pause), ... ja, das ist wunderschön, ... ich fühl mich so wohl, ... es riecht gut ... nach Wald ...«

(Diese Passage wird zum Teil dialogisch gestaltet, Nora findet bald am Rande der Waldlichtung einen besonders schönen Platz unter einer mächtigen Tanne. Sie erlebt, sieht und hört sich in der Teilnehmerperspektive,[112] d. h. als würde die Szene augenblicklich stattfinden. Da hier die intensivsten positiven Reaktionen im nonverbalen Ausdruck zu erkennen sind – Nora bestätigt dies verbal – wird ein Selbstanker etabliert:

Nora legt ihren linken kleinen Finger an die linke Handfläche. Nach etwa zwei bis drei Minuten, in denen sie dort verweilt, sage ich dann:

»Schön, dass es dir dort gut geht ... und so gut für dich ausschaut ... Aber jetzt sollten wir zurückkehren ... und ich möcht' dich gern ... über deine Treppe begleiten ... und ich werd' dazu wieder zählen ... und zwar von 20 auf 1 ... Aber vorher möcht' ich dir gern noch, was sagen, ... was sehr wichtig ist, ... damit du weißt, ... wie du dich weiterhin ... *so* wohlfühlen kannst, ... denn das ist ganz einfach, ... und du wirst sehen, ... wie viel Spaß es

112 Im Gegensatz zur Beobachterperspektive, in der sich eine Person – wie in einem Film – erlebt, sieht bzw. hört.

macht, ... immer wenn du übst, ... und alles, was du tun brauchst, ... ist, dich bequem zu setzen, ... deine Augen zu schließen, ... deinen Atem zu beobachten ... und zu spüren, ... über deine Treppe zu gehen, ... an deinen Lieblingsplatz ... und dort sehen, ... wie's dir gut geht ... Aber jetzt ... führt der Weg wieder zurück ... und ich werd' langsam zählen ... von 20 auf 1, ... und du kannst mit jeder Zahl ... einen Schritt zurückkommen ... hierher in den Alltag zurück ... Bei 5 werden sich deine Augen öffnen, ... und bei 1 bist du zurückgekehrt ... und hast all das mitgebracht, ... was dir jetzt wichtig ist ... Ich weiß nicht genau, ... was es im Einzelnen sein wird, ... aber du wirst sehen, ... dass du entspannt bist, ... dich innerlich stark fühlst ... und es dir gut geht ... Und nun fange ich an (posthypnotische Suggestionen wurden noch in der Ausatemphase gesprochen, die jetzt folgenden Zahlen bzw. Instruktionen werden mit der Einatemphase gekoppelt, parallel dazu verlasse ich meine nach außen gerichtete Trance:) 20 – 19 – 18 – 17 – 16 – 15 – 14 – 13 – 12 – 11 – 10 – der halbe Weg – 9 – 8 – 7 – 6 – 5 – die Augen beginnen, sich zu öffnen – 4 – 3 – 2 – 1. Du bist jetzt wieder voll da ... Hallo!

Im anschließenden Gespräch berichtet Nora, dass sie so tief wie noch nie entspannt gewesen sei und sich sehr wohl gefühlt habe. Ich knüpfe an diese ressourcevolle Erfahrung an, betone noch einmal, wie bedeutsam ihre Mitarbeit für den weiteren Behandlungserfolg ist, und empfehle ihr nachdrücklich, wie schon in der Trance suggeriert, diese Übung regelmäßig selbst durchzuführen (Förderung der Eigenverantwortlichkeit). Dabei erwähne ich beiläufig, eine ähnliche Selbsthypnose für meine eigene Fitness zu machen (Modellverhalten). Wir testen daraufhin den in Trance eingerichteten Anker,[113] was rasch intensive positive Emotionen bei ihr hervorruft. Ich erläutere Nora, dass dies, z. B. in schwierigen Situationen, eine große Hilfe sei und dass es sehr wichtig wäre, unabhängig davon, die Selbsthypnose wenigstens einmal täglich durchzuführen. Um eine rasche Umsetzung in den Alltag zu fördern, überlasse ich ihr für eine Woche eine Audiokassette mit allgemeinen Anleitungen zu dieser Übung. Nora wirkt dankbar und sagt zu, die Übung stets am Nachmittag zu machen. Hiermit endet die erste Hypnosesitzung, die wie die nachfolgenden auf 50 Minuten begrenzt war.

In drei weiteren Sitzungen, in wöchentlichem Abstand, wird daran angeknüpft und Nora aufgefordert, an ihrem Fantasieort zu »träumen«, wobei ich ergänzend standardisierte Suggestionen gebe.[114] Diese werden jedoch entsprechend der bei Nora dominierenden Wahrnehmungsebenen (kinästhetisch und visuell) modifiziert und insbesondere verkürzt, so dass sie die Essenz in der »Ich-Form« als »Traum« in ihre Atementspannung einbauen kann. Dabei wird primär auf das Einnässen fokussiert und die soziale Unsicherheit nur am Rande angesprochen, während die Suggestionen wieder mit der Ausatemphase gekoppelt werden:

113 Reiz, der im Sinne des Reiz-Reaktions-Konzeptes die gewünschte Ressource aktiviert.
114 Gardner, G. G. a. K. Olness (1981): Hypnosis and hypnotherapy with children. New York (Grune & Stratton), S. 133.

»... Und du fühlst dich ganz wohl, ... bist entspannt und selbstsicher ... und du kannst diese Nacht ... gut und tief schlafen, ... und wenn deine Blase ... irgendwann voll ist, ... kannst du dies spüren ... und du wirst aufwachen ... und spürst und siehst dein trockenes Bett ... und dann stehst du auf ... und gehst einfach zur Toilette, ... um dort Harn zu lassen ... und danach kehrst du ins Bett zurück ... und schläfst wieder ein, ... du schläfst wieder tief und fest ... und am anderen Morgen wirst du aufwachen ... und spüren und sehen, ... dass dein Bett trocken ist ... und dann freust du dich ... Genieß' es einfach ... denn du kannst spüren und sehen, ... wie leicht es ist, ... in einem trockenen Bett aufzuwachen, ... und so kannst du mit guten Gefühlen aufstehen ... und du wirst sehen, ... wie du fröhlich ... und selbstsicher ... in den Tag hineingehst ...«

Im Rahmen dieses Vorgehens zeigt sich jedoch keinerlei Besserung. Nora schildert mir dies zu Beginn jeder Sitzung und gibt gleichzeitig zu verstehen, dass sie ihre Übungen inklusive des »Traumes« regelmäßig gemacht habe, signalisiert jedoch Desinteresse an einer Vertiefung des Problemgesprächs (spricht weniger bzw. schweigt, Gesichtsausdruck abweisend, Lidspalte und Pupillen verengt, Kopf angehoben, Körperhaltung tendenziell angespannt). Da eine Fortführung der bisherigen Arbeitsweise nicht mehr sinnvoll erscheint,[115] bespreche ich nach der dritten Sitzung das weitere Prozedere mit ihr. Wie schon im obigen Transkript wird dabei primär auf wesentliche kooperationsfördernde Prinzipien fokussiert.

Th Wir haben nun einige Wochen lang eine allgemeine Hypnose gemacht. Und wenn ich es richtig sehe, hat sich wohl nicht *so* viel getan (nutze das kinästhetische und das visuelle Repräsentationssystem, betone die gemeinsamen Bemühungen, blicke dabei freundlich, interessiert und abwartend) ...

Pa Naja, am Einnässen hat sich nichts getan und ich habe die Entspannung doch ganz regelmäßig gemacht (kinästhetische Wahrnehmungsebene, klingt etwas enttäuscht) ...

Th Nun, wenn sich nichts weiter getan hat, ist das natürlich schade. Aber ich halt's für sehr wichtig, dass du deine Entspannung regelmäßig gemacht hast. So können wir jetzt davon ausgehen, dass uns diese Art von Hypnose wohl nicht weiter bringt. – Aber es gibt noch andere Wege, wie wir Hypnose in der Behandlung einsetzen können (spiegele kinästhetisches Repräsentationssystem, gebe sachliche und emotionale Rückmeldung, betone die gemeinsame Arbeit und beginne in Richtung spezieller Hypnosestrategien zu »führen«, blicke dabei freundlich und erwartungsvoll) ...

Pa (signalisiert nonverbal Zustimmung: Mimik erwartungsvoll bzw. interessiert, Pupillen und Lidspalte erweitert, Kopfnicken angedeutet, Entspannungstendenz)

Th Nun, wir könnten beide noch mehr mit inneren Bildern arbeiten. Du weißt ja von deinen Übungen, dass man auch Bilder sehen kann und sich dabei gut fühlen kann, wenn man die Augen zu hat, nicht wahr (verwende bewusst, neben der kinästhetischen, die visuelle Wahrnehmungsebene, »führe« weiterhin, Bahnung bez. der visuellen Wahrnehmungsebene)?

115 Kohen, D., K. Olness, S. Colwell a. A. Heimei (1980): 500 pediatric behaviour problems treated with hypnotherapy. Paper presented at the annual meeting of the American Society of Clinical Hypnosis, Minneapolis.

PA Ja, ich weiß, ich glaube, dass mir das gefällt, und ich bin schon ganz kribbelig. Das würd' ich mir gerne mal angucken (»folgt« mir, indem auch sie, neben kinästhetischen, visuelle Wörter verwendet).

TH Schön, denn ich möchte dich gern weiter unterstützen. Und damit du dir das noch besser vorstellen kannst, ... wie diese Art von Hypnose ausschaut und sich anfühlt ... könnten wir,mal mit einer kleinen Übung einsteigen (spiegele kinästhetisches und visuelles Repräsentationssystem, »führe« weiterhin, blicke sie auffordernd, freundlich und erwartungsvoll an) ...

PA Ja – gut (signalisiert auch nonverbal Zustimmung, s. o.).

Da ein solider Rapport besteht und Nora relativ gelöst wirkt, gehe ich zügig zur Tranceinduktion über, wobei ich gleichzeitig in eine interpersonale Trance hinüberwechsele. Während ich auf der nonverbalen Ebene die minimalen Hinweise integriere, verwende ich auf der verbalen Ebene bevorzugt visuelle und kinästhetische Wörter und ziele auf eine Problemfokussierung ab; dabei spreche ich wieder in ihre Ausatemphase hinein.).

TH OK., wie ich sehe, ... sitzt du ganz bequem ... und, wenn du magst, ... kannst du schon jetzt ... deine Augen zufallen lassen (schließt ihre Augen) ... gut, und so kannst du noch besser ... in dich hineinschauen, ... in dich hineinspüren ... und hineinhören ... und daran denken, ... dass es da Dinge gibt ... in deinem Leben, ... die überhaupt nicht gut für dich ausschauen ... und die sich gar nicht gut anfühlen (möchte damit bewirken, dass sie sich auf ihre Probleme konzentriert) ... und dann lass' dich mal überraschen, ... was du sehen kannst, ... was du spüren kannst, ... was du hören kannst ... oder auch riechen ... oder schmecken kannst ... und sag' mir bitte Bescheid.

PA (etwa nach einer halben Minute) Ja, da ist eine Wiese ...

Nora sieht und erlebt sich auf dieser (Fantasie-) Wiese in der Teilnehmerperspektive. Sie entdeckt dort eine Pferdekoppel mit sechs Pferden und beschließt nach einer gewissen Zeit, sich einem schwarzen Pferd zuzuwenden. Sie nennt es Fury[116] und nimmt Kontakt auf, indem sie zunächst mit Fury spricht, ihn bald darauf füttert und schließlich streichelt; danach sucht sie sich einen besonders angenehmen Platz auf der Wiese, um noch weiter entspannen zu können. In dieser wie auch allen nachfolgenden (50-minütigen) Sitzungen wird der Hypnoseprozess überwiegend dialogisch gestaltet. Hierbei nutze ich, auf der Grundlage einer interpersonalen Trance, neben der verbalen, konsequent die nonverbale Kommunikationsebene. Dazu werden die minimalen nonverbalen Hinweise kontinuierlich wahrgenommen, um weitere Informationen ggf. entsprechend einbeziehen zu können. Besonders fokussiert wird in diesem Zusammenhang auf Atmung (s. o.) und Tonfall, wobei im Falle längerer Sprechpausen das »Folgen« zusätzlich durch Lautäußerungen wie »ja ...«, »gut ...«, »mh ...«, »mhmh ...« etc. realisiert wird.

Zum Ende der Trance werden wieder posthypnotische Suggestionen eingesetzt: Nora solle es genießen, auf die Wiese zu gehen, um Fury zu besuchen, und sich dann an ihrem Lieblingsplatz noch weiter entspannen (Atemfokussierung). Nach der Rückführung wird dies noch einmal abschließend besprochen, wobei sie aus Sicherheitsgründen (s. u.)

116 Schwarzes Wildpferd (in einer bekannten Fernsehserie), das sich mit einem einsamen Waisenkind anfreundet.

unbedingt auf der Wiese bleiben solle. Nora zeigt in dieser Sitzung – so wie in allen nachfolgenden – keinerlei Interesse, auch nur ansatzweise über die Trancearbeit bzw. ihre Probleme zu sprechen (s. o. bzw. s. u.). Damit endet die erste Hypnosesitzung, in der mit symbolischen Repräsentationen gearbeitet wird.

2.–10. Sitzung

Das oben genannte Vorgehen wird wiederholt und erweitert. Nora, die sofort in Trance geht, entdeckt auf ihrer Wiese neben der Koppel einen alten, baufälligen Pferdestall, der offensichtlich kaum genutzt wird; sie findet hier Sattel, Zaumzeug, Futter etc. Außerdem beschreibt Nora in der Nähe der Wiese ein Wohnhaus, wobei sie sofort anmerkt, dort wolle sie auf keinen Fall hin (minimale Hinweise deuten auf eine beträchtliche Anspannung hin: Gesicht erblasst, Hals versteift sich, allgemeine Körperhaltung tendenziell angespannt, Hände verkrampft, Atmung eingeschränkt, s. u.). Aufgrund dessen bleibt dieser Bereich fortan unbeachtet. Nora führe Fury nach der Begrüßung regelmäßig aus, wobei sie ihn zunächst am Zügel hält und neben ihm hergeht, aber schon im Verlauf der zweiten Sitzung aufsteigt und reitet. Während dieser Ausritte durch den benachbarten Wald findet sie eine Vielzahl an Wegen. Dabei fragt sie regelmäßig bei Abzweigungen, welchen Weg sie nehmen solle. Ich antworte stets, dass nur sie dies entscheiden könne und dass sie ggf. Fury fragen möge (Förderung der Autonomie, Evokation innerer Suchprozesse). Trotz der zahlreichen unterschiedlichen Wege kommt sie immer wieder an zwei bestimmten Orten vorbei, einerseits einem Weiher, der mit einem hohen Zaun umgeben und dessen Tür verschlossen ist, andererseits einem Stausee mit Verbotstafeln »Betreten verboten«. Sie reitet an diesen Bereichen stets entlang, wobei minimale Hinweise (s. o.) eine ausgeprägte Anspannung vermuten lassen. Nachdem sie zu ihrer Wiese zurückgekehrt ist, führt sie das Pferd auf die Koppel und versorgt es. Daraufhin begibt sie sich an ihren Lieblingsplatz, um die Entspannung zu vertiefen, so dass hier (in der Teilnehmerperspektive) bereits in der zweiten Sitzung ein Selbstanker etabliert wird, indem sie wiederum ihren linken kleinen Finger an die linke Handfläche legt (»Anker stapeln«).[117]

Zum Ende der Trancearbeit weise ich im Rahmen posthypnotischer Suggestionen regelmäßig darauf hin, dass es auch weiterhin wichtig sei und ihr sehr gut täte, die Übungen konsequent durchzuführen, d. h. auf die Wiese zu gehen, Fury zu besuchen und an ihrem Lieblingsplatz noch intensiver zu entspannen. Abschließend wird nur kurz gesprochen (vgl. erste Sitzung), wobei ich stets danach frage, was sie am gleichen Tag bzw. am nächsten Wochenende noch Schönes tun könne (Ressourcen- und Zukunftsorientierung, Evokation innerer Suchprozesse). Damit endet die jeweilige Sitzung und es wird für die folgende Woche ein neuer Termin vereinbart.

Bereits nach der zweiten Sitzung ist Nora etwa jede zweite Nacht trocken und nach der 10. Sitzung bleibt sie für mehrere Monate trocken. Parallel dazu kommt es zu einer Erhöhung ihrer sozialen Kompetenz, die sich im Laufe der weiteren Behandlung fort-

117 Damit können die positiven Reaktionen, der ebenfalls an dieser Stelle geankerten Ressource »Waldlichtung«, die jetzt nicht mehr als Selbsthypnose eingesetzt wird, zusätzlich abgerufen werden.

setzt. Dies zeigt sich am Interaktionsverhalten in der Therapie (Sprechen und Blickkontakt vermehrt, Gesichtsausdruck, Körperhaltung und -bewegung sowie Atmung und Tonfall signalisieren Entspannungstendenz) und am Kontaktverhalten in Schule und Freizeit. Obwohl wir hierüber kaum sprechen, wird deutlich, dass Nora zunehmend lernt, soziale Kontakte zu knüpfen und adäquat zu gestalten (u. a. Eintritt in einen Sport-, später in einen Musikverein).

11.–15. Sitzung

Nach einmonatigem Urlaub, aus dem sie mir einen Kartengruß sendet, kommt Nora zum nächsten Termin. Sie ist weiterhin trocken geblieben, so dass sich die Sitzungsabstände zunächst auf zwei, dann auf drei Wochen ausdehnen lassen. Wegen bevorstehender potenzieller Belastungen werden dem o. a. Vorgehen zum Sitzungsende spezifische Imaginationen im Sinne einer Zukunfts- und Zielorientierung hinzugefügt: Nora setzt sich, nachdem sie Fury versorgt hat, bequem auf den Lieblingsplatz ihrer Wiese; statt jetzt noch tiefer zu entspannen, rege ich an, in Form eines »Traumes« durch die jeweilige Situation (mehrtägige Klassenfahrt, aktive Unterrichtsbeteiligung, anspruchsvolle Klassenarbeiten) erfolgreich hindurchzugehen, wobei wir gemeinsam die Zielvorstellung (visuell, kinästhetisch und auditiv) konstruieren und in der Teilnehmerperspektive einen Selbstanker einrichten (an einer anderen Stelle ihrer Hand),[118] sodass eine rasch wirksame Hilfe in der möglichen Stresssituation zur Verfügung steht. Nora setzt auch diese Übungen, deren eigenständige Durchführung durch posthypnotische Suggestionen gefordert wird, regelmäßig ein. Es gelingt ihr, alle imaginierten Erfolge – einschließlich der mehrtägigen Klassenfahrt – zu realisieren.

16.–18. Sitzung

Zu Beginn der Sitzung berichtet Nora routinemäßig, dass sie auch weiterhin trocken sei und dass es ihr gut gehe. Bevor wir allerdings mit der Trancearbeit beginnen, eröffne ich ihr, dass ich meine hausärztliche Tätigkeit für die gesetzlichen Krankenkassen nicht fortführen könne und somit ihre hausärztliche Betreuung demnächst nicht mehr möglich sei. Da mich Nora ohnehin nur wenige Male als Hausarzt in Anspruch genommen hatte (zwei Impfberatungen mit nachfolgender Impfung sowie die Ausstellung eines Attests für den Sportverein, dem eine allgemeinärztliche Untersuchung vorausgegangen war), messe ich dieser Mitteilung nicht sonderlich viel Bedeutung bei. Allerdings vollzieht sich daraufhin bei Nora eine auffällige Veränderung im nonverbalen Ausdruck (Mimik inkl. Blickverhalten, Körperhaltung und -bewegung sowie Atmung und Tonfall signalisieren Erregung bzw. Anspannung). Obwohl ich dieses Gespräch gern fortführen möchte, um den Rapport wieder stabilisieren zu können, bittet mich Nora mit leiser, zitternder Stimme, mit der Übung anzufangen. Diese verläuft allerdings abweichend vom

118 Da jetzt weniger die unspezifische Entspannung, als vielmehr die konkrete Gestaltung der bevorstehenden Situation beabsichtigt ist.

bisherigen Muster: Die Pferde sind heute nicht auf der Koppel, Nora geht allein umher und wirkt bedrückt und desorientiert. Der imaginative Prozess ist verkürzt und es gelingt mir nur teilweise, den Rapport wiederherzustellen. Die von mir avisierte Abschlussintervention bezüglich ressourcenorientierter Anregungen bzw. Ankernutzung lehnt sie ab, indem sie den Wunsch äußert, ausnahmsweise früher gehen zu dürfen. Daraufhin verabreden wir uns wieder für die nächste Woche. – Nora erscheint zu diesem Termin wie immer pünktlich und wirkt (verbal und nonverbal) wesentlich gelöster als beim letzten Kontakt. Sie berichtet, dass sie in der vergangenen Woche dreimal nachts eingenässt habe, signalisiert jedoch auch dieses Mal keinerlei Interesse, über mögliche Hintergründe zu sprechen und gibt mir, verbal und insbesondere nonverbal (spricht weniger bzw. ist still, Mimik inkl. Blickverhalten drücken entsprechende Erwartungshaltung aus) zu verstehen, dass sie gern mit der Übung beginnen würde; diese verläuft dann wie gewohnt. Im anschließenden kurzen Gespräch nehme ich noch einmal mit wenigen Worten Bezug auf die Notwendigkeit, meine Praxistätigkeit zu verändern und sichere Nora zu, dass wir auch diesmal einen für sie geeigneten Weg finden würden (damit wird bewusst auf die »Wege« in ihren Imaginationen abgezielt). Sie wirkt daraufhin dankbar und erleichtert (Gesichtsausdruck inkl. Blickkontakt, Körperhaltung und -bewegung sowie Atmung und Tonfall weisen auf tendenzielle Entspannung hin). Beim nächsten Termin berichtet Nora, dass sie wieder trocken ist; die nachfolgende Trancearbeit gestaltet sich in der gewohnten Weise.

19.–27. Sitzung

Nach einer dreiwöchigen Weihnachtspause wird noch einmal das Therapieende anvisiert. Nora ist weiterhin trocken und bittet mich daraufhin, angesichts bevorstehender Belastungssituationen sie noch bis in den Sommer hinein zu betreuen. Wir vereinbaren daraufhin, die Sitzungsabstände auf zwei, später drei, vier und schließlich sechs Wochen auszudehnen, wobei ich eine Verlängerung anrege und Nora den Sitzungsabstand definitiv festlegt (Autonomieforderung). Im Rahmen dieser Termine wird wieder das bewährte Vorgehen (Imagination der Wiese, Fury begrüßen, ausreiten und neue Wege finden, Rückkehr zur Wiese und Fury versorgen) praktiziert. Allerdings ist diese imaginative Arbeit verkürzt, zugunsten der anschließenden Anleitung zur Selbsthypnose (vgl. 11.–15. Sitzung). Es gelingt Nora, alle Herausforderungen (Referate und Klassenarbeiten, Lehrstellensuche und Vorstellungsgespräche, Fahrschule und Fahrprüfung sowie schriftliche und mündliche Abschlussprüfungen an der Fachschule) gut zu bewältigen. Daraufhin findet ein letzter Termin in der Praxis statt. Wie schon in den vergangenen zwei bzw. drei Sitzungen, gelingt es Nora, während des mittlerweile verkürzt ablaufenden imaginativen Prozesses, alle (»Weg-«)Entscheidungen ohne Rückfragen oder Zögern eigenständig zu treffen. Nachdem sie mit Fury auf ihre Wiese zurückgekehrt ist, bitte ich sie, sich noch einmal abschließend in der Zukunft zu sehen und zu erleben, und helfe ihr, diese Imagination wunschgemäß zu gestalten. Dabei werden visuelle, kinästhetische und auditive Wahrnehmungsebenen integriert und wie üblich ergänzend posthypnotische Suggestionen eingesetzt, um die selbstständige Durchführung zu fordern. Anschließend besprechen wir noch einmal die Anwendungsmöglichkeiten der verschiedenen Selbsthypnoseelemente (Atemfokussierung, Kommunikation mit Fury, Zukunfts bzw. Zielimagination). Während eines kurzen Gesprächs, in dem ich nach ihren Plänen frage, berichtet sie in wenigen Worten von ihrem bevorstehenden Urlaub und dem anschließenden Beginn ihrer Lehre im Verwaltungsbereich. Ich sichere ihr noch einmal Unterstützung zu für den Bedarfsfall, merke aber gleichzeitig an, dass dies wohl gar nicht erforderlich sei, zumal sie gelernt habe, immer einen guten Weg zu finden (Bezug zur Trancearbeit). Sie wirkt beim Verabschieden dankbar und verspricht zu schreiben. Nora sendet mir daraufhin mehrere Kartengrüße (einen, sechs und 15 Monate nach Therapieende), in denen sie ihr Wohlergehen äußert, jedoch keine konkreteren Angaben über Persönliches macht. Allerdings erfahre ich bei zufälligen Begegnungen mit ihrer Pflegemutter, dass sich Nora nach Abklingen der Enuresis erstaunlich gut weiterentwickelt habe. Sie sei mit ihrer Lehrstelle sehr zufrieden, habe mittlerweile einen sympathischen Freund sowie viele Bekannte und mehrere gute Freundinnen gefunden.

Evaluation

Schon beim Erstkontakt mit der Pflegemutter bzw. -tochter wurden, im Rahmen einer ressourcenorientierten Gesprächsführung konsequent die Kommunikationsprinzipien »Folgen und Führen« eingesetzt. Daher gelang es bereits in der Anfangsphase, eine solide therapeutische Beziehung herzustellen und positive Erwartungen zu fördern. Parallel dazu konnte dann der vage Behandlungsauftrag adäquat formuliert werden (Utilisation). Dabei verband ich die Annahme dieses Auftrags mit der grundsätzlichen Bereitschaft der Patientin zu notwendigen Gesprächen, die dann gemeinsam, soweit als möglich positiv und zukunftsorientiert gestaltet werden sollten.

Gleichzeitig machte ich den Therapieerfolg von ihrem Engagement – auch außerhalb der Sitzungen – abhängig (Nutzung ihrer positiven Erwartungen, Erhöhung der Eigenverantwortlichkeit), das ich schon frühzeitig beiläufig ansprach und durch posthypnotische Suggestionen stärken konnte. Angesichts der zentralen Bedeutung der Patient-Therapeut-Interaktion verdienen zwei interagierende Aspekte besondere Beachtung: einerseits die positiven Erwartungen von Patientin und Pflegemutter aufgrund meiner früheren Behandlungserfolge mit Homöopathie und Hypnose bei Enuresis, andererseits die hohe Motivation der Patientin zur regelmäßigen Selbsthypnose (privat zu zahlende Behandlung, angenehmes Erleben der Trance, posthypnotische Suggestionen, Modellverhalten des Therapeuten). Darüber hinaus zeigt sich, dass natürlich auch die Art der angewandten Methode von Bedeutung ist. Denn bei Durchführung der klassischen Homöopathie[119] kam es lediglich zum Abheilen der Akne, während die Enuresis und die soziale Unsicher-

119 Diese dürfte, zumindest indirekt, über die Entwicklung einer reinen Gesichtshaut, die soziale Kompetenz gefördert haben.

heit offensichtlich unbeeinflusst blieben. Auch bei den weitgehend standardisierten Hypnosestrategien, die aufgrund positiver Vorerfahrungen zu Beginn eingesetzt wurden, änderten sich Enuresis und soziale Unsicherheit nicht, wenngleich für Letztere, die nur peripher angesprochen wurde, der Beobachtungszeitraum von drei Wochen ohnehin relativ kurz erscheint. Bei der Enuresis jedoch hätte sich, eigenen und den Erfahrungen anderer zufolge,[120] bereits nach den ersten beiden Sitzungen eine Besserung einstellen sollen. Da dies nicht geschah, wurden als Nächstes individuelle Hypnosestrategien auf der symbolhaften Ebene angewandt, die bereits nach dem zweiten Termin zu einer deutlichen Reduktion des Einnässens auf etwa die Hälfte und nach weiteren acht Sitzungen (im wöchentlichen Abstand) zum völligen Abklingen des Einnässens führten. Parallel dazu ließ sich eine Steigerung von Noras sozialer Kompetenz feststellen (s. u.). Um möglichen spontanen regressiven – speziell traumatischen – Reaktionen vorzubeugen, wurde zweierlei getan. Einerseits empfahl ich nachdrücklich bei den eigenständig durchgeführten Übungen stets auf der Wiese – und damit im vertrauten Terrain – zu bleiben. Andererseits wurden bereits in der Anfangsphase zusätzlich Anker etabliert. Damit konnten ressourcevolle Erfahrungen (Fantasieorte »Waldlichtung« bzw. »Wiese«) sofort abgerufen werden. Während dies als Notfallressource nie benötigt wurde, war es doch zur Bewältigung zahlreicher Stresssituationen sehr hilfreich. Besonders hervorzuheben am Therapieverlauf war weiterhin, dass die Patientin von Beginn an keinerlei Interesse zeigte, die Tranceinhalte zu besprechen und auch gelegentliche vorsichtige Gesprächsangebote allgemeinerer Art (z. B. Fragen nach Zusammenhängen zwischen angenehmen oder belastenden Tagesereignissen und »trockenen« oder »nassen« Nächten) stets ablehnte. Dabei schwieg sie und signalisierte nonverbal Ablehnung (Gesichtsausdruck abweisend, Lidspalte und Pupillen verengt, Heben bzw. diskretes Schütteln des Kopfes, Körperhaltung tendenziell angespannt).

Ich respektierte dies im Sinne eines natürlichen Schutzbedürfnisses, wie es auch in verschiedenen Bildern (Wohnhaus neben der Pferdekoppel, das möglicherweise Erinnerungen an ihr ebenfalls am Waldrand gelegenes Elternhaus weckte; Weiher mit einem hohen und abgesperrten Zaun umgeben; Stausee mit Verbotsschildern) für mich zum Ausdruck kam. Obwohl somit in den Sitzungen weder Interpretationen des symbolhaften Geschehens[121] noch problembezogene Gespräche erfolgten, kam es zur kontinuierlichen Besserung. Offensichtlich ist die Effektivität einer Behandlung nicht davon abhängig, dass der Veränderungsprozess rational nach-

120 Kohen, D., K. Olness, S. Colwell a. A. Heimei (1980): 500 pediatric behaviour problems treated with hypnotherapy. Paper presented at the annual meeting of the American Society of Clinical Hypnosis, Minneapolis.

121 Bei vorsichtiger Deutung könnte man darin zentrale Aspekte von Noras Herkunftsfamilie bzw. Entwicklung erkennen: Sechs Pferde, die offensichtlich sich selbst überlassen sind, dürften den sechs Kindern entsprechen, die (weitgehend) auf sich allein gestellt sind; während die Patientin mit einem Pferd (Fury), das auf der symbolhaften Ebene vermutlich wichtige Teile ihrer Persönlichkeit repräsentiert, kommuniziert, gestaltet sie ihren Genesungs- und Reifungsprozess.

vollziehbar ist, wie schon andere Autoren[122] betont haben. Wesentlich dagegen war im vorliegenden Fall die adäquate Gestaltung der therapeutischen Beziehung, deren passagere Störung wegbereitend für das Wiederauftreten der Enuresis gewesen sein dürfte. Die vehemente Reaktion Noras auf meine Äußerungen und deren weitgehende Unbeeinflussbarkeit in der Therapiesitzung kamen für mich überraschend, so dass ich nur wertschätzend ihrem Wunsch (Gesprächsverzicht, früherer Sitzungsabschluss) »folgen« konnte. Ihr Verhalten spiegelt unter Autonomieaspekten sowohl ein Defizit (Abhängigkeit vom Therapeuten) als auch ein Potenzial wider (Demonstration von Eigenständigkeit, indem sie den Sitzungsverlauf maßgeblich bestimmt). Beim nächsten Termin konnte der solide Rapport wieder hergestellt und bis zum Therapieende aufrechterhalten werden. Nach der dreiwöchigen Weihnachtspause wurde, da sie trocken geblieben war, einvernehmlich beschlossen, die Sitzungsabstände zu verlängern. Dazu machte ich eine Anregung, während die Patientin den jeweiligen Termin definitiv festlegte, wobei die Intervalle zunächst zwei, dann drei bzw. vier und zum Schluss sechs Wochen betrugen. In diesen Sitzungen konnte der Hypnoseprozess noch weiter im Sinne einer Autonomieförderung modifiziert werden, indem Nora lernte ihre (»Weg-«)Entscheidungen (ohne Rückfragen oder Zögern) selbst zu treffen. Gleichzeitig konnte die schon vor geraumer Zeit begonnene Arbeit mit spezifischen Zukunfts- und Zielimaginationen intensiviert werden, um die anstehenden Herausforderungen (s. o.) adäquat zu bewältigen. Nora führte diese Übungen, deren eigenständige Anwendung durch posthypnotische Suggestionen gefördert wurde, regelmäßig durch und konnte die visualisierten Erfolge erwartungsgemäß in der Realität umsetzen. Schließlich war zum Therapieende eine angemessene soziale Kompetenz vorhanden (in den Bereichen: Kontakte knüpfen und aufrechterhalten, Forderungen stellen und ablehnen, Kritik ertragen und äußern, Lob annehmen und spenden). Die letzte Sitzung verlief nach dem gewohnten Muster, wobei zur Verabschiedung, ganz im Stil der Ressourcen-, Zukunfts- und Zielorientierung, nur wenige Minuten über ihre Pläne (bevorstehender Urlaub, danach Antritt der Lehrstelle) gesprochen wurde. Sie schrieb mir daraufhin, wie versprochen, noch mehrfach (letztmals 15 Monate nach Therapieende) und drückte darin ihr Wohlergehen aus, wahrte aber die während der Therapie praktizierte Distanz und ging nicht näher auf Persönliches ein. Allerdings gab es drei zufällige Kontakte mit der Pflegemutter, von der zu erfahren war, dass Enuresis und Akne schon fast vergessen waren und sich Nora außergewöhnlich gut weiterentwickelt hätte.

122 Araoz, D. L. (1989): Die neue Hypnose. Paderborn (Junfermann); Erickson, M. H. u. E. L. Rossi (1981): Hypnotherapie-Aufbau, Beispiele, Forschungen. München (Pfeiffer); Erickson, M. H. u. L. B. Hill (1944/1997): Unbewusste mentale Aktivität in der Hypnose – psychoanalytische Implikationen. In: E. L. Rossi (Hrsg.): Gesammelte Schriften von Milton H. Erickson (Bd. 4). Heidelberg (Carl-Auer), S. 259–276.

Das Behandlungskonzept: Meinem persönlichen Arbeitsstil liegen vier Charakteristika zugrunde, die nachfolgend skizziert werden:

- Selbsthypnose des Therapeuten
- Patientenzentriertheit
- Erlebnisorientierung
- Selbsthypnose des Patienten

Selbsthypnose setze ich vor jedem vereinbarten Termin ein. Dies nimmt meist nur zwei bis drei Minuten Zeit in Anspruch und erleichtert es mir, meine verbale und nonverbale Kommunikation kongruent zu gestalten, um damit eine solide Basis für die Patientenzentriertheit zu schaffen. Aufgrund dessen bemühe ich mich schon beim ersten (in der Regel telefonischen) Kontakt positive Erwartungen zu fördern und setze gezielt die Kommunikationsprinzipien »Folgen und Führen«[123] ein, die mir rasch und zuverlässig die adäquate Gestaltung der therapeutischen Beziehung im Sinne eines stabilen Rapports[124] gestatten. Auf der verbalen Ebene geschieht dies grundsätzlich auf zweierlei Weise: Zum einen gebe ich dem Patienten verbal Rückmeldung über wesentliche sachliche, aber auch emotionale Aspekte seiner Aussage; zum anderen orientiere ich mich an seiner Wortwahl bzw. seinem Sprachstil, d. h. ich spiegele das bei ihm dominierende Repräsentationssystem (in der Regel visuell, kinästhetisch bzw. auditiv), indem ich ebenfalls Worte aus diesem Bereich gebrauche. Darüber hinaus greife ich ggf. bestimmte Äußerungen des Patienten auf (insbesondere »Organsprache« und »begriffliche Metaphern«), um das Gespräch in eine von ihm (unbewusst) signalisierte Richtung zu vertiefen und nutze eine möglichst ressourcenorientierte Sprache, um positive Erwartungen zu fördern, d. h. ich verwende überwiegend positive Formulierungen.[125] Auf der nonverbalen Ebene, die im Rahmen meiner Tätigkeit einen hohen Stellenwert einnimmt, praktiziere ich »Folgen und Führen«, indem ich die nonverbalen Interaktionsmuster des Patienten, d. h. minimale Hinweise bez. Gesichtsausdruck, Blickverhalten, Körperhaltung und -bewegung, Atmung und Tonfall integriere.[126]

Die therapeutische Kommunikation ist in diesem Konzept somit einerseits Basis, andererseits Integrationsmedium weiterer Interventionen. Diese können somatisch oder psychosozial ausgerichtet sein und werden bei Bedarf mit speziellen Hypnosestrategien kombiniert, bis hin zu einer als eigenständig anzusehenden Hypnosetherapie wie im vorliegenden Fall. Hier bestimmt die Erlebnisorientierung meine hypnosetherapeutische Arbeit, wobei das subjektive Erleben des Patienten, d. h. seine Fokussie-

---

123 Da diese beziehungsgestaltenden Muster Bestandteil der Alltagskommunikation sind, setze ich sie grundsätzlich im Rahmen meiner ärztlichen Tätigkeit ein.

124 Dilts, R. (1993): Die Veränderung von Glaubenssystemen. Paderborn (Junfermann).

125 Loebel, D. P. (1999): Kommunikation und Hypnose. *Ärztezeitschrift für Naturheilverfahren und Regulationsmedizin* 40 (9): 638–646.

126 Loebel, D. P. (2003): Nonverbale Faktoren in der therapeutischen Kommunikation am Beispiel chronisch Schmerzkranker. *Ärztezeitschrift für Naturheilverfahren und Regulationsmedizin* 44 (10): 671–681.

rung auf die inneren Vorgänge, im Vordergrund steht. Dies ist in vielgestaltiger Form möglich. Bei Nora beispielsweise, die keine Bereitschaft zeigte, über Probleminhalte zu sprechen, verwendete ich primär visuelle[127] (symbolhafte) Strategien, die im Wesentlichen ressourcen-, zukunfts- und zielorientiert waren. Im Rahmen dieses hypnosetherapeutischen Vorgehens nutze ich regelmäßig eine nach außen gerichtete interpersonale Trance,[128] die es mir erleichtert, den Patienten aufmerksam durch sein inneres Erleben (d. h. seine Imaginationen) zu begleiten. Dabei praktiziere ich vor allem das »Folgen«, wobei ich auf der nonverbalen Ebene minimale Hinweise (bez. Stirn, Augen, Wangen, Lippen, Kopf/Hals, Schultern, Hände, Körperhaltung, Atmung, Tonfall)[129] aufmerksam registriere bzw. nutze. Demgegenüber »führe« ich in der Regel nur an bestimmten Punkten, z. B. wenn sich im Behandlungsverlauf eine Stagnation abzeichnet, wobei ich vorzugsweise indirekt (re-)agiere. Während dieses Therapieprozesses, der weitgehend dialogisch gestaltet ist, achte ich stets darauf, dass der Patient mit seiner ganzen Aufmerksamkeit im inneren Erleben verweilt. Dabei werden rationale Aktivitäten, wie Interpretationen oder Analysen, von Patient und Therapeut vermieden, um die Kontinuität der imaginativen Vorgänge aufrechtzuerhalten. Erst danach kann es sinnvoll sein, darüber zu sprechen, um das Erlebte ggf. rational zu verarbeiten. Erforderlich ist dies offensichtlich nicht, wie schon andere Autoren hervorgehoben haben.[130] Die Aufgabe des Therapeuten ist in diesem Konzept weniger die eines Heilers, als vielmehr die eines Trainers oder Lehrers. Er hat hier primär eine mobilisierende Funktion, indem er durch seine Interventionsangebote die erforderlichen Selbstorganisationsreaktionen anregt.[131] Zum Ende jeder Sitzung ist es für mich wesentlich, dass sich der Patient in einer adäquaten psychischen Verfassung befindet, was ggf. durch ressourcenaktivierende Interventionen, wie z. B. die Nutzung eines bereits etablierten Ankers, regelmäßig zu erreichen ist und ggf. nach Anleitung im Warteraum fortgeführt werden kann. Abschließend überlege ich gemeinsam mit dem Patienten, wie durch eine individuelle Selbsthypnose wesentliche Aspekte der abgelaufenen Sitzung stabilisiert werden können. Dieses Vorgehen, dessen Bedeutung auch die Wartezimmerinformationen signalisieren, wird von mir bereits beim ersten (in der Regel telefonischen) Patientenkontakt gebahnt und in der Trance durch posthypnotische Suggestionen gefestigt. Dabei lege ich Wert darauf, mit dem Patienten zusammen einen Rahmen abzustecken, der ihm Sicherheit und Weiterentwicklung gleichermaßen ermöglicht.

---

127 Erfahrungsgemäß ist es vorteilhaft, bei Störungen, die überwiegend im körperlichen Bereich – und damit kinästhetisch – erlebt werden, primär visuelle Repräsentationen zu nutzen.

128 Rogers, C. R. (1985): Reaction to Gunnison's article of the similarities between Erickson and Rogers. *Journal of Counseling and Development* 63: 565–566.

129 Loebel, D. P. (2003): Nonverbale Faktoren in der therapeutischen Kommunikation am Beispiel chronisch Schmerzkranker. *Ärztezeitschrift für Naturheilverfahren und Regulationsmedizin* 44 (10): 671–681.

130 Araoz, D. L. (1989): Die neue Hypnose. Paderborn (Junfermann); Erickson, M. H. u. E. L. Rossi (1981): Hypnotherapie-Aufbau, Beispiele, Forschungen. München (Pfeiffer); Erickson, M. H. u. L. B. Hill (1944/1997): Unbewusste mentale Aktivität in der Hypnose – psychoanalytische Implikationen. In: E. L. Rossi (Hrsg.): Gesammelte Schriften von Milton H. Erickson (Bd. 4). Heidelberg (Carl-Auer), S. 259–276.

131 Revenstorf, D. (1991): Hypnose als kognitive Therapie. In: B. Peter, C. Kraiker u. D. Revenstorf (Hrsg.): Hypnose und Verhaltenstherapie. Bern (Hans Huber), S. 213–252.

5 Eisessen mit einer Elfe

Barbara Martl

Hypnotherapeutische Intervention bei einer 11-jährigen Patientin mit Angststörung

Im Zuge der klinisch-psychologischen Mitbetreuung einer 11-jährigen Patientin, welche mir ursprünglich mit Verdacht auf Anorexia nervosa zugewiesen worden war, konnten mit Hilfe einfacher hypnotherapeutischer Interventionen gute Erfolge erzielt werden. Im Vordergrund stand allerdings eine seit langem bestehende Angststörung. Ziel der Behandlung war es, bestehende Ängste zu reduzieren, und somit indirekt das Essverhalten des Kindes positiv zu beeinflussen.

Der Fall

Während meiner konsiliardienstlichen Tätigkeit als Klinische- und Gesundheitspsychologin in einem allgemein-öffentlichen Krankenhaus wurde mir Lisa, ein 11-jähriges Mädchen, wegen des Verdachts auf Anorexia nervosa zugewiesen. Nach einer ausführlich erhobenen Anamnese zeigte sich schon bald, dass Lisas vorrangiges Problem eine Angststörung war und die Essstörung eher sekundär. Das Kind werde seit Jahren von quälenden Ängsten vor Übelkeit und Erbrechen geplagt, welche fast täglich in panikartigen Symptomen münden. Diese Ängste hätten über die Jahre hinweg dazu geführt, dass Lisa inzwischen beinahe jegliche Nahrungsaufnahme verweigere und aus diesem Grund stark abgemagert sei. Unabhängig davon war Lisa ein sehr freundliches, munteres und sozial kompetentes Kind. Mit Hilfe verschiedener testdiagnostischer Verfahren konnte das Vorliegen einer Angststörung bestätigt werden.

Nach einem kurzen stationären Aufenthalt des Kindes, in dessen Verlauf v. a. die Anamneseerhebung und testdiagnostische Abklärung erfolgte, wurde Lisa ambulant klinisch-psychologisch weiterbetreut. In vierzehntägigem Abstand erfolgten mehrere einstündige Sitzungen. Ziel der klinisch-psychologischen Behandlung war es, durch gesprächspsychotherapeutische Interventionen und durch das Erlernen verschiedener Entspannungstechniken wie PMR (Progressive Muskelrelaxation nach Jacobson), AT (Autogenes Training) und Biofeedbacktraining etc. eine Reduktion der Angstzustände zu erreichen. Es zeigte sich schon bald, dass Lisa sehr gut in der Lage war, sich gezielt zu entspannen und dass sie auch zwischen den Sitzungen diese Begabung zu nutzen verstand. Aus diesem Grund und mit dem Ziel, dem Kind Techniken der Selbsthypnose zu vermitteln, entschloss ich mich dazu, mit Lisa eine Hypnose durchzuführen. Bevor Lisa und ich mit der eigentlichen Hypnose begannen, erarbeiteten wir gemeinsam das »Was-statt-dessen«: Was würde sich Lisa anstelle der ständigen Angst vor Bauchschmerzen wünschen?

Nach einem kurzen Gespräch über ihr aktuelles Befinden beschlossen wir gemeinsam, eine »Entspannungsübung« durchzuführen. Zuvor stellte ich noch (zugegebenermaßen suggestiv) folgende Frage: »Lisa, stell dir vor, eine gute Fee käme jetzt bei der Tür herein, und du hättest drei Wünsche offen. Was würdest du dir da spontan wünschen? Du hast aber nur drei Minuten Zeit, um deine Wünsche zu äußern.«

Nach kurzem Überlegen antwortete Lisa prompt: »Erstens wünsche ich mir ein eigenes Pferd, zweitens möchte ich keine Angst mehr vor Bauchweh haben und drittens möchte ich endlich wieder alles essen und es mir schmecken lassen können.«

Vor allem die beiden letzten Wünsche wurden nun aus der Perspektive des »Was-stattdessen« formuliert: »Du möchtest dich also ganz wohl und entspannt fühlen« und »wieder richtigen Appetit auf deine Lieblingsspeisen haben und alles essen können, worauf du gerade Lust hast.«

Im Anschluss führte ich mit Lisa die Hypnoseübung durch: Als Fixationspunkt wählte Lisa eine Kerze auf meinem Tisch. Ich forderte Lisa dazu auf, es sich auf ihrem Stuhl möglichst bequem zu machen und sich sodann langsam in einen subjektiv angenehmen Zustand von Entspannung sinken zu lassen.

Hypnose

»... Lass dich mit jedem Ausatmen immer tiefer in deine Entspannung sinken, – Atemzug für Atemzug – ganz in deinem eigenen Tempo – aber nur so weit, wie es für dich angenehm ist. Und dabei kann es sein, dass die Kerze vor deinen Augen langsam unscharf wird, und deine Augenlider immer schwerer werden, ... bis sie sich früher oder später schließen werden – schließe deine Augen, wenn du so weit bist! ...«

Einige Minuten, nachdem die Patientin ihre Augen geschlossen hatte, und ich ihr noch ein wenig Zeit gegeben hatte, sich noch tiefer zu entspannen, führte ich die sog. ideomotorischen Zeichen ein:

»... und vielleicht möchtest du mir im Laufe dieser Entspannungsübung früher oder später mit einem deiner Finger ein Zeichen geben – vielleicht möchtest du, dass das Bewegen eines deiner Finger ›ja‹ bedeutet. – welchen Finger möchtest du dann als Ja-Finger verwenden? – beweg diesen Finger leicht! ...«

Nachdem auf diese Art und Weise sowohl ein Ja-, ein Nein- wie auch ein Wedernoch-Finger bestimmt worden waren, führte ich Lisa an ihren subjektiven ›Ort der Ruhe und Entspannung‹:

»... Schritt für Schritt könntest du den Weg entlanggehen, der dich an deinen Ort der Ruhe und Entspannung führt – einen Ort, den es vielleicht nur in deiner Vorstellung gibt oder den es vielleicht auch irgendwo in deinem wirklichen Leben gibt.

... Sobald du an deinem Ort der Ruhe und Entspannung angekommen bist, gib mir bitte ein Zeichen mit deinem Ja-Finger! ...

Sieh dich nun, da du dort angekommen bist, einmal etwas genauer um! Was kannst du an deinem Ort der Ruhe und Entspannung alles sehen? Wie schaut dieser Ort aus, an dem du dich ganz wohl und entspannt fühlst? Welche Gegenstände siehst du dort?

Und vielleicht gibt es dort auch Pflanzen oder Lebewesen ...« Lisa antwortete darauf mit ihrem Ja-Finger.

»... mh. Du kannst an deinem Ort der Ruhe und Entspannung also auch Pflanzen und Lebewesen – vielleicht sogar andere Menschen sehen. ... Vielleicht hörst du auch irgendwelche Geräusche oder Stimmen? ... Achte darauf: was du dort alles hören kannst! ... Und vielleicht kannst du auch einen bestimmten Geruch wahrnehmen ... oder vielleicht hast du einen angenehmen Geschmack im Mund ... Achte darauf, wie sich das anfühlt, wenn du dich an deinem Ort der Ruhe und Entspannung so richtig wohlfühlst und diesen Zustand mit all deinen Sinnen genießen kannst ... Und vielleicht gibt es an deinem Ort der Ruhe und Entspannung irgendwo einen Platz, wo du dich besonders wohlfühlst. – Gibt es dort so einen Platz?« Der Ja-Finger reagiert.

»Vielleicht möchtest du dich an diesem bestimmten Platz niedersetzen oder niederlegen, um dich noch ein bisschen besser entspannen zu können ...« Wieder bewegt sich der Ja-Finger.

»Gut. Setze oder lege dich nun dorthin, wo du dich am wohlsten fühlst und genieße dieses Gefühl von Entspannung ... Und wenn du möchtest, könntest du dir dann vorstellen, wie es wäre, wenn du allmählich wieder Appetit bekommen würdest (Ja-Finger) ... mh, vielleicht Appetit auf eine deiner Lieblingsspeisen ... Möchtest du in deiner Vorstellung nun eine deiner Lieblingsspeisen essen und genießen? ... (Weiß-nicht-Finger) ... Ok, du bist noch nicht ganz sicher, ob du das nun willst. ... lass dir ruhig Zeit mit deiner Entscheidung! ... gib mir bitte ein Zeichen mit deinem Ja-Finger, sobald du dich entschieden hast ... (es vergehen einige Minuten bis Lisa ihren Ja-Finger bewegt ...) Möchtest du es jetzt versuchen? ...

(Ja-Finger) ... OK ...« etc.

Auf diese Art und Weise haben Lisa und ich in der Folge versucht herauszufinden, worauf sie in dem Moment am meisten Lust hatte – und letztlich eine Eiscreme »genüsslich verzehrt«. Auffallend war dabei, dass Lisa vermehrt zu schlucken begann, was ich wiederum in die Übung einbauen konnte:

»Und wenn du nun das kühle Eis hinunterschluckst – spüre nach, wie sich das anfühlt – im Mund und im Hals bis in den Magen. Spürst du die angenehme Kühle? ... Und welchen Geschmack hast du nun im Mund? ...«

Als mir Lisa schließlich mittels Fingerzeichen signalisierte, dass sie genug davon habe, führte ich sie langsam wieder aus ihrer Trance.

»... Du hast jetzt noch etwa eine Minute äußere Zeit, aber soviel innere Zeit, wie du möchtest, um dich noch mal an deinem Ort der Ruhe und Entspannung umzusehen und diesen angenehmen Zustand von Entspannung nachzuspüren ... Verabschiede dich nun allmählich von diesem Ort und gehe Schritt für Schritt – ganz in deinem eigenen Tempo – den Weg, den du gekommen bist, zurück, ... und viel leicht kannst du nun wieder die Geräusche hier in diesem Raum und von der Straße wahrnehmen – und spürst, wie du hier im Sessel sitzt, ... nimm Kontakt auf zum Boden und spüre, wie deine Füße hier am Boden stehen ... und achte darauf wie du atmest, wie dein Atem kommt und geht – ganz von allein ...« etc.

Nach Lisas Reorientierung besprachen wir ausführlich dieses Tranceerlebnis – alle Wahrnehmungen und Eindrücke, welche für Lisa erstaunlich klar und real waren.

U. a. fragte ich Lisa, ob es an ihrem Ort der Ruhe und Kraft irgendetwas oder irgendjemand gegeben hatte, der bei ihr gewesen sei – so wie sie es per Fingerzeichen signalisiert hatte. Lisa bejahte meine Frage und erklärte, dass eine Elfe bei ihr gewesen sei und mit ihr gegessen habe. Gemeinsam beschlossen wir also, dass Lisa diese Elfe zeichnen sollte. Diese Zeichnung durfte sich Lisa im Sinne eines »Ankers« mit nach Hause nehmen, um sie in ihrem Zimmer aufzuhängen. Zudem forderte ich Lisa dazu auf, sich mindestens einmal täglich an diesen angenehmen Zustand von Entspannung und Wohlbefinden zu erinnern.

Ich habe Lisa zwei Wochen nach dieser Intervention zum ersten Mal wieder gesehen. Auf die Frage, wie sie sich in den letzten beiden Wochen gefühlt habe, antwortete das Mädchen freudestrahlend, dass es ihr viel besser gehe, und dass sie kaum mehr Angst vor Übelkeit habe. Sie hätte sogar wieder begonnen, fast alles zu essen, was ihre Mutter für sie koche. Auch der Vater des Kindes bestätigte in einem anschließenden Gespräch, dass sich Lisas Essverhalten deutlich normalisiert habe.

Evaluation

Inzwischen sind einige Wochen vergangen, in denen Lisa regelmäßig zu Gesprächsterminen zu mir gekommen ist. Ihre Ängste sind nach wie vor deutlich reduziert, und Lisa hat inzwischen bereits 5½ kg zugenommen und fühlt sich sehr wohl.

Gesamt gesehen, ist die Besserung des gesundheitlichen Zustands Lisas wahrscheinlich nicht allein auf die Wirkung dieser bis dato einmaligen hypnotherapeutischen Intervention zurückzuführen, sondern als Ergebnis des Gesamtbehandlungskonzepts zu sehen. Dennoch zeigte sich erstmals nach dieser Intervention ein konkreter Behandlungserfolg, welcher nach wie vor besteht.

6 Der Tag, als die verlorene Stimme wieder gefunden wurde

Ilse Rathke-Valencak

Hypnose bei der Diagnose Psychogene Aphonie

Mara, einem 15-jährigen Mädchen, hatte es wegen der als bedrohlich empfundenen Beziehungsprobleme der Eltern sprichwörtlich die Sprache verschlagen. Das Fallbeispiel von Mara und ihrer »verlorenen« Stimme zeigt, wie rasch es möglich war, in Hypnose sowohl die Ursache dafür zu finden als auch das Symptom zu beheben.

Der Fall

An unserer Fachabteilung für HNO bin ich als einzige Ärztin für Allgemeinmedizin meist auch für die sogenannten »psychischen Fälle« verantwortlich. So wurde mir auch Mara angekündigt. Sie konnte plötzlich nicht mehr sprechen. Bei der Untersuchung wurden völlig unauffällige Stimmbänder und auch sonst keine Pathologien festgestellt. Mit der Diagnose »Psychogene Aphonie« wurde sie stationär aufgenommen. Nachdem ich sowohl die Mutter als auch die Tochter über die Diagnose und die Therapiemöglichkeiten aufgeklärt hatte, bot ich ihnen auch eine Hypnose an. Mara war sofort begeistert; auch die Mutter konnte ich nach genauer Aufklärung über die Möglichkeiten und die Grenzen der Methode überzeugen.

Hypnose

»Mara, du kannst es dir hier auf der Couch bequem machen ... setzte dich so hin, dass deine Beine fest am Boden stehen ... die Hände liegen locker am Oberschenkel, ... die Schultern kannst du fallen lassen, ... ja, genau ... Ist es dir so angenehm? ... Gut, dann atme tief ein und aus ... und mit den Augen kannst du einen Punkt am Boden fixieren ... irgendeinen Punkt, der dich anspricht ... Wichtig ist nur, dass du mit der Aufmerksamkeit dort bleibst ... gut, und gleichzeitig spürst du das rhythmische und beruhigende Hin und Her ... Ein und Aus deiner Atmung ... du spürst die Luft, welche durch deine Nase einströmt und durch den Mund wieder ausströmt ... ein und aus ... und je länger du den Punkt fixierst, desto mehr wird er vermutlich verschwimmen ... unwichtig werden ... und wenn deine Augen zu brennen beginnen, magst du sie vielleicht jetzt schließen ... gut, und es ist angenehm getragen zu werden vom Rhythmus deiner Atmung ... tiefer getragen zu werden ... immer tiefer in einen Zustand, in dem du Kontakt aufnehmen wirst mit deiner inneren Weisheit ... wie die Wellen eines Meeres ... wirst du tiefer und tiefer getragen ... Es ist angenehm, nichts dazu tun zu müssen ... Und ohne etwas tun zu müssen, wird ein Arm ganz leicht ... hochgezogen wie durch Zauberhand ... Gleichzeitig ist es angenehm, der Schwere des anderen Armes nachzugeben ... Je leichter der eine Arm wird, umso angenehm schwerer wird der andere ... (Ein Arm steigt in die Höhe) und je leichter der eine Arm wird, desto tiefer wirst du in Hypnose getragen ... Und ein tiefer

Atemzug wirkt wie das Öffnen einer Tür ... zu deinem innersten Raum ... und du trittst ein ... mit Achtsamkeit und Wertschätzung, ... um deiner inneren Weisheit zu begegnen ... Hier fühlst du dich sicher und geborgen ... schau dich nur um mit allen Sinnen ... und wenn du richtig angekommen bist, wird mir ein Finger deiner leichten Hand ein Zeichen geben ... (Nach einiger Zeit bewegt sich der Zeigefinger) ... Gut, das ist der Ja-Finger ... Mara, und wie vorher besprochen, brauche ich noch, um dir folgen zu können, einen Finger, der für ‚Nein' steht (Der kleine Finger bewegt sich) ... und wenn du die Antwort nicht weißt oder einfach nicht antworten möchtest ... welcher Finger steht dafür? (Der Daumen rührt sich prompt) ... Gut, Mara, fühlst du dich bereit, hier und jetzt aus dieser Sicherheit in deinem innersten Raum deine Frage zu stellen? ... Die Frage, warum es dir die Sprache verschlagen hat? ... (Der Ja-Finger rührt sich) ... Gut, du kannst sie deiner inneren Stimme stellen ... Du kannst dir einen weisen Menschen vorstellen ... oder ein Wesen, dem du vertraust ... Sei ganz bei dir und höre, was du dir zu sagen hast ... (Pause) ... und wenn du die Antwort erhalten hast, wirst du mir mit einem Finger ein Zeichen geben (nach einigen Minuten bewegt sich der Ja-Finger) ... Ich sehe, dass dein Ja-Finger mir zeigt, dass du deine Antwort gefunden hast ... Ist das richtig? (Wieder bewegt sich der Zeigefinger) ...Gut, dann werden wir noch eine wichtige Frage klären ... Stelle dir deine Hände als Waage vor ... Du gehst jetzt ganz ruhig alle Argumente durch und legst jene, die gegen das Sprechen gerichtet sind, in die rechte Waagschale und jene, die für eine kräftige Stimme sprechen, in die linke Waagschale ... Du hast einige Minuten äußere Zeit und jede innere Zeit, um sorgfältig zu prüfen ... Wenn du fertig bist, wird mir wieder der Ja-Finger eine Antwort geben ... (Nach einigen Minuten zuckt der Zeigefinger) ... Gut, du hast abgewogen und bist zu einer Entscheidung gekommen? ... (Der Zeigefinger zuckt) ... Also gibt es mehr Argumente für die Sprachlosigkeit (Der kleine Finger, der Nein-Finger, zuckt.) ... Das bedeutet also, dass du dich dafür entschieden hast, wieder mit kräftiger Stimme deine Meinung kundzutun ... Ist dies richtig? (Der Ja-Finger bewegt sich.) ... Gut, Mara, jetzt begeben wir uns in die Zukunft ... – das ist hier alles möglich – ... an einen Ort und in eine Zeit, in der du dich wieder mit lauter Stimme sprechen siehst ... Spüre in dich hinein ... Fühlt sich das nicht gut an, verstanden zu werden? (Pause – dann erscheint der Ja-Finger.) ... Und du weißt, das ist ein wichtiges Datum, es ist der Tag, an dem du deine Stimme wiedergefunden hast ... Kannst du feststellen, welcher Tag heute ist, gibt es vielleicht einen Kalender? ... Hast du ihn gefunden? (Der Ja-Finger bewegt sich.) ... Gut, ich denke, wir haben jetzt alles erreicht, was wir gemeinsam erreichen wollten ... Möchtest du dich auf den Rückweg machen, ... um deine Erfahrungen mit neuer Zuversicht umzusetzen? ... (Der Ja-Finger gibt ein Zeichen.) ... Gut, Mara ... Nun kehrst du zurück ... ganz in deinem Rhythmus ... ganz für dich ... gestärkt und weise...Vielleicht magst du die letzten drei Schritte zurückzählen von drei bis eins, ... um dich bei drei zu sammeln ... und bei zwei die Augen zu öffnen ... und bei eins bist du wieder hier, bei mir, im Ärztezimmer, wach und klar in deinen Gedanken ... Angekommen ... Willkommen ...«

Evaluation

Im Nachgespräch erzählt Mara, dass sie als Ursache die Beziehungsprobleme ihrer Eltern gesehen hat. Sie berichtet, dass es einen Mann gibt, der ihre Mutter heftig umschwärmt. Sie habe Angst, dass ihre Mutter, die sich in der Ehe in letzter Zeit nicht ganz wohlgefühlt habe, dem Charme dieses Mannes verfällt, und damit die Familie auseinanderbricht. Ihr Vater würde von nichts wissen. Trotzdem habe sie erkannt, dass es ihr wichtig ist, gehört zu werden. Auf meine Frage, in welcher Situation sie wieder sprechen wolle, meint sie prompt: »Am nächsten Freitag im Jugendzentrum.«

Mara war noch die ganze Woche in unserer Abteilung. Sie erhielt Schwellstrombehandlungen und machte logopädische Übungen. Daneben wurden viele psychosomatische Gespräche geführt. Trotzdem sprach sie weiterhin nur mit Flüsterstimme. Am Donnerstag dachte ich mir, ich könnte ihr einen Anker legen. Ich sprach sie auf den morgigen Freitag und das Jugendzentrum an. Ich erklärte ihr, dass ich sie nur entlassen könnte, wenn auch unser Primar sehen würde, dass es wenigstens zu einer geringen Besserung gekommen ist. Sie lächelte nur und sagte »morgen«. Obwohl ich mir immer sicher war, mit Hypnose doch einiges erreichen zu können, war ich erstaunt und begeistert, als sie am nächsten Tag bei der Morgenvisite mit kräftiger Stimme antwortete.

Das Fallbeispiel von Mara und ihrer verlorenen Stimme zeigt, welch wirksames Werkzeug die Hypnose in der Ursachenfindung von psychogenen Erkrankungen sein kann. Gleichzeitig kann eine Lösung entwickelt werden, welche den realisierbaren Ressourcen der Patienten entspricht. Ich denke auch, dass Jugendliche aufgrund ihrer spontanen Neugierde und Experimentierfreudigkeit sehr gut suggestibel sind.

7 Identität und Kontrolle – Der Weg zu mehr Selbstvertrauen

Susy Signer-Fischer

Hypnotherapeutische Intervention zur Stärkung des Selbstvertrauens

Im Folgenden wird eine besondere Hypnosesitzung bei einem 15-jährigen Mädchen dargestellt, die eine Schlüsselrolle in der ganzen Psychotherapie mit schwer psychotraumatisierten Jugendlichen einnimmt. Auf Fatimas Anliegen, mehr Selbstvertrauen zu erreichen, wird mit einer Intervention bezüglich Wahrnehmung und Stärkung ihrer Selbstwirksamkeit und gleichzeitig mit einer Integration von Misserfolg und Erfolg ins Selbstbild eingegangen. Beide Themata sind zentral für das Selbstvertrauen. Neben der Traumabearbeitung wurden eine Verbesserung der sozialen Kontakte des Mädchens, mehr Freizeitaktivitäten und ein besserer Umgang der Klientin mit ihren Prüfungsängsten erreicht.

Hypnose erlaubt, auf verschiedenen Ebenen gleichzeitig zu arbeiten, und eignet sich hier besonders, weil sie genaues Wahrnehmen (scharf und differenziert) fördert, weil sie bildhaftes Arbeiten ermöglicht, und weil die Intervention schnell wirkt. Die Intervention arbeitet wohl mit konkreten Situationen, nutzt diese aber als Metapher, um sowohl eine bessere Generalisierung als auch einen besseren Transfer zu erreichen.

Der Fall

Ausgangssituation: Die Familie Fatimas besteht aus dem Vater, der Mutter, Fatima, einer 12-jährigen Schwester und einem 8-jährigen Bruder. Fatima lebt mit ihrer Familie schon drei Jahre in der Schweiz. Fatima spricht sehr gut Deutsch und erbringt gute Schulleistungen. Sie ist eine Stütze der Familie. Die ganze Familie ist kriegstraumatisiert. Die Eltern sind beide berufstätig.

Diagnose: Fatima lebt in verschiedenen Welten: in der Welt der Vergangenheit – ihrem Heimatland, mit ihren schönen und schrecklichen Erinnerungen, in der Welt der Gegenwart – in der Schweiz mit einer anderen Sprache, einer anderen Kultur, einem anderen Schulsystem, in der Welt zu Hause mit der Familie und der Welt der Schule und Kollegen sowie in der Welt der Zukunft, die noch sehr ungewiss ist. Sie ist unsicher bezüglich ihrer Identität, ihres Selbstbildes und Selbstwertgefühls und hat Prüfungsangst. Sie ist psychotraumatisiert, wobei sie nur noch wenige Symptome von einem Posttraumatischen Belastungssyndrom (PTSD) zeigt (dies wurde durch die Psychotherapie erreicht).

Fatima zeigt ebenfalls gewisse Unsicherheiten in ihrem Sozialverhalten und wurde deshalb an unserer Beratungsstelle angemeldet, weil sie selbstunsicher war und sich manchmal in die Schularbeit verbiss. Die Initiative für die Anmeldung ging von ihrer Lehrerin aus.

Die oben erwähnten Themata stellen eine Leitlinie für die Hypnopsychotherapie dar. Anhand von konkreten Beispielen und Anliegen wird auf die Grundthemata eingegangen. Die einzelne Situation wird als Metapher für das ganze Thema genutzt, in Fatimas Fall für das Thema Identität, Selbstsicherheit, Selbstwirksamkeit und das Thema Einordnen von verschiedenen Seiten der Persönlichkeit, z. B. Erfolg und Misserfolg, in das Selbstbild.

Die Psychotherapie von Kindern und Jugendlichen wird in jedem Fall in den systemischen Kontext eingebettet. Im vorliegenden Fall beinhaltet das die Zusammenarbeit mit der Klassenlehrerin und vor allem den Einbezug der Familie. Die Einzeltherapie wird kombiniert mit Familiensitzungen, Elternsitzungen und Erziehungsberatung. In der ersten Sitzung mit der ganzen, im Moment zusammenlebenden Familie wird eine Diagnose auf systemischer und individueller Ebene gestellt, werden Hypothesen erhoben, Ziele festgelegt und mit der Familie das Behandlungsdesign abgesprochen. Immer wieder werden die Familie und die Eltern einbezogen.

Der Therapieprozess Fatimas wird im Folgenden anhand einer Hypnosesitzung im Einzelsetting illustriert. Diese Schlüsselsitzung stellt den ganzen Prozess der Therapie gut dar. In der Sitzung wurde Hypnose angewendet, weil Hypnose verschiedene Bewusstseinszustände nutzt, Arbeit auf diversen Ebenen erlaubt, konkrete Arbeit mit metaphorischer verbindet und – in diesem Fall besonders wichtig – auch genutzt werden kann, um Trancezustände (positive und negative) zu kontrollieren.

Hypnose

TH Was hast du dir für ein Anliegen überlegt?

Zu Beginn der Psychotherapie und bei jeder Standortbestimmung wird das Kind oder der Jugendliche nach dem Ziel der Therapie, nach Zwischenzielen und nach dem nächsten Entwicklungsschritt gefragt. Zu Beginn jeder Sitzung wird nach dem aktuellen Anliegen gefragt.

PA Ich würde gern mehr Selbstvertrauen haben.

Fatima äußert ihr Anliegen allgemein. Im Folgenden soll sie konkreter werden, so dass sowohl sie selbst als auch die Therapeutin wissen, worum es sich genau handelt. Außerdem kann dann anhand einer konkreten Situation ein globales Thema bearbeitet werden. Hier wird die konkrete Situation als Metapher für das ganze Thema genutzt, nämlich mehr Selbstvertrauen und ein besseres Selbstbild zu erreichen sowie positive und negative Eigenschaften und Stärken und Schwächen ins Selbstbild einzufügen.

TH In welchen Situationen möchtest du dich sicherer fühlen?

PA In der Schule, zuhause ...

TH Es gibt also viele Gebiete, wo du dich sicherer fühlen möchtest. Um Selbstvertrauen zu stärken, ist es wichtig, dass man zuerst einmal bemerkt, in welchen Situationen man Einfluss auf das Geschehen haben kann. Ich möchte, dass wir zuerst mit einer Situation arbeiten, auf die du Einfluss genommen hast.

Es ist wichtig schon kleineren Kindern und vor allem dann auch älteren Zusammenhänge zu erklären (Metaebene), wie hier, womit Selbstvertrauen, Selbstsicherheit und Selbstwirksamkeit zusammenhängen. Die folgende Tranceübung zum Thema Selbstwirksamkeit wird vorangekündigt (»seeding«), damit es Fatima besser möglich ist, sich ohne Angst und Unsicherheit darauf einzulassen und sich gut auf den Inhalt – den wichtigsten Teil der Trance – zu konzentrieren.

PA In gewissen Situationen war ich anfangs sehr unsicher, in anderen war ich immer 100 % sicher.

TH In welcher Situation?

PA In der Schule, letzte Woche. In Deutsch habe ich mich nie getraut, nachzufragen, wenn ich unsicher war. Dann habe ich mir gesagt, dass die Lehrerin ja eigentlich nett aussieht und dass ich sie fragen könnte.

Fatima kann eine ganz konkrete Situation bezeichnen.

TH Du hast also etwas unternommen.

Es wird auf den Aspekt der Selbstwirksamkeit hingewiesen.

PA Manchmal hatte ich Angst nachzufragen, aber das hat sich jetzt gebessert. Fatima weist darauf hin, dass sie selbst schon einiges erreicht hat. Das wird zur Kenntnis genommen, um dann sofort den Faden aufzunehmen und die Trance einzuleiten.

TH Gut. Arbeiten wir mit dieser Situation. Ich möchte, dass du diese Situation nochmals in der Vorstellung durchgehst und dort, wo du am meisten spürst, dass du die Situation beeinflusst, die Situation anhältst.

Fatima geht in eine leichte Trance. Sie schließt die Augen nicht, da es sie ängstigen könnte. Oft sind Psychotraumatisierte am Anfang der Psychotherapie noch nicht in der Lage, die Augen zu schließen (Die Tiefe der Trance hat nichts mit der Wirksamkeit zu tun, also kann eine leichte Trance genau so wirksam sein wie eine tiefe.) Fatima schaut an eine weiße Wand, damit es ihr möglich ist, Trance- und Hier- und Jetzt-Zustand zu unterscheiden. Kinder und Jugendliche sprechen auch in Trance. Sie sind in ständigem verbalem Kontakt mit der Psychotherapeutin.

PA Ich bin in der Schule, in der Klasse am Aufgaben Schreiben. Plötzlich verstehe ich nicht mehr. Ich versuche weiterzumachen, aber ich fühle mich unsicher und weiß nicht, ob ich fragen soll. Dann gehe ich zur Lehrerin.

TH Stopp. Wo im Körper spürst du, dass du beeinflusst?

Das Stoppen und Anhalten der Situation ist wichtig, damit die Situation nicht unkontrolliert weiterläuft.

PA Im Bauch.

TH Wie fühlt sich das Beeinflussen an? Kannst du es umschreiben? Welche Farbe hat es z. B.?

PA Es ist wie so eine Art Druck oder Angst.

Hier wird klar, dass F. nicht an der Ressourcenstelle gestoppt hat. Jede Situation enthält natürlich viele verschiedene Elemente. Hier geht es aber darum, dass sie die Ressource – in diesem Fall die Selbstwirksamkeit – herausschält.

TH Dann bist du noch nicht bei der richtigen Stelle.

PA Ich gehe dann zur Lehrerin und frage.

TH Wo fühlst du jetzt im Körper, dass du beeinflusst?

PA Im Brustraum; ein Gefühl von Leichtigkeit, so frei.

TH Hat das Gefühl die richtige Stärke, oder musst du es noch verstärken?

PA Es hat die richtige Stärke.

TH Suche ein Symbol für dieses Gefühl.

Das Symbol dient dem Ankern im Gedächtnis. Diese Form von Ankern macht die Klienten unabhängig, weil ein Symbol jederzeit mental abgerufen werden kann. Da das Symbol mit dem guten Körpergefühl der Selbstwirksamkeit verknüpft ist, können somit Problemsituationen leichter von den Klienten selbst kontrolliert werden. Außerdem enthält das Symbol komprimierte, abstrahierte Bedeutung (des Erfolgserlebnisses) und erleichtert den Transfer in den Alltag und das Generalisieren auf ganz andere Situationen.

PA Ein Palast.

Das Symbol selbst wird weder von der Klientin noch von der Therapeutin gedeutet. Der Palast steht lediglich für die Selbstwirksamkeit, so wie sie F. erlebt und interpretiert.

TH Versorge den Palast gut in deinem Gedächtnis. Wie machst du das?

PA Ich sehe den Palast auf einem Bild, das an der Wand hängt.

Jede Person hat eine eigene Vorstellung vom Gedächtnis. Ist es Fatima klar, wie sie sich das Gedächtnis repräsentiert, wird es ihr leichter fallen, Einfluss darauf zu nehmen. Wie viele andere Traumatisierte ist sie vergesslich (Termine, Schulsachen ...). Sie wird auch noch unkontrolliert von schlimmen und unangenehmen Erinnerungen geplagt. Es ist erstaunlich, wie schnell und gut es ihr hier gelingt, Kontrolle über ihre Gedächtnisinhalte zu finden.

TH Dann kannst du dich von dieser Situation verabschieden und zurück in diesen Raum kommen. Wann immer du eine Situation beeinflussen willst, kannst du dein Symbol und dein Körpergefühl hervorrufen.

Selbstwirksamkeits-Übung: Erster Teil

- Hier und Jetzt

Erlebnisse der letzten Zeit aufzählen, bei denen man etwas Gutes bewirkt und so Einfluss auf eine Situation genommen hat, wie man es wünschte (z. B. ein Erfolgserlebnis), 3-5 Beispiele.

Stichwortartig erzählen lassen und Anfang und Abschluss der Situation bestimmen, um die Situation zu begrenzen.

- Trance

Situation bis zur wichtigsten Stelle durchgehen lassen. Stopp. Körpergefühl bestimmen: Wo im Körper spürst du vor allem, dass du etwas beeinflusst? Wie fühlt es sich an? Wenn nötig das Körpergefühl verstärken und dann im Gedächtnis bewahren. Verabschieden vom bestimmten Ort und der Zeit. Zurückkommen.

- Hier und Jetzt

Woran merke ich, dass ich gut beeinflusse? In nächster Zeit darauf achten, sammeln.

- Mit dieser Übung soll Folgendes erreicht werden:
- Die Aufmerksamkeit wird auf das Thema Selbstwirksamkeit gelenkt.
- Die Klienten sollen lernen, eine Auswahl und Entscheidung zu treffen. Diese Fähigkeit kann sich positiv auf das Selbstvertrauen auswirken.
- Es wird gelernt, Grenzen zu setzen und schwierige Situationen zu begrenzen.
- Die Wahrnehmung wird geschult; es wird gelernt, den Trancezustand zu erkennen, zu unterscheiden zwischen Trance- und Hier-und-Jetzt-Zustand, mehr Kontrolle über den Trancezustand zu gewinnen, zu erkennen, an welcher Stelle die Selbstwirksamkeit am besten zu spüren ist und das Körpergefühl zu erkennen.
- Es wird gelernt, in Zukunft gezielter und absichtlich Einfluss zu nehmen.

Auch die nächste Trance wird mit einer theoretischen Erklärung eingeführt.

Th Um ein gutes Selbstwertgefühl zu haben, braucht es aber noch mehr. Man muss einerseits die guten Situationen annehmen und andererseits auch Misserfolge annehmen, denn beide Seiten gehören zum Leben. Ich möchte jetzt eine Übung mit dir machen, die dir helfen soll, beide Seiten anzunehmen. In welchem Gebiet möchtest du mehr Erfolg haben?

Pa In Vorträgen.

Th Gibt es Situationen, die nicht so gut gelaufen sind? Hier wir nach einer Misserfolgssituation gefragt.

Pa Die Abschlussarbeit über Länder.

Th Welche Situationen sind gut gelaufen?

Pa In Französisch. Dort bin ich die Assistentin des Lehrers und kann allen anderen Schülern helfen.

Th Gibt es dort eine bestimmte Situation?

Pa Eigentlich läuft immer alles gut.

Th Suche eine bestimmte aus.

Auch die Erfolgssituation soll möglichst konkret sein.

Pa Letzten Montag.

Th Nachher möchte ich, dass du in der Vorstellung zuerst zum Vortrag gehst.

Die Situation wird nicht als Misserfolgssituation bezeichnet, sondern als neutrale »Vortragssituation«.

PA Ich stehe jetzt vor der Klasse, zusammen mit einem Kollegen. Ich fange mit dem Vortrag an, stottere.

TH Wo spürst du das Stottern im Körper?

PA Druck im Bauch.

Die Körperempfindung sollte zwar klar wahrgenommen werden, aber auf keinen Fall noch verstärkt werden.

TH Gibt es ein Symbol für dieses Gefühl?

PA Einen Strand, der mir nicht gefällt, mit fast keinem Wasser, wie eine Wüste.

TH Bitte lege dein Symbol im Gedächtnis ab und komme zurück. Jetzt möchte ich dich bitten in die andere Situation (Erfolg) zu gehen.

PA Ich bin in der Französischstunde und wir bekommen Aufgaben. Nach 15 Minuten bin ich fertig und kann den anderen helfen.

TH Wo im Körper spürst du das?

PA Im ganzen Körper, aber vor allem im Herz. So frei und fröhlich.

TH Was gibt es für ein Symbol dazu?

PA Einen König.

TH Dann kannst du das Symbol im Gedächtnis ablegen und zurückkommen. Ich werde dich nachher bitten, dir einen Spiegel vorzustellen und in der Vorstellung zu diesem Spiegel zu gehen und dein Spiegelbild anzuschauen. Im Spiegelbild sollten nicht nur äußerliche Formen und Farben, sondern auch innere Werte wiedergegeben werden – eine Form von Selbstbild.

PA Ich sehe einen großen Spiegel mit Rand.

TH Ist er groß genug, damit du dich ganz darin siehst?

PA Ja.

TH OK, dann kannst du jetzt zurückkommen. Nachher möchte ich dich bitten, zu diesem Spiegel zu gehen und die Symbole, die du vorher gefunden hast, dort einzufügen.

Indem Fatima das Symbol für die Misserfolgs- und die Erfolgssituation ins Selbstbild einfügt, anerkennt sie beides als zu sich selbst gehörig.

PA Der König ist groß und ich halte ihn in meiner rechten Hand, der Strand ist klein und ich halte ihn in meiner linken Hand.

TH Dann kannst du dich von dort verabschieden und hierher zurückkommen. (Fatima ist eine gute Integration gelungen.)

Selbstwirksamkeits-Übung: zweiter Teil Integration von Erfolg und Misserfolg ins Selbstbild

- Hier und Jetzt

Fragen, in welcher Situation oder bei welchem Thema die Klientin mehr Erfolg haben möchte. Nach einem Beispiel einer Misserfolgssituation und einer Erfolgssituation fragen.

Erklären, dass sich die Klientin jetzt einen Spiegel vorstellen soll und dass sie sich dann darin ganzheitlich betrachten wird.

- Trance

Sich einen Spiegel vorstellen, der so groß sein muss, dass man sich ganz sieht. Sich im Spiegel betrachten mit den äußerlichen und innerlichen Merkmalen und Charakteristiken.

- Hier und Jetzt

Erklären, dass jetzt in die Erfolgssituation gegangen wird bis zu der Stelle, wo der Erfolg klar ersichtlich und spürbar wird.

- Trance

Die Erfolgssituation durchleben, Körpergefühl spüren (wo, wie) und ein Symbol dafür finden. Im Gedächtnis das Symbol so ablegen, dass es wieder gefunden wird.

- Hier und Jetzt

Den nächsten Schritt erklären.

- Trance

Die Misserfolgssituation durchleben, Körpergefühl spüren und ein Symbol dafür finden und es im Gedächtnis ablegen, dass es wieder gut gefunden werden kann.

- Hier und Jetzt

Erklären, dass jetzt die beiden Symbole ins Spiegelbild, ins Selbstbild eingefügt werden.

- Trance

Beide Symbole ins Spiegelbild einfügen.

- Hier und Jetzt

Gibt es noch etwas dazu zu sagen?

Evaluation

Für Fatima ist es wichtig, dass sie angemessene Kontrolle in ihrem Leben ausüben kann, weil sie in der Vergangenheit in lebenswichtigen Bereichen oft hilflos war (Kriegstraumata). Sie musste schon früh mehr Verantwortung als ihrer Altersstufe an-gemessen war für sich und andere Familienmitglieder übernehmen. Darum kam es bei gewissen Entwicklungsaufgaben (z. B. Kontakt zu Gleichaltrigen aufbauen, etwas mit Gleichaltrigen unternehmen) und bei Selbstverantwortung zu gewissen Defiziten. In der Psychotherapie soll Fatima ihre Selbstwirksamkeit wahrnehmen und erhöhen, um aus ihrer Hilflosigkeit herauszufinden. In der Hypnosetherapie wird auf den Aspekt der Selbstwirksamkeit besonderen Wert gelegt. Fatimas Intervention wurde zusätzlich genau auf dieses Ziel zugeschnitten.

In der Adoleszenz sind Fragen der Identitätsbildung und des Selbstbildes sehr wichtig. Fatimas Selbstbild und Selbstvertrauen sind noch nicht sehr stabil. Sie ist noch häufig verunsichert. Zu einem gesunden Selbstvertrauen gehört es, dass sowohl Misserfolgserlebnisse wie auch Erfolgserlebnisse ins Selbstbild eingefügt und als zu einem zugehörig akzeptiert werden. Die Intervention mit dem Einfügen der Symbole für ein Erfolgs- und ein Misserfolgserlebnis ins Selbstbild schult die Selbstwahrnehmung in unterschiedlichen Situationen und hilft der Stärkung des Selbstvertrauens.

Fatima fühlt sich inzwischen sicherer in Prüfungssituationen und kann sich Hilfe und Unterstützung holen. Sie kann ihre Fähigkeiten und Leistungen realistischer einschätzen (früher blieb sie an Extremen, wie z. B. ganz schlecht oder ganz gut, haften). Ihre Schulleistungen sind weiterhin gut. Ihr Ehrgeiz zerfrisst sie nicht mehr, sondern lässt ihr Raum für Sozialkontakte und andere Interessensgebiete. Sie hat einige Kolleginnen gefunden, unternimmt oft etwas mit ihnen und hat Spaß daran. Die Psychotherapie konnte nach vier weiteren Sitzungen innerhalb von vier Monaten abgeschlossen werden. Neben der Traumabearbeitung wurde eine Verbesserung ihrer sozialen Kontakte und Freizeitaktivitäten sowie ein besserer Umgang mit ihren Prüfungsängsten erreicht.

Es sind nur begrenzte Zeitressourcen vorhanden, denn Fatima möchte in kurzer Zeit etwas erreichen. Mittels gezielten und gut geplanten Hypnoseinterventionen können gute und andauernde Ergebnisse erzielt werden.

Bei Fatima sind sehr viele Themata und Symptome gleichzeitig aktuell. Neben generellen Themata wie Selbstvertrauen möchte sie auch konkrete Probleme lösen. Hypnose kann auf verschiedenen Ebenen gleichzeitig wirken.

Wie viele andere Psychotraumatisierte fällt Fatima oft unkontrolliert in einen negativen Trancezustand. Mit Hypnosetherapie lernt sie, Trancezustände besser zu erkennen und zu kontrollieren.

Warum Hypnose?

Hypnosetherapie – mit der Arbeit auf verschiedenen Ebenen, Metaphern und Bewusstseinsebenen – war für Fatima die richtige Form des Zugangs. Für sie war es besonders wichtig, den Zeitpunkt, die Dauer und die Tiefe des Trancezustandes kontrollieren zu lernen. So konnte sie auch selbst erzielte, negative Trancezustände, ausgelöst durch das Verbeißen in bestimmte Gedanken und Selbstsuggestionen (»ich muss gut sein«, »ich kann es nicht«), stoppen und kontrollieren. Sie konnte auch lernen, sich zu entspannen, indem sie sich selbst in positive Trance- und Gefühlszustände versetzt.

Allgemeines zur Hypnopsychotherapie mit Kindern und Jugendlichen

Hypnose ist in der psychotherapeutischen Arbeit mit Kindern und Jugendlichen sehr geeignet, weil damit komprimiert, gezielt und auf verschiedenen Ebenen gearbeitet werden kann.

Hypnose umfasst:

- Arbeit mit unterschiedlichen Bewusstseinszuständen
- Einüben von konkretem Handeln – metaphorischem, symbolischem Handeln Metaphern, Geschichten
- Transfer und Generalisieren.

Wird das Symptom als Metapher genutzt, kann gleichzeitig auf der Ebene des konkreten Handelns und der Metaphernebene gearbeitet werden. Metaphern erhöhen die Wahrscheinlichkeit, dass generalisiert und transferiert werden kann, da sie sowohl eine bewusste wie auch eine unbewusste Ebene ansprechen. So werden Strategien, die ein Kind für eine bestimmte Situation herausgefunden hat, verallgemeinert, abstrahiert und somit an andere Situationen anpassbar.

Es ist wichtig, sehr komprimiert und so kurz wie möglich zu arbeiten. Kinder haben häufig eine kürzere Aufmerksamkeitsspanne als Erwachsene. Aber auch mit Jugendlichen und Erwachsenen ist es wichtig, gut zu beobachten, wann Ermüdung auftritt. Da viele Interventionen nicht unterbrochen werden sollten, ist es notwendig, sich nur auf das Wichtigste zu konzentrieren. Sobald Bereitschaft für einen nächsten Entwicklungsschritt da ist, sollte der Moment genutzt werden. Dies gilt vor allem auch für Klienten mit posttraumatischer Belastungsstörung. Im Fallbeispiel kommt Fatima gut motiviert und bereit in die beschriebene Stunde.

In der Hypnotherapie wird der Trancezustand bewusst eingesetzt und genutzt. Das Fraktionieren, d. h. das Abwechseln von Trance- und Hier-und-Jetzt-Zustand ermöglicht ein Vertiefen der Trance. Oft wird mit einem leichten Trancezustand gearbeitet, wie auch im beschriebenen Fall. Dies erlaubt ein Kontrollieren des Trancezustandes, ein besseres Unterscheiden von Trance- und Hier-und-Jetzt Zustand. Der Trancezustand erlaubt das Arbeiten sowohl auf einer bewussten als auch auf einer unbewussten Ebene.

Im bewussten Hier-und-Jetzt-Zustand kann auf die Metaebene eingegangen werden, es kann interpretiert, erklärt und vorausgeblickt werden. Im beschriebenen Fall werden all diese Eigenschaften der Hypnose genutzt.

8 Wenn ich reite

Charlotte Wirl

Therapie eines 11-jährigen Mädchens mit Bettnässen

Aus dem Bettnässen resultierten bei der Patientin reduziertes Selbstwertgefühl und soziale Schwierigkeiten. Den Hintergrund bildete ein bikultureller Scheidungskontext. Hypnose und Hypnotherapie sind für mich äußerst effiziente Therapiemöglichkeiten bei Enuresis. In dieser Therapie einer 11-Jährigen gehe ich folgendermaßen vor:

1. Ressourcenanamnese, 2. direkte hypnotische Suggestion, die auf die Wahrnehmung sensorischer und motorischer (vorhandener) Fähigkeiten, deren Übertragung und Umsetzung in den »Problembereich« fokussiert, 3. vertiefte Familienanamnese (mit der jungen Klientin alleine) mit dabei eingestreuten Induktionen (ohne formale Trance), 4. indirekte hypnotische Suggestionen, eingebettet in eine verschachtelte individuelle Metapher, in der sowohl lösungsorientierte Suggestionen zur Selbstwahrnehmung als auch zum »Reframen« der (individuellen) Familiensituation angeboten werden. Diese verschachtelte Geschichte wird anhand einer Metapher (eines Symbols) aufgebaut, die das bevorzugte Hobby der Klientin utilisiert.

Der Fall

S., 11 Jahre alt, kommt mit ihrer Mutter in meine Praxis. Sie leidet an primärer Enuresis, wobei ihr vor allem das Einnässen unter Tags Probleme bereitet. Dadurch entstanden rezidivierende Harnwegsinfekte. Die urologische Abklärung ist o. B., Diagnose: Enuresis bei Blasenschwäche. Laserpunktion und eine psychologische Behandlung (am Institut für Erziehungshilfe) verliefen bisher erfolglos, die psychologische Testung wurde nicht ausgehändigt. Eine kurzfristige Minirin-Therapie (über einige Monate) zeigte eine geringfügige Verbesserung. Derzeit bekommt das Mädchen homöopathische Tropfen. Die Menstruation ist noch nicht ganz regelmäßig und ohne Komplikationen.

Familiärer Hintergrund: Die Mutter, Alleinerziehende, ist selbstständig. Sie gibt ebenfalls häufigen Blasendrang an. Die ältere Schwester des Mädchens, 25 Jahre alt, ist verheiratet und hat eine Tochter von 10 Monaten. Der Vater der Patientin, arabischer Abstammung, ist nach der Scheidung vor einigen Jahren in die Heimat zurückgekehrt. Es gibt kaum Kontakt, die Mutter war faktisch immer Alleinerziehende. Der Vater hätte – Aussage der Mutter – »starke Blasenprobleme, da viele Menschen, die wie er an einem Fluss lebten, Würmer und damit urologische Probleme haben«. Väterlicherseits bestünde eine familiäre Dominanz von Enuresis nocturna, die jedoch »von selbst« in der Pubertät bzw. mit der Menstruation aufgehört hätten. Die Großeltern mütterlicherseits leben in derselben Stadt wie das Mädchen (finanziell besser situiert); es besteht relativ guter und häufiger Kontakt, die Großmutter hatte eine Nierensteinoperation.

S. ist ein 11-jähriges Mädchen, etwas kräftig – sportlich mit leicht arabischem Einschlag, kräftigem dunklem Haar und wachen, klugen Augen, etwas größer und vor allem reifer und älter wirkend als ihrem Alter entsprechend, im Moment etwas zurückhaltend. Sie ist eine (laut Mutter) relativ gute Schülerin, hat aber soziale Probleme in der Klasse. Ihre Hobbies sind Lesen und Reiten. Seit einem halben Jahr hat sie sogar ein Pferd, das sie mit jemandem teilt und heiß liebt. S. hat unter der Scheidung sehr gelitten, sie hing sehr an ihrem Vater.

Die Mutter hat fundierte Vorstellungen von Hypnose und Hypnotherapie, sie hat über M. H. Erickson gelesen. Diese Informationen hat sie auch an S. weitergegeben, die nun – durch meine Auf- und Erklärungen weiter motiviert – fast schon ein wenig neugierig auf das Folgende ist.

Hypnose

Noch in der ersten Sitzung wird mit S. eine kurze Trance initiiert, die sie sehr gut annehmen kann. S. wird nach ihrem Körpergefühl in Situationen, in denen es ihr gut geht, gefragt. Diese Frage wird wie eine Musterunterbrechung gestellt: Jetzt einmal etwas ganz anderes: »Es gibt sicher Situationen, in denen es dir gut geht, wo du dich so richtig wohlfühlst: Ja? Kannst du dir das vorstellen? Wo spürst du das im Körper und wie fühlt sich das an? Kannst du das bitte kurz beschreiben?« S. gibt ein angenehmes, kribbelndes Gefühl im Bauch an.

Die Induktion der ersten Trance findet über die Beschreibung dieses Körpergefühls – wenn es ihr gut geht (»und es könnte sein, dass du, wenn du an die Situation X denkst, dieses angenehme, kribbelnde Gefühl im Bauch zu spüren beginnst – und ganz allmählich ...«). Die Vertiefung der Trance erfolgte über die Beschreibung einer angenehmen Tätigkeit durch alle Sinneskanäle mit dem Fokus angenehmer Körperwahrnehmung. S. war verwundert über einzelne Trancephänomene, z. B. dass sie den Kopf nicht bewegen konnte und eine leichte Armlevitation hatte.

Die zweite Sitzung findet mit dem Mädchen alleine statt (die Mutter bringt sie, da meine Praxis etwas entlegen ist). Sie äußert den Wunsch: Es wäre schön, wenn sie aufhört, am Tage nass nach Hause zu kommen. Da wir in der Ericksonschen Therapie positive Zielformulierungen anstreben, stellt sich die Frage »was sie stattdessen möchte«: Sie möchte »normal« (eine der gängigsten ersten Antworten in der Kindertherapie) nach Hause kommen, sich hinsetzen, die Augen kurz zu machen, sich entspannen und erst zum Schlafengehen »herrichten« müssen. Sie möchte sich in der Schule nicht so unwohl fühlen, sich da unten nicht so »pickig« anfühlen, sondern dass es angenehmer ist. Angenehmer fühlen, heißt trocken sein. Sie möchte nicht alle halben Stunden aufs Klo gehen, sondern nur alle zwei Stunden und dass die Mitschüler sie nicht verspotten, sondern freundlich mit ihr umgehen, »normal halt«. Daran schließt sich eine kurze Aufstellung der Mädchen an, mit denen sie sich gut versteht, die ihre Freundinnen sind. (Ressourcenfokussierung). Sie schwimmt und spielt gerne (verschiedene Brettspiele, auch mit ihrer Mutter und ihrer Schwester, die in der Nähe wohnt. Zu beiden scheint ein guter Kontakt zu bestehen). Von den Fächern in der Schule schätzt sie Musik und Deutsch, sie singt gerne, seit diesem Jahr ist es daher viel lustiger in Französisch. Sie hat Angst, die Schule verlassen zu müssen (was mit dem komplizierten Beurteilungssystem der französischen Schule zu tun hat), findet sich zu langsam beim Lernen, (sie ist relativ streng zu sich), sie möchte eine bessere Schülerin sein. Durch das Pferd hat sich ein Traum für sie erfüllt, und sie erzählt ausführlich vom Reiten und ihrem Pferd. Der Fokus des Gespräches wird nun auf ihre Kompetenz als Reiterin und ihr ausführliches Wissen über das Zusammenspiel von Reiterin und Pferd gelenkt (selbst das Zaumzeug und der Sattel werden an das Pferd und an die Reiterin angepasst). Sie hat ein ganz normales, kombiniertes, sehr sanftes. S. erklärt mir auch die Kopfhaltung des Pferdes beim Reiten (Kopf leicht gebeugt mit Blick nach innen). Es gebe nur wenige gute Reiter (die dies verstehen). *Also* ist sie eine gute Reiterin (logischer Schluss von mir), denn sie versteht ihr Pferd und weiß, was es braucht.

Zweite Trancesitzung

»... und während du auf diesen Punkt schaust und meine Stimme hörst und spürst, wie du im Sessel sitzt, und allmählich, ganz allmählich, so, wie es für dich angenehm ist, auf eine ganz besondere Reise gehen kannst, auf eine Reise, zu einem Zustand, der sehr angenehm ist und wie du ihn schon kennst. Auf deine eigene, ganz besondere, einmalige Art und Weise ...«

Und so wie du spürst, wie du atmest und dein Körper für dich sorgt, auch während du schläfst, weiter ganz von selbst dein Brustkorb sich hebt und senkt, du ein- und ausatmest, und dein Herz in deinem wunderbaren, einmaligen Rhythmus schlägt, so, wie es für dich richtig ist und passt, genau in deinem Tempo und auf deine Art und Weise ... genauso, und das so richtig ist, dein Körper genau zur richtigen Zeit das Richtige tut ..., einerseits während du munter bist und vielleicht arbeitest, genau so wie jetzt, während du dich erholst oder auch genauso, während du schläfst ... dein Herz schlägt immer gleichmäßig und so fließt dein Blut in deinen Blutbahnen bis in die kleinsten Kapillaren, bis zur kleinsten Zehe genauso wie in deine Fingerspitzen wie auch in deinen Kopf und bringt Sauerstoff und viele andere lebenswichtigen Stoffe bis in die entferntesten Zehen deines Körpers. Genau so viel und genau auf die Art und Weise, wie es gerade gebraucht wird. Das alles weiß dein Körper und es funktioniert ganz von selbst. Und du kannst deinem wunderbaren, einmaligen Körper vertrauen, denn er ist dein Freund. Auf wunderbare, einmalige Art und Weise ist er dein Freund, dem du vertrauen kannst, während du schläfst, genauso wie während du träumst und deinen eigenen Gedanken nachhängst.

Und der Reiter reitet auf dem Pferd. Das Tier spürt die Bewegungen der Reiterin, die Reiterin die des Tieres, beide gehen aufeinander ein, spüren einander, doch die Reiterin ist diejenige, die das Tier lenkt. Und das Tier spürt das genau und folgt den Bewegungen und Anweisungen seiner Reiterin ...

So meldet auch der Körper, was immer er spürt, an äußeren wie auch an inneren Vorgängen dem Kopf und der Kopf weiß, wann er was, das Richtige zum richtigen Zeitpunkt dem Körper mitteilt, damit der Körper genau das – und das ist das Richtige – zur richtigen Zeit tut. Genau so ... Genau so, wie das Pferd den Bewegungen der Reiterin folgend das Richtige zum richtigen Zeitpunkt tut.

Während du deinen eigenen Gedanken, Träumen und Vorstellungen noch einige Zeit nachgehen kannst und du dir all die Zeit dafür nehmen kannst, die du dir dafür nehmen möchtest, wird dein Bewusstes erinnern, was immer das Unbewusste als zu erinnern notwendig erachtet und du dann, erst dann, wenn es für dich die richtige Zeit sein wird, so wie nach einem langen, tiefen und sehr erholsamen Schlaf, mit all den Bewegungen, die man dann macht, erfrischt und munter, voll ständig erwachst, hierher, an diesen Ort, diese Zeit, diesen Raum, zurückkommen wirst, vollständig erwachst.

Rückmeldung: Sie dachte kurz ans Reiten.

Die Mutter berichtet (beim Abholen), dass S. nach der kurzen Trance des letzten Males seither nächtens öfters trocken ist.

In der folgenden Sitzung berichtet S., dass sie in der Schule weniger Stress hat, sie ist gut aufgelegt, und es geht ihr gut. Auf der Werteskala (von 0–10, wobei 10 das Beste ist), gibt sie einen derzeitigen Durchschnitt von 4 an, manchmal auch etwas besser, am Wochenende war es sogar einmal 7. Um einen näheren Einblick in die Familiendynamik zu haben, verwende ich eine modifizierte Form des Familienbrettes, also eine Entlehnung aus der Familientherapie. Dabei nutze ich die ausrangierten Playmobil-Figuren meiner Kinder, die auf einem Brett von der Klientin positioniert werden. Sie stellte die Großeltern mütterlicherseits, Schwester und Schwager mit ihrem Kind, sowie ihre Mutter, ihren Vater und sich dazwischen auf (sie drei in der Vorderfront). Auch die beiden Meerschweinchen durften nicht fehlen. Nun werden die Figuren befragt, wem es am besten geht, wobei sich herausstellte, dass es ihrer Mutter und ihr am schlechtesten ging, weil die Mutter am Wochenende geweint hatte. Sie hatte Dinge aus dem Keller geholt und dabei an S. Vater gedacht. Die einzelnen Figuren werden nach dem Prinzip des zirkulären Fragens befragt, so z. B. was das Meerschweinchen denkt, was die Mutter denkt, was der Vater denkt. Antwort: Es ist gut so, dass er in seiner Heimat ist, geht ihm dort finanziell besser ... Es spricht für die außergewöhnliche intellektuelle Reife des Mädchens, dass sie diesen Formulierungen folgen kann. So werden alle in ihren gegenseitigen Beziehungen und insbesondere zum (abwesenden) Vater befragt.

Insbesondere die Großmutter (mütterlicherseits), eine eher streng-resolut wirkende Frau, dürfte den Vater (auch aus finanziellen Gründen, er hat, scheint es, Geld »in den Sand gesetzt«) eher abgelehnt haben. Interessanterweise war es immer wieder die Figur des Meerschweinchens, das besonders gut Auskunft geben konnte (die Haustiere sind für die Kinder zumeist ganz wichtige Bezugspunkte). Der Vater wurde von S. übrigens als ziemlich klein, schwarzes Haar mit grauen Strähnen, einer kleinen Narbe auf der Stirn und der Fähigkeit besonders »gut hockerln« zu können, beschrieben. Die folgende Intervention hatte ein klares Ziel: S. wurden die verschiedenen Beziehungsebenen erklärt: Es gibt eine Erwachsenenebene und eine Kind-Elternebene. Wie die Erwachsenen untereinander zurande kommen, ist die Angelegenheit der Erwachsenen. Sie, als Kind, hat – ganz unabhängig davon – ein Recht auf die Liebe ihres Vaters und kann ihn lieben, wie sie möchte. Sie hat ein Recht darauf. Was die Erwachsenen untereinander machen, ist deren Angelegenheit, aber sie hat ein Recht auf ihren Vater und kann ihn sehen, wann immer sie es möchte und es möglich ist (die Großeltern wollten den Kontakt unterbinden).

Es wurde mit S. abgeklärt, was passieren würde, wenn sie trocken wäre. Was würde dann die Mutter tun (einerseits sich freuen, erleichtert sein, aber andererseits wäre sie, S., dann kein »Baby« mehr), was würde die Großmutter tun etc. und, vor allem: Was könnten sie dann gemeinsam stattdessen unternehmen? Mit der Großmutter würde sie blödeln und sie würde ihr das Kochen beibringen, das mache beiden Spaß und brauche nur Zeit.

In der folgenden Sitzung wurde S. eine verschachtelte Geschichte in Trance erzählt: Der Fokus bestand in der Reaktivierung ihrer Ressourcen, der Integrierung ihres Vaterbildes und ihrer Herkunft sowie – über das Bild des Reitens – in direkten Suggestionen über ihre Körperwahrnehmung und das (sensorische) Wechselspiel des Körpers.

»Du kannst dich auf deine Art und Weise, *so* wie du es kennst und kannst (Implikation: sie kann es und es ist ein bekannter Zustand, Wertschätzung ihrer Art, sich in Trance zu versetzen) in diesen angenehmen und erholsamen Zustand begeben, und du kannst einmal auf meine Stimme hören, mal auch weghören oder deinen eigenen Gedanken nachgehen. (eine wichtige Erlaubnis, besonders für sie!) ... So oder so, es ist in Ordnung so ... (Implikation: Gleichgültig, was und wie sie es jetzt gerade tut, es ist gut so). Und dein Unbewusstes weiß, was gut ist für dich (da ja ihr Unbewusstes ein Teil von ihr selbst ist, weiß also sie es) und was es braucht, genau so, genau auf diese Art und Weise, was richtig ist und für dich passt, angenehm, ja, genau so ...

Und vielleicht gehst du gerade mit deiner Freundin spazieren und ihr sprecht miteinander oder hört ein Radio (im Hintergrund sind gerade Stimmen zu hören, ich weiß, dass sie gerne mit ihrer Freundin spazieren geht), vielleicht hört ihr gerade Musik von Tic Tac Toe (ihre Lieblingsband), ihr schaut euch vielleicht Auslagen an und könnt in den Auslagen eure Gesichter sehen, während ihr davorsteht, zugleich draußen und drinnen ... (Assoziations-/Dissoziationswechsel), und ihr horcht auf, wenn man eure Namen hört (sie macht eine Kopfbewegung, an der ich erkenne, dass sie mit der Trance mitgeht) ...

Und da ist die Erinnerung an das Reiten, ein besonders schönes Reiterlebnis viel leicht, und man spürt die Bewegungen des Pferdes, und du bist vielleicht diese Reiterin und kannst die Kraft deiner Muskeln spüren, wie du das Pferd lenkst und leitest (das Bild aus der 2. Stunde wird wieder aufgegriffen), kannst vielleicht die Wärme des Pferdes spüren, seinen Geruch, hörst sein Schnauben, vielleicht kannst du sogar das Pferd berühren mit der Hand und, falls du möchtest, die Haut des Pferdes spüren (die Sinnessysteme nach dem VAKOG-Schema werden durchlaufen), das Pferd genau im richtigen Augenblick (richtigen Zeitpunkt) zu berühren, um das Pferd zu lenken und zu leiten. Die Reiterin lenkt und leitet das Pferd (dieses Pferd, das größer und stärker als sie ist, folgt ihren

Anweisungen und Bewegungen), du lenkst und leitest das Pferd in dem Wissen, was das Pferd kann, welche Bewegungen es von dir braucht, um das Pferd genau dorthin zu lenken, wohin du es möchtest und wie du es tun musst, damit das Pferd es versteht und dem folgt, und weil du das weißt, kannst du das Pferd lenken ... Du hast die Zügel in der Hand; weil das Pferd dich gut kennt und du das Pferd gut kennst, folgt es jedem Druck deiner Beine, folgt es deinen Bewegungen und Anweisungen, mal langsamer, mal schneller, mal wieder langsamer, zu jedem Tempo der passende Schritt (Ziel: langsamer gehen), die Reiterin lenkt und leitet das Pferd, bestimmt den Rhythmus und Schritt, zeigt an, ob schneller oder langsamer ... und es ist ein herrliches Gefühl, diese Kraft zwischen den Beinen zu spüren, wie deine Bewegungen umgesetzt werden in die kraftvollen Bewegungen des Pferdes (Muskelkontraktion), und es ist ein herrliches Gefühl, diese Kraft zu spüren, ... genau so und genau auf dies Art und Weise, genauso, und es sich ganz bequem zu machen ... (sie bewegt gerade ihren Kopf), ... wie jemand, der unter einem Baum liegt und träumt ... (fraktionierte Trance bzw. verschachtelte Geschichte), träumt und sich Zeit nimmt, sich zu erholen (früher musste sie laufend aufs Klo), und vielleicht träumt der oder die Träumende von einem Pferd (Rückkoppelung), und es gibt wilde Pferde (Anspielung auf den Vater), und ich weiß nicht, vielleicht träumt er oder sie von einem starken und wilden Pferd, das es liebt, herumzutoben (mit anderen Kindern zu spielen), es liebt, den Wind in der Mähne zu spüren, den Kopf hin und her zu bewegen (das macht sie gerade), den Boden unter den Füßen zu spüren (yes set, da sie ja auch den Boden unter ihren Füßen spürt), genau so, genau auf diese Art und Weise ... wie Pferde ... hmmm (sie macht Mundbewegungen), schmecken und schnauben ... vielleicht auch den Kopf zur Seite legt (ihr Kopf ist auch gerade zur Seite geneigt, sie legt ihn darauf in eine bequemere Position, »folgt« also der angesprochenen Bewegung) ... und das Pferd träumt (nächste Ebene): vielleicht davon, wie es an einen See kommt, und es sieht dort möglicherweise andere Pferde (also wie sie selbst), manche kennt es, andere wieder nicht (Anspielung auf ihren Vater), und es wird vielleicht neugierig (seeding), es plaudert mit den anderen Pferden auf seine Art in ihrer speziellen Sprache (sie kann etwas arabisch), und es sind sehr interessante Dinge, die es hört, wunderbare Erzählungen aus anderen Welten, Gebieten der Erde (Vater!), erhält Antworten auf Fragen, und es gut tut, tut gut, diese Antworten zu hören (Wortspiel, vertiefend). Manche der neuen Dinge kommen ihm auch bekannt vor, manches, was es zu kennen glaubte, verändert sich und es erfährt viel Zusätzliches, Neues, Reichhaltiges, wunderbare, interessante Geschichten ... und es genießt diese Geschichten ... und die Tiere plaudern, bis sie müde werden und schlafen ... Es ist ein wunderbarer Traum, den das Pferd träumt, ... und all die älteren und jüngeren Tiere, die ihm zur Seite stehen ... Das tut gut, genau so ... (unterste Ebene geschlossen) ...

Und das Pferd, das geträumt hat, spürt vielleicht Durst und stärkt sich an einem Wassertrog und trinkt Wasser, erfrischendes, klares Wasser und spürt, wie die Kraft des Wassers in es fließt und es durchfließt, Wasser, Kraft des Lebens, wie es es durchströmt ...

Und das Pferd spürt die Kraft und Freiheit in sich, während es weitertrabt, spürt die Kraft und Freiheit in sich und seinen Bewegungen, genießt es, dahinzugaloppieren oder auch langsamer zu gehen, wie es ihm gefällt ... die Kraft und Harmonie der Bewegungen zu spüren, ... den Wind und die Geräusche zu hören (wie am Anfang der Pferdemetapher, nur, dass jetzt nur mehr vom Pferd die Rede ist, da eine Identifikation damit besteht und damit die Assoziationen mit den harmonischen Bewegungen und der Kraft des Pferdes vertieft werden), und diese Kraft und Geschmeidigkeit der Bewegungen zu spüren und zu genießen (hier gibt es eine kurze Unterbrechung, weil ich kurz den Raum verlassen muss, dies wird mit dem Worten: ›und während du weiter diesen Vorstellungen folgen kannst, hörst du Bewegungen ...‹ eingeführt, sie bleibt in Trance) ... und die Kraft der Bewegungen zu spüren ...

... und es ist wunderbar, so einen Freund zu haben oder so eine Freundin (Überführung zur ersten Ebene), mit der man Dinge tun kann, die einem Spaß machen im Alltag, jederzeit, und du kannst jederzeit, dann, wenn es für dich der richtige Zeitpunkt ist, so wie nach einem langen, tiefen Schlaf einfach die Augen öffnen und hierher, in diesen Raum, diese Zeit, diesen Ort zurückkommen, erfrischt und munter.«

S. beschreibt danach, sie hatte ein Gefühl, als ob irgendetwas aus ihrem Körper hinausschweben würde, eine Tür sich geöffnet hat und sie in ein Zimmer hineinging, in einen Reitstall, mit ihrer Freundin, und da mit ihr saß. »Rein und raus geht wie durch eine Tür« ... das war das Gefühl ...

Nach dieser Sitzung war S. Tag und Nacht trocken, es geht ihr gut ...

Evaluation

In dieser verschachtelten Geschichte wurden mehrere Elemente eingefügt: Nach der Induktion wurde ihre persönliche Lebenswelt mit ihrer Freundin (Einkaufen gehen, ihre Lieblingsmusik hören) aufgegriffen, um Zugang zu ihrer Erfahrenswelt zu schaffen. Dies wird unmerklich unterbrochen, die nächste Ebene (Geschichte) wird eingeführt: das Pferd. Das Wechselspiel zwischen Reiterin und Pferd sind im Vordergrund, ihre Kompetenzen werden aufgegriffen, ihre Ressourcen, mit der Implikation: so wie sie das Pferd mit ihren Muskeln lenken kann, so kann sie auch andere, wie ihren (Blasenschließ-)Muskel lenken und – so wie sie wahrnimmt, was das Pferd braucht – kann sie auch wahrnehmen, was ihr Körper braucht. Es wird nun auf die nächste Ebene übergeleitet mit den Worten: »wie jemand der unter einem Baum liegt und träumt, ... träumt und sich Zeit nimmt, sich zu erholen und vielleicht träumt der oder die Träumende von einem Pferd (Rückkoppelung), und es gibt wilde Pferde (eventuell Anspielung auf den Vater) ...« Durch diesen Perspektivenwechsel ist auch nicht ganz klar, identifiziert sie sich selbst mit dem Pferd, oder ist es ihr Vater oder auch beides. Da sie ihren Kopf dabei bewegt, wie in der Geschichte das Pferd, ist auf jeden Fall eindeutig, dass sie der Erzählung folgt (und sich vermutlich mit dem Pferd identifiziert). Daher wird die nächste Ebene eröffnet, nämlich, dass nun das Pferd träumt, und in seinem Traum hat es interessante Begegnungen mit Pferden, die es nicht so gut kennt (eine eindeutige Anspielung). »Es hört wunderbare Erzählungen aus anderen Welten, Gebieten der Erde, erhält Antworten auf Fragen, ... es tut gut, diese Antworten zu hören, ... manches der neuen Dinge kommt ihm auch bekannt vor (das tiefe Wissen in uns, Vergessenes), erfährt viel Zusätzliches, Neues, Reichhaltiges, Wunderbares, interessante Geschichten ...« In dieser Ebene geht es um Neues, Perspektivenwechsel, Veränderung im Sinne von wunderbaren Erfahrungen und Erzählungen, Annehmen können ihrer Herkunft als etwas Einmaliges und Interessantes. Diese – entscheidende – Ebene wird allmählich geschlossen, doch vorher trinkt das Tier vom

Wasser, Quell des Lebens, »klares, erfrischendes Wasser, Kraft des Lebens, das sie durchströmt«. Das Wasser als Symbol des Lebens ist ein klassisches Symbol, wir bestehen aus Wasser, kommen aus dem Wasser und Wasser ist der Ursprung des Lebens auf unserem Planeten. überdies hat es für S. eine besondere Bedeutung: Ihr Vater kommt aus einer Flusslandschaft und bei ihr geht es um das »Wasserlassen«. Dieses Wasser gibt dem Tier Kraft und Lebenselixier, »es spürt Kraft und Freiheit in sich ... Harmonie und Kraft der Bewegung, ... genießt den Wind«. Es geht um ihre Kraft, Stärke und Freiheit (auch: sich zu nehmen, was sie braucht) und möglicherweise auch darum, ihren Vater in seine Freiheit gehen zu lassen. Das Pferd genießt diese Veränderungen und Harmonie und Kraft in seinen Gliedern, und nach und nach werden – mit diesem positiven Aspekt – alle Ebenen wie eine Schachtel nach (und in) der anderen geschlossen.

Dieses Prinzip der verschachtelten Geschichte stammt von Lankton.[132] Es geht einerseits bei der Verschachtelung durch Überlagerung der Ebenen um eine Trancevertiefung, andererseits bedeutet es auch eine Kommunikation auf verschiedenen Ebenen, auf eine sehr indirekte Art oder auch: direkt mit dem sogenannten Unbewussten. Auf der tiefsten Ebene (am »Grund« sozusagen) wird, wenn möglich, die entscheidende Botschaft gegeben, siehe auch Trenkle.[133] Die Literatur über die Konstruktion von individuellen, konstruierten Geschichten und das Einstreuen von Suggestionen ist in der Ericksonschen Therapie reichhaltig.[134]

132 Lankton, C. u. S. Lankton (1991) Geschichten mit Zauberkraft. Die Arbeit mit Metaphern in der Psychotherapie (= Leben lernen, Bd. 76). München (Pfeiffer).

133 Trenkle, B. (1997): Die Löwengeschichte. Heidelberg (Carl-Auer).

134 Erickson M. H. u. E. L. Rossi (1991): Der Februarmann. Persönlichkeits- und Identitätsentwicklung in Hypnose. Paderborn (Jungfermann); Gordon D. (1992): Therapeutische Metaphern. Innovative Psychotherapie und Humanwissenschaften. Paderborn (Jungfermann); Rosen S. (1990): Die Lehrgeschichten von Milton H. Erickson, hrsg. und kommentiert von Sidney Rosen. Hamburg (Iskopress); Wallas L. (1985): Stories for the third ear, using hypnotic fables in psychotherapy. New York (W W Norton & Company); Wirl, Ch. (1993): Therapeutische Geschichten und Metaphern. Aufbau und DreiEbenen Kommunikation. In: S. Mrochen, K. L. Holtz u. B. Trenkle (Hrsg.): Die Pupille des Bettnässers. Heidelberg (Carl-Auer), S. 60–83; Wirl, Ch. (1999): Es war einmal ... Über das Erfinden von Märchen und (therapeutischen) Geschichten. In: M. Vogt-Hillmann u. W. Burr (Hrsg.): Kinderleichte Lösungen. Lösungsorientierte Kreative Kindertherapie. Dortmund (borgmann), S. 47–69.

9 Der Kirschbaum

Sebastian Wolf

Behandlung eines 8-jährigen Jungen mit elektivem Mutismus und sekundärer Enuresis nocturna

Nach Versagen zahlreicher pädagogischer und therapeutischer Bemühungen über vier Jahre hinweg ermöglichten hypnotherapeutische Elemente den Aufbau einer Kommunikation bei dem seit mehr als der Hälfte seines Lebens gegenüber Fremden »schweigsamen« Jungen. Dabei konnte einerseits sein Symptom des Nichtsprechens gewürdigt werden, andererseits eine Kommunikation auf gleicher Augenhöhe stattfinden. »Spielerisch« eingeführte hypnotherapeutische Elemente ließen ihn sein Gesicht wahren, reduzierten den therapeutischen Erfolgsdruck (»Wann wird er endlich mit mir sprechen!«) und ermöglichten eine auf gegenseitiger Wertschätzung basierende Beziehung. Als metaphorische Suggestion für das Sprechenlernen mit Fremden diente das Heranreifen von grünen zu roten Kirschen an einem Kirschbaum im Hof der Klinik während des stationären Aufenthaltes.

Der Fall

Da der Junge aufgrund seines elektiven Mutismus mit keinem Fremden sprach, konnten Angaben des Patienten nur über die Eltern und schriftlich eingeholt werden. Er selbst nannte als sein Problem »einen Knödel im Hals«, der ihn daran hindere, mit anderen als seinen Eltern, den Großeltern und seinen beiden Cousins zu sprechen. Dass er mit anderen nicht sprechen könne, fände er schon auch hinderlich. Dass man ihm »den Knödel wegmachen oder wegnehmen« könne, glaube er jedoch nicht.

Der bei stationärer Aufnahme in die Kinderpsychiatrie achtjährige Junge war bereits zu Beginn des Kindergartens im Alter von vier Jahren auffällig geworden, da er weder mit den anderen Kindern noch mit den Erzieherinnen sprach. Während der zweiten Klasse Grundschule, drei Jahre später, häuften sich die Klagen der Lehrerin, dass der Junge bei vermuteter normaler Begabung in seinen Rechtschreibleistungen abfalle, und die Leseleistung und mündliche Beteiligung am Unterricht nicht zu beurteilen sei. Eine weitere Beschulung in der Grundschule wurde in Frage gestellt. Auf massiven Druck der Schule wurde die Familie dann in der Kinderpsychiatrie vorstellig. Nach mehreren Vorgesprächen und monatelanger Bedenkphase waren zunächst die Mutter, später der Sohn und zuletzt der Vater mit der stationären Aufnahme in die Klinik und der Beschulung des Jungen in der klinikeigenen Schule einverstanden.

Dass der Junge nach normalem Erwerb der Sprache mit anderen Menschen außerhalb der Familie nicht sprach, wurde erst im Alter von vier Jahren deutlich, als er im Kindergarten weder mit den anderen Kindern noch mit den Erzieherinnen sprach. Zunächst hoffte man, dass es sich um eine Eingewöhnungsproblematik handele, und das mutistische Verhalten ebenso weggehen würde wie das mit dem Kindergartenbesuch begonnene sekundäre nächtliche Einnässen. Bei jedoch weiter bestehender Symptomatik wurde im Alter von fünf Jahren eine Spieltherapie begonnen, diese jedoch vom Jungen nach wenigen Wochen verweigert.

Ein Jahr später wurde vor der Einschulung erneut auf massiven Druck des Kindergartens die Frühförderstelle aufgesucht. Über 18 Monate fanden dann ein- bis zweiwöchentlich Einzelstunden mit Einbeziehen der Eltern bei einem Spieltherapeuten statt. Trotz großem Unbehagen der Eltern sei damals auch die schwierige Beziehung der Eltern vor dem Jungen thematisiert worden. Hintergrund war eine massive Ehekrise, als der Junge ca. drei Jahre alt war. Die Mutter hatte sich damals selbstständig gemacht, und die Familie war durch die Insolvenz des Geschäftes hoch verschuldet. Der Vater zog zwischenzeitlich für einige Monate zu seinen Eltern, verzieh der Frau und kam wieder zurück in die Familie. In den Jahren darauf arbeiteten beide Eltern wieder als Angestellte, der Vater verbrachte zudem mindestens vier Abende und die Samstage mit zwei Nebentätigkeiten, um die von der Frau verursachten Schulden abzubauen. Beide Eltern sahen keinen Zusammenhang zwischen den Eheproblemen und der mutistischen Symptomatik des Sohnes. Bei ihnen habe der Sohn ja immer normal gesprochen. Zu den bisherigen therapeutischen Hilfen äußerten sich die Eltern sehr kritisch. Auch die stationäre Aufnahme erlebten sie eher als aufgezwungen denn sinnvoll. Warum der Junge bei anderen nicht spreche, läge ja vielleicht auch an den anderen und nicht so sehr an dem Jungen und noch weniger an ihnen.

Der Therapieprozess: Der anfangs verschüchtert wirkende, kleine und zierliche Junge zeigt deutliche soziale Auffälligkeiten mit erhöhter Empfindlichkeit, Eigenwilligkeit, Misstrauen und Ängstlichkeit. Er vermeidet direkten Blickkontakt, scheint dabei aber alles genau zu beobachten. Bei den Betreuern ist er oft anhänglich oder darauf bedacht, nicht entdeckt oder ertappt zu werden. Die ersten 10 Monate des stationären Aufenthaltes spricht er weder mit den kleinen Mitpatienten noch mit einem der erwachsenen Mitarbeiter (HeilpädagogInnen, ErzieherInnen, Pflegepersonal, LehrerInnen, ÄrztInnen, PsychologInnen, TherapeutInnen). Dabei löst er zum Teil heftige Gefühle und Gegenübertragungen bei den Beteiligten aus: Unverständnis, Mitleid, Ärger, Wut, Verzweiflung und Resignation werden häufig erlitten und zunehmend in den Teambesprechungen thematisiert.

Nicht nur die Eltern, sondern auch einige Mitarbeiter stellen die Erfolgsaussichten und den Sinn des stationären Aufenthaltes zunehmend in Frage. Allein mangels Alternativen zur Klinikschule belassen die Eltern den Jungen in der Klinik.

Zu den Kindern auf Station bilden sich ohne Einsatz verbaler Äußerungen nuancenreiche Beziehungen aus. Beim Essen wird er bedient und extra um seine Meinung gefragt. Es kristallisieren sich persönliche Boten heraus, die seine Wünsche erfragen oder erraten und diese an die Betreuer weitergeben. Echter Leidensdruck ist selten zu spüren, zumeist wenn er sich übergangen fühlt, er gehänselt wird oder

Konflikte sich nicht nonverbal lösen lassen. Zum Teil kommt es zu körperlichen Attacken gegenüber den anderen Kindern in der Klasse oder auf Station.

Innerhalb der einmal wöchentlich stattfindenden Tanz- und Bewegungstherapie wählt er häufig vitale Tierrollen für sich und initiiert Fangspiele. Bei der zweimal wöchentlich besuchten Sprachtherapie baut er, ohne dort zu sprechen, eine enge Beziehung zur Therapeutin auf.

Durch turnusbedingten Wechsel bekommt er nach 11 Monaten Aufenthalt in der Klinik mich als neuen Stationsarzt/-therapeuten zugeteilt. Ich bin durch mehrere Fallvorstellungen, Visiten und zahlreiche kollegiale Gespräche bereits mit Erwartungen über den Jungen behaftet. Ich schwanke zwischen bangem Unwohlsein und einer neugierigen Aufbruchstimmung.

Die Vorerfahrungen der Kollegen nutzend, versuche ich – mangels überzeugenden therapeutischen Konzepts und wegen schlechter Prognose – eher aus paradoxen Überlegungen heraus, etwas anderes mit ihm zu machen. So lege ich den Schwerpunkt nicht auf das »Wegmachen« des Symptoms, sondern auf die Beziehung und spielerisch eingeführte hypnotherapeutische Elemente, die den Jungen und mich nicht unter Erfolgsdruck setzen sollen.

Bekannt ist, dass er ein sehr gutes Kurzzeitgedächtnis hat und gerne Memory, Quartett und Knobelaufgaben spielt. Im Erstgespräch sage ich ihm, dass wir nicht reden müssen, sondern es viele andere Sprachen gibt, die der »Knödel im Hals« nicht so stören kann. Das Symptom wird von mir im Sinne des Pacing (begleiten) respektiert. Ein trotziges Beharren auf seinem Symptom soll dadurch vermieden werden.

So »unterhalten« wir uns zunächst mit Hilfe eines großen Xylophons und anderer Orffscher Instrumente. Dabei wechseln wir uns ab, einer spielt vor, der andere spielt nach. Die »Sätze« werden dabei immer länger und komplexer, dann »reden« wir durcheinander, werden laut, dann wieder ganz leise, mal kurz, dann ausufernd. Dabei haben wir richtig Spaß und lassen es uns gut gehen.

Angestrebt wird letztlich, einen guten Rapport aufzubauen. Im Stationsteam wird dieses Vorgehen nicht einhellig begrüßt. Einige Teammitglieder sind nach einjährigem Kampf mit dem »Trotzkopf«, der mit den Eltern doch problemlos sprechen kann, ziemlich »schlecht auf den Jungen zu sprechen«. Heftige Gegenübertragungsgefühle und Spaltungstendenzen prägen immer wieder die Arbeit im Team.

Ein weiteres Ziel der Einzeltherapie ist, Gefühle mit ihm zu thematisieren. So finden wir über die Musikinstrumente Möglichkeiten, Gefühle wie z. B. Freude, Ärger, Angst, Hoffnung oder Trauer auszudrücken.

Zu Beginn einer Therapiestunde holte sich der Junge ein großes Kaleidoskop aus dem Regal des Therapeuten. Beim Betrachten ist er fasziniert von der Vielfalt der zusammengesetzten Bilder. Mit der Zeit machen wir daraus ein Einstiegsritual. Er sagt von sich aus, dass er durch das Hindurchschauen entspannen kann. Das Bestaunen der Kaleidoskopbilder wirkt wie eine visuelle Fixationsinduktion.

Zur Verständigung haben wir vereinbart, dass er mir Dinge durch Aufschreiben mitteilen kann. Meine Fragen hingegen sind so gestellt, dass er diese durch vereinbarte Fingerzeichen beantworten kann: Fingerbewegung des Daumens bedeutet »Ja«, Zeigefinger »Nein« und Kleinfinger bedeutet »vielleicht« oder »weiß nicht«. Dabei war mir wichtig, dass er selber bestimmen konnte, welcher Finger für welche Antwort steht. Als ich die Bedeutung der Finger einmal verwechsle, ist er sehr erbost aber doch verzeihend, als ich ihm sage, dass Fingersprache nicht meine Muttersprache ist und ich deshalb noch etwas fehlerhaft sei. Heftige Zustimmung oder Ablehnung zu bestimmten Fragen oder Vorschlägen wird durch heftigste Fingerbewegungen dargestellt, wobei der sonst sehr angestrengt und verkniffen wirkende Junge auch mal herzhaft lachen muss. Ein weiterer Vorteil der Fingerzeichen ist, dass er nicht wie sonst bei Fragen verschämt den Kopf nach unten richtet und durch Kopfnicken oder Schütteln des Kopfes wie ein auf frischer Tat Ertappter antworten muss. Auch das depressiv oder ratlos anmutende Schulterzucken entfällt durch die Fingersignale in unseren Dialogen. Ich melde ihm immer wieder zurück, dass er sich sehr gut ausdrücken kann und ich ihn zunehmend besser verstehe. Immer wieder berichtet er mir wütend, zerknirscht oder verzweifelt, dass ihn die anderen oft falsch verstehen oder übergehen. Ich verstehe ihn und bedauere diese Missgeschicke als eine Schwierigkeit, die sich irgendwann hoffentlich zum Besseren ändern wird. Ich versuche aber auch, Verständnis bei ihm für die Probleme der anderen zu wecken. »Wer kann schon fließend Fingersprache sprechen und verstehen.« Über den Austausch per Fingerzeichen kann er Suggestion (Leading) akzeptieren, anstatt immer zu blockieren.

Weitere positive Verstärker für seine Stärken wie z. B. Kopfrechnen, Memory, musisches Talent scheinen seinem Selbstbewusstsein gut zu tun. Er bekommt Bestätigung nicht mehr nur über das sture Nichtsprechen. Mit einem schwer sprachentwicklungsgestörten ausländischen Mitpatienten, der trotz größtem Bemühen praktisch kein richtiges deutsches Wort herausbringt, gründen wir neben den Einzelstunden eine Kleingruppe, die nur über Musikinstrumente kommuniziert. Das gewünschte soziale Verhalten wird weiterhin unter Wertschätzung aller Ressourcen verstärkt.

Zwischen den Spielsequenzen rede ich zu ihm »kluges Zeugs«, über Gott und die Welt, über Politik, fremde Länder, das Erwachsenwerden, seinen Vater, über die Großeltern, mögliche Berufe für Sprechende und Nichtsprechende etc. Die Liste der »nichtsprechenden« Berufe wird dabei erschreckend lang, und wir sind beide erstaunt darüber, was man alles ohne sprechen arbeiten kann. Dem ausländischen Jungen gefällt, quasi als Nebenprodukt, unser Rechercheergebnis auch. Trotzdem thematisiere ich auch immer wieder die Nachteile des Nichtsprechens. Die Hoffnung, dass sein Kloß im Hals irgendwann kleiner werden könne, geben wir nicht auf. Die Liste der Vorteile des Sprechens (indirekte Suggestion, leading) wird von Woche zu Woche länger: alles sagen können, Missverständnisse verhindern, jemandem zum Geburtstag gratulieren oder auch nur im Beisein anderer mit seinen Eltern telefonieren können.

In den Elterngesprächen benenne ich die Fähigkeiten des Sohnes und versuche, den Eltern keine Vorwürfe für das Verhalten des Sohnes zu machen. Der Vater wird vom Sohn aufgefordert, sich mehr Zeit für ihn zu nehmen und weniger zu arbeiten. Wir besprechen eine langsamere Abzahlung der Schulden und dafür mehr Freizeitaktivitäten von Vater und Sohn. Dies reduziert die Schuldgefühle der Mutter und die Verbitterung des Vaters über die Hintergründe der Schulden. Ich bestärke den Vater in der Wichtigkeit seiner Person für den Sohn, der bisher fast ausschließlich von der Mutter und der Großmutter mütterlicherseits aufgezogen wurde. Der Vater wird wichtiger, die Mutter fühlt sich weniger als Hausfrau ausgenutzt.

Während der Frühsommerwochen beobachten die Klassenkameraden des Jungen beim täglichen Spiel im Garten die Veränderungen an einem Kirschbaum. Ich nutze den Kirschbaum als metaphorische Suggestion für mögliche Veränderungen im Leben eines wachsenden Menschen. Wir vergleichen die Menschen, mit denen er bereits sprechen kann (Eltern, Großeltern), mit den schon früh am Baum gereiften roten Kirschen. Die grünen Kirschen stellen Menschen dar, mit denen er noch nicht sprechen kann. Die Metapher der reifenden Kirsche utilisiert im hypnotherapeutischen Sinne seinen eigenen Reifeprozess und suggeriert indirekt die Unumkehrbarkeit der Reifung im Hinblick auf seine zukünftige Entwicklung (future pacing).

Unter Einbeziehung der Mutter gelingt es während eines Quartettspiels, erste verbale Äußerungen von ihm in leise ächzender, kloßiger Flüstersprache zu vernehmen. Unmittelbarer Anlass ist, dass er zum Gewinnen unbedingt eine Quartettkarte von der von ihm sehr geliebten Sprachtherapeutin bekommen muss. Im Spiel vertieft, wird die erstmalige Sprachäußerung zunächst nicht bemerkt und kommentiert. Später scheint es für ihn in Ordnung zu gehen, dass er in dieser kloßigen Sprache gewünschte Karten direkt einfordert und seine Wünsche nicht mehr über die Mutter ausrichten lässt. Aufgrund der bisherigen Vereinbarungen in den Therapien ist ihm klar, dass wir nicht etwas aus ihm herauslocken wollen, sondern ihm das Sprechen ohne Kloß im Hals ermöglichen wollen (Reframing).

Aufbauend auf dieser exemplarischen Erfahrung, besteht er in den kommenden Wochen darauf, nur über dieses Quartettspiel und das Fragen nach der gewünschten Karte, mit weiteren Personen zu sprechen. So kann er, ohne sein Gesicht zu verlieren, in den nächsten Tagen und Wochen wieder mit anderen sprechen.

Auf einem gemalten Bild des Kirschbaums werden täglich mehr rote Kirschen gemalt: Jede rote Kirsche repräsentiert eine Person, mit der er nun spricht. Da eine einmal rot gereifte Kirsche ja auch nicht mehr grün und unreif werden kann, hat er trotz zwischenzeitlicher Bedenken ausreichend Vertrauen darauf, dass ihm die Fähigkeit zum Sprechen dauerhaft bleibt (Verstärkung und Ratifikation des Erreichten).

Nach seinen beiden Einzeltherapeuten spricht er als nächstes mit einem Betreuer, der selbst eine Stottersymptomatik hat, danach mit dem ausländischen Mitpatienten mit der expressiven Sprachstörung.

Die von ihm am wenigsten gemochten Kinder und Betreuer werden erst kurz vor seiner Entlassung zum Quartettspielen zugelassen; besonders diejenigen, mit den stärksten negativen Gegenübertragungen bezüglich seiner Sturheit.

Evaluation

Der Junge wurde nach Ende des Schuljahres nach Hause entlassen. Zuvor hatte er die alte Sprengelschule aufgesucht und dort mit den Verantwortlichen und Klassenkameraden gesprochen. Geplant war eine weitere Beschulung in der Regelschule am Heimatort. Das zu Beginn der stationären Behandlung fast tägliche nächtliche Einnässen, welches seit seinem dritten Lebensjahr als sekundäre Enuresis nocturna bestand, sistierte einige Wochen vor der Entlassung komplett.

Entscheidend war für mich weniger eine bestimmte Hypnosetechnik, sondern vielmehr die generelle Haltung gegenüber dem Patienten: Er sollte selbstverantwortlich und gleichberechtigt ein Gefühl von Autonomie und Selbstbestimmung erlangen, ohne über Sturheit und trotziges Schweigen agieren zu müssen. Die von ihm ausgewählten Mittel, wie z. B. das Kaleidoskop zur visuellen Tranceinduktion mit der Folge deutlicher Entspannung hat sich eher zufällig ergeben, als dass es eine geplante hypnotherapeutische Strategie war (Utilisation). Vielleicht lag darin auch der Erfolg der Therapie. Bezüglich der Therapiemittel, Spielmaterialien und Metaphern ließ ich ihm ebenso viel Selbstbestimmung wie bei der Offenheit bezüglich persönlicher Fragen. Durch die Fingerzeichen-Sprache war er, losgelöst vom Symptom, in der Lage, Grenzen aufzuzeigen. Aus Sicht des Jungen war es wichtig, dass etwas außerhalb seiner Kontrolle Liegendes (Kloß im Hals) durch Kontrolle in anderen Bereichen ersetzt werden konnte. Der zunehmend selbstsicher und zuversichtlich agierende Junge fand über die Therapieabschnitte zu Erfolgserlebnissen, sozialer Kompetenz und Lebensfreude.

Nachwort

Warum therapeutische Hypnose?

40 Therapeutinnen und Therapeuten aus den Berufsfeldern Medizin, Zahnmedizin, Psychosomatik und Psychotherapie berichten in diesem Buch, wie sich körperliche und seelische Störungen und Erkrankungen überraschend wirksam beeinflussen ließen. Ihre gemeinsame Erklärung dafür ist die Hypnose. Dieser Begriff wird seit Mitte des 19. Jahrhunderts verwendet.[135] In Abgrenzung zum Magnetismus nach Franz Anton Mesmer ging James Braid, ein in Manchester praktizierender Arzt, in seinem wissenschaftlichen Erklärungsmodell davon aus, dass ein Mensch bzw. bestimmte Teile des Gehirns in Schlaf versetzt würden (im antiken Griechenland war der Gott Hypnos Hüter des Schlafes). Moderne Untersuchungsmethoden zeigen, dass in Hypnose komplexe, dynamische Vorgänge in verschiedenen Regionen und neuronalen Netzwerken des Gehirns zu beobachten sind. Sie haben mit Schlaf so viel oder so wenig zu tun wie mit Wachsein, doch das historische Etikett wird weiterhin verwendet.

Therapeutische Hypnose erfordert einen professionellen Kontext und ein Arbeitsbündnis von Behandelnden und Behandelten mit gemeinsam vereinbarten Zielen. Dass dies sehr unterschiedlich verstanden und gestaltet werden kann, verdeutlichen die 46 Fallberichte. Die Vielfalt resultiert unter anderem aus der Persönlichkeit der Beteiligten, den behandelten Störungen und Erkrankungen sowie aus der Behandlungssituation und dem jeweiligen Verständnis von Hypnose. Würde man die Gestaltungsvarianten der therapeutischen Beziehung auf einer Linie anordnen, gäbe es zwei Endpunkte: An dem einen Pol bestimmen die Behandelnden als Autorität, was geschehen soll (dies entspricht dem traditionellen Suggestionskonzept der medizinischen und zahnmedizinischen Hypnose), während am anderen Pol die Behandelten weitgehend selbst die Verantwortung für das Erreichen der Ziele dank eigener Fähigkeiten und Ressourcen übernehmen (inkl. Selbsthypnose). Dazwischen liegen viele Varianten der Kooperation mit fließenden Übergängen zwischen strukturierten Anleitungen und der Verwendung (»Utilisation«) individueller Trance-Phänomene. Vermutlich wird bei allen Formen der Zusammenarbeit die Bedeutung spezieller Hypnosetechniken durch eine »stimmige« Beziehung relativiert.

Aus dem hier vorgestellten Spektrum einer zeitgenössischen Verwendung von Hypnosephänomenen in der therapeutischen Praxis ergibt sich eine Grundstruktur (s. Abb. 1). Darin können und sollen einzelne Elemente variiert werden – gemäß beteiligten Personen und jeweiligem professionellen Behandlungskontext.

135 Peter, B. (2000): Zur Geschichte der Hypnose in Deutschland. *Hypnose und Kognition* 17 (1+2): 47–106. PDF unter https://www.meg-stiftung.de/index.php/de/publikationen/2-hypnose-und-kognition/47-zur-geschichte-der-hypnose.

1) Vorgespräch Auftragsklärung, Austausch über Therapieziele	Vermeidungsziele? Annäherungsziele? *Verhandeln, bis es für beide (!) Seiten stimmig ist (außer in Akutsituationen mit klarem Auftrag aus Behandlerperspektive)*
2) Induktion	Entspannung anleiten (angenehme Schwere, dem Ein und Aus der Atmung folgen etc.) und zu »dissoziativen« Erfahrungen (schwerer – leichter, unwillkürlicher Lidschluss etc.) einladen *Pacing und Leading gemäß Beobachtung*
»Vertiefung«	z. B. bis 10 zählen, eine Imagination anbieten (Weg in einer Landschaft, Stufen) *Zeit geben, suggestiv gestalten*
3) Utilisation	An einem sicheren Ort bzw. in einem Gefühl von größtmöglicher Ruhe, Wohlbefinden und Gelassenheit ankommen und dort/darin ein Maximum/Optimum an »Was stattdessen?« erleben *Direkt oder indirekt suggestiv gestalten, möglichst auf allen Sinnes-kanäle: **v**isuell, **a**uditiv, **k**inästhetisch, **o**lfaktorisch, **g**ustatorisch*
	»Angekommen?« oder ähnliche Nachfragen zur optimalen Umsetzung der Suggestionen *Feedback durch ideomotorische Bestätigung (z. B. Fingersignale)*
	Posthypnotischer Auftrag Assoziationen zu »Was stattdessen?«-Erfahrungen, um sie auch in Alltagssituationen abrufen zu können (z. B. durch kinästhetischen Anker: Finger aneinanderdrücken oder visuellen Anker: Verbindung mit Gegenstand in der alltäglichen Umgebung) *Ideomotorische Bestätigung!?*
4) Reorientierung	Im Hier und Jetzt wieder wach und voll orientiert auftauchen *In Selbsthypnose ggf. auch Übergang in erholsamen Schlaf*
5) Nachgespräch, gemeinsame Evaluation	Die individuellen Erfahrungen erfragen und besprechen, um sie für die nächste Sitzung beachten und utilisieren zu können *Wenn es eine tiefe und gute Erfahrung war, nicht zerreden*

Abb. 1: Grundstruktur eines zeitgenössischen Hypnoserituals

1. Therapeutisches Arbeitsbündnis – Auftragsklärung

Unterscheidung zwischen Annäherungs- und Vermeidungszielen

In der medizinischen und zahnmedizinischen Akutbehandlung sind die *Problem-*Perspektive und die Autorität der Behandelnden entscheidend. Es geht hier vor allem um die Linderung oder die Beseitigung von *Symptomen* einer Krank*heit* (ggf. auch der Folgen von Therapiemaßnahmen). In der Psychosomatik und Psychotherapie orientieren sich die Behandlungsziele in der Regel an individuellen *Lösungs-*Perspektiven für die Betroffenen und ihren *Erfahrungswerten,* d. h. ihrem Krank*sein,* und an persönlichen Ressourcen.[136] Beide Perspektiven bestimmen die Gestaltung des Arbeitsbündnisses und führen zu *Vermeidungs-* und/oder zu *Annäherungs*zielen. Diese wiederum haben wesentlichen Einfluss darauf, ob und welche Maßnahmen ergriffen werden (oder eben auch nicht) und entscheiden mit darüber, ob die Behandlung erfolgreich sein kann und wird. Neuere Erkenntnisse über die psychophysiologische Informationsverarbeitung im Zentralnervensystem legen nahe, wie wichtig diese Unterscheidung ist.[137]

Problemperspektive (»Weniger davon ist besser«) – Vermeidungsziele

Leidvolle Erfahrungen (insbesondere Schmerz), Ängste und Verunsicherung können die ganze Aufmerksamkeit binden und zum Anlass werden, therapeutische Hilfe zu suchen. Damit ist fast automatisch der Auftrag verbunden, diese Probleme effektiv zu bekämpfen, denn bei solchen *Vermeidungszielen* wird es erst wieder gut, wenn das Problem ganz beseitigt ist – auch wenn *weniger* sich natürlich besser anfühlt. Ein auf einer Skala von 0 bis 10 sehr weit oben als unerträglich angegebener Schmerz z. B. sollte also auf 0 reduziert werden können. Wenn dies gelingt, ist das Problem gelöst, und für die Betroffenen kann wieder normaler Alltag einkehren (Dreieck in der oberen Hälfte von Abb. 2).

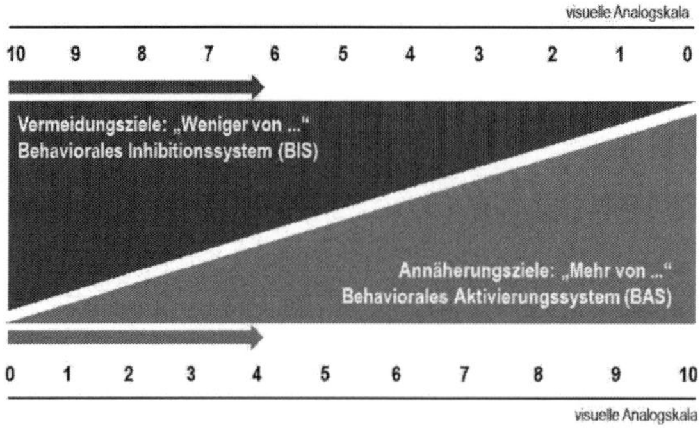

Abb. 2: Vermeidungs- und Annäherungsziele, BIS und BAS

136 Brunner, J. (2016): Psychotherapie und Neurobiologie – Neurowissenschaftliche Erkenntnisse für die psychotherapeutische Praxis. Stuttgart (Kohlhammer).

137 z. B. Chapman, C. R., R. P. Tucket a. C. Woo Song (2008): Pain and stress in a systems perspective: Reciprocal neural, endocrine, and immune Interactions. *The Journal of Pain* 9 (2): 122–145; Jensen, M., D. M. Ehde a. M. A. Day (2016): The Behavioral Activation and inhibition system: Implications for understanding and treating chronic pain. *The Journal of Pain* 17 (5): 529.e1–529.e18.

Falls dies nicht gelingt oder die Symptomatik sogar noch zunimmt und der Fokus der Aufmerksamkeit ständig weiter um die Probleme kreist, wird alleine dadurch das leidvolle Erleben verstärkt. Dies mündet schnell in einer sich selbst verstärkenden Spirale: Auf damit einhergehende Gefühle von Ohnmacht, Hilflosigkeit und Ärger reagieren die Behandelnden in der Regel mit einer Intensivierung und Erweiterung der Bekämpfungsmaßnahmen, um die gesetzten Vermeidungsziele doch noch zu erreichen. Meist bleibt der gewünschte Erfolg aus, was sowohl die Kommunikation als auch die Interaktionen zwischen Hilfesuchenden und Behandelnden stark belastet. Im Erleben der Betroffenen macht dies alles noch schlimmer und komplizierter anstatt besser – und so weiter und so fort. Sollten die *Vermeidungsziele* (z. B. »keine Schmerzen«) unerreichbar sein oder scheinen, kann die mangelnde Zuversicht auf Besserung tief in Resignation und Depression führen.

Spätestens dann braucht es dringend eine Ergänzung oder die Umstellung auf die zweite bzw. qualitativ andere Perspektive möglicher individueller *Annäherungsziele*. Hier bedeutet jedes kleine Plus auf einer entsprechenden Analogskala von 0 bis 10 eine Bewegung in die richtige Richtung und kann als Fortschritt fokussiert und gar als Erfolg erlebt werden (Dreieck in der unteren Hälfte von Abb. 2).

Lösungsperspektive (»Mehr davon ist besser«) – Annäherungsziele

Behandelnde und Behandelte verhandeln gemeinsam mögliche *Annäherungsziele*, indem sie nach Antworten auf folgende Fragen suchen:

- Was wäre als Fokus der Aufmerksamkeit geeignet, trotz der Probleme Erfolgserlebnisse haben zu können (*»mehr von was ist gut«*)?
- Was genau kann und soll auf welche Weise bei einer Besserung mehr werden?
- Was sollte sich wie entwickeln, sodass jeder Schritt in diese Richtung – und sei er noch so klein – als Fortschritt wahrgenommen werden kann?
- Welche Erfahrungen können die Zuversicht stärken, dass die (meisten) Probleme irgendwann erfolgreich überwunden sein werden oder dass bei verbleibenden Problemen zumindest ein Gegengewicht entsteht, das mehr Lebensqualität ermöglicht?

Wie notwendig eine solche Lösungsperspektive bzw. individuelle Annäherungsziele sind, zeigt sich insbesondere in Anbetracht von überwältigenden Problemen und damit einhergehenden schwer erreichbaren Vermeidungszielen, etwa in der Behandlung chronischer Schmerzen[138] und in der Behandlung von Krebserkrankungen bzw.

138 Ebell, H. (2010): Hypnose und Selbsthypnose als wesentliche Elemente der therapeutischen Kommunikation mit chronisch Kranken. *Hypnose-ZHH* 5 (1+2): 199–216. Verfügbar unter: https://www.meg-stiftung.de/index.php/de/publikationen/6-hypnose-zhh/10-medizin-und-hypnose [17.1.2024]; Ebell, H. (2022): »Wenn es so weh tut!« Therapeutische Kommunikation und Resonanz in der Schmerztherapie. *Hypnose-ZHH* 17 (1+2): 109–125. Verfügbar unter: https://www.meg-stiftung.de/index.php/de/publikationen/6-hypnose-zhh/132-band-17-2022-ericksonsche-hypnotherapie [17.1.2024].

in der Psychoonkologie.[139]

Die gemeinsame Suche nach »*Was stattdessen?*«-*Zielen* schließt Vermeidungsziele und entsprechende Therapiemaßnahmen selbstverständlich nicht aus.

Behavorial Inhibition System (BIS) – Behavioral Activation System (BAS)

Das qualitativ gegensätzliche Erleben von *Vermeidungs*perspektive (»*Weniger leidvolle Erfahrung*«) und *Annäherungs*perspektive (»*Hin zu ›Was stattdessen?‹*«) beruht auf unterschiedlichen neuronalen Netzwerken im Gehirn:[140] einem sog. *Behavioralen Inhibitionssystem (BIS)*, das eng mit dem Stress-System bzw. dem Kampf ums Überleben (Fight, Flight, Freeze bzw. Kämpfen, Flüchten, Erstarren) verbunden ist, und einem sog. *Behavioralen Aktivierungssystem (BAS)*, das über Belohnung gesteuert wird.

In dem kooperativen Klärungsprozess hinsichtlich beider Perspektiven ist auch die Rolle von Hypnose und Selbsthypnose zu thematisieren: Wozu sollen und können diese einen Beitrag leisten? Dabei gilt es auch, zu positive oder zu negative Vorurteile und Missverständnisse auszuräumen. Im Hinblick auf häufig geäußerte Ängste vor einem Kontrollverlust lässt sich zur Beruhigung versichern, dass höchstwahrscheinlich genau das Gegenteil der Fall sein wird, nämlich vielfältige Selbstkompetenz- und Selbsteffizienzerfahrungen.

2. Induktion

Der Begriff kommt vom lateinischen *inducere* = (hineinführen). Zur Induktion werden unzählige Techniken – von direktiv-befehlsartigen bis unauffällig ins Gespräch eingestreuten Suggestionen – verwendet, um die Aufmerksamkeit von der Außenwelt abzuziehen und nach innen zu richten. Die Bereitschaft, sich immer tiefer in den eigenartigen und kreativen Zustand der Hypnose hineinführen zu lassen bzw. einzutauchen, wird bei den Menschen, die nicht hochsuggestibel sind, zunehmen, wenn sie akzeptierend begleitet (pacing) und behutsam geführt (leading) werden. In Notfallsituationen entfalten angemessene Suggestionen auch ohne Induktion ihre Wirkung, da man diese Patientinnen und Patienten als bereits *in Hypnose* betrachten kann.[141]

»Vertiefung«/»Tiefe«

Qualität und Intensität der verbalen und nonverbalen (z. B. durch Körperhaltung, Sprachrhythmus, Stimmlage) Suggestionen sollen die Hypnoseerfahrung so vertiefen, dass alles andere immer unwichtiger wird. Sowohl beim Hineinführen (Induktion) als auch dem erreichbaren Zustand *in* Hypnose steht »Tiefe«

139 Harrer, M. & H. Ebell (2021): Hypnose und Achtsamkeit in der Psychoonkologie. Heidelberg (Carl-Auer); Ebell, H. u. K. Hönig (2023): Hypnose bei Krebserkrankungen. In: B. Peter, D. Revenstorf, B. Rasch (Hrsg.): Hypnose in Psychotherapie, Psychosomatik u. Medizin. Berlin/ Heidelberg/ New York (Springer), 4. überarb. Aufl., S. 579–602.

140 Grawe, K. (2004): Neuropsychotherapie. Göttingen (Hogrefe).

141 Cheek, D. B. (1994): Hypnosis. The application of ideomotor techniques. Boston (Allyn and Bacon).

für die Intensität des Erlebens. Diese Absorption in die Innenwelt ist zwar nicht objektiv messbar, wird aber subjektiv als bedeutsam erlebt. Sie dient dazu, »Was stattdessen«- Erfahrungen bzw. Annäherungsziele ganz in den Fokus der Aufmerksamkeit zu rücken: z. B. Ruhe und Wohlbefinden oder Zuversicht und Gelassenheit in Anbetracht eines gewählten, persönlichen Themas zu empfinden. Eine aversiv erlebte Problem-Realität kann sich so immer weiter in die Peripherie der Aufmerksamkeit verschieben. Dies kann so gut gelingen, dass in der vorgestellten Realität Wohlbefinden vorherrscht, obwohl es wegen der erheblichen Probleme eigentlich unmöglich sein sollte (gemäß dem sog. gesunden Menschenverstand).

Da ein solcher Zustand von maximaler Ruhe und Gelassenheit bei einer geeigneten »Was stattdessen«-Qualität im Hier und Jetzt *in* der Hypnose mit einer realen physiologischen Entsprechung verbunden ist, kann sich nicht nur die Erfahrung (Krank*sein*), sondern auch die Symptomatik (Krank*heit*) in die angestrebte Richtung verändern. Für einen begrenzten Zeitraum, z. B. bei einem operativen Eingriff mit hypnotherapeutischer Begleitung ohne Narkose und örtliche Betäubung, kann eine solche vorgestellte Realität psychophysiologisch sogar bestimmender werden als die sog. reale Realität.

3. »Utilisation« – Kernelement eines Hypnoserituals (Hypnose und Selbsthypnose)

Utilisation (abgeleitet vom englischen *utilize* = verwenden, nutzbar machen) heißt bei Milton Erickson, möglichst alles Gegebene als potenzielle Ressourcen für therapeutische Ziele zu betrachten. Es wird also da*mit* und *nicht* da*gegen* gearbeitet. Wesentlich für diesen Ansatz ist, Sicherheit und Geborgenheit *im Außen* der therapeutischen Beziehung und der Behandlungssituation zu gewährleisten. Auch auf der *inneren Bühne, in* Hypnose, sollten Sicherheit und Geborgenheit der Ausgangspunkt für die Beschäftigung mit leidvollen und problematischen Themen sein. Bewährt haben sich hierbei Imaginationen von *Orten* oder *Gefühlen der Ruhe und Gelassenheit und Sicherheit* (safe place), idealerweise intensiv erlebt auf allen Sinneskanälen.

Das *Assoziations*gefüge leidvollen Erlebens und eingeschliffener, problematischer Verhaltensweisen scheint auf Grund der x-fach gemachten Erfahrung quasi gesetzmäßig abzulaufen. Im Zustand der Hypnose können solche Muster aufgelockert oder sogar *dissoziiert* erlebt werden. So können Außen und Innenwelt gleichzeitig wahrgenommen werden und die kritisch-hinterfragenden Anteile der bewussten Aufmerksamkeit zwischen beiden hin und her pendeln. Je tiefer die Absorption in ein vorgestelltes positives *»Was stattdessen«*-Erleben ist (anstelle des gewohnten Problem-Erlebens), desto eher können sich neue Assoziationen ergeben und entsprechende Assoziationsfelder im impliziten Gedächtnis aktiviert werden. Dieser neue Abgleich kann Spuren im Gedächtnis hinterlassen und zur Grundlage für das erforderliche, spezifische Umlernen werden (Neuroplastizität) – verstärkt durch die stützende therapeutische Beziehung.

Ideomotorik

Ideomotorische Phänomene, wie z. B. Fingersignale oder Handlevitation, haben sich klinisch bewährt.[142] Als *nicht willentlich* bzw. *unwillkürlich* (dissoziativ) erlebte Bewegungen machen sie deutlich, dass das sog. Unbewusste in die Kooperation mit einbezogen ist. Auf diejenigen, die sie erleben, wirken sie schon dadurch überzeugend, dass sie nicht bewusst ausgeführt wurden bzw. dass offensichtlich der eigene Körper reagiert und von sich aus mitarbeitet. Durch eine Frage-Antwort-Kommunikation über ideomotorische *Ja-*, *Nein-* und *Unentschieden-Signale* lässt sich unmittelbar klären, ob die gemachten Vorschläge (Suggestionen) optimal geeignet sind. Das erlaubt jederzeit ein gemeinsames Nachjustieren, was wiederum das Vertrauen in den Prozess maßgeblich verstärkt. So erweisen sich ideomotorische Phänomene als ideale Technik zur Begleitung höchst komplexer innerer Prozesse sowie als optimales (Selbst-)Steuerungsinstrument.[143] Sie eignen sich auch für die Selbsthypnose und erfordern nicht unbedingt ein Hypnoseritual mit entsprechender »Tiefe«. Es reicht auch ein dissoziativer Zustand in dem Sinn, dass ohne die Absicht, etwas zu beeinflussen, die »wie von selbst« (ideodynamisch) ablaufenden Prozesse wohlwollend und neugierig beobachtet werden. Diese Qualität des Gewahrseins und der Aufmerksamkeit ähnelt dem, was im therapeutischen Kontext unter Achtsamkeit verstanden wird.[144]

Posthypnotische Suggestionen

Erwartungen (*Annäherungsziele!*) zu fördern und neue Assoziationen zu schaffen und zu verstärken sind zentrale Elemente der therapeutischen Hypnose. Gezielte Suggestionen, im Sinne posthypnotischer Aufträge, gelten als besonders wirksam, wenn sie in einem Zustand gegeben werden, der dem Zugriff von zweifelnd-kritischen Bewusstseinsanteilen weitgehend entzogen ist. Deswegen kommen sie meist in einer *tiefen* Phase der Hypnose zur Anwendung – auch unter der Annahme, dass zu diesem Zeitpunkt unbewusst maximale Akzeptanz besteht.

4. Reorientierung

Am Ende einer Hypnosesitzung muss alles *zurückgenommen* werden, was verhindern könnte, sich nach einer angemessenen Zeit wieder mit klarem Kopf zu orientieren und adäquat zu verhalten (z. B. um mit öffentlichen Verkehrsmitteln sicher nach Hause zu kommen). Therapeutische Effekte und posthypnotische Aufträge sollen

142 Cheek, D. B. (1994): Hypnosis. The application of ideomotor techniques. Boston (Allyn and Bacon); Kaiser Rekkas, A. (2021a): Klinische Hypnose und Hypnotherapie. Heidelberg (Carl-Auer), 8. Aufl.; Kaiser Rekkas A. (2021b): Die Fee, das Tier und der Freund. Hypnotherapie in der Psychosomatik. Heidelberg (Carl-Auer), 5. Aufl.

143 Hill, R. & E. Rossi (2021): Mirroring Hands. Eine klientenresponsive Therapie für Körper und Psyche. Heidelberg (Carl-Auer); Ebell, H. (2023): Vertrauensbruch. Hypnose und Selbsthypnose ermöglichen die erfolgreiche physiotherapeutische Behandlung nach einer Ellenbogenfraktur mit Komplikationen. Ein Fallbericht. *Hypnose-ZHH* 18 (1+2): 199–206.

144 Harrer, M. (2018): Hypnose und Achtsamkeit. Zwei Schwestern auf einem Tandem. Heidelberg (Carl-Auer).

jedoch erhalten bleiben. Es ist eine Herausforderung für die Behandelnden im jeweiligen Behandlungskontext, für beide Aspekte Sorge zu tragen.

5. Nachgespräch – gemeinsame Evaluation

Aus systemischer Sicht ist der Abgleich der *Außen*version des Geschehens (*Behandler*-Perspektive) mit der *Innen*version der Behandelten (*Erfahrungs*perspektive) wesentlich. Erst beide Perspektiven auf das Selbe erlauben es, den gemeinsamen Lernprozess so zu gestalten, dass er die Bezeichnung »Therapie« verdient. Da die Grundregel Nr. 1 der Kommunikation besagt, dass der Empfänger und nicht der Absender die Botschaft bestimmt, ist es unabdingbar, die Erfahrungen *in* Hypnose gemeinsam nachzubesprechen. Wenn es gut gelaufen ist, kann natürlich die Frage, ob alles in Ordnung sei und die Besprechung Zeit habe bis zum nächsten Zusammentreffen ausreichend sein.

Zur therapeutischen Verwendung von »Hypnose« über die Schnittmenge der in diesem Buch präsentierten Fallgeschichten hinaus

Die Jahrestagung der Milton Erickson Gesellschaft 2010 stand unter dem Motto »Medizin und Hypnose«. Wichtige Beiträge zum Stellenwert der therapeutischen Hypnose wurden im gleichen Jahr veröffentlicht;[145] seitdem erscheint auch in jedem Jahrgang der Fachzeitschrift ein von mir kommentierter Fallbericht. Mein Blickwinkel wird durch die jahrzehntelange Tätigkeit als ärztlicher Psychotherapeut bestimmt[146] – mit Schwerpunkt auf der Begleitung von Patientinnen und Patienten mit chronischen Erkrankungen. Bei ihnen lassen sich medizinische und psychotherapeutische Herausforderungen von vornherein nicht trennen. In der Zusammenarbeit sind sowohl für Vermeidungs- als auch für Annäherungsziele objektive und subjektive Grenzen zu beachten. Es hat sich aber stets gelohnt, gemeinsam zu erkunden, wo diese genau verlaufen. Immer wieder hat mich überrascht, welch hohen Stellenwert Hypnose und Selbsthypnose in einem objektiv angemessenen Gesamttherapiekonzept haben konnten, das dadurch auch subjektiv zufriedenstellend wurde.

Lässt es sich verallgemeinern, dass mit Hypnose in 46 authentischen Einzelfällen unter ganz unterschiedlichen Voraussetzungen so viel bewirkt werden konnte? Ja und nein, denn überall wird nur mit Wasser gekocht. Ist Hypnose ein Allheilmittel? Sicherlich nicht, aber allein die Tatsache, dass solch erstaunliche Veränderungen möglich sind, sollte eigentlich alle therapeutisch und forschend Tätigen elekt-

---

145 Ebell, H. u. E. Hansen (Hrsg.) (2010): Medizin und Hypnose. *Zeitschrift für Hypnose und Hypnotherapie* 5 (1+2).

146 Ebell, H. (2003): Hypnose in der ärztlichen Psychotherapiepraxis. *Wiener Medizinische Wochenschrift* 153: 174–177; Ebell, H. (2010): Hypnose und Selbsthypnose als wesentliche Elemente der therapeutischen Kommunikation mit chronisch Kranken. Hypnose-ZHH 5 (1 + 2): 199–216. Verfügbar unter: https://www.meg-stiftung.de/index.php/de/publikationen/6-hypnose-zhh/10-medizin-und-hypnose [17.1.2024]

risieren und neugierig machen – ganz gleich, wie man es sich letztendlich erklärt.

Mit diesem Buch sollte weder die Fachdiskussion über mögliche Verständnismodelle[147] fortgeführt, noch vor dem Hintergrund aktueller Lehrmeinungen und evidenzbasierter Forschungs- und Studienergebnisse über die Fallberichte diskutiert werden. Vielmehr war – und ist auch bei dieser Neuauflage – die Intention, durch eine detaillierte Darstellung Fachleuten und Laien das hohe therapeutische Potenzial der Hypnose anschaulich nahe zu bringen. Es ist zu hoffen, dass dadurch nicht nur gängige Vorurteile überwunden werden, sondern auch das Interesse an Angeboten zur Fort- und Weiterbildung von nationalen und internationalen Hypnose-Fachgesellschaften geweckt wird.

Die Fallbeispiele in diesem Band zeigen eindrücklich, dass und wie Patientinnen und Patienten in der Lage sind, infolge von *Suggestionen* (d. h. geeigneten *Vorschlägen* im eigentlichen englischen und französischen Wortsinn) und von Erfahrungen *in* Hypnose erstaunlich positive Veränderungen und Entwicklungen zu erleben. Selbst bei jahrzehntelang eingeschliffenen körperlichen und seelischen Mustern werden nachhaltige, qualitative »Änderungen zweiter Ordnung«[148] ermöglicht. Sind dafür hauptsächlich die Ressourcen der Behandelten verantwortlich? Oder besondere Fähigkeiten auf Seiten der Behandelnden? Waren es Intensität und Qualität der interpersonalen Beziehung, die heute Hypnose genannt wird? Sicherlich von allem etwas und noch Vieles mehr. Auch die Gunst des Augenblicks, Kairos, zu erkennen ist wichtig. Damit ist gemeint, den kostbaren Moment zu nutzen, in dem komplexe, selbstregulierende Systeme beeinflussbar sind und durch einen Impuls von außen über die innewohnende Regulation ein insgesamt besserer Zustand generiert werden kann.[149]

Hypnose scheint dafür günstige Voraussetzungen zu schaffen, indem zwischen den Beteiligten eine besondere »Nähe«[150] entsteht. Es ist zu vermuten, dass diese Qualität schon per se therapeutisch wirksam ist. Haley[151] argumentiert auch, dass das Wesentliche an Milton Ericksons historischem Beitrag darin besteht, Hypnose als ein Geschehen auf der zwischenmenschlichen Beziehungsebene zu verorten: »*Nach traditioneller Anschauung war Hypnose ein Zustand des Individuums. Der Schwerpunkt lag dabei auf der Suggestibilität der Versuchsperson, auf der Tiefe ihrer Trance usw. Erickson […] hat sowohl die hypnotisierte Person als auch den Hypnotiseur in die Beschreibung mit einbezogen. Wenn er von ‚Hypnose' spricht, meint er damit*

147 Lynn, St., J. Rhue (eds.) (1991): Theories of hypnosis. Current models and perspectives. New York/London (Guilford).

148 Watzlawick, P., J. Weakland u. R. Fisch (1974): Lösungen. Zur Theorie und Praxis menschlichen Wandels. Bern (Huber).

149 Willke, H. (2005): Systemtheorie II: Interventionstheorie – Grundzüge einer Theorie der Intervention in komplexe Systeme. Stuttgart (Lucius & Lucius).

150 Zindel Ph. (1994): Hypnose als Werkzeug therapeutischer Nähe. *Experimentelle und Klinische Hypnose* 10 (1): 23–33; Bonshtein, U. (2012): Relational hypnosis. *International Journal of Clinical and Experimental Hypnosis* 60 (4): 397–415; Flemons, D. (2020): Toward a relational theory of hypnosis. *American Journal of Clinical Hypnosis* 62: 344–363.

151 Haley, J. (2015): An interactional explanation of hypnosis. *International Journal of Clinical and Experimental Hypnosis* 63 (4): 422–443.

nicht nur Prozesse, die sich im Inneren des Hypnotisierten abspielen, sondern er meint den gesamten Austausch zwischen zwei Menschen. […] Er arbeitete mit einer Art von interpersonellem Austausch, den er selbst als hypnotisch ansieht, obgleich keine formelle hypnotische Induktion im traditionellen Sinne stattgefunden hat. Die Tatsache, dass er Hypnose als einen Prozess definiert, an dem zwei Personen beteiligt sind, macht eine Neuformulierung jenes uralten Phänomens erforderlich.« [152]

Ein breites Spektrum faszinierender (Hypnose-)Phänomene lässt sich therapeutisch nutzen: So tut es z. B. trotz chirurgischer Verletzungen nicht weh und blutet kaum, früheste Erinnerungen werden so lebhaft wie Aktuelles erlebt, posthypnotische Aufträge werden ausgeführt usw. Irritierend ist, dass es genauso einfach sein kann, wie es auf den ersten Blick erscheint: Dass von einer Person mit Autorität etwas behauptet wird, was der bewusste Verstand des Empfängers der Botschaft normalerweise kritisch hinterfragen würde – und trotzdem geschieht es. Viele Menschen sind in diesem Sinne gut beeinflussbar bzw. mittel- bis hochsuggestibel; insbesondere, wenn eine positive Erwartungshaltung besteht oder geschaffen wird. Aber: Ein Wunder ist definitionsgemäß sehr selten. Es geschieht. Es kann nicht erzwungen werden – auch nicht mit Hypnose. Erstaunliche Veränderungen lassen sich nicht mit einfachen Ursache-Wirkungs-Gesetzen erklären, sondern es handelt sich um Ergebnisse, die individuell begründet und überaus komplex sind. Tiefgreifendes emotionales Erleben scheint bei vielen Protagonisten in diesem Band eine wichtige Bedingung gewesen zu sein. Auch wenn eine Hypnoseintervention in vergleichbaren Fällen und Situationen zuverlässig wirken sollte, ist dies als Systememergenz zu verstehen, d. h. als Folge vielfältiger Regulationsvorgänge, bei denen alles mit allem zusammenhängt. Kleine Unterschiede können sehr wohl umfassende Veränderungen nach sich ziehen. So wird in einem berühmten Beispiel postuliert, dass der Flügelschlag eines einzigen Schmetterlings am Äquator zu einem globalen Wetterumschwung führen könnte. Zu Recht würde jedoch ein Schmetterling belächelt, der herumflattert und dabei verkündet, er sei gerade dabei, die Großwetterlage zu verändern.

Eine hypnosystemisch fundierte Kommunikation und ihre ritualisierte Verwendung als Hypnose und Selbsthypnose ermöglichen den Zugriff auf individuelle Ressourcen. Als Kernelement einer resonanzbasierten Medizin[153] eröffnen sie »Möglichkeitsräume«[154] und Zugänge zu einem archaischen Heilungspotenzial der menschlichen Spezies.[155] Auch wenn Hypnose in diesem Buch ganz pragmatisch als zeitgenössische und vielfältig verwendbare Intervention in Medizin und

152 Haley, J. (1996): Typisch Erickson. Muster seiner Arbeit. Paderborn (Junfermann), S. 55.
153 Ebell, H. (2017): Hypno-Therapeutische Kommunikation: Kernelement einer auf Resonanz basierten Medizin (»Resonance Based Medicine«). *Hypnose-ZHH* 12 (1+2): 173–202. Verfügbar unter: https://meg-stiftung.de/index.php/de/publikationen/6-hypnose-zhh/118-band-12-2017-hypnose-und-depression [17.1.2024].
154 McClintock, E. (1999): Room for change. Empowering possibilities for therapists and clients. Needham Heights, MA (Allyn and Bacon).
155 Brown, P. (1991): The hypnotic brain – Hypnotherapy and social communication. New Haven/London (Yale University Press).

Psychotherapie vorgestellt wird, steht sie doch in einer kulturellen Tradition von Heilungsritualen, die menschliche Gesellschaften seit Jahrtausenden entwickelt haben: Seien es schamanische Zeremonien oder die von Göttern bzw. ihren Priestern übermittelten Suggestionen zum Heilschlaf in den Asklepios-Tempeln des antiken Griechenlands, seien es die magnetischen Kuren eines Franz Anton Mesmer oder die von Sigmund Freud und Milton Erickson geprägten Auffassungen der therapeutischen Hypnose.

Hansjörg Ebell
München, im Januar 2024

Verwendete Fachausdrücke der therapeutischen Hypnose

Ablationshypnose

Historischer Begriff vor dem Hintergrund einer traditionellen Auffassung von Hypnose als Folge wirksamer Suggestionen. Die Stimme des Hypnotiseurs wurde auf Schallplatte aufgenommen für die »Selbst«-Hypnose.

Altersregression

Spontan auftretend und/oder aktiv induziert. **Imaginationen** bzw. Trance-Erfahrungen, meist unter der Anleitung von Suggestionen (aber auch in Selbsthypnose), um sich auf eine Zeitreise in die Vergangenheit des eigenen Lebens zu begeben bzw. sich (»hier und jetzt«) so zu erleben als habe man ein bestimmtes Alter (»damals«).

Auch alle Suggestionen, in der Hypnose einen »**sicheren Ort**« aufzusuchen, der die Qualität guter Erfahrungen (z. B. Urlaubserfahrungen) hat, gehören dazu. Dabei wird die Fähigkeit unseres Zentralnervensystems, gespeicherte Erfahrungen wieder aufzurufen und neu zu kombinieren, **utilisiert.** Bei jedem Versuch, traumatisch erlebte Erfahrungen zu klären, sollte dies Voraussetzung bzw. Ausgangspunkt sein.

Affektbrücke

Herstellen einer Verbindung zwischen einem aktuellen Gefühl und einer früheren Erfahrung oder einem biografischen Ereignis, das die gleiche oder eine ähnliche Gefühls-»Mischung« beinhaltet hat.

Anker/Ankern

Eine aktuelle Erfahrung bzw. konkrete Wahrnehmung (z. B., dass man in der Trance zwei Finger kräftig aneinanderdrückt oder ein Symbol auftauchen lässt) soll als **Ressource** mit einer bestimmten Szene oder einem Gefühl verbunden werden. Diese Zusammengehörigkeit soll im Fühlen, Denken und Handeln verankert werden, um auch in einer Normalsituation, d. h. ohne formelle Hypnoseinduktion, zur Verfügung zu stehen.

Atempacing / Atmungspacing

Eine sehr wirksame Form der nonverbalen Trance-Induktion oder Kommunikation: Der Therapeut stimmt sich (z. B. durch Auflegen beider Hände auf die Schultern) ganz auf den Atemrhythmus des Patienten ein (inkl. eigenes Ein- und Ausatmen). Er nimmt minimale Bewegungen auf, um ggf. die Ein- oder Ausatmung des Patienten zu vertiefen bzw. zu verstärken **(Leading).** Wird auch in einem allgemeineren Sinne für diesen Aspekt der nonverbalen Interaktion im Gespräch verwendet.

Dehypnose / Reorientierung

Technik zum Abschluss einer Hypnose. Unerlässlich bis auf Situationen, in denen bestimmte Trance-Phänomene bzw. Suggestionen (z. B. posthypnotische Aufträge in der Medizinischen Hypnose) weiter wirksam sein sollen. Dies beinhaltet auch, sich zum Abschluss zu vergewissern, dass die hypnotisierte Person aus der Trance-Erfahrung wieder klar ins »Hier und Jetzt« zurückgekommen ist.

Dissoziation

Gleichzeitiges Bestehen mehrerer Wahrnehmungsebenen, sowohl bewusst als auch nicht bewusst »in« Trance bzw. Hypnose: Man weiß dabei um die Gleichzeitigkeit des intensiven Erlebens in der Fantasie **(Imagination)** und des Sitzens oder Liegens »Hier und Jetzt« an einem bestimmten Ort (z. B. einer Praxis bei Therapeut X). Dieses Phänomen wird sehr unterschiedlich erfahren bzw. beschrieben: als parallel, sich ergänzend, sich ausschließend, gespalten, »positiv« und/oder »negativ«. (Wichtig: Traumatisierte Personen können dieses Phänomen als beängstigenden Einbruch in die »Realität« erleben, wenn durch bestimmte Auslöser – oft unerklärlich – Bilder und Gefühle als Versatzstücke ihrer Erfahrung auftauchen bzw. ihr Erleben bestimmen.)

Fixationsinduktion

Induktionsmethode, die als Hauptanweisung **(Suggestion)** beinhaltet, den Blick auf etwas zu richten (z. B. einen bestimmten Punkt zu fixieren). Über die zu erwartenden physiopsychologischen Reaktionen (z. B. Brennen, Ermüdung der Augen, scharf/unscharf sehen usw.) wird die Hypnoseerfahrung eingeleitet bzw. vertieft.

Fraktionierung

Systematische Unterbrechungen (z. B. bei der Induktion, aber auch im Verlauf einer Hypnose) durch eine kurze (z. B. auch nur teilweise) **Reorientierung,** um in dem darauffolgenden Schritt noch »tiefer« zu gehen. Dies kann auch mehrmals hintereinander geschehen.

Handlevitation

Unwillkürliche **(ideomotorische)** Bewegungen (nach entsprechenden **Suggestionen:** z. B. des Leichtwerdens und Schwebens der Hand bzw. des Armes). Dies wird sowohl zur **Induktion** als auch **in** der Hypnose dazu benutzt, um die Erfahrung nicht bewusster Aktivität zu vermitteln. Dies kann ganz konkret mit bestimmten Inhalten (Suggestionen) verbunden werden, so dass die Bewegungen dadurch eine bestimmte Bedeutung erhalten (z. B. Zustimmung oder Ablehnung einer Suggestion, Versteifung u. a.).

Ideomotorische / Idiomotorische Phänomene

Eine Vielzahl von unwillkürlichen Trance-Phänomenen: **Levitation** (z. B. das Emporschweben einer Hand), **Katalepsie** (Versteifung bis Unfähigkeit zu einer willkürlichen Bewegung), **Fingersignale** (unwillkürliche Bewegungen der Finger als symbolische Signale für eine vereinbarte Bedeutung wie Zustimmung oder Ablehnung u. a.), **maximale muskuläre Entspannung**) u. a. Dies wird subjektiv als unwillkürlich bzw. nicht bewusst gesteuert erlebt und kann im therapeutischen Kontext ausgesprochen vielseitig und konstruktiv verwendet werden.

Imagination

Intensive Vorstellungen in der Fantasie – mit und ohne formale Hypnose-Induktion. Durch Suggestionen werden meist nicht nur das Sehen, sondern auch alle anderen Sinneswahrnehmungen betont **(vakog).**

Induktion

Zentraler Begriff für den Beginn des formalen Hypnose-Rituals mit oder ohne Vorgespräch. Unzählige Techniken sollen in die Hypnose **hineinführen** (lateinisch: inducere). Dies kann behutsam und vorsichtig bis mächtig und befehlsartig gestaltet werden. Alle Techniken sollen möglichst eindrucksvoll eine Konzentration der bewussten Aufmerksamkeit von »außen« nach »innen« erreichen. Meist wird auch von **Vertiefung** gesprochen, i. S. einer zunehmenden und letztlich ausschließlichen Konzentration auf ganz bestimmte Wahrnehmungen bzw. Phänomene.

Konversationstrance

Aufgreifen **(pacing)** von spontanen Trancephänomenen und deren Verstärkung **(leading)** im Rahmen einer »normalen« Unterhaltung. So können auch in einer nicht als Hypnose deklarierten zwischenmenschlichen Kommunikation bzw. in einem Gespräch Trance-Phänomene utilisiert werden.

Leading / Leaden

Englisch: Führen, d. h. jemand »hinführen« zur Umsetzung gegebener Vorschläge (gleichbedeutend mit: **Suggestionen** geben).

Natural Trance

Englisch: Verwenden **(Utilisieren)** von bzw. Arbeit mit spontan auftretenden **TrancePhänomenen**, ggf. auch ohne formelle Hypnose-Induktion.

Pacing / Pacen

Englisch: Bestätigende, begleitende Feststellungen, die mit Zustimmung aufgenommen werden können **(Yes-Set/Ja-Antwort).** Dies dient dazu, Sicherheit zu vermitteln und Vertrauen aufzubauen sowie Widerstände abzubauen, damit das **Leading** (d. h. gegebene **Suggestionen)** möglichst wirksam werden kann.

Pen-Dropping

Englisch: **Ideomotorische Induktionsmethode,** bei der suggeriert wird, dass man einer Kraft nicht widerstehen kann, die die Finger, die einen Stift (Pen) halten, auseinanderzieht. Das Geräusch des fallenden Stiftes wird für die Suggestion »tiefer« (in Hypnose) zu gehen **utilisiert.**

Posthypnotische Suggestion / Posthypnotischer Auftrag

Durch die Bühnenhypnose in Verruf geraten. Hoch-suggestible Personen können in Hypnose erhaltene **Suggestionen** strikt befolgen. In der Regel gibt man einen posthypnotischen Auftrag vor der **Reorientierung,** ggf. noch unterstützt durch Amnesie-Suggestionen (direkte oder indirekte Anweisungen zu vergessen, was gesagt wurde, um die gegebene Suggestion gegen das bewusste, kritische Hinterfragen zu »schützen«). Auch ein wesentliches Element jeder Selbsthypnose (z. B. als »formelhafte Vorsatzbildung« im Autogenen Training).

Reframing

Englisch: Psychotherapeutischer Fachbegriff. Dadurch, dass ein anderer Bezugsrahmen (frame) hergestellt wird (oft ermöglicht durch eine Erfahrung in Hypnose bzw. Trance), verändert sich die Bewertung eines Ereignisses, eines Verhaltens, eines Gedanken usw. deutlich. In einem anderen Kontext kann es so nicht nur seine »negative« Bedeutung verlieren, sondern sogar einen tieferen Sinn erhalten und/oder zu einer Ressource werden.

Ressource

Ein Potenzial (z. B. eine Erfahrung, eine Fähigkeit u. v. a. m.), das häufig nicht bewusst zur Verfügung steht oder abrufbar ist, kann dazu befähigen, Unerwartetes und bisher nicht für möglich Gehaltenes geschehen zu lassen oder in die Tat umzusetzen.

Safe place / Sicherer Ort / Ort der Ruhe und Gelassenheit / Ort »X«

Imagination (vakog) eines »inneren« Ortes, an dem alles stimmig ist. Oft verwendet als Ausgangspunkt für alle »schwierigen« inneren Expeditionen (in der Therapie, insbesondere bei Altersregression und Traumatisierung) bzw. einfach zum Loslassen und Wohlfühlen.

Seeding

Englisch: Metaphorisch für das mehr oder weniger unauffällige Säen von Erwartungen (z. B. von kleinen Veränderungen, die auf ein bestimmtes Ergebnis hinzielen).

Suggestion

Direktive und/oder **indirekte** Anweisungen bzw. geeignete Vorschläge (engl./franz. wörtlich), die auf eine Veränderung des Fühlens, Denkens und Handelns einer Person abzielen, sowohl »in« Hypnose (Trance) als auch in der »Realität«.

Trance

Allgemeiner Begriff zur Beschreibung eines Bewusstseinszustands »zwischen Wachsein und Schlaf«. Wird häufig gleichbedeutend mit »in Hypnose« verwendet bzw. wenn von Trance-Phänomenen gesprochen wird, versteht man darunter HypnosePhänomene. Viele sog. Trance-Phänomene sind jedoch Bestandteil alltäglicher Erfahrung und haben in diesem Sinne mit ihrer Verwendung für eine Hypnose nicht unmittelbar etwas zu tun.

Utilisation / Utilisieren

Englisch: Es wird das verwendet bzw. genutzt, was vorhanden ist bzw. auftaucht und durch Suggestionen gefördert werden kann. Dadurch werden Widerstände verringert bzw. können umgangen werden. (Auch Fachbegriff für ein komplexes Konzept zur Theorie und Praxis der »Hypnotherapie nach Milton H. Erickson«.)

vakog

Bei einer Erfahrung in Trance gilt es (entsprechend der Neurophysiologie unserer Sinnesorgane), alle »Kanäle« mit einzubeziehen: das Sehen (**v**isuell), das Hören (**a**uditiv), das Spüren (**k**inästhetisch), das Riechen (**o**lfaktorisch) und das Schmecken (**g**ustatorisch).

Visualisieren

Spontan oder in Folge von Suggestionen entstehen innere Bilder. In Hypnose bzw. in einer Trance sind sie selten rein visuell **(vakog).**

Yes-Set / Ja-Haltung

Meist nonverbal gegebene bzw. zu beobachtende Zustimmung zu einer gemachten Aussage (insbesondere auf ein **Pacing)** und gegebene **Suggestionen (leading).** In der therapeutischen Hypnose Ausdruck von Vertrauen bzw. eine wichtige Rückmeldung für die Passgenauigkeit der Formulierungen und der verwendeten **(utilisierten)** Hypnose- bzw. Trance-Phänomene.

Zeitprogression

Milton Erickson hat die Bedeutung der vielfältigen Möglichkeiten einer »Pseudo-Orientierung in der Zeit« »in« und »durch« Hypnose betont. So wie man bei der **Altersregression** »zurück« gehen kann (auch wenn dies natürlich im »Hier und Heute« stattfindet und keine »Originaldokumente von damals« aufgesucht werden können!), kann eine Projektion in die Zukunft entworfen werden (z. B. welche Fähigkeiten man eingesetzt hat, um ein angestrebtes Ziel zu erreichen)

Literatur

Alman B. u. P. T. Lambrou (2002): Selbsthypnose. Das Handbuch zur Selbstbehandlung. Heidelberg (Carl-Auer), 14. Aufl., 2023

Antonovsky, A. (1988): Unravelling the mysteries of health. San Francisco (Jossey Bass).

Araoz, D. L. (1989): Die neue Hypnose. Paderborn (Junfermann).

Bamberger, G (2022): Lösungsorientierte Beratung. Praxishandbuch. Weinheim (Beltz), 6., überarb. Aufl.

Beck, A. (1976): Cognitive therapy and emotional disorders. New York (International Universities Press).

Bejenke, C. J. (1990): Operating room equipment. Useful hypnotic induction aids in anesthesiology. In: R. van Dyck, P. Spinhoven, A. J. W. Van der Does, Y. R. Van Rood, W. De Moor (eds.): Hypnosis. Current theory, research and practice. Amsterdam (VU University Press)

Bejenke, C. J. (1996): Painful medical procedures: In: J. Barber (ed.): Hypnosis and suggestion in the treatment of pain. A clinical guide. New York/London (Norton), S. 209–266.

Bejenke, C. J. (2001): Vorbereitung von Patienten bei medizinischen Eingriffen. In: D. Revenstorf u. B. Peter (Hrsg.): Hypnose in Psychotherapie, Psychosomatik und Medizin. Berlin (Springer), S. 596–604.

Bloch-Szentagothai, K. (2001): Hypnose in Notfallsituationen. In: D. Revenstorf u. B. Peter (Hrsg.): Hypnose in Psychotherapie, Psychosomatik und Medizin. Berlin (Springer), S. 681–685.

Bongartz, W. u. B. Bongartz (1988): Hypnosetherapie. Göttingen/Bern/Toronto/Seattle (Hogrefe), 1998.

Bongartz, B. u. W. Bongartz (1994): Hypnose – wie sie wirkt und wem sie hilft. Reinbeck (Rowohlt), 1999.

Bongartz, W., E. Flammer u. R. Schwonke (2002): Die Effektivität der Hypnose – eine meta-analytische Studie. Psychotherapeut 47: 67–76.

Bonshtein, U. (2012): Relational hypnosis. *International Journal of Clinical and Experimental Hypnosis* 60 (4): 397–415.

Brown, P. (1991): The hypnotic Brain. Hypnotherapy and social communication. New Haven/London (Yale University Press).

Brunner, J. (2016): Psychotherapie und Neurobiologie – Neurowissenschaftliche Erkenntnisse für die psychotherapeutische Praxis. Stuttgart (Kohlhammer).

Chapman, C. R., R. P. Tucket a. C. Woo Song (2008): Pain and stress in a systems perspective: Reciprocal neural, endocrine, and immune interactions. *The Journal of Pain* 9 (2): 122–145.

Cheek, D. B. (1994): Hypnosis. The application of ideomotor techniques. Boston (Allyn and Bacon).

Cheek, D. B. a. E. L. Rossi (1988): Mind-body therapy. Methods of ideodynamic healing in hypnosis. London/New York (Norton).

De Jong, P. u. I. K. Berg (2014): Lösungen erfinden. Dortmund (Modernes Lernen), 7., verb. und erw. Aufl.

Dilling, H., W. Mombour u. M. H. Schmidt (Hrsg.) (1991): Internationale Klassifikation psychischer Störungen. Bern/Göttingen/Toronto (Hans Huber).

Dilts, R. (1993): Die Veränderung von Glaubenssystemen. Paderborn (Junfermann).

Dohrenwend, B. P., K. G. Raphael, J. J. Marbach a. R. M. Gallager (1999): Why is depression comorbid with chronic myofascial face pain? A family study test of alternative hypothesis. *Pain* 83: 183–192.

Ebell, H. (2003): Hypnose in der ärztlichen Psychotherapiepraxis. *Wiener Medizinische Wochenschrift* 153: 174–177.

Ebell, H. (2010): Hypnose und Selbsthypnose als wesentliche Elemente der therapeutischen Kommunikation mit chronisch Kranken. *Hypnose-ZHH* 5 (1+2): 199–216. Verfügbar unter: https://www.meg-stiftung.de/index.php/de/publikationen/6-hypnose-zhh/10-medizin-und-hypnose [17.1.2024].

Ebell, H. (2017): Hypno-Therapeutische Kommunikation: Kernelement einer auf Resonanz basierten Medizin (»Resonance Based Medicine«). *Hypnose-ZHH* 12 (1+2): 173–202. Verfügbar unter: https://meg-stiftung.de/index.php/de/publikationen/6-hypnose-zhh/118-band-12-2017-hypnose-und-depression [17.1.2024].

Ebell, H. (2022): „Wenn es so weh tut!" Therapeutische Kommunikation und Resonanz in der Schmerztherapie. *Hypnose-ZHH* 17 (1+2): 109–125. Verfügbar unter: https:// www.meg-stiftung.de/index.php/de/publikationen/6-hypnose-zhh/132-band-17-2022-ericksonsche-hypnotherapie [17.1.2024].

Ebell, H. (2023): Vertrauensbruch. Hypnose und Selbsthypnose ermöglichen die erfolgreiche physiotherapeutische Behandlung nach einer Ellenbogenfraktur mit Komplikationen. Ein Fallbericht. *Hypnose-ZHH* 18 (1+2): 199–206.

Ebell, H. u. E. Hansen (Hrsg.) (2010): Medizin und Hypnose. *Zeitschrift für Hypnose und Hypnotherapie* 5 (1+2).

Ebell, H. u. K. Hönig (2023): Hypnose bei Krebserkrankungen. In: B. Peter, D. Revenstorf, B. Rasch (Hrsg.): Hypnose in Psychotherapie, Psychosomatik u. Medizin. Berlin/ Heidelberg/ New York (Springer), 4. überarb. Aufl., S. 579–602.

Erickson, M. (1954): Pseudoorientierung in der Zeit als hypnotherapeutische Vorgehensweise. In: E. L. Rossi (Hrsg.) (2022): Gesammelte Schriften von Milton Erickson. Studienausgabe in 6 Bänden. Heidelberg (Carl-Auer), 3. Aufl.

Erickson, M. H. (1965): Nutzen des Symptoms als integraler Bestandteil der Hypnotherapie. In: E. L. Rossi (Hrsg.) (2022): Gesammelte Schriften von Milton H. Erickson. Studienausgabe, Band 5. Heidelberg (Carl-Auer), 3. Aufl. S. 279–293.

Erickson, M. H. u. L. B. Hill (1944): Unbewusste mentale Aktivität in der Hypnose – psycho- analytische Implikationen. In: E. L. Rossi (Hrsg.) (2022): Gesammelte Schriften von Milton H. Erickson. Studienausgabe, Band 4. Heidelberg (Carl Auer), 3. Auf., S. 259–276.

Erickson, M. H. & E. L. Rossi (1979): Hypnotherapy. An exploratory casebook. New York (Irvington).

Erickson, M. H. u. E. L. Rossi (1981): Hypnotherapie. Aufbau, Beispiele, Forschungen. München (Pfeiffer), 13. Auflage, 2020.

Erickson, M. H. u. E. L. Rossi (1991): Der Februarmann. Persönlichkeits- und Identitätsentwicklung in Hypnose. Paderborn (Jungfermann), 3. Aufl., 2003.

Erickson, M u. E. L. Rossi (2016): Hypnotherapie – Aufbau, Beispiele, Forschungen. Stuttgart (Pfeiffer bei Klett-Cotta), 12. Aufl.

Flemons, D. (2020): Toward a Relational Theory of Hypnosis. *American Journal of Clinical Hypnosis* 62: 344–363.

Forbes, A., S. McAuley a. E. Chiotakakou-Faliakou (2000): Hypnotherapy and the rapeutic audiotape: effective in previously unsuccessfully treated irritable bowel syndrome? *International Journal of Colorectal Disease* 15: 328–334.

Gardner, G. G. a. K. Olness (1981): Hypnosis and hypnotherapy with children. New York (Grune & Stratton), p. 133.

Gerl, W. (1998): Focusing. In: C. Kraiker u. B. Peter (Hrsg.): Psychotherapieführer. Wege zur seelischen Gesundheit. München (C. H. Beck), 5., vollst. überarb. und aktual. Aufl., S. 184–190.

Gerl, W. (1998): Moderne Hypnose: Hilfe durch das Unbewusste. Stuttgart (Trias).

Gilligan, S. G. (1999): Liebe dich selbst wie deinen Nächsten. Die Psychotherapie der Selbstbeziehung. Heidelberg (Carl-Auer), 4. Aufl. 2015.

Glasersfeld, E. von (1987): Siegener Gespräche über den radikalen Konstruktivismus. E. von Glasersfeld im Gespräch mit NIKOL. In: S. J. Schmidt (Hrsg.): Der Diskurs des radikalen Konstruktivismus. Frankfurt a. M. (Suhrkamp), S. 401–440.

Göbel, H. (2003): Die Kopfschmerzen. Berlin (Springer).

Goleman, D. (2000): Emotionale Intelligenz. München (dtv).

Gonsalkorale, W. M., L. A. Houghton u. P. J. Whorwell (2002): Hypnotherapy in irritable bowel syndrome. A large-scale audit of a clinical service with examination of factors influencing responsiveness. *The American Journal of Gastroenterology* 97: 954–961.

Gordon D. (1992): Therapeutische Metaphern. Innovative Psychotherapie und Human- wissenschaften. Paderborn (Jungfermann).

Grawe, K. (2004): Neuropsychotherapie. Göttingen (Hogrefe).

Grinder J. u. R. Bandler (1998): Therapie in Trance. Hypnose, Kommunikation mit dem Unbewussten. Stuttgart (Klett-Cotta).

Haley, J. (1996): Typisch Erickson. Muster seiner Arbeit. Paderborn (Junfermann).

Haley, J. (2015): An interactional explanation of Hypnosis. *International Journal of Clinical and Experimental Hypnosis* 63 (4): 422–443.

Hammond, D. C. (1990): Hypnotic Suggestions and Metaphors. New York (Norton).

Harrer, M. (2018): Hypnose und Achtsamkeit. Zwei Schwestern auf einem Tandem. Heidelberg (Carl-Auer).

Harrer, M. & H. Ebell (2021): Hypnose und Achtsamkeit in der Psychoonkologie. Heidelberg (Carl-Auer).

Häuser, W. (2000): Reizdarmsyndrom. In: D. Revenstorf u. B. Peter (Hrsg.): Hypnose in Psychotherapie, Psychosomatik und Medizin. Manual für die Praxis. Berlin (Springer), S. 582–593.

Häuser, W. (2003): Hypnose in der Gastroenterologie. *Zeitschrift für Gastroenterologie* 41: 223–230.

Häuser, W. (2003): Schmetterlinge im Bauch. Hypnose zur ergänzenden Behandlung von Reizmagen und Reizdarm. Stuttgart (Hypnos).

Hecker, U. u. A. Steveling (2001): Lehrbuch und Repetitorium Akupunktur. Stuttgart (Hippokrates).

Herman, J. (2003): Die Narben der Gewalt. Paderborn (Junfermann).

Hermes, D., D. Hartge, D. Trübger u. P. Sieg (2002): Medizinische Hypnose in der Mund-, Kiefer- und Gesichtschirurgie. *Deutsche Zeitschrift für zahnärztliche Hypnose* 11: 19–25.

Hill, R. & E. Rossi (2021): Mirroring Hands. Eine klientenresponsive Therapie für Körper und Psyche. Heidelberg (Carl-Auer).

Hofmann, A. (1999): EMDR in der Therapie psychosomatischer Belastungssyndrome. Stuttgart (Thieme).

Holtz, K. L., S. Mrochen, P. Nemetschek u. B. Trenkle (Hrsg.) (2016): Neugierig aufs Großwerden. Praxis der Hypnotherapie mit Kindern und Jugendlichen. Heidelberg (Carl-Auer), 4. Aufl.

Hotz, J., P. Enck, H. Goebell, I. Heymann-Mönickes, G. Holtmann, P. Layer (1999): Konsensusbericht: Reizdarmsyndrom – Definition, Diagnosesicherung, Pathophysiologie und Therapiemöglichkeiten. Konsensus der Deutschen Gesellschaft für Verdauungs- und Stoffwechselerkrankungen. *Zeitschrift für Gastroenterologie* 37: 685–700.

Houghton, L. A., D. J. Heyman a. P. J. Whorwell (1996): Symptomatology, quality of life and economic features of irritable bowel syndrome – the effect of hypnotherapy. *Alimentary Pharmacology and Therapeutics* 10: 91–95.

Hubble, M. A., B. L. Ducan u. S. D. Miller (2001): So wirkt Psychotherapie. empirische Ergebnisse und praktische Folgerungen. Dortmund (Modernes Lernen).

Jacobs, D. T. (1991): Patient communication for first responders and EMS personnel. Englewood Cliffs (Prentice Hall).

Janet, P. (1889/1973): L'automatisme psychique. Paris (Reprint).

Jensen, M., D. M. Ehde a. M. A. Day (2016): The Behavioral-Activation and Inhibition System: Implications for Understanding and Treating Chronic Pain. *The Journal of Pain* 17 (5): 529.e1–529.e18.

Jones, J. et al. (2000): British Society of Gastroenterology guidelines for the management of the irritable bowel syndrome. *Gut* 47 (Suppl. 2): II1–II19.

Jung, C. G. (1972): Typologie. Olten (Walter).

Kaiser Rekkas, A. (2001): Die Fee, das Tier und der Freund. Hypnotherapie in der Psy- chosomatik. Heidelberg (Carl-Auer), 5. Aufl. 2021.

Kaiser Rekkas, A. (1998): Klinische Hypnose und Hypnotherapie. Praxisbezogenes Lehrbuch für die Ausbildung. Heidelberg (Carl-Auer), 8. Aufl. 2021.

Kaiser Rekkas, A. (1998): Wie von Zauberhand … CD mit drei hypnotherapeutischen Übungsanleitungen zum Buch »Klinische Hypnose und Hypnotherapie«. Heidelberg (Carl-Auer).

Kaiser Rekkas, A. (2000): Seifenblasen. Vier hypnotische Anleitungen für psychosomatische Krankheitsbilder. Heidelberg (Carl-Auer).

Kaiser Rekkas, A. (2015): Im Atelier der Hypnose. Entwurf, Technik, Therapieverlauf. Heidelberg (Carl-Auer).

Kaiser Rekkas, A. (2020): Die Fee, das Tier und der Freund – Hypnotherapie in der Psychosomatik. Heidelberg (Carl-Auer), 5. Aufl.

Kaiser Rekkas, A. (2021): Klinische Hypnose und Hypnotherapie, praxisorientiertes Lehrbuch für die Ausbildung. Heidelberg (Carl-Auer), 8. Aufl.

Kampik, G. (1997): Propädeutik der Akupunktur. Stuttgart (Hippokrates).

Kast, V. (1995): Imagination als Raum der Freiheit – Dialog zwischen Ich und Unbewusstem. München (dtv).

Keeney, B. P. (1987): Konstruieren therapeutischer Wirklichkeiten. Praxis und Theorie systemischer Therapie. Dortmund (Modernes Lernen).

Kernberg, O. (1975): Borderline Conditions and pathological Narcissism. New York (Jason Aronson).

Klumbies, G. (1952): Ablationshypnose. *Zeitschrift für Psychotherapie und medizinische Psychologie* 2: 221–229.

Kohen, D., K. Olness, S. Colwell a. A. Heimei (1980): 500 pediatric behaviour problems treated with hypnotherapy. Paper presented at the annual meeting of the American Society of Clinical Hypnosis, Minneapolis.

Kossak, H. (1989): Hypnose – Ein Lehrbuch. Weinheim (Psychologie Verlagsunion).

Kossak, H. C. (2013): Hypnose. Lehrbuch für Psychotherapeuten und Ärzte. Weinheim (Beltz PVU), 5., vollst. überarb. Aufl.

Kreyer, G. (1999): Die Psychopathologie des Kindes- und Jugendalters. Möglichkeiten und Grenzen zahnmedizinisch-psychologischer Konzepte der Angstprävention und Angstkompensation. Autoreferate-Band der 6. Jahrestagung der Gesellschaft für Kinderzahnheilkunde und Primärprophylaxe in der DGZMK, 62–63. Erlangen (Lengenfelder).

Kreyer, G. (2000): The value of suggestive techniques and hypnosis within the concept of Integrative Anxiolyse. The Vienna approach to anxiety prevention and compensation in dentistry. In: Ch. Krenkel, J. Beck-Mannagetta (Hrsg.): Orofacial pain and anxiety, selected bibliography. European Association for Cranio-Maxillofacial Surgery. Salzburg, p. 50–62.

Kreyer, G. (2001): Suggestion und Hypnose. Möglichkeiten und Grenzen im Rahmen der zahnmedizinischen Anxiolyse. *Stomatologie* 98 (8): 17–21.

Kreyer, G. (2002): Der Stellenwert suggestiver Techniken im Rahmen der zahnärztlichen Anxiolyse. *Hypnose und Kognition* 19 (1+2): 131–142.

Kreyer, G. (2004): Grundlagen der klinischen Dentalpsychologie. Wien (Facultas), S. 53–126.

Künzel, C. (1993): Psychoanalyse und Hypnose. Berlin (Quintessenz).

Lankton, C. u. S. Lankton (1991): Geschichten mit Zauberkraft. Die Arbeit mit Metaphern in der Psychotherapie. München (Pfeiffer).

Ligget, D. R. (2015): Sporthypnose. Eine neue Stufe des mentalen Trainings. Heidelberg (Carl-Auer), 3. Aufl.

Loebel, D. P. (1999): Kommunikation und Hypnose. *Ärztezeitschrift für Naturheilverfahren und Regulationsmedizin* 40 (9): 638–646.

Loebel, D. P. (2003): Nonverbale Faktoren in der therapeutischen Kommunikation am Beispiel chronisch Schmerzkranker. *Ärztezeitschrift für Naturheilverfahren und Regulationsmedizin* 44 (10): 671–681.

Lynn, St., J. Rhue (eds.) (1991): Theories of hypnosis. Current models and perspectives. New York/London (Guilford).

Margraf, J. u. S. Schneider (1990): Panik-Angstanfälle und ihre Behandlung. Heidelberg (Springer).

McClintock, E. (1999): Room for change. Empowering possibilities for therapists and clients. Needham Heights, MA (Allyn and Bacon).

Meiss, O. (1990): Zeitprogression. Hypnose und Kognition 7 (2): 26–33

Milzner, G. (1999): Schmerz und Trance. Die Hypnotherapie von Schmerzsyndromen. 2 Bände. Heidelberg (Carl-Auer).

Milzner, G. (2001): Die Poesie der Psychosen. Zur Hypnotherapie des Verrücktseins. Bonn (Psychiatrie-Verlag).

Montgomery, G. H., K. N. DuHamel a. W. H. Redd (2000): A meta-analysis of hypnotically induced analgesia. How effective is Hypnosis? *International Journal of Clinical and Experimental Hypnosis* 48 (2): 138–153.

Mrochen, S., K.-L. Holtz u. B. Trenkle (Hrsg.) (2014): Die Pupille des Bettnässers. Hypnotherapeutische Arbeit mit Kindern und Jugendlichen. Heidelberg (Carl-Auer), 8. Aufl.

Nijenhuis, E. R. S., P. Spinhoven, J. Vanderlinden, R. Van Dyk a. O. van der Hart (1998): Somatoform dissociative symptoms as related to animal defensive reactions to predatory threat and injury. *Journal of Abnormal Psychology* 107: 63–73.

Olness, K. u. D. P. Kohen (2022): Lehrbuch der Kinderhypnose und -hypnotherapie. Heidelberg (Carl-Auer), 3. Aufl.

Opp, G., M. Fingerle u. A. Freytag (2020): Was Kinder stärkt. Erziehung zwischen Risiko und Resilienz. Basel (Reinhardt), 4., neu bearb. Aufl.

Palsson, O. S., W. E. Whithead (2002): The growing case for hypnosis as an adjunctive therapy for functional gastrointestinal disorders. *Gastroenterology* 123: 2132–2134.

Pawlowski, K. u. H. Riebensahm (2000): Suggestionen. Konstruktiver Umgang mit einer verborgenen Macht. Hamburg (Rowohlt).

Perren-Klingler, G. (2001): Posttraumatische Belastungsstörung. In: D. Revenstorf u. B. Peter (Hrsg.): Hypnose in Psychotherapie, Psychosomatik und Medizin. Manual für die Praxis. Heidelberg (Springer), S. 467–477.

Peter, B. (1990): Symptomsubstitution bei einem Fall chronischer Migräne. *Hypnose und Kognition* 7: 1–6.

Peter, B. (1998): Hypnotherapie. In: C. Kraiker u. B. Peter (Hrsg.): Psychotherapieführer. München (Beck), S. 149–168.

Peter, B. (1998): Möglichkeiten und Grenzen der Hypnose in der Schmerzbehandlung. Der Schmerz 12: 179–186.

Peter, B. (1999): Dammschmerzen. Das Fehlschlagen einer psychologischen Behandlung. In: B. Kröner-Herwig (Hrsg.): Psychologische Behandlung chronischer Schmerzsyndrome. Stuttgart (Thieme), S. 163–176.

Peter, B. (2000): Ericksonsche Hypnotherapie und die Neukonstruktion des »Therapeutischen Tertiums«. *Psychotherapie* 5 (5): 6–21.

Peter, B. (2000): Zur Geschichte der Hypnose in Deutschland. *Hypnose und Kognition* 17 (1+2): 47–106. PDF unter https://www.meg-stiftung.de/index.php/de/publikationen/2-hypnose-und-kognition/47-zur-geschichte-der-hypnose.

Peter, B. (2001): Altersregression. In: D. Revenstorf u. B. Peter (Hrsg.): Hypnose in Psy- chotherapie, Psychosomatik und Medizin. Ein Manual für die Praxis. Heidelberg (Springer), S. 227–239.

Peter, B. (2001): Hypnose und die Konstruktion von Wirklichkeit. In: D. Revenstorf u. B. Peter (Hrsg.): Hypnose in Psychotherapie, Psychosomatik und Medizin. Ein Manual für die Praxis. Heidelberg (Springer), S. 33–52.

Peter, B. (2004) Hypnose. In: H. D. Basler, C. Franz, B. Kröner-Herwig u. H. P. Rehfisch (Hrsg.): Psychologische Schmerztherapie. Berlin (Springer), 5. Aufl., S. 567–588.

Pielsticker, A. (2001): Störung der Schmerzverarbeitung beim chronischen Kopfschmerz vom Spannungstyp. Frankfurt a. M. (Peter Lang).

Pielsticker, A. (2002): Hypnotische Schmerzkontrolle bei chronischem Kopfschmerz. *Hypnose und Kognition* 19 (1+2): 51–62.

Pillips, M. u. C. Frederick (2003): Handbuch der Hypnotherapie bei posttraumatischen und dissoziativen Störungen. Heidelberg (Carl-Auer), 3. Aufl. 2015.

Platsch, K. D. (2000): Psychosomatik in der Chinesischen Medizin. München/Jena (Urban & Fischer).

Revenstorf, D. (1991): Hypnose als kognitive Therapie. In: B. Peter, C. Kraiker u. D. Revenstorf (Hrsg.): Hypnose und Verhaltenstherapie. Bern (Huber), S. 213–252.

Revenstorf, D. u. B. Peter (2023): Hypnose in der Psychotherapie, Psychosomatik und Medizin. Berlin (Springer), 4. Aufl.

Rogers, C. R. (1985): Reaction to Gunnison's article of the similarities between Erickson and Rogers. *Journal of Counseling and Development* 63: 565–566.

Rollett, B. u. H. Werneck (2002): Klinische Entwicklungspsychologie der Familie. Berlin (Hogrefe).

Röper, G., C. von Hagen u. G. Noam (2001): Entwicklung und Risiko. Stuttgart (Kohlhammer).

Rosen S. (1990): Die Lehrgeschichten von Milton H. Erickson. Herausgegeben und kommentiert von Sidney Rosen. Hamburg (Iskopress).

Ross, J. (1999): Zang Fu. Uelzen (Med.-Literarische Verlagsgesellschaft).

Rossi, E. L. (Hrsg.) (1997): Gesammelte Schriften von Milton H. Erickson, Bd. 3. Die Veränderung sensorischer, perzeptueller und psychophysiologischer Prozesse durch Hypnose. Abschnitt IV: Zeitverzerrung. Heidelberg (Carl-Auer).

Rossi, E. L. a. D. Cheek (1994): Mind body therapy. New York (Norton).

Rüegg, J. C. (2001): Psychosomatik, Psychotherapie und Gehirn – Neuronale Plastizität als Grundlage einer biopsychosozialen Medizin. Stuttgart (Schattauer).

Schedlowski, M. u. U. Tewes (Hrsg.) (1996): Psychoneuroimmunologie. Heidelberg/ Berlin/Oxford (Spektrum).

Schlippe, A. v. u. J. Schweitzer (2016): Lehrbuch der systemischen Therapie und Beratung. Teil: 1: Das Grundlagenwissen Göttingen (Vandenhoeck & Ruprecht).

Schmierer, A. (1997): Einführung in die zahnärztliche Hypnose. Berlin (Quintessenz), 2. Aufl.

Schmierer, A. (2001): Zahnärztliche Problempatienten. In: D. Revenstorf u. B. Peter (Hrsg.): Hypnose in Psychotherapie, Psychosomatik und Medizin. Berlin (Springer), S. 625–640.

Schmierer, A. (2002): Kinderhypnose. Kinderhypnose in der Zahnmedizin. Stuttgart (Hypnos).

Schuckall, R. (1999): Untergang der Titanic oder das Gespür von Kindern für Krisen. Abschlussarbeit. München (Eigenverlag).

Schuckall, R. (2000): Kunsttherapie bei kindlichen Traumaerlebnissen. *Naturheilpraxis* 7.

Schuckall, R. (2001): Depression und Ess-Störungen. *Naturheilpraxis* 6.Shapiro, F. (1995): Eye Movement Desensitization and Reprocessing. London (Guilford).

Shapiro, F. (2022): EMDR – Grundlagen und Praxis. Handbuch zur Behandlung traumatisierter Menschen. Paderborn (Junfermann), 3., überarb. Aufl.

Signer-Fischer, S. (1993): Symbolhandlungen. Ritus oder Zwang? Hypnotische Techniken zur Behandlung von Kindern mit einschränkenden, zwangsartigen Handlungen und Gedanken. In: S. Mrochen, K.-L. Holtz u. B. Trenkle (Hrsg.) (2014): Die Pupille des Bettnässers. Heidelberg (Carl-Auer), 8. Aufl., S. 164–185.

Signer-Fischer, S. (1993): Der Wachhund und der Schlafhund. Hypnotische Techniken zur Behandlung von Schlafstörungen bei Kindern. In: S. Mrochen, K.-L. Holtz u. B. Trenkle (Hrsg.) (2014): Die Pupille des Bettnässers. Heidelberg (Carl-Auer), 8. Aufl., S. 186–198.

Signer-Fischer, S. (1993): Hypnotherapeutische Methoden in der Erziehungsberatung. In: K. Hahn u. F. W. Müller (Hrsg.): Systemische Erziehungs- und Familienberatung. Wege zur Förderung autonomer Lebensgestaltung. Mainz (Matthias-Grünewald), S. 181–201.

Signer-Fischer, S. (1999): Magie und Realismus in der Angstbehandlung. Hypnotherapeutische Methoden mit Kindern und Jugendlichen. In: M. Vogt-Hillmann u. W. Burr (Hrsg.): Kinderleichte Lösungen. Dortmund (Borgmann), S. 143–158.

Signer-Fischer, S. (2000): Die Stärkung des Selbstvertrauens in der Hypnotherapie. In: K.-L. Holtz, S. Mrochen, P. Nemetschek u. B. Trenkle (Hrsg.): Neugierig aufs Großwerden. Praxis der Hypnotherapie mit Kindern und Jugendlichen. Heidelberg (Carl- Auer), 4. Aufl., S. 34–54.

Signer-Fischer, S. (2000): Störungsbilder bei Kindern und Jugendlichen. In: D. Revens- torf u. B. Peter (Hrsg.): Hypnose in Psychotherapie, Psychosomatik und Medizin. Berlin (Springer), S. 385–399.

Signer-Fischer, S. (2001): Die Bedeutung der Erinnerung für das Individuum – Umgang mit traumatischen Erlebnissen. In: W. Rotthaus (Hrsg.): Systemische Kinder und Jugendlichenpsychotherapie. Heidelberg (Carl-Auer), S. 346–444.

Signer-Fischer, S. (2003): Sicherheit und Kontrolle. Fall Fatima [Video].

Sparrer, I. u. M. Varga von Kibed (2000): Ganz im Gegenteil. Tetralemmaarbeit und andere Grundformen Systemischer Strukturaufstellungen. Heidelberg (Carl-Auer), 12 Auf. 2023.

Steinriede, R. (2002): Medizinische Hypnose bei Tinnitus und Hörsturz. Mit einem Beitrag über die Grundlagen der therapeutischen Hypnose von Dirk Revenstorf. Heidelberg (Carl-Auer).

Steinriede, R. (2003): Hypnotherapie bei HWS-Syndrom und Kieferarthromyopathie, bei akutem Hörsturz und chronischem Tinnitus, Teil I und II. Fortbildungsvideo der Deutschen Gesellschaft für Hypnose. Video-Cooperative-Ruhr (www.vcr.de; info@vcr.de).

Trauth, W (1997): Zentrale psychische Organisations- und Regularionsprinzipien und das psychoanalytische Verständnis von Abwehr und Regulation. München (Psychoanalytischer Verlag).

Trenkle, B. (1997): Die Löwen-Geschichte. Hypnotisch-metaphorische Kommunikation und Selbsthypnosetraining. Heidelberg (Carl-Auer), 8., überarb. Aufl. 2024.

Van der Kolk, B. (2000): Traumatic Stress. Paderborn (Junfermann).

Wallas L. (1985): Stories for the third ear, using hypnotic fables in psychotherapy. New York (Norton).

Warnke, U. (1999): Die geheime Macht der Psyche, Quantenphilosophie. Saarbrücken (Popular Academic Verlagsgesellschaft).

Watkins J. (1971): The affect bridge. A hypnoanalytic technique. *International Journal of Clinical and Experimental Hypnosis* 19 (1): 21–27.

Watkins J. u. H. Watkins (2004): Ego-States – Theorie und Therapie. Ein Handbuch. Heidelberg (Carl-Auer), 3. Aufl. 2012.

Watzlawick, P. (1981): Die erfundene Wirklichkeit. München/Zürich (Piper).

Welter-Enderlin, R. u. B. Hildebrand (2018): Rituale – Vielfalt in Alltag und Therapie. Heidelberg (Carl-Auer), 4. Aufl.

Watzlawick, P., J. Weakland u. R. Fisch (1974): Lösungen. Zur Theorie und Praxis menschlichen Wandels. Bern (Huber) , 9. Aufl. 2020.

Willke, H. (2005): Systemtheorie II: Interventionstheorie – Grundzüge einer Theorie der Intervention in komplexe Systeme. Stuttgart (Lucius & Lucius).

Wirl, Ch. (1993): Therapeutische Geschichten und Metaphern. Aufbau und DreiEbenen Kommunikation. In: S. Mrochen, K. L. Holtz u. B. Trenkle (Hrsg.): Die Pupille des Bettnässers. Hypnotherapeutische Arbeit mit Kindern und Jugendlichen. Heidelberg (Carl-Auer), 8. Aufl. 2014, S. 60–83.

Wirl, Ch. (1999): Es war einmal ... Über das Erfinden von Märchen und (therapeutischen) Geschichten. In: M. Vogt-Hillmann u. W. Burr (Hrsg.): Kinderleichte Lösungen. Lösungsorientierte Kreative Kindertherapie. Dortmund (Borgmann), S. 47–69.

Zindel Ph. (1994): Hypnose als Werkzeug therapeutischer Nähe. *Experimentelle und Klinische Hypnose* 10 (1): 23–33.

Zitman, F. G., R. van Dyck a. A. C. Linssen (1992): Hypnosis and autogenic training in the treatment of tension headaches. A two-phase constructive design study with follow-up. *Psychosomatic Research* 36 (3): 219–228.

Über die Autorinnen und Autoren

Christel Bejenke, M. D.; Fachärztin für Anästhesie. Santa Barbara CA (USA)
Kontakt: cbejenke@aol.com

Katalin Bloch-Szentágothai, Dr. med., Fachärztin für Anästhesie. Muttenz (CH). 2018 verstorben.

Annemarie Dollinger, Heilpraktikerin; Praxis für Familientherapie, Psychoonkologie und Hypnotherapie bis 2020.
Kontakt: dollinger@gmx.de

Peter Drißl, Dipl.-Psych.; psychologischer Psychotherapeut, Kinder- und Jugendlichenpsychotherapeut, Dozent, Supervisor und Lehrtherapeut für Verhaltens- und systemische Therapie (BPTK, BLÄK), Gutachter der KBV. Psychotherapiepraxis in Freising.
Kontakt: www.praxis-drissl.de

Ulrich Freund, Dipl.-Soz.-Päd.; ehem. Geschäftsführer und Miteigentümer Küppelsmühle Reha-Kliniken in Bad Orb. Hypnotherapie.
Kontakt: ulrichfreund@kueppel.de

Micheline Geldsetzer, Dipl.-Psych.; Psychologische Psychotherapeutin; Lehrtätigkeit und Supervision (Verhaltenstherapie, Psychoonkologie und psychologische Schmerztherapie); Psychotherapiepraxis (Kassenzulassung) in Regensburg.
Kontakt: www.michelinegeldsetzer.de

Wilhelm Gerl, Dipl.-Psych.; Psychologischer Psychotherapeut, Lehrtherapeut und Supervisor (MEG, BDP, GwG).
Kontakt: www.wilhelm-gerl.de

Helge Groß, Dr. med.; Facharzt für Psychiatrie und Psychotherapie, Facharzt für Psychosomatische Medizin und Psychotherapie, Facharzt für Allgemeinmedizin; Sozialmedizin, Sportmedizin; Dozent und Supervisor (Verhaltenstherapie, Hypnose) KV Hessen, Fachgesellschaften. Tiefenpsychologisch fundierte Einzeltherapie und Psychoanalytisch-Interaktionelle Gruppentherapie.
Kontakt: praxis@doktorgross.de

Wolfgang Gudden, Dr. med.; Facharzt für Neurologie, Psychiatrie, Psychosomatische Medizin; Supervisor BLAEK (Institutionen und Ausbildungsinstitute); Psychotherapiepraxis bis 2018.
Kontakt: guddenwolfgang@gmail.com

Ernil Hansen, Dr. rer. nat., Dipl.-Biol., Dr. med.; Facharzt für Anästhesiologie, Professor für Anästhesiologie Universität Regensburg, Anästhesist am Universitätsklinikum Regensburg bis 2013, seitdem Studentenunterricht »Therapeutische Kommunikation«, Mitglied im Wissenschaftlichen Beirat der Milton Erickson Gesellschaft für Klinische Hypnose (MEG), Träger des Milton-Erickson-Preises 2022.
Kontakt: ernil.hansen@ukr.de

Winfried Häuser, Prof. Dr. med.; Facharzt für Psychosomatische Medizin und Psychotherapie, Facharzt für Innere Medizin; Medizinisches Versorgungszentrum für Schmerzmedizin und seelische Gesundheit Saarbrücken – St. Johann.
Kontakt: winfriedhaeuser@googlemail.com

Paul Janouch, Dipl.-Psych., Dipl.-Päd.; Psychologischer Psychotherapeut, Lehrtherapeut für Hypnotherapie (MEG) und Supervisor; Psychotherapiepraxis in Bad Salzuflen.
Kontakt: paul@janouch.de

Agnes Kaiser Rekkas, Dr. rer. biol. hum., Dipl.-Psych.; Psychologische Psychotherapeutin. Physiotherapeutin. Zertifikat Systemische Therapie und Klinische Hypnose; Vorstandsmitglied, Dozentin und Supervisorin der Deutschen Gesellschaft für Hypnose (DGH); Psychotherapiepraxis in München.
Kontakt: www.kaiser-rekkas.de

Christoph Kornacker, Dr. med.; Arzt für Neurologie, Zusatzbezeichnung Akupunktur; niedergelassen in eigener Praxis in Hannover.
Kontakt: dr.christoph.kornacker@web.de

Barbara Korp-Martl, Mag.; Klinische Psychologin, Gesundheitspsychologin, Psychoonkologin, Mal- und Gestaltungstherapeutin, Klinische Kunsttherapeutin; Klinische Psychologin am Landeskrankenhaus Hochsteiermark, Standort Leoben, A.
Kontakt: mail@psychologie-korp.at

Gerhard Kreyer, Dr. med. univ., Dr. med. dent.; Facharzt für Zahn-, Mund- und Kieferheilkunde, Arzt für Psychosomatik und Psychotherapie, Notarzt. Langenlois, A.
Kontakt: www.kreyer.at

Anne M. Lang, Dipl.-Psych.; Psychologische Psychotherapeutin. Leitung der AML Institute Bonn, Institut Systeme (DGSF zert.) und des Milton Erickson Instituts Bonn; Dozentin Psychotherapeutenkammern u. Approbationsinstitute für Psychotherapie, Weiterbildnerin der Deutschen Gesellschaft für Systemische Therapie, Beratung und Familientherapie (DGSF) für Systemische Therapie, Systemisches Coaching, Systemische Supervision; Dozentin der Milton Erickson Gesellschaft für Klinische Hypnose (MEG).
Kontakt: www.Institut-Systeme.de

D. Peter Loebel, Dr. med., Dipl. oec. troph.; Facharzt für Psychosomatische Medizin und Psychotherapie, Spezielle Schmerztherapie, Naturheilverfahren; Facharzt für Allgemeinmedizin, niedergelassen in eigener Praxis in Breisach; Supervisor für Verhaltenstherapie (ÄK, KV, DÄVT); Dozent für Hypnose, Autogenes Training und Progressive Relaxation (ÄK, KV, DGäEHAT), Leiter von IFA- und Balintgruppen (ÄK, KV, DÄVT, DBG).
Kontakt: D.PeterLoebel@t-online.de

Norbert Loth, Dipl.-Psych.; Psychologischer Psychotherapeut; Gründungs- und Vorstandsmitglied der Deutschen Gesellschaft für Hypnose (DGH), Dozent und Supervisior (DGH, MEG); Psychotherapiepraxis in München seit 1976.
Kontakt: www.pychotherapieloth.de

Ortwin Meiss, Dipl.-Psych.; Psychologischer Psychotherapeut, Leiter des Milton Erickson Instituts Hamburg; Dozent und Supervisor Milton Erickson Gesellschaft für Klinische Hypnose (MEG).
Kontakt: www.milton-erickson-institut-hamburg.de

Georg Milzner, Dipl.-Psych.; Psychologischer Psychotherapeut; Praxis für Hypnotherapie und Hypnoanalyse in Oldenburg; Schwerpunkt: Arbeit mit Archetypen in Hypnotherapie und hypnosystemischer Familienberatung.
Kontakt: www.georgmilzner.de

Heide Oeverland, Dipl.-Psych.; staatl. geprüfte Krankengymnastin; Psychologische Psychotherapeutin; Psychotherapiepraxis in München seit 1994; Verhaltenstherapie, Hypnotherapie, EMDR und Traumatherapie.
Kontakt: heide.oeverland@web.de

Gisela Perren-Klingler, Dr. med.; Fachärztin für Psychiatrie und Psychotherapie, Hypnotherapeutin; Trainerin in Psychosoziale Notfallversorgung (PSNV) und Hypno-Psychotherapie im In- und Ausland, besonders Lateinamerika; eigene Praxis bis 2008.
Kontakt: www.institut-psychotrauma.ch

Burkhard Peter, Dr. phil., Dipl.-Psych.; Psychologischer Psychotherapeut in eigener Praxis in München, Lehrtherapeut für Hypnose (Bayer. Landesärztekammer, MEG und andere Hypnose- bzw. Psychotherapie-Ausbildungsgesellschaften); Gründungsvorsitzender der Milton Erickson Gesellschaft für Klinische Hypnose (MEG), Herausgeber der Fachzeitschrift *Hypnose-ZHH.*
Kontakt: www.Burkhard-Peter.de

Yvonne Petersen, Dr. med.; Fachärztin für Innere Medizin, Palliativmedizin (1991–2014), Psychotherapeutin, Hypnotherapeutin (MEG); Gesprächstherapeutin in der Palliativmedizin in München.
Kontakt: yvonne_petersen@hotmail.com

Anke Pielsticker, Dr. phil., Dipl.-Psych.; Psychologische Psychotherapeutin, Spezielle Schmerzpsychotherapie, Klinische Hypnose (MEG); Psychotherapiepraxis in München, Inhaberin Institut Schmerztherapie München (ISM).
Kontakt: info@institut-ism.de

Klaus Pingsten, Dr. med.; Facharzt für Psychosomatische Medizin und Psychotherapie, Facharzt für Frauenheilkunde und Geburtshilfe; Psychotherapiepraxis in Detmold (TP, VT, Paartherapie, Sexualtherapie).
Kontakt: pingsten@t-online.de

Ilse Rathke-Valencak, Dr. med.; Ärztin für Allgemeinmedizin; Praxis für Ganzheitsmedizin, Psychosoziale Medizin, Hypnose, Akupunktur, Traditionelle Chinesische Medzin (TCM), Orthomolekulare Medizin, Bioidente Hormontherapie in Ottenheim, A.
Kontakt: www.lamedica.at

Albrecht Schmierer, Dr. med. dent.; erster Präsident der Deutschen Gesellschaft für zahnärztliche Hypnose (DGZH); ehem. Vorstandsmitglied und Ehrenmitglied der Milton Erickson Gesellschaft für klinische Hypnose (MEG); ehem. Vorstandsmitglied der European Society of Hypnosis (ESH) sowie der International Society of Hypnosis (ISH); Lehrbeauftragter der Freien Universität Berlin und der Eberhard-Karls-Universität Tübingen für Hypnose in der Zahnmedizin.
Kontakt: schmierer@hypnose.de

Maria Schreiner, Dipl.-Psych.; Psychologische Psychotherapeutin; Dozentin und Supervisorin (Kirinus CIP-Akademie, VFKV), Selbsterfahrungsgruppenleiterin (Kirinus CIP-Akademie München); Psychotherapiepraxis in München.
Kontakt: www.psychotherapie-schreiner.de

Rosemarie Schuckall, Systemische Paar- u. Familientherapeutin (SG, SHI, IGST, ISTOB), Systemische Supervisorin (SG, ISTOB), Kunsttherapeutin (DFKGT), Psychoanalytische Beraterin (GPP), Gruppenpsychotherapeutin (D3G) in München.
Kontakt: www.schuckall.de

Susy Signer-Fischer, Fachpsychologin für Psychotherapie und Kinder- und Jugendpsychologie (FSP) am Zentrum für Entwicklungs- und Persönlichkeitspsychologie (ZEPP) der Universität Basel, Praxis in Bern (ZSB); Dozentin in Aus- und Weiterbildung von Psychotherapeuten; Past-Präsidentin und Gründungsmitglied der Gesellschaft für klinische Hypnose Schweiz (GHypS); Daniel P. Kohen Preis 2016, Helen H. & John G. Watkins Award for Excellence in Teaching (ISH) 2022.
Kontakt: www.susysigner.ch

Claudia Starke, Dr. med.; Fachärztin für Psychiatrie und Psychotherapie, Systemische Lehrtherapeutin (SG, Systemis) und Supervisorin, Systemische Beraterin für Paare und Familien; Dozentin und Supervisorin am Institut für systemische Entwicklung und Fortbildung Zürich (IEF) und Instituten im deutschsprachigen Raum.
Kontakt: www.patchworkfamilien.ch

Bernhard Trenkle, Dipl.-Psych., Dipl.-Wi.-Ing.; Psychologischer Psychotherapeut; Gründer Milton Erickson Institut Rottweil; Past-Präsident der International Society for Hypnosis (ISH) und Milton Erickson Gesellschaft für klinische Hypnose (MEG); Mitglied des Direktoriums der Milton Erickson Foundation, Phoenix, USA; Life Time Achievement Award der Milton Erickson Foundation 1999, Träger des Milton-Erickson-Preises 2012, Pierre Janet Award for Clinical Excellence (ISH), Benjamin Franklin Medal in Gold (ISH) 2022.
Kontakt: bernhard-trenkle.de

Frank Tuttlies, Dr. med.; Facharzt für Gynäkologie und Geburtshilfe, Schwerpunkt Gynäkologische Onkologie und Senologie, Psychoonkologie (ÖGPO), Chefarzt Frauenklinik Spital Herisau, CH.
Kontakt: frank.tuttlies@gmail.com

Charlotte Wirl, Dr. med.; Allgemeinmedizinerin; Diplome der Österreichischen Ärztekammer für psychotherapeutische, psychosomatische und psychosoziale Medizin; Supervisorin, Lehrtherapeutin für Hypnose und Hypnotherapie für Erwachsene und Kinder (MEGA, MEG, AK PSM, DGH, CH), Ehrenpräsidentin der Milton Erickson Gesellschaft Austria für Klinische Hypnose und Kurzzeittherapie (MEGA), Ehrenmitglied der Milton Erickson Gesellschaft für klinische Hypnose (MEG); Psychotherapiepraxis in Wien, Fachspezifikum Hypnose und Hypnotherapie.
Kontakt: charlotte.wirl@gmx.at

Sebastian Wolf, Dr. med.

Über die Herausgeber

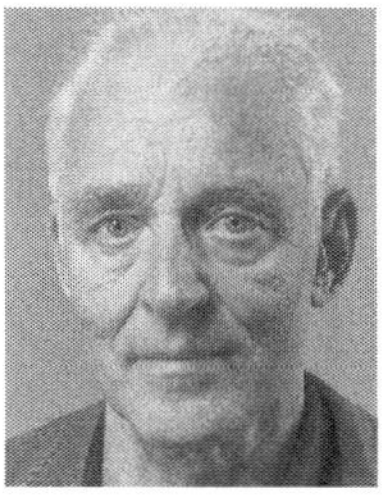

Hansjörg Ebell, Dr. med., Facharzt für Psychosomatische Medizin und Psychotherapie, Facharzt für Anästhesie. Psychotherapiepraxis in München bis 2014. Lehrtherapeut für Hypnose (DGH, MEG, Bayerische Landesärztekammer) und Supervisor (Schmerztherapie, Psychoonkologie, Palliativmedizin).
www.doktorebell.de

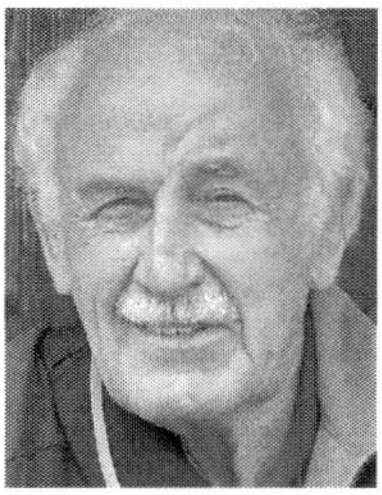

Hellmuth Schuckall, Dr. med.; Facharzt für Psychotherapeutische Medizin, Arzt für Naturheilverfahren; Psychotherapiepraxis in München, Psychoanalytiker. EMDR, Hypnotherapie, systemische Familien- und Gesprächstherapie.
dr.schuckall@doc-schuckall.de